专科护士培训系列丛书

手术室护理专科实践

主　编　陈肖敏

副主编　潘惠英　陈丽莉　钱维明　张　琼

编　委（以姓氏笔画为序）

王　莺	浙江大学医学院附属第一医院	赵杭燕	浙江大学医学院附属儿童医院
祁海鸥	浙江大学医学院附属邵逸夫医院	钱维明	浙江大学医学院附属第二医院
许　多	温州医科大学附属第一医院	徐　欣	浙江大学医学院附属邵逸夫医院
杨美玲	南京医科大学第一附属医院	徐红艳	浙江大学医学院附属妇产科医院
杨喜群	浙江省人民医院	唐秋梅	浙江大学医学院附属第一医院
张　琼	浙江省人民医院	童　彬	浙江省人民医院
陈石妹	浙江大学医学院附属第一医院	曾　玉	江西省南昌大学第一附属医院
陈丽莉	温州医科大学附属第一医院	潘惠英	金华职业技术学院
陈肖敏	浙江省人民医院	魏　民	山东省立医院
项海燕	浙江大学医学院附属第二医院		

·北　京·

图书在版编目（CIP）数据

手术室护理专科实践/陈肖敏主编.—北京：人民卫生出版社，2020

（专科护士培训系列丛书）

ISBN 978-7-117-30175-6

Ⅰ.①手… Ⅱ.①陈… Ⅲ.①手术室-护理 Ⅳ.①R472.3

中国版本图书馆 CIP 数据核字（2020）第 111697 号

人卫智网	www.ipmph.com	医学教育、学术、考试、健康，购书智慧智能综合服务平台
人卫官网	www.pmph.com	人卫官方资讯发布平台

专科护士培训系列丛书
手术室护理专科实践

主　　编：陈肖敏
出版发行：人民卫生出版社（中继线 010-59780011）
地　　址：北京市朝阳区潘家园南里 19 号
邮　　编：100021
E - mail：pmph @ pmph.com
购书热线：010-59787592　010-59787584　010-65264830
印　　刷：北京虎彩文化传播有限公司
经　　销：新华书店
开　　本：787×1092　1/16　印张：24
字　　数：599 千字
版　　次：2020 年 8 月第 1 版　2023 年 7 月第 1 版第 3 次印刷
标准书号：ISBN 978-7-117-30175-6
定　　价：76.00 元
打击盗版举报电话：010-59787491　E-mail：WQ @ pmph.com
质量问题联系电话：010-59787234　E-mail：zhiliang @ pmph.com

专科护士培训系列丛书编委会

总 顾 问　姜安丽

总 主 编　胡斌春

副总主编　叶志弘　何桂娟

编　　委（以姓氏笔画为序）

丁 焱	王 薇	王元姣	王惠琴	冯志仙	冯素文
邢兰凤	过湘钗	朱依敏	庄一渝	许 瑛	孙彩霞
李艳娟	李益民	杨 丹	杨方英	杨丽黎	吴婉英
何晓雯	沈翠珍	宋剑平	张春梅	张玲芝	张荀芳
陈肖敏	陈爱初	陈朔晖	陈黎明	陈燕燕	邵乐文
金 瑛	金静芬	周燕平	郑芝芬	封秀琴	钟紫凤
俞国红	俞雪芬	姜 梅	祝亚男	姚梅琪	贺彩芳
骆晓琳	徐 敏	徐玉兰	徐东娥	徐红贞	徐彩娟
徐鑫芬	凌 霞	黄丽华	曹雨程	曹梅娟	盛芝仁
章秋萍	葛学娣	蔡学联			

序　言

专科护理水平与医疗质量、患者安全密切相关，临床护士专业能力是衡量护理队伍素质的重要标志。随着社会经济的快速发展，广大人民群众对健康需求日益增长，医学科学技术日新月异，以及医改的不断深化，对护理工作提出了越来越高的要求，专科护士培养已成为护理专业发展的必然趋势。

我国专科护士培训起步较晚，进入 21 世纪才逐渐受到重视。《中国护理事业发展规划纲要（2005—2010 年）》提出要在重点临床专科护理领域开展专业护士培训，培养临床专业化护理骨干，建立和完善以岗位需求为导向的护理人才培养模式，提高护士队伍专业技术水平；《中国护理事业发展规划纲要（2011—2015 年）》提出要确定专科护理岗位，开展专科护士的规范化培训；《中国护理事业发展规划纲要（2016—2020 年）》提出要发展专科队伍，推进及规范我国专科护士的发展与管理。自此，中国专科护士培养逐步形成趋势、走上轨道。

浙江省于 2009 年起，有计划、分步骤地在重症监护（成人、小儿）、急诊急救、手术室、肿瘤、母婴、糖尿病、透析、妇科、康复、造口伤口、辅助生殖技术、新生儿疾病、中西医结合、精神心理、静脉输液等专科、专病领域开展专科护士培训，取得了良好效果，得到用人单位、培养单位、专科护士的一致好评。在推进此项工作过程中，我们深感国内各专科护理用书匮乏，可供参考资料有限，迫切需要一套以需求为导向、为临床专科护士量身定制的实用型教材。在广泛循证之际，我们通过热心单位和人士与美国专科护士认证中心（ANCC）取得联系，学习了他们的先进护理理念和专科护理教材框架，领略了其内容的系统化、规范化。结合自身的实践积累，从 2016 年初起，我们开始着手编写各个专业领域的专科护理教材，形成这套《专科护士培训系列丛书》，旨在为专科护士的培养提供系统、规范的教材，提升培训质量，同时也为临床护士提供实用、可及的专科护理学习参考用书。

作为本套丛书教材的总编，经历了筹备至完成的全过程。在此，对各位专家一丝不苟、精益求精的辛勤付出表示深深的敬佩！对相关单位领导、各方专家的大力支持表示衷心的感谢！

本书在编写中难免存在不足之处，热忱欢迎广大读者批评指正，提出宝贵建议，以便改进提高。

胡斌春

2018 年 5 月

前　言

　　《中国护理事业发展规划纲要(2016—2020)》(简称《纲要》)指出："十三五"期间,优先选择一批临床急需、相对成熟的专科护理领域,发展专科护士,加大培训力度,提高专科护理服务水平。主要任务包括加强护教协同工作,提高护理人才培养质量,强化临床实践教学环节,加强临床实践教学基地能力建设。

　　随着外科医疗技术提高和护理学科发展,为适应卫生事业的发展和人民群众不断增长的健康服务需求,加强手术室护理专科人才的培养,为浙江省手术室专科护士提供新的理论知识和操作技能参考标准,编写组从教学和临床实际出发,根据《纲要》和卫健委专科培训大纲和培训标准,结合浙江省手术室护理工作实际状况,编写了《手术室护理专科实践》培训教材。

　　《手术室护理专科实践》将浙江省多家综合性三甲医院多年积累的工作方法和丰富的临床手术配合经验加以总结,并结合国内外目前护理进展,通过专家组成员反复论证、推敲、精心编写,作为浙江省手术室专科护士培训专用教材,也是浙江省护理学会规划教材。本书涵盖了手术室护理概论、手术室管理、手术室基本操作技术、麻醉与护理、手术室专科护理及经典案例分析等内容,其文字简洁、精练,图文并茂,内容新颖实用,是一本全面、系统的浙江省手术室专科护士培训教材,也非常适合毕业后教育、继续教育等人群使用,为临床手术室护理提供必备读物。

　　本书在编写、审定和出版过程中得到省内外专家的参与和支持,谨致谢意。书中疏漏和不当之处,敬请广大读者指正。

编　者

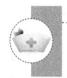

目　录

第一章　手术室护理理论 ·············· 1

第一节　手术室护理发展 ·············· 1

一、手术室的发展 ·············· 1

二、手术室护理的发展 ·············· 1

三、手术室护理模式的发展 ·············· 2

四、手术室护理职能的转变 ·············· 2

第二节　手术室的建筑设计与布局 ·············· 3

一、手术部(室)设置和布局基本要求 ·············· 3

二、一般手术部(室)设置和布局 ·············· 5

三、洁净手术部(室)设置和布局 ·············· 7

四、复合手术室设置和布局 ·············· 10

五、数字一体化手术室设置和布局 ·············· 13

六、围手术期护理单元的设置和布局 ·············· 17

第三节　围手术期护理理论 ·············· 19

一、围手术期护理概念 ·············· 19

二、围手术期护理范畴 ·············· 19

三、围手术期护理相关理论 ·············· 20

第四节　护理程序 ·············· 22

一、护理程序的发展史 ·············· 22

二、护理程序的步骤 ·············· 22

第二章　手术室管理 ·············· 26

第一节　手术室组织架构及人力资源管理 ·············· 26

一、组织架构 ·············· 26

二、手术室护士专业素质要求 ·············· 28

三、护理人员调配制度 ·············· 30

第二节　手术室团队文化 ·············· 31

一、护理文化概念 ·············· 31

二、手术室护理文化建设意义 ·············· 32

三、手术室护理文化建设的措施 ·············· 33

第三节　手术室护理质量管理 ·············· 35

一、质量管理相关概念 ·············· 35

二、质量管理的方法和工具 ·············· 35

三、手术室质量管理体系 ·· 38

第四节　手术室日常管理制度 ··· 46

一、手术室参观制度 ·· 46

二、手术室人员着装及出入管理制度 ··· 46

三、手术排程制度 ··· 47

四、手术室排班管理制度 ·· 49

五、手术室值班工作制度 ·· 50

第五节　手术室安全管理 ··· 50

一、手术室查对管理 ·· 50

二、手术安全核查制度 ·· 51

三、手术风险评估制度 ·· 52

四、手术物品清点制度 ·· 53

五、交接班制度 ··· 56

六、手术室药品管理制度 ·· 57

七、手术室安全用血管理制度 ·· 59

八、手术标本管理制度 ·· 60

九、危急值制度 ··· 61

十、手术患者体温管理 ·· 63

十一、压力性损伤防范管理 ·· 65

十二、术中静脉血栓栓塞症的预防管理 ·· 66

十三、医用气体管理制度 ·· 67

十四、手术患者交接与转运管理 ·· 69

十五、护理不良事件报告制度 ·· 70

第六节　医院感染控制 ··· 71

一、洁净手术室管理制度 ·· 71

二、手术室无菌物品存放制度 ·· 72

三、手术室环境表面清洁与消毒 ·· 73

四、手术室消毒隔离制度 ·· 76

五、手术部位感染预防 ·· 79

六、手术室员工职业防护制度 ·· 83

七、手术室外来手术器械管理制度 ·· 85

第七节　手术室护士教育与培训 ·· 88

一、定义与范畴 ··· 88

二、教育培训的理论依据及培训模式 ·· 88

三、手术室分阶段培训的具体实施 ·· 89

第八节　手术护理信息化管理 ··· 96

一、手术室信息化发展概述 ·· 96

二、手术人员识别管理 ·· 97

三、手术排程 ··· 98

四、手术患者核查 ··· 101

　　五、术中沟通及谈话平台 ……………………………………………… 102

　　六、手术护理记录 …………………………………………………… 103

　　七、手术标本信息化管理 …………………………………………… 105

　　八、无菌物品追溯 …………………………………………………… 106

　　九、手术室设备和物资信息化管理 ………………………………… 107

　第九节　手术常用仪器设备管理 ……………………………………… 108

　　一、手术设施设备管理制度 ………………………………………… 108

　　二、电动手术床 ……………………………………………………… 111

　　三、无影灯 …………………………………………………………… 115

　　四、电外科设备 ……………………………………………………… 117

　　五、充气式温毯仪 …………………………………………………… 124

　　六、内窥镜 …………………………………………………………… 127

　　七、手术显微镜 ……………………………………………………… 131

　　八、高速气钻 ………………………………………………………… 133

　　九、自动气压止血带 ………………………………………………… 136

第三章　手术室基本操作技术 …………………………………………… 139

　第一节　无菌技术原则 ………………………………………………… 139

　第二节　铺无菌台 ……………………………………………………… 140

　第三节　外科手消毒 …………………………………………………… 141

　第四节　穿无菌手术衣和戴无菌手套 ………………………………… 146

　　一、穿无菌手术衣 …………………………………………………… 146

　　二、戴无菌手套 ……………………………………………………… 148

　第五节　手术体位安置 ………………………………………………… 150

　　一、手术体位安置标准 ……………………………………………… 150

　　二、手术体位安置的常见问题 ……………………………………… 152

　　三、仰卧手术体位安置 ……………………………………………… 155

　　四、侧卧手术体位 …………………………………………………… 158

　　五、截石位手术体位 ………………………………………………… 160

　　六、俯卧手术体位 …………………………………………………… 161

　　七、坐位手术体位 …………………………………………………… 162

　　八、牵引床手术体位 ………………………………………………… 163

　第六节　手术野皮肤消毒（以腹部为例）……………………………… 163

　第七节　手术铺巾（腹部手术为例）…………………………………… 164

　第八节　无接触隔离技术 ……………………………………………… 165

第四章　麻醉与护理 ……………………………………………………… 168

　第一节　常用麻醉方法介绍 …………………………………………… 168

　第二节　麻醉前护理 …………………………………………………… 169

　　一、麻醉前准备 ……………………………………………………… 169

第三节　麻醉中的护理配合 ···································· 170
第四节　麻醉后护理 ·· 171
　　一、麻醉恢复室的建立 ······································ 171
　　二、规模及大小 ·· 171
　　三、监测设备及人员配备 ···································· 172
　　四、护理范畴和服务流程 ···································· 173

第五章　手术室专科护理 ·· 176
第一节　普外科手术护理 ·· 176
　　一、普外科的外科治疗及进展 ································ 176
　　二、胃大部切除术毕Ⅱ式吻合的手术配合 ···················· 178
　　三、左半肝切除术的手术配合 ································ 181
　　四、直肠低位前切除术即 Dixon 手术的手术配合 ·············· 184
第二节　心胸外科手术护理 ······································ 187
　　一、心胸外科的外科治疗及进展 ······························ 187
　　二、非体外循环下冠状动脉搭桥术的手术配合 ·················· 189
　　三、食管癌手术的手术配合 ·································· 192
第三节　骨科手术护理 ·· 197
　　一、骨科的外科治疗及进展 ·································· 197
　　二、胫骨骨折切复内固定术的手术配合 ························ 200
　　三、颈椎前路椎体次全切除减压植骨融合内固定术的手术配合 ···· 202
　　四、后路腰椎椎体间融合术的手术配合 ························ 204
　　五、肩关节镜下肩袖修补术的手术配合 ························ 208
　　六、全髋关节置换术的手术配合 ······························ 211
　　七、截肢术的手术配合 ······································ 213
第四节　神经外科手术护理 ······································ 216
　　一、神经外科的外科治疗及进展 ······························ 216
　　二、开颅幕上肿瘤摘除术的手术配合 ·························· 217
　　三、开颅幕下肿瘤摘除术的手术配合 ·························· 220
　　四、钻孔引流术的手术配合 ·································· 223
　　五、脑室－腹腔分流术的手术配合 ···························· 225
　　六、椎管内肿瘤切除术的手术配合 ···························· 228
　　七、经鼻蝶垂体腺瘤切除术的手术配合 ························ 230
　　八、经鼻蝶内镜下垂体瘤切除术的手术配合 ···················· 233
　　九、脑立体定向手术的手术配合 ······························ 235
　　十、术中磁共振手术的手术配合 ······························ 241
第五节　泌尿外科手术护理 ······································ 244
　　一、腹腔镜下泌尿外科的外科治疗及进展 ······················ 244
　　二、后腹腔镜肾部分切除术的手术配合 ························ 244
　　三、后腹腔镜根治性肾切除术的手术配合 ······················ 247

四、腹腔镜根治性膀胱切除术(男性为例)的手术配合 …………………………… 249

五、腹腔镜根治性前列腺切除术(经腹膜外途径)的手术配合 …………………… 253

六、机器人手术系统辅助腹腔镜根治性肾切除(右侧根治性肾切除为例)的
手术配合 …………………………………………………………………………… 255

七、机器人手术系统辅助腹腔镜根治性前列腺切除术的手术配合 ………………… 257

八、经尿道内镜治疗 ………………………………………………………………… 259

九、输尿管镜治疗 …………………………………………………………………… 261

十、经皮肾镜治疗 …………………………………………………………………… 263

第六节 妇科手术护理 ………………………………………………………………… 265

一、妇科外科治疗及进展 …………………………………………………………… 265

二、腹腔镜下宫颈癌根治术的手术配合 …………………………………………… 267

三、阴道无张力尿道中段悬吊带术(TVT)的手术配合 …………………………… 271

第七节 产科手术护理 ………………………………………………………………… 272

一、产科手术概述 …………………………………………………………………… 272

二、子宫下段剖宫产术的手术配合 ………………………………………………… 274

第八节 儿科手术护理 ………………………………………………………………… 276

一、儿科手术概述 …………………………………………………………………… 276

二、先天性室间隔缺损体外循环下修补术手术配合 ……………………………… 277

第九节 眼科手术护理 ………………………………………………………………… 279

一、眼科外科治疗及进展 …………………………………………………………… 279

二、青光眼小梁切除术的手术配合 ………………………………………………… 280

三、白内障手术的手术配合 ………………………………………………………… 283

四、复杂性视网膜脱离复位术的手术配合 ………………………………………… 285

五、角膜病手术的手术配合 ………………………………………………………… 287

六、泪道疾病的手术配合 …………………………………………………………… 289

第十节 耳鼻喉科手术护理 …………………………………………………………… 292

一、耳鼻喉科的外科治疗及进展 …………………………………………………… 292

二、乳突根治术的手术配合 ………………………………………………………… 293

三、鼻内镜下鼻窦手术的手术配合 ………………………………………………… 296

四、喉部全切除术的手术配合 ……………………………………………………… 298

第十一节 头颈颌面外科手术护理 …………………………………………………… 300

一、头颈颌面外科的外科治疗及进展 ……………………………………………… 300

二、甲状腺癌根治术的手术配合 …………………………………………………… 301

三、舌癌根治术的手术配合 ………………………………………………………… 304

第十二节 微创外科手术护理 ………………………………………………………… 307

一、微创外科的外科治疗及进展 …………………………………………………… 307

二、内窥镜手术的手术配合 ………………………………………………………… 309

三、达芬奇机器人手术的护理配合 ………………………………………………… 311

第十三节 器官移植手术护理 ………………………………………………………… 312

一、器官移植的外科治疗及进展 …………………………………………………… 312

二、改良背驮式原位肝移植的手术配合 ·· 316

三、同种异体异位肾移植的手术配合 ·· 319

第六章　案例及分析·· 323

第一节　胃大部切除手术护理 ··· 323

第二节　腹腔镜胆囊切除手术护理 ·· 329

第三节　剖宫产手术护理 ··· 336

第四节　股骨颈骨折切复内固定手术护理 ··· 342

第五节　开胸肺叶切除手术护理 ··· 348

第六节　开颅肿瘤切除手术护理 ··· 356

主要参考文献·· 364

第一章
手术室护理理论

第一节 手术室护理发展

手术室（the operating room）是患者手术治疗和诊断疾病的重要场所，是医院重要的临床技术科室。随着科学技术的不断发展，各种新技术和高端精密仪器设备在医学领域的应用，外科学、病理学及麻醉学等手术相关学科飞速发展。现代手术室起源于 16 世纪的意大利和法国的圆形剧场。1846 年，美国麻省总医院（Massachusetts general hospital）齿科医师 William T.G.Morton 用乙醚麻醉成功地进行了拔牙手术，地点选择在图书馆的阶梯教室里，由此揭开了手术室发展的序幕。

一、手术室的发展

随着外科学的不断发展，手术室从无到有、从小到大、从简单到高端，经历了多次变革。迄今为止，可以归纳为以下四代手术室。

1. 第一代手术室　又称为创世纪简易型手术室。19 世纪的手术并非在固定的地方施行，而是在病房或患者家中，也可以在医生的诊所进行。手术大多在自然环境下进行，没有采取预防接触污染和空气污染的措施，手术感染率较高。

2. 第二代手术室　又称为分散型手术室，是专门建造的、非封闭建筑的手术室，有供暖、通风设施，使用消毒灭菌技术，手术的感染率明显下降。20 世纪，在欧洲医院的各病房开始配置相应的手术室。1937 年召开的法国巴黎万国博览会上，正式创立了现代模式的手术室。

3. 第三代手术室　又称为集中型手术室，是具有密闭的空调且建筑分区保护的手术室。手术环境得以改善，术后感染率在药物控制下开始稳步降低。1963 年，首次出现中央供应型手术室平面布局；1969 年，英国推荐污物回收型手术室，是现代手术室的雏形。

4. 第四代手术室　又称为洁净手术室。手术室相对较为集中，但完全独立，具备空气净化层流系统，设备齐全，能满足各种类型的手术需求。1966 年，美国巴顿纪念医院建立第一个层流净化手术室；1986 年，解放军总医院建立我国第一间层流洁净手术室。21 世纪，随着医院信息系统应用与发展，现代一体化手术间、CT 手术间、术中放疗手术间等复合手术间随之出现。1992 年在美国出现了世界上第一间一体化手术室的建设。现代数字化手术室的大量涌现，为患者提供了更安全、信息化、智能化的治疗环境。

二、手术室护理的发展

手术室护理是具有悠久历史的专业，伴随着手术相关学科的发展和先进理念的传播，手术室护理也不断发展和完善。

手术室护士最早的雏形是在古希腊，这是目前最早有关手术助手的记录。1875 年，美国约翰霍普金斯大学开始向护士讲授"手术中外科器械的准备";让护生参观手术室,了解手术中护士的职责。19世纪后期出现对手术室护士的特征描述:具备灵活的头脑和锐利的眼睛;拥有一种不容易激动或混乱的心境;具备判断不寻常情况的能力;能够提供最大程度的帮助。美国麻省总医院附属的波士顿训练学校让护生参观手术室,并将洗手等无菌技术设立为护生的护理教程。

1894年,Hunter Robb外科医师首次提出"手术团队"概念,其中年轻护士和学生担任巡回护士,资深护士担任刷手护士。1910年美国护士协会(ANA)提出巡回护士需由有经验的护理人员来担任,刷手护士主要以技术为导向。为了提高临床专科护理质量,适应专科护理学的发展,临床护理专家(clinical nurse specialist, CNS)由此产生。1984年至1985年,美国手术室护理协会的护理技术委员会重新定义围手术期护理。现今美国的巡回护士由注册护士担任,而刷手护士由注册护士或外科技师担任。

20世纪40年代后期,第一个专业的手术室护士组织"手术室护士学会(association of operation room nurses, AORN)"在美国成立,并于1969年对手术室护理进行了专业定义。1964年,英国成立全国手术室护士学会(nation association of theatre nurses, NATN)。这两个手术室护士学会的成立是手术室护理发展史上的重要标志,他们确定了手术室的护理标准和要求。1975年,美国护理学会(ANA)和AORN出版了《手术室护理实施基准》,使手术室护理工作趋向系统化、理论化、科学化和规范化。

我国于1997年成立手术室护士的专业组织——中华护理学会手术室专业委员会。2005年,中华护理学会联合香港等地共同举办手术室专科护士师资培训。2008年,中华护理学会手术室专业委员会举办全国首届手术室专科护士骨干师资培训,为全国各地开展专科护士培训拉开序幕。为了给手术室护理工作撰写一本科学、实用、统一的指导性书籍,2014年5月,中华护理学会手术室专业委员会正式颁布《手术室护理实践指南(2014版)》,为手术医务人员和卫生行政部门提供了手术室专科护理技术的相关知识和操作规范,也为国家制定手术室相关标准规范提供具有实践意义的参考依据。2014年10月,中华护理学会手术室专业委员会加入亚太围手术期护理学会,加强国际交流。

三、手术室护理模式的发展

随着"生物-心理-社会"新医学模式的发展,手术室护理模式从关注手术疾病为中心向以人的健康为中心发展转变。

1. 以疾病为中心的手术室护理模式　主要以完成手术任务为中心,主要任务就是熟悉手术医生的手术方式和手术步骤,积极配合手术。

2. 以患者为中心的手术室护理模式　根据患者的生理和心理需要,提供最佳的手术期护理,确保患者在手术期间得到最好的护理。

3. 以健康为中心的手术室护理模式　实施围手术期护理,包括手术前的访视护理、手术中的护理配合、手术后的护理效果反馈:快速恢复、麻醉恢复、疼痛护理等。

四、手术室护理职能的转变

传统的手术室护士扮演着全科护士的职责,以完成手术任务为核心,实施功能制护理。巡回护士负责手术患者病情观察以及手术中物品供应等工作,而刷手护士则负责手术中外科医生的器械传递等手术配合工作。手术室不分专科护理,每天根据手术的需要安排手术室护士工作。现代的手术室护士正在向手术室专科护士发展,手术室专科护士的职能和作用包括以下几个方面。

1. 利用专科护士在某一领域的知识、特长和技术为患者和社会人群提供优质的围手术期护理实践和护理服务,促进患者的康复和提高自我手术配合的能力。

2. 对同业的护理人员提供专科领域的信息和建议,指导和帮助其他护理人员提高对患者围手术期的护理质量。

3. 开展手术室专科领域的护理研究并将研究成果转化到本专业领域,推动专业领域的发展。同时,参加专科护理管理工作,参与护理质量、护理绩效考核评价工作和成本效益的核算工作。

第二节 手术室的建筑设计与布局

一、手术部(室)设置和布局基本要求

手术部(室)的建筑布局应当遵循医院感染预防与控制的原则,做到布局合理、分区明确、标识清楚,符合功能流程合理和洁污区域分开的基本原则。

手术部(室)应设有工作人员出入通道、患者出入通道,物流做到洁污分开,流向合理。手术室的建设应符合国家卫生学标准,洁净手术部的设计与建设应符合中华人民共和国建设部《医院洁净手术部建筑技术规范》及国家其他标准、规范的要求。洁净手术部设计强调平面布局和人流、物流的合理、顺畅。其出发点是充分发挥手术部的功能,尽可能降低交叉感染的风险,全过程控制感染,并以提高手术间使用率为原则,各功能辅助间配置及数量应以能快速启动绿色通道,符合手术工作流程为原则。

(一)建筑环境与布局原则

1. 手术室的位置宜远离院内或周边的污染源,并宜在其上风侧。手术室不宜设在首层和高层建筑的顶层,要求环境清洁。

2. 手术部(室)应当设在医院内便于接送手术患者的区域,宜临近重症医学科、临床手术科室、病理科、输血科(血库)、消毒供应中心等部门,周围环境安静、清洁。医院应当设立急诊手术患者绿色通道。新建手术室设计上应建立与消毒供应中心专用的洁污手术器械通道。

3. 手术室根据功能区域和消毒隔离要求划分为限制区(具有空气净化设施的又称为洁净区)、半限制区(准洁净区)、非限制区(非洁净区)。各区域之间有清晰的标志。

4. 洁净手术部内不同级别洁净手术室应按照从百级、千级、万级的顺序设置,并保证Ⅰ、Ⅱ级洁净手术室处于干扰最小的尽端区域。

5. 感染手术间设置 综合医院手术室必须设置一间以上的感染或急诊手术间,并有负压或正负压互换机械通气设施。其设置应近手术室洁净区或无菌区入口处或直接与室外走道相通。

6. 外科手消毒区 每2~4间洁净手术室应单独设立一外科手消毒区,不设门,可设于洁净走廊内。洗手池设置非手动开关龙头。水龙头与手术间之比约为 1∶1~2∶1。洗手用水标准应达到生活饮用水标准,宜除菌处理。有暖水供应。

7. 手术室通道　其设计应符合功能流程短捷,人流、物流洁污分明的原则。分为洁净区通道和清洁通道。各手术间分别与无菌(洁净)通道和污物通道相通。无菌物品必须走洁净通道,运载无菌手术器械的清洁电梯出口可以设在洁净区。医务人员、患者、清洁物品尽量从清洁通道进入,术后器械、敷料、医疗废物必须打包后通过污染通道进入污物电梯,污物电梯出口可以设在清洁通道。人、物电梯不设在洁净区,当只能设在洁净区时,出口处必须设缓冲室。非洁净区至洁净区物流入口处设缓冲室(区)或传递窗。缓冲室应有洁净度级别,并与洁净度高的一侧同级,但不应高过 1 000 级。缓冲室面积不应小于 $3m^2$。

8. 辅助用房　直接为手术室服务的功能用房,包括麻醉准备间、麻醉诱导间、无菌物品储存间、外科手消毒区等。

9. 设立消防通道　有明显的紧急通道标示及不断电的灯箱指示牌和通道方向指示。有完备的灭火装置。

10. 天花不设入孔(维修),地面不设地漏。洁净手术部入口不设空气吹淋室。在换车处设缓冲区,换车不在洁净区内进行。

11. 手术间内常规用药,基本设施、仪器、设备、器械等物品配备齐全,功能完好并处于备用状态。

12. 手术间内部设施、温控、湿控要求应当符合环境卫生学管理和医院感染控制的基本要求。

(二)手术间的建筑装饰

随着科学的发展,能满足洁净手术室要求的新材料品种繁多,根据实际功能需要及财务能力合理选择。而涂防静电环氧树脂的水泥地面,简单易行,颜色美观,更适合中小医院或低级别手术室。

1. 室内建筑材料应遵循不产尘、不积尘、耐腐蚀、不开裂、防潮防霉、容易清洁、环保节能和符合防火要求的总原则。地面应采用耐磨、耐腐蚀、防滑、易清洗、不易起尘与不开裂的材料,以浅底色为宜。内墙面应采用不易开裂、阻燃、易清洗和耐碰撞的材料,墙面必须平整、防潮防霉。墙壁与地面、天花板交界处呈弧形,防积尘。

2. 洁净手术部内地面可采用涂涂料的水泥地面、水磨石地面、瓷砖地面,也可采用自流平地面、粘贴地面等,以浅底色为宜。

3. 洁净手术部内Ⅰ、Ⅱ级手术室墙面、顶棚可用工厂生产的标准化、系列化的一体化装配方式;Ⅲ、Ⅳ级手术室墙面也可用瓷砖或涂料,缝隙均应填平。

4. 洁净手术室围护结构间的缝隙,在围护结构上固定、穿越形成的缝隙,均应密封。

5. 洁净手术部内墙面下部的踢脚不得突出墙面;踢脚与地面交界处的阴角必须做成 R ≥ 30mm 的圆角。其他墙体交界处的阴角宜做成小圆角。为了便于清洗,避免产生污染物集聚的死角,这是现行国家标准《洁净室施工及验收规范》(GB50591)所强调的。为避免意外事故发生,要求洁净手术部内墙体转角和门的竖向侧边的阳角宜为圆角,通道两侧及转角处墙上应设防撞板。

6. 洁净手术部内与室内空气直接接触的外露材料不得使用木材和石膏。外露的木质和石膏材料易吸湿变形、开裂、积灰、长菌、贮菌,所以要求在洁净手术室内不得使用这些材料。

7. 洁净手术部如有技术夹层,技术夹层应有足够的净高,方便设备、管道的安装与维修,并应进行简易装修;其地面、墙面应平整耐磨,地面应做好防水和排水处理;穿过楼板的预留洞口四周应有挡水防水措施。顶、墙应做涂刷处理。

8. 洁净手术部内使用的装饰材料应无味无毒,符合现行国家标准《民用建筑工程室内环境污染控制规范》(GB50325)的要求。

9. 生殖医学手术室严禁采用通过化学粘合剂挤压成型的材料或化工合成材料。

10. 洁净手术室的净高(装饰面或送风面至地面高度)不宜低于2.7m,进出手术车的门,净宽不宜小于1.4m,并应采用电动悬挂式自动推拉门,应设有自动延时关闭和防撞击功能。

11. Ⅲ、Ⅳ级洁净辅助用房可设外窗,但必须是双层密闭窗。

12. 洁净手术室应采取防静电措施。洁净手术室内所有饰面材料的表面电阻值应在106~108Ω之间。

13. 洁净手术室和洁净辅助用房内必须设置的插座、开关、各种柜体、观片灯等均应嵌入墙内,不突出墙面。

14. 洁净手术室和洁净辅助用房内不应有明露管线。

15. 洁净手术室的吊顶及吊挂件,必须采取牢固的固定措施。洁净手术室吊顶上不应开设入孔。检修孔均应开在洁净走廊上,并应采取密封措施。

16. 洁净手术部不应有抗震缝、伸缩缝等穿越,当必须穿越时,应用止水带封闭。地面应做防水层。

(三)门诊手术室的建筑设计

门诊手术室主要用于手术创伤小、麻醉要求低、无需住院治疗的小手术,如乳腺肿块切除术、清创术、膀胱镜检查等。宜设在与外科诊室邻近,并隔离为相对独立的封闭的小单元,便于患者预约和手术。虽然其规模小、手术简单,但建设布局、无菌要求与普通手术室相同。

(四)医院手术间数量

应与医院业务及发展规模相适应,根据医院手术科室的床位数及手术量进行设置,满足医院日常手术工作的需要。手术室间数按外科系统床位数确定时,取按1:20~1:25的比例计算,即每20~25床设1间手术室。也可按以下方式计算:

$$A = B \times 365/(T \times W \times N)$$

式中 A:手术室数量;B:需要手术患者的总床位数;T:平均住院天数;W:手术室全年工作日;N:平均每个手术室每日手术台数。

二、一般手术部(室)设置和布局

(一)一般手术部概念

由一般手术室与相应辅助房间组成。由于洁净手术部已有国家规范,可以将一般手术部看成洁净手术部中的一个特定形式,两者差异见表1-2-1。

表1-2-1　一般手术部与洁净手术部区别

项目	一般手术部	洁净手术部
控制理念与要求	区域控制,满足"医院消毒卫生标准"要求	区域控制,满足"医院消毒卫生标准"要求和"洁净手术部建筑技术规范"要求
区域划分	无菌区、清洁区、半清洁区、污染区	按洁净等级(Ⅰ~Ⅳ)分区

续表

项目	一般手术部	洁净手术部
末端过滤器	不低于高中效过滤器（F9）	不低于亚高效过滤器（H11）
空气过滤级数	两级	三级
换气次数	不低于6次/h	不低于12次/h
温湿度	21~25℃、30%~65%	22~25℃、35%~60%
洁净度级别	无	有，并作为验收指标
无菌程度	室内悬浮菌浓度≤200cfu/m^3	室内悬浮菌浓度≤175cfu/m^3
室内正压	仅手术室与无菌室有要求，但无控制措施，手术室停用不要求保持正压	各室均有控制值并有控制措施手术室停用时要求保持正压
区域梯度压差	无要求	有控制值并有控制措施
手术室面积	≥4.80m×4.20m	其中Ⅳ级手术室≥4.80m×4.20m
消毒要求	维持适度消毒	室内表面消毒为主

（二）平面布局控制要求

一般手术室控制重点是接触感染，因此可适当降低空气途径感染控制要求。或者说，一般手术部与洁净手术部只是对气溶胶控制要求有所不同，但对接触交叉感染有同样控制要求，即符合《医院消毒卫生标准》。因此，一般手术部通风空调要求降低了，感染控制要求不能因此降低。反之，一般手术部接触交叉感染比空气途径感染控制要求更高。因此，一般手术部必须遵循平面布局与人流物流的基本原则：功能流程合理、洁污流线分明并便于疏散，这样不但有利于消除交叉感染，也降低了空气途径感染控制要求。洁污分明是消除交叉感染的最有效手段，但不等于一定要求分成洁污两个走廊，对于一般手术部完全可以采用单走廊。只要污物在室内打包，利用手术前后的时间差与空间差，完全可以做到这点。但符合污物打包的袋子目前价格不菲。如在经济欠发达地区的乡镇医院，地价与建筑费用不高，设计成双走廊形式也未尝不可。

（三）主要特点

从平面布局到系统配置采用一些经济有效的措施（包括空调系统与控制），去保证所需的手术环境，以降低、控制术后感染。应用范围：对于一级、二级医院或经济欠发达地区的综合医院，手术对象大多是一些普通外科（除去一类无菌手术）、妇产外科等、肛肠外科及污染类等手术中的一般手术。这类手术对室内的悬浮菌控制要求不高，特别是手术区外，悬浮菌影响则更小。

一般手术部可分为受保护区域和无特殊要求区域两部分。较大型的一般手术部，多个手术室与无菌存放形成一个空调系统，突出对手术室等关键区域的保护，而其他辅助用房则自成一个空调系统。小型手术部无需再分系统，利用手术室与无菌存放室正压渗透风量作为其他无人辅助房间送风。

三、洁净手术部（室）设置和布局

洁净手术部的建筑布局、基本配备、净化标准和用房分级等应当符合《医院洁净手术部建筑技术规范》的标准，辅助用房应当按规定分洁净和非洁净辅助用房，并设置在洁净和非洁净手术部的不同区域内。

（一）洁净手术部平面布置

洁净手术部平面组合的重要原则是功能流程合理、洁污流线分明并便于疏散。在洁净手术部中不同洁净度的手术室，应使高级别的手术室处于干扰最小的区域；洁净手术部的尽端往往是这种区域，以达到有效地组织空气净化系统，有利于洁净手术部的气流组织，避免交叉感染，使净化系统经济合理，有利于提高医院的效率。

1. 新建工程建筑柱网的选择应满足洁净手术室用房要求和回风夹墙布置要求。

2. 洁净手术部必须分为洁净区与非洁净区。洁净区与非洁净区之间的联络必须设缓冲室或传递窗。缓冲室与传递窗属洁净区。

3. 洁净区内手术室宜相对集中布置。Ⅰ、Ⅱ级洁净手术室应处于干扰最小的区域。

4. 洁净手术部的内部平面和洁净区走廊应根据节约面积、便于疏散、功能流程短捷和洁污分明的原则，在手术室前单走廊、手术室前后双走廊、纵横多走廊、集中供应无菌物品的中心无菌走廊（即中心岛）和各手术室带前室等形式中按实际需要选用。

5. 洁净手术室的面积应符合《医院洁净手术部建设标准》或国家卫生行政主管部门的相关规定。特殊功能的手术室可按实际需要确定面积。

6. 负压手术室应有独立出入口。负压手术室和感染类手术室在出入口处都应设准备室作为缓冲室。

7. 洁净手术部平面中更衣室如分为脱衣区和穿衣区，则后者按洁净室设计，同时作为洁净区与非洁净区之间的缓冲室。淋浴和卫生间应位于更衣室前部的非洁净区。

8. 脱包室应跨区设置，通过墙上传递窗或落地传递窗将物品传递至洁净区（走廊或暂存室）。

9. 人、物用电梯设在洁净区时，出口处必须设缓冲室。

10. 在人流通道上不应设空气吹淋室。

11. 换车处内存放洁车部分应属于洁净区。

12. 缓冲室应有洁净度级别，并与进入一侧同级，但不应高过6级。缓冲室面积不应小于$3m^2$，缓冲室可以兼作他用（如更衣室）。

13. 每2~4间洁净手术室应单独设立1间刷手间，刷手间不应设门；如刷手间设于洁净走廊内，应不影响交通和环境卫生。

14. 应有专用的污物暂存处。

（二）一般洁净手术部的平面布置形式

洁净手术室在手术部中的平面布置方法很多，形式不少，各有利弊，但必须符合功能流程合理与洁污流线分明的原则。各医院根据具体情况选择布置形式及适当位置。一般洁净手术部的平面布置有如下5种形式。

1. 单通道形式　整个手术部仅设置单一通道，即手术室进患者手术车的门前设通道。将手术后的污废物经就地打包密封处理后，可进入此通道。

2. 双通道形式　即手术室前后通道，将医务人员、术前患者、洁净物品供应的洁净路线与术后的患者、器械、敷料、污物等污染路线分开。日本标准也给出这一形式,说明"把外围走廊作为清洁通道通过",或者相反"把外围走廊作为使用过污染器材的回收专用通道"。

3. 多通道形式　即手术部内有纵横多条通道,设置原则与双通道形式相同。适用于较大面积的大型手术部,使同一楼层内可容纳多排手术室。使医务人员、患者和污染物分开,减少人、物流量和交叉感染。当有外走廊时,外走廊应设计为准洁净区。

4. 集中供应无菌物品的中心无菌走廊　手术室围绕着无菌走廊布置,无菌物品供应路径最短,有利于保证无菌水平。在手术室外侧形成快速通道。

5. 手术室带前室　一般由刷手间、麻醉准备间、冲洗消毒间和一间手术室组合而成,使用起来方便,减少了交叉感染,但需要面积。

以上 5 种方式各有利弊,不能错误地认为只能用某一种(如双走廊)形式而不能用另一种(如单走廊)形式。

(三)洁净手术室的内部平面布置

1. 洁净手术室平面规模

由于手术室的面积会出现很大差别,国内的规定低于国外的,国内特大型为 $40\sim50m^2$。一般洁净手术室平面规模见表1-2-2。

表 1-2-2　洁净手术室平面规模

规模类别	净面积(m²)	长 × 宽(m)
特大型	40~45	7.5 × 5.7
大型	30~35	5.7 × 5.4
中型	25~30	5.4 × 4.8
小型	20~25	4.8 × 4.2

2. 手术室基本配置

洁净手术室基本装备是指需在手术室内部进行建筑装配、安装的设施,不包括可移动的或临时用的医疗设备、电脑及与其配套的设备,洁净辅助用房内的装备设施也不在此基本装备之列。每间洁净手术室的基本装备应符合下表的要求,具体见表1-2-3。

表 1-2-3　洁净手术室基本装备名称

装备名称	最低配置数量
无影灯	1套/每间
手术台	1台/每间
计时器	1只/每间
医用气源装置	2套/每间
麻醉气体排放装置	1套/每间
医用吊塔、吊架	根据需要配置
免提对讲电话	1部/每间
观片灯(嵌入式)或终端显示屏	根据需要配置
小型壁式液体加温器	宜1个/每间

续表

装备名称	最低配置数量
药品柜(嵌入式)	1个/每间
器械柜(嵌入式)	1个/每间
麻醉柜(嵌入式)	1个/每间
净化空调参数显示调控面板	1块/每间
微压计	1台/每间
记录板	1块/每间

（1）无影灯应根据手术要求和手术室尺寸进行配置,宜采用多头型;调平板的位置应在送风面之上,距离送风面不应小于5cm,送风口下面不应安无影灯底座护罩。

（2）手术台长向应沿手术室长轴布置,台面中心点宜与手术室地面中心相对应。

（3）手术室计时器宜采用麻醉计时、手术计时和一般时钟计时兼有的计时器,手术室计时器应有时、分、秒的清楚标识,并配置计时控制器;停电时能自动接通自备电池,自备电池供电时间不应低于10h。计时器宜设在患者不易看到的墙面上方。

（4）医用气源装置应分别设置在手术台患者头右侧麻醉塔上和靠近麻醉机的墙上,距地高度为1.0~1.2m,麻醉气体排放装置宜设在麻醉吊塔(或壁式气体终端)上,通过废气回收排放装置排至室外。

（5）医用吊塔或吊架根据手术室使用范围具体确定数量和位置。其中麻醉吊塔安装在手术台头部右侧吊顶上,便于麻醉医生操作的位置。

（6）观片灯联数可按手术室大小类型配置,观片灯或终端显示屏应设置在主刀医生对面墙上。

（7）器械柜、药品柜宜嵌入手术台脚端墙内方便的位置。

（8）净化空调参数显示、调控面板设于门侧墙上。

（9）微压计设于门外墙上可视高度。

（10）能放置电脑工作站的记录板应为暗装,收折起来应和墙面齐平。

（11）如需设冷柜,应设在药品室内,冷柜温度为4±2℃。

（12）对于综合手术室等新型手术室可按实际医疗需要,对医疗、影像等装备进行调整。

3. 洁净手术室卫生学要求

（1）洁净手术部功能布局应合理,必须符合手术无菌技术的原则,并做到联系便捷、洁污分明。既有利于减少交叉污染,有效地组织净化空调系统,又比较经济。但对于负压手术室则要求洁污分流而不仅是"分明",不能交叉,以防万一。

（2）洁净手术部房间静态空气细菌浓度及用具表面清洁消毒状况是卫生学的基本要求,应符合本规范及现行国家标准《医院消毒卫生标准》GB15982的规定。

（3）洁净手术部人流、物流由非洁净区进入洁净区必须经过卫生处置,人员应换鞋、更衣。医务(包括医护技、卫生、管理等)人员与患者进出口宜分设。

（4）手术使用后的可复用器械应密封送消毒供应中心集中处理。医疗废弃物应就地打包,密封转运。

（5）进入手术部的物品都有外包装,应先在脱包室脱去外包装,内包装物品可经墙上小传递窗、落地大传递窗或通过门等方式送入洁净区。脱包间如为一间，则紧邻洁净区；如一分为二，一半为脱外包，然后传至另一半暂存室，则后者属于洁净区。

（6）洁净手术室应控制细菌的污染。污染途径通常有如下几种：①空气污染——空气中细菌沉降，这一点已有净化技术控制。②自身污染——患者及工作人员自身带菌。③接触污染——人及带菌的器械敷料的接触。

由污染途径可见，人员本身是一个重要污染源，物品是影响空气洁净的媒介之一（洁净手术室中尘粒来源于人的占80%以上）。所以进入洁净手术室的人员和物品应采取有效的净化程序，以及严格的科学管理制度来保证。同时净化程序不要过于繁琐，路线要短捷。

四、复合手术室设置和布局

"杂交手术室"是英文名"hybrid operating room"的直译，更准确的称呼是复合手术室。它把原本需要分布在不同手术室、分期才能完成的重大手术，合并在一个手术里一次性完成。复合手术室主要集成净化手术室、数字化手术室、DSA系统、核心医疗设备（麻醉机、呼吸机、体外循环机等）功能设备组合而成。它是两种及两种以上功能手术的整合。它打破了学科壁垒，借助全新的复合式手术设施，以患者为中心多学科联合，将内外科治疗的优点有机地结合起来。

复合（hybrid）手术室的建筑布局、基本配备、净化标准和用房分级等应当等同于洁净手术部，即应符合《医院洁净手术部建筑技术规范》（GB50333-2013）的标准，其设计和布局既满足于外科手术又能进行介入操作治疗的多功能需求、多功能分区，实现多学科综合手术同时进行，应当充分考虑介入手术的需求，功能分区明确、独立，流程设置规范，符合无菌手术的要求，并且建筑空间利用率高，扩展性强，实现了最大化的设计方案。

（一）建筑环境

1. 复合手术室一般设置在建筑物中人员干扰较少的部位，同时远离污染源，并位于其上风侧。

2. 复合手术室内应具备麻醉、监护、中心供氧、空气净化等手术室的必需设施和DSA系统。

3. 整个设计过程中，充分考虑到多学科或急诊手术的需要，无论是心脏、脑部介入手术或血管外科手术，均可迅速交替，而且手术室还可以同时开展一位患者多部位手术。

4. 复合手术室对建筑的要求应当按照DSA设备对机房结构的要求设计。

5. 建筑时，除考虑到设备自身重量对建筑物承重的要求外，还要考虑到机房防护墙体防辐射的因素，一般对架空层机房的承重结构加固处理。

6. 复合手术室周围不适合安装其他大型检查设备，或紧邻不易搬移的部门。

（二）建筑装饰

复合手术室的建筑装饰按照洁净手术室的要求，还具有以下特点。

1. 为方便安装设备时铺设电缆设施，复合手术室机房内应预留地沟空间。

2. 安装在架空楼层的内外地面应有100~200mm的落差，以便灵活设置地沟。

3. 复合手术室内层高设计要考虑手术无影灯、悬吊式图像显示器、MRI、空调、空气净化流通设备所需的空间，避免与梁、柱的冲突。

4. 悬吊式DSA还考虑固定机架的龙骨、电缆桥梁等设施的安装空间，一般龙骨底面净高≥3 000mm。机房墙体应满足放射的要求，采用实心黏土砖砌实，总厚度为370mm，并加防护材料作墙体,总防护强度≥ 2~2.5 铅当量。

5. 辅助装饰时要充分考虑到每个房间的功能需求,合理配置基础设施,特别是给排水、卫浴、强弱供电、网络设施等按使用设施分布节点。

6. 复合手术室内所有医疗设备都要采用独立的供电网络、应急供电设备,不能与普通照明、电梯、空调等公共设施或其他大型设备共用。其内部线缆通常分为强电线缆和弱电线缆。

7. 复合手术室往往要安装一些负荷较重的医疗设备,如 DSA、CT、MRI 和吊塔等,在实施方案前需对建筑楼板、顶板的强度进行复核、评估,确保结构安全。特别要注意重型设备安装钢梁或吊塔的重量。

8. 重大设备在安装时,还需要考虑设备搬运路径,确保搬运路径不破坏建筑楼面。部分设备不能拆分时,需要考虑货运电梯,通道宽度、门体尺寸等各种情况。

9. 由于复合手术室设备会产生一定的射线辐射,需要根据设备的当量来确定射线防护标准,也可以参照设备厂家场地指导作业书。地面和顶面的防护材料也可用满足配比要求的硫酸钡水泥来处理,顶层防护也可以在上一层楼面进行,可以避免在楼板打孔锚固设备。

(三)复合手术室对空间设计的要求

1. 复合手术室对占地的要求 (1)双球管造影机需要至少 $80m^2$;(2)单球管造影机需要至少 $70m^2$。

2. 地面预留空间给下面设施 (1)心血管造影机(MRI、CT)、麻醉机、超声设备、体外循环设备、其他重要设备和预留设备;(2)要求手术床与可移动床的结合,其产品特征如下:三维成像的需要;床可上下浮动,平行移动;有防震动的功能,旋转角度 15°,头侧抬高/降低,15° 侧面倾斜;碳纤维材料;各种辅助人性化功能等;(3)设备垂吊或安装在墙壁上的有:手术灯、造影注射器、可变焦照相机(摄影机)及影像设备:包括生理监护仪、超声图像(经胸、食道、血管内超声和三维超声图像)、造影图像、实时图像和 PACS(图像储存与传输系统)等。

(四)复合手术室典型装备

1. 典型复合一体化手术室典型装备 见表1-2-4。

表1-2-4 典型复合手术室典型装备名称

序号	名称	序号	名称
1	血管成像仪 Angio System	11	患者监测系统 Patient monitoring system
2	手术床 OR Table	12	洁净空调系统 Laminar air flow system
3	手术灯 OR Lights	13	电刀 Electric knife
4	吊塔(外科塔、麻醉塔)Ceiling Supply Units	14	除颤仪 Defibrillator
5	高清视频相机 HR video cameras	15	内窥镜塔 Endoscopy supply units
6	数字一体化 Digtal OR Integration	16	血液回输装置 Sell savor
7	麻醉机 Anesthesia machine	17	造影剂注射器 Contrast injector
8	心肺复苏机 Heart-lung machine	18	辐射防护屏 Radiation screen
9	动脉内气囊泵 Intra aortic balloon pump	19	超声心动仪 Echocardiograph
10	心电监护仪 ECG	20	血气分析仪 blood gas analyzer

2. 复合手术室设备安装内部设计要求

（1）复合手术室内部设计时，要求细致规划送风口、血管造影机、手术无影灯、吊塔、灯带的位置，DSA 的 C 型臂必须具有灵活度和大范围移动的能力，一般分为悬吊式和落地式，悬吊式即通过一个滑轨，把 C 型臂悬挂在天花板上；落地式是把 C 型壁通过一个中心底座安装在楼板上。在复合手术室，考虑到对洁净气流的影响，建议使用落地式 DSA，相比悬吊式更具实用性。

（2）复合手术部对手术床的要求是床面轻巧、移动灵活、床体本身固定、有良好的 X 线透光性及与 C 型臂一体化可控。手术床的长轴应沿手术室长轴布置，台面中心点宜与手术室地面中心相对应。通常为 DSA 原厂配备的导管床。

（3）复合手术室无影灯应根据手术要求和手术室尺寸进行配置，宜采用多头型；调平板的位置应在送风面之上，距离送风面不应小于 5cm，送风口下面不应安无影灯底座护罩。

（4）复合手术室的辐射防护应符合《医用诊断 X 线卫生防护标准》（GB8279-1987）。

（5）手术室计时器宜采用麻醉计时、手术计时和一般时钟计时兼有的计时器，手术室计时器应有时、分、秒的清楚标识，并配置计时控制器；停电时能自动接通备用电路，备用电路供电时间不应低于 10h。计时器宜设在患者不易看到的墙面上方。

（6）医用气源装置应分别设置在手术台患者头右侧麻醉塔上和靠近麻醉机的墙上，距地高度为 1.0~1.2m，麻醉气体排放装置宜设在麻醉吊塔（或壁式气体终端）上，通过废气回收排放装置排至室外。

（7）医用吊塔根据手术室使用范围具体确定数量和位置。其中麻醉吊塔安装在手术台头部右侧吊顶上，便于麻醉医生操作的位置。

（8）观片灯联数可按手术室大小类型配置，观片灯或终端显示屏应设置在主刀医生对面墙上。

（9）物品存放柜、器械柜、药品柜宜嵌入手术台脚端墙内方便的位置。

（10）净化空调参数显示、调控面板设于门侧墙上。

（11）微压计设于门外墙上可视高度。

（12）能放置电脑工作站的记录板应为暗装，收折起来应和墙面齐平。

（13）如需设冷柜，应设在药品室内，冷柜温度为（4±2）℃。

（14）对于综合手术室等新型手术室可按实际医疗需要，对医疗、影像等装备进行调整。

（15）对各种仪器设备按内部和外围来存放，如血气分析仪、碎冰制冰机、高压灭菌器、人员防护产品等可以放置在手术间的外围，避免室内仪器设备过多，影响操作和空气净化效果。

3. 典型复合手术室内血管机的几种安装形式

（1）吊顶式安装（Ceiling mounted）。

（2）落地式安装（Floor mounted）。

（3）双平面系统（Bi-Plane System）。

（4）移动系列（Mobile System）。

（五）复合手术室电磁屏蔽处理要求

1. MR 手术室的六面，包括门要求进行电磁屏蔽处理，自动门采用磁悬浮技术。

2. 磁屏蔽系统由屏蔽壳体、滤波和隔离装置、通风波导、接地装置组成，以消除从外部进入室内各种电缆的电磁噪音。

3. 屏蔽壳体(含墙、顶、地)所采用的屏蔽板必须具有良好的导电磁性能的金属网或金属复合材料,如1008钢板等。

4. 所有进入室内的电源线、控制线、信号线和医气管道等必须安装滤波和隔离装置,空调净化送风口、回风口必须安装通风波导(蜂巢式屏蔽通风板)。

5. 手术室屏蔽壳体应采用单点接地,接地电阻 ≤ 4Ω,必须小于避雷接地的接地电阻。屏蔽壳体未与地连接时其与地线间的绝缘电阻 > $10k\Omega$。

(六)复合手术室电气安全设计

1. 复合手术室的负荷较大,其总电源直接来自总配电柜,特别是针对高功率设备,应避免中间二级用电分配或制作电缆中间接头,确保电压压降在控制范围内,应避免发热量过高而出现过载情况。

2. 一体化复合手术室多属于微创手术、内窥镜手术,手术过程中防止微电击十分重要,医疗设备都应采用隔离供电,手术室、设备间都应等电位接地。手术室内直接接触患者的设备和吊塔、墙壁暗装电源均需接入IT电源隔离保护系统。

3. 对于高精密设备,在配电系统内应设计失压保护装置。

4. 应设计有保证系统核心设备正常运行所需的不间断电源(EPS)的供应。

5. 电缆沟槽的预留。由于大量的电源线、数据线需要铺设,后期运行时需要经常性检修。因此,需要设计好可供检修的预留线缆沟槽,为避免信号干扰,强、弱电必须严格分开。对于不能满足规范要求的距离时,应有相应的屏蔽措施。

五、数字一体化手术室设置和布局

(一)数字一体化手术室的概念

数字一体化手术室是指通过悬吊系统将手术相关设备进行集成,如麻醉机、腔镜、血管机、达芬奇机器人等,通过音频视频传输系统、记录系统、设备控制系统,将手术室设备与医院信息化系统相连接,并完成手术室信息化管理的新型手术室。

数字一体化手术室开始于20世纪90年代的美国,在国内还处于起步阶段。其优势在于其人体工程学最优化,可根据临床实际需要进行定制化设计,支持手术间快速布局,优化改善手术室工作流程,降低感染风险,为手术室提供高清完整影像链,集结微创手术视音频整合系统完成强大全面的路由功能,符合医院信息化建设需求。连接各种仪器设备的线路被集中在吊塔内,不会发生线路脱落,手术医护人员可以自如地围绕手术台转换方位,这不仅让手术室变得整洁、宽敞,还能有效减少感染几率,确保手术安全。在一体化手术室无菌区内仅用一个触摸液晶屏便可轻易控制所有手术室内的设备,包括内窥镜、手术灯床、摄像机、室内照明等,并通过数字信息传输存储中心及交互式资讯控制中心,使手术室与医院内外的信息网络连成一体,互享影像和数据资料,实现与外界的无障碍交流(远程医疗、远程会议等)。

对患者而言,一体化手术室能够创造良好的手术环境,提高患者手术的成功率,利于快速恢复,达到提高患者治愈率的目的;对医护人员而言,一体化手术室最大程度地改善医护人员工作环境,营造良好观测视角,提高手术效率和质量,减少手术之间转台时间,减少医护人员工作量;对医院而言,可提高手术室的使用率,增加周转率,降低运营成本。一体化手术室与传统手术室的功能比较,见表1-2-5。

表 1-2-5　一体化手术室与传统手术室的比较

比较项目		传统手术室	一体化手术室
工作效率	手术准备时间	手术间混乱,连接手术设备消耗大量时间	无需连接手术设备,降低手术准备时间
	术中时间	无法实现缩短手术时间	节省术中时间 10%~15%
	设备维修、保养成本	频繁连接手术设备,易造成设备故障率提高	只需集中调整设备,从而降低设备维修、保养成本
	所有档案记录设备整合	无法实现	所有档案记录设备可以被整合在同一区域
人性化体现	影像信息管理	缺乏集中管理	集中管理
	信息储存	无法及时存储	及时存储
	术中医生的浏览角度	无法实现	更科学
	后期存储及应用	受到限制	灵活调用
	手术需使用的设备在无菌区移入移出	装载的设备靠台车移入移出	吊塔可以使装载的设备轻易灵活地在无菌区移入移出
	设备的安装	繁琐	更方便省力
	术中注释	无法实现	可遥控实现,方便教学
	远程咨询教学	无法实现	可实现
	视频会议	无法实现	可实现
	手术研讨	无法实现	实时
	手术视频	无法实现	即时
全方位整合	信息投资效益	无法扩展	无限拓展
	EMR	术中无法调用影像信息	整合后术中实时调用影像信息
	PACS	术中无法调用影像信息	整合后术中实时调用影像信息
	内窥镜系统	单一系统	整合后可以使手术技术更完美
	C 型臂	术中无法调用影像信息	整合后术中实时调用影像信息
	麻醉设备	无法整合相关信息	整合后术中实时调用相关信息
	医院内网络	不能实现调用相关信息	整合后术中实时调用相关信息
	DVD/CD	无法刻录资料信息	整合后实时刻录资料信息
	超音频率音响	单一设备	整合后实现视频会议的转播

数字一体化手术室是随着微创技术的发展而诞生的一个新的医疗项目。数字化医院是未来医院的发展方向,而作为医院核心的外科手术室则是重中之重。一体化手术室系统的建设是医院实现数字化管理的标志工程,能够增强医院的环节管理,提高医院的知名度。医院在充分利用现有设备的基础上,减少患者的等待时间,提高患者的满意度,能够吸引更多的患者和进修的医生,为医院带来更多的收益。同时为管理者提供有效的实用工具,医

院可实时、有序、系统及监督性管理,提高医院设备资源利用率,完成医院患者信息的科学、系统的积累,减少投资风险性,为医院创造极好的社会收益和经济效益。

(二)数字一体化手术室的设计要求

微创外科时代的到来将外科手术学的发展推向一个全新的领域,而现代手术室的设计与应用则须融合各种先进技术以使手术医生能在安全舒适的环境中高效率地完成手术。数字一体化手术室设计原则上与时俱进,主要有以下四个方面内容:合理空间布置,集中有效地管理所有设备;符合手术者作业的人体工效学设计原则;符合数字信息一体化的设计要求;适应未来先进技术扩展的设计理念。

1. 合理空间布置,集中有效管理所有设备

(1)一体化手术室显著的特点是各类数字化设备及手术用器械成为其标准配置,如此多的室内装备放进一间手术室内,如设备之间的电源、连接线以及各类管子等使得手术室变得杂乱无章,影响手术人员的移动,并且不利于保持手术室的洁净状态。因此,集中有效布置管理所有设备,方便手术人员和物品的流动成为现代微创手术室设计的最重要原则之一。

(2)计算机集中控制技术的应用可以有效解决传统设计的缺陷,设计开发智能化集中控制与管理系统,将各类设备实现网络连接,通过触摸屏或射频遥控器对相应设备进行必要的操作和控制,减少医护人员手术过程中离开无菌区域的频率,还可以对设备实行有效控制(如对腔镜设备、监视屏中的图像、室内空气以及手术灯光的调整等),而且在手术台上即可对患者基本状况进行实时记录,包括生理监护、麻醉深度、手术过程影像和其他文档类信息。

2. 符合手术者作业的人体工效学设计原则

(1)大多数微创外科手术是经过监视器或显微镜间接观察手术视野,而在这种视觉下操作极大地影响了术者的立体感觉与触觉力反馈,增加了手眼协调性的难度。因此,在设计上,手术视野监视器应能够灵活调整,以适应不同手术医生的要求,在条件允许的情况下,应保证可以在手术室安装多台视频监视器,让医生自己进行调节;手术床可以根据微创手术需要调整到符合医生进行手术的最佳位置,以减少医生的身体疲劳和肌肉酸痛;吊塔的设计让更多的设备离开地面,方便医生及护士的操作;同时,手术室地面应整洁,避免各种管线拖延而引发潜在危险。

(2)人体工效学的设计原则是协调好人、机、环境3大要素之间的相互作用,使3大要素中的人能获得最优化的效率、健康、安全和舒适。现代微创技术越来越多地应用到外科各专科领域,按照工效学原理合理设计微创手术器械设备,除了考虑其功能外,器械设备操作时体位的舒适、安全可靠、环境因素(如灯光等)同等重要。改变了监视器与人视线不匹配的高度,减少了护士反复移动设备的重复劳动,地上无线增加了手术人员行走的安全性和机器电源的稳定性,实现了人、机、环境三者的高度协调,给手术人员的职业安全提供了保证。

3. 数字信息一体化的设计要求

随着微创手术普遍的开展,手术室需要更多的微创手术辅助设备,如手术超声设备、内镜摄像系统、数字图像采集系统及其他检查装置等。这些设备为手术提供准确及时的信息,但增加了管理众多信息的难度。因此,一体化手术室除了信息的数字化设计,更重要的是实现对瞬息变化数字信息的一体化管理控制。目前计算机技术智能化水平已经可以集中管理这些数字信息,并对所有信息进行有效地筛选,以过滤出正常的信息,让手术人员判断和

解决需要处理的突发与危险信号,减少术者的工作压力,提高效率。

4. 适应未来先进技术扩展的设计理念

数字信息化的技术发展迅速,三维视觉重构技术、虚拟现实技术以及外科手术机器人技术将取代现有的微创外科模式,成为未来标准化的外科手术方法,外科手术学同样进入数字计算机的时代。在现代数字化微创手术室设计时,需要我们预见未来新技术的发展和应用,保持一定程度的可扩展性,以免手术室将来因难以升级而不得不完全重建而花费更多的资金。同时,标准专业化的一体化手术室不仅要满足普通外科手术的需求,还应用到其他外科专科、妇产科以及骨科等。一体化手术室装置可以因专科不同而有所区别,但都能够满足所有专业外科医生应用先进的新技术高效地完成各类复杂的微创外科手术的需要。

数字一体化手术室设计的核心价值体现在以下 4 方面。

1. 空间整合　统筹多设备的合理设置,有效整理手术室内线缆,使手术室空间利用率最大化。

2. 设备控制集成　实现手术室内诸多设备的集中管理,快速便捷地定制个性化手术环境与条件。

3. 信息路由　符合医院信息化建设的需求,可接受来自不同系统的信息资料,包括电子病历、PACS、LIS,同时完成医疗过程的麻醉、手术的信息采集与处理,涉及示教的影音获取、控制和传输。

4. 人性化设计　改善医护人员的工作条件,优化手术室工作流程。

(三)数字一体化手术室的装备

数字一体化手术室装备如下:集中控制系统、一体化核心手术室(或带 2 个一体化卫星手术室);每个手术室分别配置 1 套腹腔镜系统(包括气腹机、3 镜片高清摄像系统和冷光源)、麻醉机、监护仪、输液泵、威利电刀及电动可调节手术床。

1. 吊塔系统　手术室设备的电源、气体管路、视音频等信号接口通过吊塔实现。气腹机、摄像系统、冷光源、电刀和监护仪则有序地放置在吊塔上,麻醉机和输液泵则悬吊在吊塔臂上,并可以升降、旋转、左右移动。吊塔供气终端可以同时提供氧气、空气和负压。

2. 腔镜一体化手术的多媒体系统　集中控制系统交换机提供医院内网接口、公网接口和电话接口,为视音频会议和远程会诊使用。手术室可以通过主集中控制系统分别与示教室、会议室和远程会议室双向网络连接,实现双向视音频交流、手术示教、远程诊断等功能。核心手术室则可以通过集中控制系统机柜对卫星手术室内的设备进行影像一体化集中控制。操作时,可以通过触摸控制屏实现。核心手术室和卫星手术室分别安装全景摄像相机、等离子显示屏用于示教和视频会议。安装 2 个液晶监视器用于显示腔镜图像和全景相机图像。

3. 集中控制系统　集中控制系统包括 SCB 系统总线和一体化数据管理系统 AIDA(数字化信息传输及存储系统)。SCB 系统总线可以把腹腔镜设备、手术灯、电刀及其他第三方厂商的设备串联在一起,然后在核心手术室用液晶触摸屏统一控制。在此系统中,真实设备的面板完全反映在触摸屏上,在触摸屏上进行操作如同在真实设备上操作一样。在SCB 中还可以新建用户配置清单,根据不同手术预置所用设备配置。AIDA 和医院的 HIS 和PACS 系统无缝连接,可以从医院 HIS 系统调入患者及医生资料,从 PACS 系统调入患者影像资料。在术中还可以对进行手术录像的画面质量、录像时间进行设定。对于采集的图片可以存为 BMP 或 JEPEG 格式,并可进行打印。AIDA 同时兼容 3 种不同的输入端口:SDI、S-VIDEO 和 Composite。

4. 一体化多媒体控制触摸屏控制系统 在触摸屏上操作就可以对腹腔镜、术野摄像机和全景摄像机进行控制。可以设置 CD 播放,可以进行手术转播控制。把手术室内的画面传送到示教室并对显示屏进行通信和控制。还可以进行远程视频会议控制、对远程会议终端进行控制。

5. 远程医疗系统 远程医疗系统能够通过医院的信息网络对手术室进行访问,并能和手术室进行双向视音频交流,实现远程医疗。硬件上配置网络隔离器,支持 ISDN 和 IP 两种连接方式。视音频支持 S-Video 和标准视音频信号输入,视频格式可以转换为 MPEG-2/MPEG-4 格式。

六、围手术期护理单元的设置和布局

(一)术前准备室设置及布局

1. 建立目的 术前准备室建立,主要为手术患者提供术前准备和手术等待的场所。通过集中护理,检查和核实术前准备工作完成情况,开通静脉通路,做好围手术期用药及手术前的皮肤准备工作。同时为接台手术的深静脉/有创动脉置管创造环境和条件,便于手术的及时和快速进行,对加快手术间的周转及患者的心理安抚起着积极作用。

2. 术前准备室位置 最好处于手术室的入口处,清洁区(半限区)内。采用大房间集中护理患者,空间以能容纳第一台次的手术患者总数为宜。床间距适当控制在 50cm 左右,以供护士能进行术前准备核查和静脉输液,避免空间过大和浪费。床与床之间可用床帘隔开,注意保护患者隐私。空间区域上也可考虑与麻醉恢复室相邻,利于护理人员的统筹排班。

3. 术前准备室布局及配置 内应设有输液治疗操作台面,各种输液用物和器具,适量贮物柜。墙面色彩建议以暖色调为主,可张贴柔和的装饰画,播放一些轻音乐,为患者创造温馨的等候环境,附有卫生间,为患者提供人性化的照护。空间内应配有 1~2 个洗手槽,以达到院感洗手要求。同时安装有 1~2 台监护仪,配有吸氧和吸引装置,以防输注抗生素时出现过敏反应或输液反应、患者禁食后低血糖等情况,备有紧急救护的设施和药物。根据手术量,灵活配备 1~3 位护士,具良好的沟通能力,熟练的静脉开通能力,掌握术前相关的麻醉性辅助药物、抗生素药理等知识。

(二)麻醉恢复室设置及布局

1. 建立目的 创建麻醉恢复室,以使术后患者集中收治监护,由受过良好培训的医务人员对麻醉后患者进行严密观察、监护,治疗苏醒过程中出现的生理紊乱,直至患者的生命体征恢复稳定,可以转回普通病房继续治疗,确保手术患者舒适安全。同时在加快接台手术的周转,提高手术间的利用率方面发挥重要作用。

2. 麻醉恢复室设置

(1)位置:麻醉恢复室位置最好处于手术室的清洁区内(半限制区),与术前准备室相邻,位置应紧邻手术室,方便在必要时返回手术室做抢救治疗。手术室外廊转运通道通向恢复室入口,运送患者时间不超过 5min。遇有紧急情况,有利于麻醉和外科医生迅速处理,也便于放射拍片、床边 B 超、心电图、血库提取血制品等急诊服务。与外科 ICU 在同一层面,利于一些术后病情变化需要进一步监护诊治的重危患者的快速转运。

（2）大小：可作为手术室或麻醉科下相对独立的护理单元运作。有独立的护士站，护士站可设在中央，采用大房间集中安排床位护理患者。恢复室的监护床位数根据手术间数量和手术类型而定。国内综合性医院手术间与复苏床位比率一般可考虑为 1∶0.5，但不应低于 3∶1，国外发达国家达到 1∶1~1∶1.5。在加快手术接台的同时，确保手术患者有充足的术后观察时间，每个医院也可根据具体情况酌情设定。有条件的医院，可设有一独立的隔离单间复苏床，供病情危重或有特殊感染、免疫缺陷的患者使用。每床之间保持 1~1.2m 距离，便于患者转运和紧急处理。

3. 麻醉恢复室布局及配置

（1）基本布局：室内光线明亮，环境温度可调节，应有良好的通风设施，室内温度以 20~26℃，湿度以 60%~70% 为宜。区域内应设有贮物间、适量贮物柜、污物处理间，监护床之间配置适量洗手槽。每个床单位配备中心供氧管道、中心吸引装置、压缩空气源、监护仪、多个电源插座、书写床头柜、内可置常用治疗和护理用物。

（2）监测设备配置

基本监测设备：每张监护病床均需配备基本生命体征监测仪器，监护仪带自动血压计、心电图、指脉搏饱和度监测功能。同时适量配置有创动脉压、中心静脉压、呼末二氧化碳监测设备。每套多功能监护仪与中心工作台连接，监护参数在患者床旁和中心工作台屏幕上应可同时显示。备有体温计及升温的装置，如取暖灯、暖风机、温毛毯等。根据恢复室床位数，至少每 1~3 张床配置一台呼吸机，确保患者复苏期间安全。

抢救设备：急救设备，包括简易呼吸皮囊、抢救车和除颤仪、可移动的紧急气管插管箱。常用的治疗和护理用物如气管切开包、动脉穿刺针、换能器及连接管、中心静脉穿刺包、导尿用物、各种敷料等，放置在最便利处，并保持完好状态。有条件的医院还应配备有血气分析仪（含电介质）和神经刺激仪等。为便于安全转移危重患者，可以配备便携式呼吸机 1 台。

（3）药物配备

储备药物包括三大类：第一类，常规备用药物，如各种麻醉拮抗药、抗高血压药、皮质类固醇、抗心律失常药、强心剂、抗组胺药、抗恶心呕吐药、利尿药等；第二类：麻醉性镇痛管制类药，专柜上锁；第三类：高危药物，鉴定并用红色标签标识"高危药物"，如肝素、胰岛素、高浓度电解质，专柜存放。药物的存放和准备区域应靠近护士站，药品柜定位定量放置，并贴醒目标识，有序摆放，落实到护士班头定期检查记录及补充。

（4）人员设置

组长/护士长配备：根据规模大小，设立专科组长或单元护士长参与常态管理。根据每个医院具体情况，如手术类型、日手术量、手术间的利用率等，可日间开放或 24h 开放。医疗由麻醉医生为主负责制，负责患者在复苏期间的诊治及评估，决定患者出科转回病房或转入监护室。

护士配备：按国内麻醉质控标准配备，为恢复室床位数的 0.5~0.8 倍，国外更高，为 1~1.5 倍。日常管理患者，护士与患者比例可根据麻醉后患者的评分，病情轻重按 1∶3、1∶2 或 1∶1 配备，灵活分配。

工友配备：配备适量的发送部工人，接送手术患者及化验提血。另需配备专门的清洁工人负责此区域的日常清洁工作，达到院感要求。

第三节　围手术期护理理论

一、围手术期护理概念

1. 围手术期　手术是外科治疗的重要手段。围手术期(perioperation period)是指围绕手术的全过程,从患者决定接受手术治疗开始,到手术治疗基本康复,包含手术前、手术中及手术后 3 个阶段。具体是指从确定手术治疗时起,直到与这次手术有关的治疗基本结束为止,时间约在术前 5~7 天至术后 7~12 天。手术前期是从患者决定接受手术到将患者送到手术室的这段时间。手术期是从患者送至手术室到患者手术后送入复苏室或病房的这段时间。手术后期是从患者送至复苏室或转入病房到患者出院康复这段时期。

2. 围手术期护理　围手术期护理(perioperative nursing)又称手术全期护理,是指手术前、手术中、手术后整个诊疗时期为患者提供各项专业及持续性的护理。围手术期护理的主要对象是接受手术的患者,护理人员运用相关知识和技能,评估围手术期患者的生理、心理和社会需求,发现手术患者现存的和潜在的护理问题,制定并实施有效的护理措施,为患者提供安全、有效的围手术期护理是提高手术安全性,减少术后并发症,促进患者康复的重要保障。

二、围手术期护理范畴

围手术期护理是一种动态的、认知的、行为的、技术的过程,致力于提供手术前、手术中和手术后高质量的病患护理。通过与患者和其他人员建立信任的团队合作,遵循健康护理理念,提供优质护理服务。围手术期护理的目标是保证高质量的病患护理结果,期望的结果是手术前、手术中、手术后患者具有最佳的健康水平和机体功能。围手术期护理的实践范畴包括手术前的护理评估和准备工作、手术时的护理措施以及手术后的评价。

1. 国际围手术期护理的范畴

在一些发达国家,由于有家庭和社区护理的支持,医疗保险的要求,交通便利等原因,手术患者的术前准备工作往往在入院前进行,大部分患者是手术日当天早晨住院,更多的中小手术采用即日手术的方法,即当天手术当天出院的方法,使得住院手术患者的平均住院日期仅为 4~5 天,甚至更短。

(1)入院前准备室:设在手术室附近,服务对象是择期手术患者;服务内容为术前 2~3 天进行入院前准备;提供术前患者宣教、麻醉会诊。进入准备室前需完成以下病历资料:医嘱、入院单、病史及体格检查、知情同意书、费用确认、专科会诊、实验室检查和 X 线检查。所有术前检查及记录单、报告单在手术前一天 17:00 之前必须完成,如果以上准备没有完成,手术可以延迟或取消并及时记录。

(2)术前观察室:与手术室相邻而建。在美国,90% 的手术患者于手术当日入院。术前观察室接收当日入院的手术患者、门诊手术以及等待住院的患者;接收心导管、内窥镜检查以及需使用镇静药的检查和操作患者。

(3)术前准备室:设在手术室半限制区内。可进行一些麻醉前穿刺、置管等操作;手术间紧张时,急诊手术患者可在此等待;也可作为心导管患者术后的观察区域。

（4）麻醉恢复室：接收所有区域、全麻术后的患者以及部分局麻患者。

（5）术后观察室：即日手术患者麻醉恢复后送观察室观察后出院。

2. 国内围手术期护理的范畴

为了最大限度地维护手术患者的权益，为围手术期患者提供安全、持续、高质量、人性化的护理服务，手术室工作范畴和区域不断获得延伸，管理范围不仅仅限于手术室内，而是扩展到患者手术前准备、麻醉后的恢复以及患者的康复。术前准备室、手术室和麻醉恢复室三位一体的围手术期护理模式也已在国内广泛应用。通过术前准备以及麻醉后的监护技术，为手术患者提供系统的、连贯的、安全的和专业的围手术期护理服务。

（1）术前准备室：常规接收择期手术患者，急诊患者可直接接入手术间。术前准备室的护理工作包括：①为手术患者创造温馨的等待环境；②核对患者身份、手术名称和手术部位；③检查和核实术前准备情况；④开通静脉通路，给予术前抗生素和其他术前用药；⑤为麻醉医生提供深静脉置管的环境和条件；⑥评估患者，给予术前心理护理。

（2）手术室：手术室的护理工作主要包括：①创造及维持无菌区域的无菌状态；②根据手术和患者的需要提供手术相关的设备与用物；③熟悉手术的程序与步骤，协助手术医师完成手术；④认真执行纱布、纱垫、棉球、刀片和器械等手术用物的计数；⑤全程监测并记录患者的生理状况；⑥遵照医嘱，核对后给予各类药物及溶液。

（3）麻醉恢复室：收住区域和全身麻醉的门急诊患者，其中病情稳定者直接返回病房，重症监护患者直接送 ICU 监护。麻醉恢复室的护理工作包括：①麻醉医生与恢复室医生、手术室护士与恢复室护士交接班。②运用护理程序对麻醉患者进行持续评估并评价治疗的效果和反应。③护理患者：具体参与气道管理、无创或有创血压的监测、持续心律失常监测、氧疗和血氧饱和度监测、疼痛管理、参与危重患者抢救。④转运后麻醉恢复室护士与病房护士交接班。

三、围手术期护理相关理论

（一）自理理论

1. 自理理论的内容　由美国护理专家奥瑞姆（Orem）提出。自理理论主要分三个部分：自理理论、自理缺陷理论、护理系统理论。

自我护理理论（the theory of self-care）：描述、解释自理，主要包括自理、自理能力、治疗性自理需求和自理总需求。在正常的情况下，人们有能力实施自理，以满足治疗性自理需要和自理总需求。

自理缺陷理论（the theory of self-care deficit）：描述和解释人们为什么需要通过护理得到帮助。自理缺陷（self-care deficit）是指自理能力完全或部分不能满足治疗性自理需求。这一部分是自理模式的核心，因为它明确了护理人员的工作范围，即建立和维护护患关系；明确护理方案；反映患者的要求和需要；向患者及其亲属提供帮助；协调护理活动和患者日常生活的关系。

护理系统理论（the theory of nursing system）：描述、解释护理与自理的关系。护理系统理论阐述了患者的治疗性自理需要是如何被患者、护士或二者共同努力所满足的。根据患者的自理能力和治疗性自理需要，将护理系统分为三类。包括完全补偿护理系统（the wholly compensatory system）：患者完全不能进行自理活动，必须由护理人员提供完全的照顾。部分补偿护理系统（the partly compensatory system）护理人员对患者无法执行的自理部分给予协助,护士与患者共同完成照顾角色。教育支持护理系统(supportive-educative system)患者的自理能力能满足治疗性自理需要,护士主要为患者提供支持和指导,提高其自理能力。

2. 自理理论在围手术期护理中的应用 奥瑞姆人自理理论提出人是有基本能力的生物体,由生理、心理、社会层面构成,并有不同的自我照顾的能力。人是有能力学习和发展的,通过学习的行为来达到自理需要。护理为有自理缺陷者提供治疗性自理的活动,是一种服务、助人方式。在围手术期护理实践中,应用自理理论,正确评估手术患者的治疗性自理需求和自理总需求,识别自理缺陷,根据手术患者的自理能力和治疗性自理需要,通过护理系统理论,帮助患者提升自护知识和技能,满足自理需求,促进手术后康复,提高生命质量。

(二)舒适理论

1. 舒适理论的内容 由美国护理专家 Kolcaba 博士提出,是指个体身心处于轻松、满意、自在、没有焦虑、没有疼痛的健康、安宁状态中的一种自我感觉,包括生理舒适、心理舒适、环境舒适、社会舒适四个方面。这四个方面互相联系又互相影响。不舒适(discomfort):是指个体身心不健全或有缺陷,生理、心理需要不能全部满足,或周围环境有不良刺激、身体出现病理现象,身心负荷过重的一种自我感觉。

舒适与不舒适的相互关系:舒适与不舒适没有截然的分界线,每个人都处在舒适和不舒适连线之间的某一点上,且呈动态变化,并有个体差异。最高水平的舒适表现为心理稳定、心情舒畅、精力充沛、感到安全和完全放松,身心需要均能得到满足。当舒适程度逐渐下降,直到舒适被不舒适代替,通常表现为紧张、精神不振、烦躁不安、消极失望或身体疼痛、无力,难以坚持日常的工作和生活。护理人员要用动态的观点来评估患者舒适与不舒适的程度,为患者创造一个舒适的环境。

2. 舒适理论在围手术期护理中的应用 舒适在护理中的 3 个专业含义:①轻松、愉快或满足的状态,反映人与环境的相互适应。②某种特定不适的缓解或解除。③超越,患者从各种问题或病痛中振作,战胜病痛和各种功能失调以达到健康或更加健康的状态。围手术护士在提供舒适护理之前先了解患者的生理和心理需求,评估患者手术前、手术中和手术后不舒适的原因和程度,比如疼痛、躯体活动受限等生理、心理及环境因素。对患者的不适,要根据产生的不同原因,有针对性地采取相应的有效措施,减轻不舒适。对心理社会因素引起的不舒适,护士可采用倾听的方式,或通过有效沟通的方式,给予心理支持,不断增进围手术期患者舒适,以期达到最佳的康复状态。

(三)围手术期患者聚焦模式

1. 基本框架 围手术期患者聚焦模式是围手术期护理实践和围手术期护理标准数据库(PNDS)的基本框架。在该模式的中心,患者和家属是围手术期护理的对象,外圈代表了围手术期护理范围和要素。该模式阐述了患者、家属以及提供护理的围手术期护士之间的关系。患者处于该模式的中心,说明了围手术期护理的真正核心是患者,不管护理实践环境、地域和患者的特性如何,对围手术期护士来说,没有什么比患者更重要。

该模式被划分为四个象限,其中三个象限代表以患者为中心的领域:①患者安全;②患者对手术或其他侵入性操作的生理反应;③患者和家属对手术或其他侵入性操作的行为反应。第四象限代表实施围手术期护理的围手术期护理健康体系。该体系指明护理管理的重点以及围手术期最佳预期目标的必要结构要素。

2. 聚焦预期目标 该模式聚焦于患者的预期目标。AORN 的这个模式通过罗列相关患者护理方面的预期目标,表明聚焦于围手术期护士的患者预期目标。围手术期注册护士有专业知识,保证提供高质量的患者护理。一份个体化的患者评估能指导护士确认护理诊断并选择护理干预措施。

第四节   护 理 程 序

护理程序(nursing process)是指一种有系统、有依据的计划和提供护理的方法。以满足护理对象的身心需要、恢复或增进护理对象的健康为目标,是指导护理人员科学地评估,确认护理对象的健康问题,有计划地为护理对象提供系统、全面、整体护理的一种理论与实践模式。它是一个持续的、循环的和动态变化的过程。将护理程序应用到围手术期护理的全过程,通过护理评估,明确护理诊断,制定科学的护理计划,对患者实施整体护理,系统、动态评价实施效果,能有效促进围手术期患者的康复和提高健康水平。

一、护理程序的发展史

1955 年,海尔(Lydia Hall)首先提出护理是按程序进行的工作。1959 年约翰逊(Johnson)、1961 年奥兰多(Olanda)在《护患关系》中使用了"护理程序"一词。约翰逊提出评估、决定、行动三步骤护理程序,奥兰多则提出患者行为、对护士的反应、护理行动三步骤护理程序。1967 年,尤拉和渥斯(Yura 和 Walsh)将护理程序进一步发展成为四个步骤:评估、计划、实施、评价。1970 年,盖比和拉文(Gebbie 和 larin)使护理程序成为五个步骤:评估、诊断、计划、实施、评价。1973 年,美国护士学会(ANA)正式将护理程序划分为评估、诊断、计划、实施、评价五个步骤。20 世纪 80 年代,李式鸾博士将以护理程序为中心的责任制护理引入我国。1994 年,袁剑云博士开始在我国推广以护理程序为核心的系统化整体护理,2001 年又在我国介绍了以护理程序为基本框架的临床路径。

二、护理程序的步骤

护理程序分为五个步骤,即评估、诊断、计划、实施和评价,分述如下。

(一)评估

评估是有计划、有目的、有系统地收集患者资料的过程。根据收集到的资料信息,对护理对象和相关事物作出大概推断,从而为护理活动提供基本依据。手术室护士应当在患者手术前一日进行术前访视,针对手术患者情况进行预评估,以利于手术用物及手术配合的准备工作更加完善。

1. 评估目的

(1)为分析、判断和正确作出护理诊断或护理问题提供依据。

(2)建立患者健康状况的基本资料。

(3)为护理科研积累资料。

2. 评估内容

根据人的基本需要层次论的理论观点,评估内容应包括生理的、心理的、社会文化的、发展的及精神的诸方面的资料,收集资料时一般可从下面 14 个方面进行。

(1)一般情况:包括患者的年龄、性别、职业、文化程度、宗教信仰、家庭成员、患者在家庭中的地位和作用等。

（2）精神情感状况：患者对疾病和手术的认识，对压力的反应，精神及情绪状态，手术知识了解情况等。

（3）生殖系统：女患者要询问月经史、分娩史、计划生育情况。

（4）环境状况：患者有无安全感，根据患者的年龄和精神状况分析是否需要安全保护措施，如约束；是否有交叉感染的环境因素。

（5）感觉状况：有无视力障碍、听力障碍，是否有与众不同的嗅觉。对各种疼痛、刺激以及触摸的感觉，最简单、最基本的味觉是否存在等。

（6）运动神经状况：行动是否方便、有无受到限制，对日常和剧烈活动的承受能力，关节有无畸形，肌肉有无萎缩，走路的方式是否需要借助拐杖、轮椅等。

（7）营养状况：患者肥胖还是消瘦，有无体重增加或减轻，饮食习惯，有无偏食，胃肠道有无手术史，检查或服药对食欲有无影响。

（8）排泄状况：平时的排便习惯与规律，目前有无改变，最近有无其他特殊问题，如大、小便失禁，便秘，腹泻等。

（9）水、电解质平衡状况：正常摄入及排泄情况，有无特殊方面的问题影响正常摄入，有无多饮或不饮等。

（10）循环状况：脉搏的速率、节律是否正常，心律与脉律是否一致，血压是否正常，观察指甲、皮肤以了解末梢循环。

（11）呼吸状况：呼吸频率、节律、呼吸音，体位对呼吸的影响，有无吸烟史，吸烟多长时间，每天吸多少。

（12）体温状况：患者对体温的主诉，测量体温以了解基础体温，患者出汗的时间和方式，有无盗汗。

（13）皮肤状况：皮肤的颜色、弹性、完整性，有无出血点和淤斑，有无皮肤破损。

（14）舒适和休息状况：不舒适的原因，哪些措施可使患者感到舒适，患者睡眠是否足够，借用何种方法可以帮助睡眠。

3. 评估方法 护士在与患者或其家属、朋友正式交谈或非正式的交谈中，使用视、听、嗅、味、触等系统观察，运用望、触、叩、听、嗅等体格检查，查阅患者的病历、各种护理记录以及有关文献等，收集患者与护理有关的资料，从而获取护理诊断所需的资料信息。

4. 分析、整理资料 收集记录到的资料按照 Fay Abdellah 的 21 个问题分类，或按 Marjory Gordon 的 11 个型态分类，但比较常用的是按 Abramham Maslow 的五个基本层次需要来整理分类。

（二）护理诊断

护理诊断是一个人生命过程中的生理、心理、社会文化、发展及精神方面所出现的健康问题反应的说明。这些健康问题的反应属于护理职责范畴，可以用护理的方法来解决。包括现有的、潜在的、可能的、健康的及综合征五方面的护理诊断。现有的即护理对象此时此刻正在经历的健康问题的反应；潜在的即危险因素存在，如不加以处理就一定会发生的健康问题的反应；可能的即可疑因素存在，需进一步收集资料以便排除或确认的暂定的护理诊断；健康的即个人、家庭和社区从特定的健康水平向更高的健康水平发展的护理诊断；综合征即由特定的情景或事件而引起的一组现有的或有危险的护理诊断。

1. 陈述方式 完整的护理诊断的陈述包括三部分，即健康问题（problem）、病因

(etiology)、症状和体征(symptoms or signs),故又称 PES 公式。但目前趋势是将护理诊断简化为二部分,即问题加原因(PE)或症状加原因(SE);还有一部分陈述。三部分陈述多用于现存的护理诊断,即护理问题,症状或体征及相关因素三者齐全;二部分陈述多用于潜在的护理诊断;一部分陈述即不存在相关因素,常用于健康的护理诊断,如母乳喂养有效。

2. 护理诊断与医疗诊断的区别 医疗诊断是用一个名称说明一种疾病、一组症状体征的病理变化,以便指导治疗。而护理诊断则是叙述患者由于病理状态所引起的人的行为反应,其目的是为了制定、实施护理计划以解决患者现存的或潜在的健康问题。

3. 书写护理诊断应注意的问题 所列护理问题明确并简单易懂,必须有明确的主、客观资料作为依据,确定的问题需要用护理的措施来解决,一个诊断针对一个问题,原因部分必须明确,不能有引起法律纠纷的陈述。

(三)计划

制定护理计划是如何解决护理问题的一个决策过程,其目的是为了确认护理对象的护理重点的目标以及护士将要实施的护理措施。

1. 排列护理顺序 一个患者可同时有多个护理问题,制定计划时应按其重要性和紧迫性排出主次,根据轻、重、缓、急依次排列首优、中优、次优三个等级。首优问题:是指会威胁患者生命,需立即行动去解决的问题,如急诊创伤患者出血创面、气道异物等;中优问题:是指虽不会威胁患者生命,但能导致身体上的不健康或情绪上变化的问题,如手术患者焦虑、特殊体位导致皮肤完整性受损等;次优问题:指人们在应对发展和生活的问题,如营养失调、自理能力缺陷等。

2. 制定预期目标 预期目标是指通过护理干预对患者及家属提出的能达到的、可查测量的、能观察到的患者行为目标。根据可达到时间分为:短期目标即一周内患者可达到的目标,适合于病情变化快、住院时间短的患者;长期目标即一周以上甚至数月之久才能实现的目标。预期目标陈述中主语是指患者或患者身体的任何一部分;谓语指患者将要完成的行动,必须用行为动词来说明;行为标准:指行动在特定的时间内所要达到的标准;条件状语指患者完成该行为时所处的特定条件。如"在护士指导下进行甲状腺手术颈后仰位训练每次 30min,每天 3 次"。制定目标应具体、有针对性,即针对护理问题也就是护理诊断。目标必须切实可行,在患者的能力范围及护理技能所能解决范围之内,并要注意医护协作,即与医嘱一致。

3. 制定护理措施 护理措施是护士为患者提供的工作项目及具体实施方法,是为协助患者达到目标而制定的具体活动内容,这些措施可称为护嘱。制定护理措施应注意满足针对性、可行性、安全性、配合性、科学性的要求。

(四)实施

实施是将计划付诸实现。从理论上讲,实施是在护理计划制定之后,按计划实施,但在实际工作中,特别是遇上危、重患者,往往在计划未制定之前,即已开始实施,然后再补上计划的书写部分。实施阶段中按计划的内容执行护理措施,继续收集资料,不断发现新的护理问题,重新评估护理对象,制定新的计划和措施。整体护理方式中护理记录采用 PIO 记录方式,PIO 即由问题(problem)、措施(intervention)、结果(outcome)三词取其英文名称的第一个字母组合而成。可分别采用 PES、PE、SE 三种记录方式。

(五)评价

评价是有计划地、系统地将患者的健康现状与预期护理目标进行比较的活动,护理评估和评价贯穿于围手术期护理活动的全过程。在护理程序的实施中,评价的重点是患者的健康状况,评价的内容包括身体的外观及功能、特殊症状与体征、获得知识方面、操作技能方面、心理和情感方面,通过评价患者健康状况来衡量目标达标情况。目标实现程度可分为三种,即目标完全实现、目标部分实现、目标未实现。对目标部分实现或目标未实现的原因要进行探讨和分析,并重审护理计划。采用 PDCA 持续改进,对诊断、目标和措施中不适当的内容加以修改。

1. 评价的基本方法　包括调查法、对比法、观察法、统计分析法。

2. 评价的形式

(1)护理查房:护理查房是评价护理程序实施效果的最基本、最主要、也应是最经常的护理活动之一。护理查房的形式有很多种,按查房主要内容可分对比性查房、评价性查房、个案护理查房及教学查房等。按查房的护理能级可分为总责任护士查房、护士长查房及护理部查房等。通过护理查房活动,能及时地评价护理程序的实施效果,促进护理工作的改进,从而提高护理质量。

(2)护理会诊:会诊对象为住院的危重、急诊、大手术后或接受新技术、新疗法、新开展手术的患者,以及病情较为复杂的患者。会诊着重研究如下五个方面的问题:一是未能收集到的与患者健康状况有关的资料如心理状态、发病诱因、疾病的症状和体征等;二是未能明确的护理诊断;三是不明确的护理目标;四是制定护理计划中的困难;五是实施护理计划中遇到的困难或实施效果不明显。

(3)出院护理病例讨论会:出院护理病例讨论会是回顾性地对护理程序实施情况进行评价的一种形式。它是在患者出院后对整个护理过程的总体评价。

(4)护理病历质量评价:是对责任护士运用护理程序的知识和技能以及责任护士在实施护理程序每一步骤中的行为的正确性进行评价。护理病历在护理中既要及时评价,也要在患者出院后作回顾性评价。实施护理程序,必须建立护理病历质量评价制度。

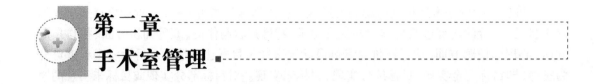

第二章
手术室管理

第一节 手术室组织架构及人力资源管理

一、组织架构

21世纪管理学的研究领域认为，医疗和护理的价值、竞争能力，主要决定于无形资产——知识和服务的能力，非设备、设施等硬件资产。而知识的载体是人，科学的人力资源管理、合理的组织架构是组织有足够且能提供高品质护理的专业人员，是资源有效运作的基石。管理应以组织管理为保证，以质量管理为核心，合理地建立手术室的组织结构，明确手术室护士的职责和要求，加强对手术室人员的配备、计划、培训、选用和考核的管理，使人力资源得到最有效的利用，最大限度调动手术室护士的积极性和创造性。手术室是医院的重要部门，是集中为患者进行手术治疗的场所，承担着所有外科系统的治疗，如何进行手术室人力资源管理，挖掘护理人员的潜能，建立适合手术室良好发展的组织结构，是手术室护理管理者研究的重要任务。

（一）名词术语

组织是指按照一定的目的程序和规则组成的一种多层次、多岗位以及具有相应人员隶属关系的权责角色结构，它是职、责、权、利四位一体的机构。职责包含了三种含义：①职责共同的目标；②组织有不同的分工协作；③职责有相应的权利和责任。

组织结构是一种构成组织内在工作关系的基本模式，是执行管理和经营任务的体制，为组织提供一种实现工作目标的框架，表明各部分排列顺序、空间位置、聚散状态、联系方式以及各要素之间相互关系的一种模式。

（二）组织结构的基本类型

1. 直线型组织结构　组织中每位管理者对其直接下属有直接职权；每一个人只能向一位直接上级报告；管理者在其管辖的范围内，有绝对的职权或完全的职权。

2. 职能型组织结构　采用按职能分工实行专业化的管理办法，有别于直线型的全能管理者；各职能机构在自己业务范围内可以向下级下达命令和指示，直接指挥。

3. 直线-参谋型组织结构　按照组织职能来划分部门和设置机构，实行专业分工；把组织管理机构和人员分为两部分，分别是直线指挥部门、人员与参谋部门、人员；该结构实行高度集权。

4. 直线-职能参谋型组织结构　结合了直线-参谋型组织和职能组织特征。

5. 分部制组织结构　以组织职能为基础，将具有相同职能的工作岗位放在同一个部门。

6. 委员会　由多人组织参加的委员会来对组织进行管理的形式。组织决策由委员会共同研究决定。

（三）手术团队

团队是指由两个或两个以上的成员组成的团体，每个成员都担任一定的角色，并执行一定任务，其成员彼此团结协作以圆满完成他们的共同目标。每个手术的完成都是团队携手合作的结果，手术室则是提供团队合作的平台。

1. 手术团队　　由手术医师、麻醉医生、手术室护理人员和其他技术人员组成。

2. 手术团队目标　　其共同目标是提供正确的治疗、护理，免除、减轻患者的痛苦，重建或恢复身体的构造与功能，满足患者的个别需求，使患者的健康通过手术治疗达到最大限度的改善。

3. 手术团队的角色与功能　　为保证手术顺利完成，该团队的成员在手术全过程中，必须严格执行无菌操作。手术医师、手术助手和刷手护士都必须经过严格外科手消毒和穿戴无菌手术衣及无菌手套后才能参加手术。其他人员如麻醉医师、巡回护士、专业技术人员、护理员等在手术区外执行任务，提供所需物品或给予患者直接照顾。

（四）手术室组织结构和岗位职责

医院可根据手术室规模大小，设立手术室科护士长，护士长和副护士长参与管理，并根据科室发展的需要设立总带教老师、责任组长、专科组长等，协助参与管理，手术室护士承担着手术团队中的重要角色，主要包括：巡回护士和刷手护士。

1. 巡回护士职责

（1）巡回护士职责是手术患者的照顾者、保护者和直接护理者。

（2）在术前要对患者进行访视，了解患者生理和心理全方位的状况和需求，并针对患者具体情况，提供相应的帮助。

（3）应依据访视的情况，准备手术所需的器械、仪器和用物。在手术过程中，负责监督包括刷手护士在内的刷手团队各类人员的无菌操作；与刷手护士共同进行清点核对工作。

（4）根据手术的需要及时供给所需物品。

（5）需随时关注、评估患者状况和需求，以及其他手术团队成员的需求，及时提供护理服务和帮助。该职位在国外常由注册护士担任。

（6）具有丰富的手术室临床工作经验，能熟练配合各项手术的开展。

（7）负责术中冰冻标本，正确处理标本的保存、送检和核对流程。

（8）担任手术间的各种应急状况处理职责，在手术间内具有组织、协调、监督和管理的作用。

（9）手术结束，护送患者，认真交班，督促工友正确进行垃圾分类，进行终末处理。

2. 刷手护士职责

（1）刷手护士是洗手团队的成员，是手术医生的配合助手。

（2）术前需根据不同手术及主刀医师的特殊喜好，准备手术所需的各种器械和用物。

（3）洗手后穿戴无菌手术衣和无菌手套进入无菌区。与巡回护士共同进行清点核对工作。

（4）术中根据手术需求，适时提供手术各步骤所需器械和缝针、缝线等物品，给予术者帮助和配合。

（5）保管好术中各种病理标本，特别是当有多个手术标本时应当和医生进行复述，正确无误后交与巡回护士，以免混淆。

（6）妥善放置术中各种器械，特别是精密器械，如显微器械等，防止器械损伤、掉落地面或者各种意外的发生。

（7）保持术中器械无血迹，随时擦拭手术中的各种带有血迹的器械，送入消毒供应中心集中清洗时无明显血迹。手术室组织架构见图2-1-1。

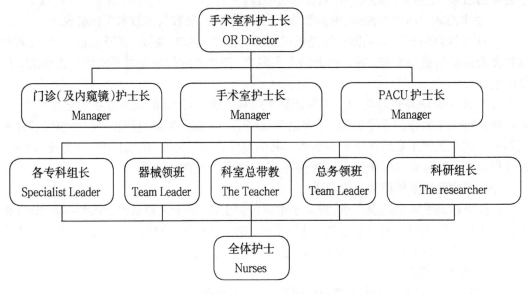

图2-1-1　手术室组织架构

二、手术室护士专业素质要求

素质是人的一种心理特征，是身体、心理、品质、知识、能力等因素相互作用而形成的人格特征，是一个人在社会生活中思想与行为的具体表现，包括文化水平、身体健康程度、惯性思维能力、对事物的洞察能力、管理能力、智商和情商等方面。职业素质是通过教育培训、职业实践、自我修炼等途径形成和发展起来的，包括职业兴趣、职业能力、职业个性及职业情况等方面，在职业活动中起决定性作用。护士素质则是指在一般素质基础上，结合护理专业特性对护理工作者提出的特殊的素质要求。手术室护士素质是影响手术室护理质量和患者安全的重要因素。

（一）爱岗敬业的思想品德

1. 热爱手术室护理工作，具有为患者健康服务的奉献精神。

2. 树立全心全意为患者服务的高尚品德，对患者有高度的责任感和同情心。

3. 吃苦耐劳，任劳任怨，忠于职守，严格自律。

（二）精湛的业务素质

1. 手术室护士应具有丰富的知识结构

（1）基础医学、临床医学知识与手术室护士工作关系极为密切，掌握解剖学知识是学习各科手术的基础，掌握手术相关专业的临床医学知识，了解专科常见疾病的症状体征、化验检查报告等，是术前正确评估患者状态、做好各种应急准备，术中主动、默契配合手术操作的前提。

（2）药理学知识是临床合理用药的理论依据。手术室护士了解麻醉药药理作用、用药方法和不良反应，熟练掌握抢救药知识，才能在意外发生和急救工作中做到心中有数，忙而不乱,为成功抢救赢得时机。

（3）手术室护士主要的服务对象是手术医生和需要手术治疗的患者,只有具备一定的心理学知识、医学伦理学知识、社会科学知识、人文科学知识,才能理解整体护理模式下外科围手术期概念的内涵,为实施手术室优质护理服务打下良好的基础。

2. 手术室护士应具有熟练的操作技能

（1）熟练掌握手术室环境、手术器械和敷料的消毒灭菌方法,无菌技术操作规范,严格执行消毒隔离制度,控制手术部位感染的发生。无菌技术是手术室最基本和最重要的操作技术,贯穿于手术室的各项工作之中。

（2）熟练掌握各种手术的操作步骤,熟悉手术医生的手术习惯,以便在手术中能迅速准确地传递所用的器械及各种用物,协助手术医生顺利完成手术的全过程。

（3）熟练掌握手术室各种器械和设备的名称、用途、使用方法、保养方法,故障识别和排除方法。手术室医疗器械繁多,涉及电学、光学、电子学及物理学等基础知识,要求手术室护士应学习相关知识,配合手术过程中才能得心应手。

（4）熟练掌握急危重症抢救技能。手术室护士具备敏锐的观察能力,熟悉各种抢救技术,工作中动作敏捷、迅速、准确,具有一丝不苟的工作作风,是保证急危重症手术成功的重要因素。

3. 具有风险预见、危机管理能力,保证手术患者安全　手术过程中存在诸多不可预知的风险因素和危机,如恶性高热、意外大出血、呼吸心搏骤停等,直接影响患者的生命安全,因此,要求手术室护理人员必须具有高度的责任心和风险预见能力,及时发现危险隐患,将其消灭在萌芽状态。意外一旦发生,必须立即作出快速判断,协调相关人员到场,争分夺秒进行准确处置。

4. 手术室护士应具有主动学习,锐意进取的专业态度　随着社会环境的变化,疾病谱在改变,医学模式在改革,外科领域手术学在迅速发展,新技术、新仪器、新设备不断出现,手术室护士的工作也在时刻接受新的挑战,要求手术室护士应具备敏锐的眼光、睿智的头脑和灵巧的双手,主动学习与思考,勇于实践,不断更新专业知识和技能,精通各种手术的配合和操作技能,高质量地完成手术治疗任务。

5. 手术室护士应具有护理创新思维和科研能力　手术技术飞速发展,需要手术室护士不断开拓创新,在实践中运用评判性思维善于发现问题,认真研究问题并解决问题,改革护理模式,创新护理技术,不断提升护理科研能力。

（三）强健的身体素质

护士应具备健康的体魄、良好的耐力和较强的适应能力。随着医疗技术的飞速发展,复杂高难度手术越来越多,手术室护理工作任务愈加繁重,并且工作时间长而不规律,同时,手术中随时都有可能发生突发事件,护士需要持续全神贯注,精神处于高度紧张状态。因此,手术室护士必须加强体育锻炼,具备良好的身体素质,才能以饱满的精神状态投入到紧张而繁忙的手术室护理工作中去,及时有效地保证手术的顺利进行。

（四）稳定的心理素质

心理素质是人才发展与事业成功的关键因素,手术室护士应具有较强的自我控制能力、应变能力、适应能力、耐受能力和沟通协调能力等。由于手术室工作任务性质和工作环境特殊,护士长期处于连续的手术配合过程中,需要精力保持高度集中。另外,手术室内危重患者抢救几率高,术中风险高,护士长期处于精神紧张状态,容易造成心理疲劳,引起心态不稳,降低行为准确性和思维判断力。手术室工作范围广,涉及科室多,常需要协调多方面关系。这就要求手术室护士应加强心理素质培训,及时调整好身体和心态,保持健康的心理素质,才能对工作中随时出现的意外情况沉着应对、从容处理,保持机动灵活、忙而不乱的工作状态。提高社交能力和语言表达能力,建立良好的人际关系及和谐的工作氛围,有利于克服职业倦怠,以适应和胜任长期紧张的工作。

(五)慎独精神

"慎独"是中国儒家创造出来的修身术,最早载于《礼记·中庸》中。所谓"慎独"可通俗地解释为:小心翼翼地固守本性,无怨无悔地遵循道德,矢志不移地追求理想,在各种利诱面前靠强大的"精神防线"来抵挡形形色色的诱惑。手术室护士每日面临身患疾病、无家人陪伴,躺在手术台上的生命,具有慎独精神是职业境界所需。手术室护理工作内容以无菌技术、隔离技术为主,工作行为以动手操作为特点,并且多数岗位护士是在独立工作,因此,工作过程中要求手术室护士具有良好的职业道德,严谨的工作作风,不仅自己自觉执行操作规范,而且认真对待每一台手术和每一项辅助工作,认真监督每一个手术人员、参观人员、每一个工作环节,用高尚的道德情操和高度的责任心,为患者的生命安全把好每一关。另外,手术患者身体、疾病、家庭、经济状况等相关信息属于患者隐私,应尊重患者人格,慎言守密。

(六)团队协作精神

手术室工作是以手术患者为中心的手术团队工作,在这个团队中不仅包括手术医生、麻醉医生、手术室护士、麻醉护士,还有后勤维修、设备维护、卫生保洁等辅助人员,大家各司其职、各负其责,手术室护士必须具备良好的沟通能力和语言表达能力,才能协调好各科室医务人员及手术室内人员的关系,妥善处理好日常工作的各种事务,尽量避免发生工作失误或导致矛盾,最大限度地保证每一台手术顺利实施,保证有限的手术室资源最大化发挥,不断提升团队的凝聚力,提高工作效率。

三、护理人员调配制度

(一)目的

为了保证手术室工作的正常有序开展,保证手术患者的安全,在护理人员有限,工作量较大的情况下,手术室护士长对全科人员实行合理的调配,达到安全、快速和高效的目的。

(二)具体方式

1. 排班　它是预先对某时间段的工作所做的安排,根据科室的弹性排班制度安排人员休息或加班,每月排班至少应在排班实施前的一周内公布,以便员工做好安排,保证工作正常进行。

(1)任何员工必须服从护理部对全院护理工作的统一安排与调整。

(2)任何参与常规班的员工,服从科室排班与轮转要求。

(3)科室设立排班需求留言本,有年休或者补休假计划的应尽量安排在手术量少或人员充足时,在保证正常工作运转的情况下,满足护士的个人生活需求。年休假应在当年休完,原则上休假不能倒欠,如有倒欠应尽早补还。①员工请求安排休息(补休或年休)须在排班生效前(每天排班前)提出,并写在科室的排班需求本上(但不鼓励员工经常有排班要求)。②年休或补休假期间如有夜班等,需员工本人找另外年资相当护士替班,将需求写在排班要求本上。③特殊情况须征得护士长同意。

（4）排班生效后请假或换班：①除紧急情况外所有排班更改只限于星期一至星期五，须在24h前提出，并将请假或换班要求填写在"排班要求本"上。人员不够的情况下科室可不准假。②换班员工必须对全过程负责，要求征得替班者的同意，换班双方必须在工作能力、年资上相当，注意换班后搭班的合理性，保证患者安全。

（5）除病假外的所有员工在科室工作繁忙或紧急情况时，都必须服从召回上班的安排。

（6）病假制度：因病需休息治疗者，由医院相关部门开具病假证明，并及时将病假条提交护士长，非急危重症者，需与护士长沟通协调，在保证能进行调岗且不影响正常手术进行的情况时可以休假。

2. 副班

（1）值副班的护士必须保持通讯设备处于工作状态（手机或住宅电话必须有一线通畅）。对安排到的副班通讯处于关机状态，按科室制度作相应处罚。

（2）副班一经呼叫，须在30min内或根据值班护士的要求时间到达科室。

（3）副班一位不够的情况下/特殊情况未能呼叫到一副，可呼叫二副和三副，当突发群发伤时，首先通知护士长，并按就近原则呼叫。

（4）如值班仍未呼叫到员工的，请及时与护士长联系，临时安排人员加班。

第二节　手术室团队文化

医疗机构的改革促使医务人员的理念、价值观和行为都发生了很大变化。当前，社会、医疗的竞争是技术和服务的竞争，但更深层次的是文化的竞争，服务文化的提升已成为竞争的焦点。因此，重视医院文化建设，是新时期医院工作的重要任务，也是促进医院政治文明、精神文明和物质文明的健康发展，加快医院现代化建设步伐的有效举措。

护理文化作为社会文化在护理领域的表现形式，渗透于各项护理活动中，成为一种团结和凝聚集体强有力的中介力量。它是护理组织在特定的护理环境下，逐渐形成的共同价值观、基本信念、行为准则、自身形象以及与之相对应的制度载体的总和，是护理的灵魂，也是医院文化的重要组成部分。同时，手术室作为医院的重要组成部门，与医院多个部门工作相关，高技术、高风险、高强度的专业特性工作，因此，手术室文化兼具医院文化特征，又显现其个性文化特点。

一、护理文化概念

"文化"一词源于拉丁文，原意是对土地的耕耘，对作物的培养及人本身的开化与修养。最早给文化下定义的是被称为人类学之父的英国人类学家E·B·泰勒，他是第一个在文化定义上具有重大影响的人。泰勒对文化所下的定义是经典性的，他在《原始文化》"关于文化的科学"一章中说"文化或文明，就其广泛的民族学意义来讲，是一复合整体，包括知识、信仰、艺术、道德、法律、习俗以及作为一个社会成员的人所习得的其他一切能力和习惯"。同时，它是强大的、潜在的并且经常是无意识的一组力量，它决定了个人和集体的行为、感知方式、思维模式和价值观。这个定义将文化解释为社会发展过程中人类创造物的总称，包括物质技术、社会规范和观念精神。从此，泰勒的文化定义成为文化定义现象的起源。长期以来，不同学科对文化有不同的定义。目前普遍公认对其的定义是"文化是在某一特定群体或社会的生活中形成的,并为其成员所共有的生存方式的总和,包括价值观、语言、知识、信仰、艺术、法律、风俗习惯、风尚、生活态度及行为准则,以及相应的物质表现形式"。

（一）护理文化的概念及内涵

1. 概念　护理文化是在一定的社会文化基础之上形成的具有护理专业自身特征的一种群体文化。

2. 内涵　护理组织在特定的护理环境下,逐渐形成的共同价值观、基本信念、行为准则、自身形象以及与之相对应的制度载体的总和。它是一种无形的制度,是共同的语言,是共同的想法,是一致的:"我们在这儿的办事方式"。是在潜移默化中使全体护理人员自觉落实贯彻服务理念,赢得患者对护理服务高度认可的总体文化,具有可塑性、潜移性、绵延性、扩散性、隐形性等特性。

护理文化包括3个不同层面的内容。

（1）护理物态文化:包括各种护理设施、护理操作、护理技术等,是护理文化的基础,属于医院的"硬件"。

（2）护理制度文化:指医院的护理制度中包含的文化因子,属精神层面的护理文化,即医院的"软件"。

（3）护士与患者的心态文化:是由于护患双方不同文化素质所引起的心理状况,包括双方的价值观念、道德观念、思想素养等,是两者沟通的"桥梁"。

（二）护理文化建设概念及内涵

1. 概念　护理文化建设是以文化为载体,以管理为目标的护理活动。

2. 内涵　可以从制度上、纪律上规范护士行为,增强护理人员的职业自豪感,促进护理人员业务技能的巩固和自身素质的提高,提高护士的职业形象,促进护理质量的可持续性提高。统一护士对工作的价值取向及价值观,使护理人员在思想上得到归属、依恋,自觉维护护士形象,出色完成任务,提升医院品质,拓宽医疗市场。护理文化建设的要求包括易接受性、群众性、针对性和独特性。

二、手术室护理文化建设意义

文化具有约束、导向、教化、凝聚、调节和激励功能。随着现代外科学的不断发展,外科手术领域和范围日趋扩大,高新仪器设备、高精尖手术的日益增多,对手术室护士的整体素质和专业水平要求越来越高,促使手术室护理人员向高度专业化和一专多能的方向发展,因此,手术室护理文化建设具有必要性。

（一）加强手术室护理文化建设是缓解当前高度紧张护患关系的根本

手术室护理是意外情况发生多,风险高的科室。在当前护患关系高度紧张的形势下,提高护士自身的文化素养,加强沟通能力的培养,充分发挥"润滑剂"作用,在手术期间给患者营造一个温馨、和谐的手术环境,是缓解矛盾、搭建信任平台的关键。而优秀的护理文化是构建和谐护患沟通的根本,而和谐护患沟通又是信任护患关系的基础。

（二）加强手术室护理文化建设,是改善医院"硬件"状况的基石

加强手术室护理文化建设能增强护理人员自身素质,激励其通过多种渠道加强自身建设,有利于提升医院的竞争力,取得良好的公益形象,对医院的长久发展起到积极的促进作用。

（三）加强手术室护理文化建设，是提高医院"软件"实力的保障

手术室护理作为医院护理的重要组成部分，其护理文化建设，有利于形成共同认可的护理文化理念，潜移默化地影响着护士的工作目标和专业信念，从而强化护理服务意识、改善服务态度、提高患者满意率、提高护理质量，增强护士团队的内部凝聚力，亦有利于护士团队树立正确的人生观和价值观，自觉弘扬奉献精神，在一定层面上推动医德医风的建设。

三、手术室护理文化建设的措施

现代护理学科发展要求手术室护理工作应注重"以患者为中心"的手术全过程护理，手术室传统护理模式正在向优质化、人性化的护理观念转变。如何以质量、服务、信誉、人员素质、精神风貌等良好形象赢得患者及医生的满意，关系到手术室护理的质量和发展，由此建立良好的手术室护理文化，有利于帮助手术室护士树立现代护理观念，有助于最大限度地发挥手术室护士的主观能动性，从而全面提高手术室工作质量。

（一）强化科室服务理念建设

服务理念是护理人员为患者服务的宗旨、目标，体现了护理人员的基本信念、价值标准、职业道德和精神风貌，属于护理文化建设的最高层次，是护理文化建设的核心。它有强大的导向和激励作用，能使组织获得巨大的精神动力和内在活力。

医院护理文化建设是一个通过培育与建设而自然形成的过程，是一个系统工程，是一个不断创新的过程。护理管理者要根据护理模式逐步建立并不断完善科室的护理文化。手术室护士长应立足于行业和医院的特色，结合本科室的特点，在护理实践中进行提炼和总结，建立起富有特色的科室团队文化。

（二）重视手术室视觉文化的建设

1. 营造人文工作氛围　手术室护理工作具有高风险、高劳动强度的特点，尤其是在手术量大且人员相对缺编的情况下，护士往往超负荷工作，随时待命。且手术室因其功能要求，环境相对封闭，这不仅为给护士带来身体上的压力，也为家庭及个人带来一定的心理压力，并且潜移默化地影响护士的情绪。因此，关心、尊重人文环境的建立，对护患双方都显得极为重要。

2. 营造良好人际关系　护理人员的人际关系包括医生和护士之间的医护关系，护士和患者之间的护患关系和护士相互之间的护际关系。影响手术室人际关系的常见原因有缺乏沟通、角色期望冲突、人力资源配置相对不足等。因此，手术室护士应加强沟通，团结协作，以集体利益为重，积极主动工作，互相理解、相互关心帮助，建立良好人际关系，愉悦工作。

3. 融合护理文化　设计科室LOGO、公示"须知""患者接送制度"标牌、温馨提示语以及服务承诺标识，体现我们的服务热情，让患者产生强烈的信任感，从而消除其紧张焦虑的心理，改善护患关系，拉近护患间距离。

4. 塑造护理形象　"形象"属于服务的有形展示，通过护理人员良好的形象和适当的举止，可以给患者提供感受服务的有形线索，同时也属于科室护理文化的内部有形展示要素。作为护士长，在人员展示方面可使用培训、熏陶、监督等方式，改变和提高护理人员外表、语言、行为以及精神风貌，使护理人员在服务过程中能够出色地完成工作并展示组织风采。

（三）关注柔性制度文化的营造

科室制度文化是让护士能在工作中体会良好的一种氛围、一套规范、一些习惯、一系列观念和一切举止行为。在手术室护理管理工作中推行"柔性化"管理，充分调动和发挥每位护理人员在工作中的主观能动性，提倡科学性、创新性，强调"全员、全面、全程"的管理方式。

（四）搭建爱心、合作的文化桥梁

一个高效的团体，需要有优秀的人文环境、协作扶助的精神和爱心的传递。搭建爱心、合作平台是一个优秀科室文化建设的灵魂。

在工作中注意培养护士主动关心患者和手术医生的行为，加强职业幸福感教育，改"要我做"为"我要做"。摒弃单相思维与弱势心态，从封闭、消极的工作意识转变为开放、主动的市场化意识，为患者、手术医生提供个性化、感知化的服务，从而使服务对象在手术室护士的日常工作中，明确并感受到护理的价值观、服务观、质量观以及发展观。

展开"怎样让患者对我们的工作更满意""假如我是一位手术患者"的讨论，通过换位思考，让大家充分认识到护理服务的任务和内涵，不仅要从"以疾病为中心"转移到"以患者为中心"上，更要从"以患者为中心"转移到"以人为中心"上，真正把患者当作自己的合作伙伴，在工作中更加尊重和关爱患者，激励和支持患者，发挥潜力配合手术顺利进行。

手术室护理人员要成为手术团队中得力的一员，不仅必须了解自己在手术室组织结构中的角色，还应了解手术团队中其他成员的角色以及功能，以便能够相互默契配合，从而保障针对患者的护理活动能够顺利、安全和有效地进行。作为管理者应做好科室培训文化的建立，采取阶梯式培训模式与多样式的培训方式相结合的培训方式，提高护理人员知识、能力以及对自身角色的认识，提升团队协同能力。

（五）重视质量文化

1. 管理质量文化　为适应新世纪医院护理管理体制发展需要，手术室的管理应以患者为中心，进行全面质量管理，并逐渐形成和建立一整套科学化、规范化、标准化的管理体系。首先要建立健全手术室各项规章制度，做到各项工作有章可循，并定期进行检查监督。其次建立质量控制小组，制定质量评估标准，定期检查护理质量，拟定质量改进措施，在质量管理活动中调动人的积极性，充分发挥人的无限能力，创造充满尊重、生气和活力的工作环境，有利于提高科室素质。

2. 业务质量文化　由于手术室涉及面广，工作节奏快，同时患者的病情复杂，意外情况发生多，输液、输血频率高，无菌要求及查对制度严格，因此手术室护士必须保证各项常规工作的顺利进行。同时及时更新专业知识，对容易发生的安全隐患及护理缺陷提出防范措施，对新开展的手术进行及时学习，新仪器设备使用前进行培训，促进仪器设备规范使用。鼓励手术室护士刻苦钻研业务，选派业务骨干外出学习。

3. 安全质量文化　对护士而言，在护理技术操作中应优先考虑患者的安全，牢固树立"质量就是生命"的观念，使每个护士能够启发自我意识，感悟工作责任和义务，从身边最熟悉的事入手，从具体的工作造成的影响着眼，意识到自己的角色重要性，从而营造一种强烈的职业安全氛围。临床实践表明，在繁忙的工作中团队协作精神对安全质量的保证有着不可低估的作用，所以倡导在繁忙工作中相互提醒、相互督促，多问多关注，通过营造护理安全文化，提高护士安全意识，使护理不良事件发生率降低。

第三节 手术室护理质量管理

一、质量管理相关概念

质量管理是指确定质量方针、目标和职责,并通过质量体系中的质量策划、控制、保证和改进来使其实现的全部活动。手术室质量管理是手术室护理管理的重要内容。手术室质量管理标准应参照国家法律法规、行业指南和行业标准制定。制定计划并对工作标准进行全员培训和考核,通过质量控制确保质量的同质化执行。手术室护士的护理质量直接关系到患者手术效果,同时也体现了护理人员素质、护理管理水平、护理业务技术和工作成效。手术室护理质量直接反映手术室护士长的管理水平和工作能力。

1. 全程质量管理 全程质量管理(total quality management, TQM) 就是指一个组织以质量为中心,以全员参与为基础,目的在于通过顾客满意和本组织所有成员及社会受益而达到长期成功的管理途径。在全面质量管理中,质量这个概念和全部管理目标的实现有关。全程质量管理是质量管理过程中的又一个大的进步,它不仅着重于应用统计方法控制生产过程质量,而且控制整个过程的关键环节和因素,保证了产品的全程质量,真正实现对产品的全面性、系统性的管理。

2. 质量控制 质量控制指在作业过程中,为达到质量要求所采取的作业技术和活动。即通过一定的技术手段,监视质量形成过程,消除质量环上所有阶段引起不合格或不满意效果的因素,最终达到符合质量要求,获取经济效益而采用的各种质量作业技术和活动。

3. 质量敏感指标监测 在作业过程中,对筛选出来的某些重要的能够以点带面反映质量的指标进行重点监测,定期反馈,使其能够达到标准值,保证产品的质量安全。敏感指标是质量管理的抓手。

4. 持续质量改进 它是由“现代管理之父”美国著名学者 W Edward Deming 倡导的全面质量管理演变而来的。它是通过过程管理以及改进工作使产品得以满足消费者的需要。它更注重过程管理和环节质量控制的一种新的质量管理理论。其最终的目的是改进管理体系的有效性,提高企业的综合管理水平和市场竞争力。而手术室的持续质量改进是通过管理临床服务的过程包括患者的安全护理、感染预防、皮肤护理等,满足患者对手术室工作人员所提供的护理服务品质的需要。

二、质量管理的方法和工具

随着科学技术的不断发展,质量管理工具也日益增多,如 PDCA 管理循环、品管圈手法、5S 管理法、精益管理法、根源分析 RCA、失效模式效应分析、6-sigma 等,在企业管理中,根据企业的具体情况,可以选择不同的质量管理工具,为产品把好质量关。医疗机构已广泛运用企业的质量管理方法和工具,并取得良好成效。

(一)PDCA 管理循环

PDCA 循环又叫戴明环,是管理学的一个通用模型。最早由休哈特(Walter A. Shewhart)于 1930 年构想,后来被美国质量管理专家戴明(Edwards Deming)博士在 1950 年再度挖掘出来,并加以广泛宣传和运用于持续改善产品质量的过程中。它是全面质量管理应遵循的科学程序。全面质量管理活动的全部过程，就是质量计划的制订和组织实现的过程，这个过程就是按照 PDCA 循环，周而复始地运转的。

1. PDCA 管理的四个阶段、八个步骤

Plan(P)计划：即找出存在的问题，通过分析制定改进的目标，确定达到这些目标的具体措施和方法。

Do(D)执行：按照制定的计划要求去做，以实现质量改进的目标。

Check(C)检查：实施计划后，查看实施的效果。

Act(A)评估：把成功的经验加以肯定，制定成标准、程序、制度(失败的教训也可纳入相应的标准、程序、制度)，巩固成绩，改善缺陷。

2. PDCA 管理的八个步骤

第一步找出问题：分析现状，找出存在的问题，包括产品(服务)质量问题及管理中存在的问题。尽可能用数据说明问题，并确定需要改进的主要问题。

第二步分析原因：分析产生问题的各种影响因素，尽可能将这些因素罗列详细。

第三步确定主因：找出影响质量的主要因素。影响质量的因素往往是多方面的，通常可分为：操作者(人)、机器设备(机)、原材料(料)、工艺方法或加工方法(法)、环境条件(环)以及检测工具和检测方法(检)等。在这些因素中，要全力找出影响质量的主要的、直接的因素，以便从主要因素入手解决存在的问题。

第四步制定措施：针对影响质量的主要因素制定措施，提出改进计划，并预计其效果。措施和活动计划要具体、明确，切忌空洞、模糊。要有明确的"5W1H"的内容，即 what、why、who、when、where、how。

以上四步是 P—计划阶段的具体化内容。

第五步执行计划：按既定的措施计划进行实施，也就是 D—执行阶段。

第五步关注点：执行中若发现新的问题或情况发生变化(如人员变动)，应及时修改措施计划。

第六步检查效果：根据措施计划的要求，检查、验证实际执行的结果，看是否达到了预期的效果，也就是 C—检查阶段。

第六步关注点：①检查效果要对照措施计划中规定的目标进行；②检查效果必须实事求是，符合客观实际情况，未完全达到目标持续改进。

第七步纳入标准：根据检查的结果进行总结，把成功的经验和失败的教训都纳入有关标准、规程、制度之中，巩固已经取得的成绩。

第七步关注点：①这一步是非常重要的，需要下决心，否则质量改进就失去了意义；②在涉及更改标准、程序、制度时应慎重，必要时还需要进行多次 PDCA 循环加以验证，而且还要按 GB/T 19000~ISO 9000 族标准的规定采取控制措施；③非书面的巩固措施有时也是必要的。

第八步遗留问题：根据检查的结果提出这一循环尚未解决的问题，分析因质量改进造成的新问题，将其转至下一次 PDCA 循环的第一步。

质量改进是一个持续的、不间断的过程，因此第八步需关注以下问题点：①对遗留问题应进行正确地分析，既要保持好的成绩，又要改进存在的不足；②因任何质量改进都可能有遗留问题。

第七、八两步是 A—评估阶段的具体化。四个阶段必须遵循，不能跨越；八个步骤可增

可减,视具体情况而定。

(二)品管圈管理手法

品管圈(quality control circle,缩写QCC)就是由相同、相近或互补之工作场所的人们自动自发组成数人一圈的小圈团体(又称QC小组,一般6~8人左右),全体共同合作、头脑风暴,按照一定的活动程序,活动分类,运用品管七大手法、十大步骤来解决工作现场、管理、文化等方面所发生的问题。它是一种比较活泼的组织形式。品管圈的特点是参加人员强调领导、技术人员、员工三结合。

品管圈活动共包含十大步骤,分别是主题选定、活动计划拟定、现状把握、目标设定、解析、对策拟定、对策实施检讨、效果确认、标准化、检讨与改进。

(三)5S管理

5S管理起源于日本,通过规范现场现物,营造一目了然的工作环境,培养员工良好的工作习惯。其最终目的是提升人的品质,养成良好的工作习惯。它包括整理(SEIRI)、整顿(SEITON)、清扫(SEISO)、清洁(SETKETSU)、素养(SHITSUKE)五个项目,因日语的罗马拼音以"S"开头而简称5S管理。目前,有人在5S基础上增加了"自检",即每日下班前作自我反省与检讨,又称6S管理。

(四)精益管理

1."精" 少投入、少消耗资源、少花时间,尤其是要减少不可再生资源的投入和耗费,实现高质量管理。

2."益" 多产出经济效益,实现企业升级的目标,更加精益求精。精益企业的概念始创于丰田公司(Toyota)大野耐一(Taiichi Ohno)实行的即时生产(Just-in-Time,简称JIT)概念,其核心是在企业的生产环节及其他运营活动中彻底消灭浪费现象。在过去,精益思想往往被理解为简单的消除浪费,表现为许多企业在生产中提倡节约、提高效率、取消库存(JIT)、减少员工、流程再造等。但这仅仅要求"正确地做事",是一种片面的、危险的视角。而现有的精益思想,不仅要关注消除浪费,同时还以创造价值为目标"做正确的事"。简言之,精益思想就是在创造价值的目标下不断地消除浪费。企业在全球化的背景下正面临着日益激烈的竞争形势,对企业进行精益改革已成为一个发展趋势。

(五)根源分析RCA

根本原因分析法(root cause analysis,简称RCA法)于20世纪70年代末起源于美国海军核部门。经过三十多年的发展,RCA根本原因分析法已广泛应用于各种行业,且被证明是非常实用有效的事故分析方法。国际医疗卫生机构认证联合委员会(JCAHO)直到20世纪90年代末期将此法引入医疗领域,并成为提升患者安全的重要方法之一。

RCA法是一项结构化、系统化的问题处理法,其目的不只着眼于引发事故的直接原因,而是通过分析调查,逐步探寻可能再次引发类似事故发生的潜在原因,采取有效的纠正和预防的手段,从而达到彻底解决问题的目的,变"处理事故+处罚责任人"为"主动性维护和预防"。它提倡建立"持续改进"的组织文化,有效促进组织内部对话与团队协作,无论对于突发的重大事故还是潜在的异常状态,都具有较好的处理效果。

(六)失效模式效应分析

故障模式影响分析(failure mode and effects analysis,简记为FMEA),是分析系统中每一产品所有可能产生的故障模式及其对系统造成的所有可能影响,并按每一个故障模式的严重程度,检测难易程度以及发生频度予以分类的一种归纳分析方法。

（七）6-sigma

六西格玛是一种改善企业质量流程管理的技术，以"零缺陷"的完美商业追求，带动质量成本的大幅度降低，最终实现财务成效的提升与企业竞争力的突破。

三、手术室质量管理体系

（一）手术室质量管理主要内容

手术室质量管理是保证手术患者围手术期安全的重要保障，因此，建立有效、全面的手术室质量管理体系是开展有效的手术室工作的前提，主要包括以下几个方面内容。

1. 护理人力资源管理　手术室人力资源管理的核心目标是符合现代手术室临床护理工作特点的科学化管理，建立规范化的护理专业人员聘用制度，岗位管理制度、绩效考核制度、薪酬分配制度、岗位培训制度、职称晋升制度等。随着科学技术的不断发展，近几年，多家大医院也都在此方面做更多的探索和尝试，不断完善各项制度和规范。手术室护理人力资源管理需重点关注护理人员的层级管理、护理人员的岗位设置、手术室护理人员的培训和手术室专科化管理等内容。

2. 感染控制管理　手术室是医院感染管理中的重点之一。同时，手术室是感染的高危科室，主要承担手术和急重症患者的手术抢救任务。手术室医院感染控制对提高临床医疗治疗水平具有非常重大的意义。手术室感染控制重点主要包括：环境与人员管理、环境卫生学监测、无菌物品及器械管理、预防性抗菌药物使用、外用药液、消毒制剂管理、无菌技术操作管理和医疗废物管理。

3. 仪器设备、抢救物品管理　手术室的仪器设备种类繁多，精密复杂，因此，手术室和临床工程部必须联合加强对仪器设备的管理，保证手术患者安全使用，延长仪器使用寿命，降低医疗成本。仪器设备管理原则建议遵守四定原则，即定点放置、定人管理、定期检查及保养和定期消毒，保证仪器设备运行正常。

4. 物资管理　物资管理是指企业在生产过程中，对本企业所需物资的采购、使用、储备等行为进行计划、组织和控制。手术室因服务对象的特殊性，一次性无菌物品管理和使用尤为重要。手术室必须严格遵循《一次性使用医疗用品卫生标准》（GB159801995），如储存、发放和使用。一旦出现意外，立刻停止使用并追究其使用过程、使用方法和产品质量等问题。

5. 围手术期整体护理管理　1984年，美国手术室护士协会提出围手术期护理概念，明确围手术期护理是在术前、术中和术后的全过程中将要接受手术或其他有创操作的患者提供护理服务。随着医学模式的转变，围手术期护理更加强调以患者为中心，注重患者生理、心理及社会各方面的需求，尊重患者个性化的需求，在术前、术中和术后各阶段为患者提供最佳的照顾，使患者达到最大限度的安全与舒适。

围手术期护理人员要对发生在手术室的各项护理活动负责。手术前，要对患者进行全面评估，制定手术护理方案，做好手术准备工作。手术中，要实施各种保护措施，尽可能满足患者个性化的需求，确保患者安全与舒适。要尊重患者的权利，尊重患者的隐私，更要尊重生命的尊严，避免不必要的暴露及各种有可能对患者生理和心理造成伤害的行为。手术后，要了解患者的恢复情况，是否出现护理并发症，以及对围手术期护理工作的感受等。

（二）手术室质量管理架构

1. 手术室成立　由护士长与科室责任组长或者护理骨干组成的质控小组，负责科室整体质量的督导检查及改进,包括:培训教学质控小组、感染控制质控小组、仪器设备质控小组、危重患者抢救质控小组、药品管理质控小组、物资管理质控小组等。

2. 质量控制制度

(1)科室质控小组分工细致,职责明确。

(2)每周根据质控工作的重点,对各项工作依据工作标准,定期或不定期进行检查,并做好记录,每周六进行差错信息讲评和分析。

(3)每月召开科室质量分析会议1次,汇总检查情况,对工作质量进行评价反馈,同时提出整改措施。

(4)对存在的问题经过认真分析讨论后,如确因责任心不强,思想不重视或屡教不改者严格控制。

(5)引用PDCA管理机制,实行持续质量改进,以科学务实的态度对待每项工作。工作环节或程序方面存在的问题及时与相关部门协调解决,建立便捷、科学的工作流程,努力提高工作质量。

3. 质控小组的职责

(1)负责手术室全方位护理质量控制及管理工作。制定年度质控工作计划。按照计划及科室月质控工作重点,逐步逐项进行检查和落实。

(2)负责及时修订、完善、补充手术室质量控制检查标准。

(3)每周对所分管的项目定期不定期检查考核,及时汇总、分析评价存在的问题并提出整改措施。每月召开质控小组会议1次,分析评价护理工作质量方面存在的问题,并通报检查结果。

(4)及时听取各手术科室的意见,每季度满意度调查1次。对存在的问题或个人,实事求是进行评价和分析,与护士或手术医生共同协商解决,并将解决措施及时反馈给手术科室。

(三)手术室护理质量检查标准　见表2-3-1。

表2-3-1　手术室护理质量检查标准

标准类型	类别	检查项目	检查内容
结构	手术室	设置与分布	手术室分手术间和辅助用房两部分
			手术室布局分区明确、洁污分流(三通道布局合理,标识清楚,严格区分限制区、半限制区、非限制区)
			手术间温湿度适宜,温度21~25℃,相对湿度30%~60%
			环境整洁,安静无噪音
			办公区域环境整洁(包括桌面、抽屉等)
		人员配备	设护士长1~2名
			护士的职称结构、学历结构、年龄结构合理,根据手术量及工作需要,配备护理人员、辅助工作人员和设备技术人员
			手术室护士与手术间之比不低于3:1
过程	IPGS(患者安全国际目标)	正确确认患者身份	所有患者佩戴腕带
			至少同时使用两种方法识别患者(姓名、病案号)

续表

标准类型	类别	检查项目	检查内容
过程	IPGS（患者安全国际目标）	改进有效交流	护士知晓常见危急值
			护士知晓危急值接获流程
			危急值登记本记录完整
			护士知晓什么情况下执行口头医嘱
			口头医嘱执行正确
		确保手术安全（正确的部位、正确的操作、正确的患者）	护士知晓需行手术部位标记的手术及"标记"落实情况
			知晓 time out 执行时机，流程
			正确执行手术安全核查和手术风险评估，及时规范记录
			正确执行手术患者标本管理
			正确执行手术器械物品清点，记录完整正确
			手术交接记录单填写完整正确
		降低医疗相关感染的风险	护士知晓洗手时机
			手卫生设施齐全
			适时洗手或手消毒
			洗手方法正确
			正确执行外科手术部位感染（SSI）的 Bundle
		降低患者坠床/跌倒导致的伤害风险	高危坠床/跌倒患者腕带有警示标识
			手术患者坠床/跌倒预防措施落实到位
			护士知晓发生坠床/跌倒后处理流程
	ACC（可及和连贯的患者服务）	危重患者转运	转运前有患者病情评估
			转运所需仪器设备齐全，处于备用状态
			转运有医护人员陪同
			转运记录填写完整、正确
	PFR（患者和家属的权利）	患者隐私保护	术前等候室、PACU 床帘适时使用；操作时做好隐私保护
			患者各种信息资料不得放置在他人可随意获取之处
			不与无关人员谈论病情
			人员离开电脑时，退出电脑界面或有屏保
		患者特殊需求	护士了解患者的特殊需求
			护士知晓满足患者特殊需求（如宗教、语言等）的方法
	AOP（患者评估）	入手术室评估	评估手术患者术前准备完善
		疼痛评估	护士知晓常见疼痛评估工具及评估方法
	COP（患者服务）	护理措施	护士术前查看手术通知单，了解病情，了解主刀医生手术习惯，熟悉手术步骤
			尊重患者权益及尊严，给予人性化的关护

标准类型	类别	检查项目	检查内容
过程	COP（患者服务）	护理措施	术前确定手术所需物品的正确性、有效期及仪器设备的完备性
			按要求正确及时书写护理记录
			专科护理措施落实
			应变术中紧急变化，落实各项抢救措施
		防范与减少患者压疮发生	护士有皮肤/压疮风险/压疮评估
			床单位、患者衣裤清洁、干燥、平整
			压疮预防措施落实到位
			术毕评估患者受压皮肤并有后续交接
			护士知晓压疮分期及处理方法
		输血护理	护士知晓输血相关制度（提血，血液输注、保存，输后处置等）
			输血查对方法正确（两名医务人员同时查对）
			输血查对内容正确（血液质量、患者信息等）
			血液输注及时（血液出血库后30min内输注，4h内输注完毕）
			输血评估记录（输血开始时、输血后15min、每袋血输完15min）符合要求
			护士知晓常见输血反应
			护士知晓输血反应处理流程
			输血后处置符合要求（输完血袋送回血库保存1天）
	MMU（药物管理和使用）	药物冰箱管理	冰箱清洁无杂物
			冰箱温度控制在2~8℃，特殊药物根据药品储存需要调整
			冰箱温度监测每天有登记
			温度异常＞8℃、＜2℃有处理并记录
			冰箱每月至少除霜1次有记录
			冷藏药物标识清楚，账物相符
			护士知晓冰箱温度异常处理流程
		药物贮藏管理	各类备用药品定量、定点、分类放置，标识清楚
			备用药品账物相符
			药名相似、包装相似、一品多规或多剂型药物的存放有明显的警示
			药物贮藏区域每日有温、湿度（温度控制在10~30℃，湿度控制在45%~75%）监测记录

续表

标准类型	类别	检查项目	检查内容
过程	MMU（药物管理和使用）	给药管理	药物开启标识符合要求（有开启时间、签名，使用时间超过24h的药物标注失效时间）
			药物标明配置时间、配置人，在有效期内使用
			给药时间符合医嘱要求（核对患者术前、术中带药，根据指南预防使用抗菌药物）
			护士知晓药物不良反应报告流程及意外情况的处理
	QPS（质量改进与患者安全）	质量改进	科室有质量改进项目
			护士知晓科室质量改进项目及自己承担的任务
			有改进项目的原始数据
			有改进成效的维持
		异常事件上报	护士知晓异常事件报告流程
			异常事件主动、及时上报
			重大不良事件有根因分析
	PCI（医院感染的预防与控制）	物品管理	物品洁污分区，放置合理
			无菌物品与非无菌物品分柜放置
			无菌物品标注开启及失效时间无过期
			植入材料使用管理规范
		垃圾分类	医疗垃圾与生活垃圾标识清楚，不混放
			医疗废物不超过放置容器的3/4
			使用中锐器盒妥善固定，内容物不超过3/4
			医疗废物包扎后，贴上产生科室、类别、产生日期等的标签，贮藏 < 24h
			化疗废弃物袋需加贴"化疗药物"标识
			特殊感染患者废弃物使用双层黄色垃圾袋，标识清楚
			污物间整洁
			血液、体液等污染的布类存放于黄色垃圾袋内
			布类车整洁，使用过的被服放置贮物袋中，不外溢
			污物桶污物不外溢
		无菌操作	各项无菌操作符合要求
			口罩种类选择正确
			口罩及手术帽佩戴方法正确
			口罩一次性使用
			手套正确使用
			手术间门窗处于关闭状态

续表

标准类型	类别	检查项目	检查内容
过程	FMS（设施管理与安全）	抢救车管理	抢救车上锁
			抢救车内物品按医院规定清单放置
			锁扣编码每日核查有记录
			使用后或至少每月一次双人核查、记录、签名
		仪器设备维护和使用	仪器定位放置，专人负责，每天有运行检查及记录，处于完好备用状态，性能不良应有警示标识
			除颤仪每日自检有记录
			洗眼器每周维护有记录
			护士知晓仪器设备清洁、消毒方法
			仪器设备清洁
			护士能熟练使用本科室常用仪器设备
		手术室环境管理	控制手术间参观人员（每台手术参观人员不超过2人）
			手术室安静无噪音
			手术室环境整洁（每日晨湿式擦拭手术间物品表面；手术中保持手术工作区域整洁，有血迹或污染及时进行清洁消毒处理）
			连台手术之间、当天手术全部完毕，及时对手术间进行清洁、消毒处理
			储藏室物品放置符合要求（离顶50cm，离地20cm，距墙5cm）
			术毕及时关闭中心吸引、氧气等气源；氧气筒固定良好，"满""空"标识清楚
		消防安全	安全出口标识无遮挡
			消防通道通畅，无杂物堆放
			防火门处于关闭状态
			护士知晓氧气总阀位置及关闭责任人
			护士知晓本部门报警器、灭火器位置
			护士知晓火灾发生时处理流程（RACE）
			护士能正确使用灭火器
			科室有火灾应急预案并每年演练1次，有记录
		应急管理	护士知晓停氧、停电、停水、仪器故障等处理流程
		有害化学物质管理	护士知晓科内备用的有害化学物质种类
			易燃易爆物品贮存防爆箱内，标识清楚并上锁
			有害化学物品单独存放，标识清楚并上锁
			护士知晓有害化学物品溢出处理流程

续表

标准类型	类别	检查项目	检查内容
过程	FMS（设施管理与安全）	有害化学物质管理	科内备有有害化学物品溢出包
			使用有害化学物品按要求做好个人防护
	SQE（员工资格和教育）	护士档案管理	工作开始时间、工作经历连续完整
			护士执照、证书符合岗位要求
			护士有 CPR 培训合格证书（每二年一次培训考核记录）
			护士岗位职责描述并与实际工作相符
			新入职或新护士单独上岗前有考核记录
			绩效考核符合要求（每季度 1 次）
		员工素质	仪容仪表符合要求
			佩戴工作牌上岗
			接电话用语符合规范
			遵守劳动纪律，不迟到、不早退、不串岗
			语言温和，礼貌待人
		继续教育管理	有分层培训计划
			每月有业务学习及教案
			每季度有疾病查房及教案
			每月有分层级考核（有原始考卷）
			继续教育学分达到相应层级要求
	GLD（主管、领导和指导）	手术室管理	护士长掌握科室总体情况，包括手术总数、危重疑难手术情况、新开展手术情况
			周工作有计划并落实
			护理部要求的任务及时落实，护士知晓
		排班管理	根据手术安排需求合理、弹性排班
			排班能尊重护士意愿
		护士长手册完成管理	护士长手册次月 10 日前完成
			护士长手册记录与实际工作相符
结果			监测指标名称
			手术患者压疮发生率
			手术患者坠床/跌倒发生率
			手术部位标记率
			一类切口感染率
			患者满意度
			护士满意度

（四）手术室常用质量敏感指标

护理质量敏感指标是指为了定量评价和监测影响护理结果的护理管理、临床实践等各环节而制订的指导护士照护患者和组织促进的监测评价标准。好的护理质量敏感指标应该具备重要性、敏感性和预后相关性3个特征。

手术室护理质量敏感指标的内涵主要包括三个方面：即手术室效率指标、手术室安全指标、手术室危机事件管理指标。这三类指标对手术室护理工作有评价意义。其结果能直接影响护理实践。

1. 手术室效率指标　Weiser等认为，全球手术效率标准化指标监测应该由6个方面来评估：手术室数量、主管外科医生数量、手术麻醉医生数量、每年每个手术间数量、手术中死亡概率、住院患者死亡率。

2. 手术室安全管理指标　Haynes等认为，安全管理指标包括手术前核对指标：患者身份识别、手术部位核对、手术名称核对、手术患者的知情权、麻醉方式核对、患者的过敏史、≤60min前切口预防性抗生素的使用、液体通路的建立、患者气道风险的评价、抢救设备的齐全、相关影像资料的齐全。手术中核对指标：重复核对患者身份、手术部位、手术名称、麻醉方式、物品清点、标本核对、仪器检查、非计划二次手术。

3. 手术室危机护理指标　Zeiwacz等认为，危机事件主要包括：空气栓塞、速发型变态反应、不稳定型心动过缓、无搏出的心搏骤停、室颤型心搏骤停、人工气道失败、火灾、出血、低血压、低氧合、恶性高热、不稳定型心动过速等12项，并认为危机事件是护理质量敏感指标。

目前国内常用的手术室护理质量敏感指标主要包括：

1. 患者身份识别率　目标要求100%。

公式：同期手术患者身份识别的例数/统计周期内手术患者总数×100%

2. 手术安全三方核查率　目标要求100%。

公式：同期手术患者三方核查的例数/统计周期内手术患者总数×100%

3. 手术部位标识正确率　目标要求100%。

公式：某一特定时点手术部位标记数/该时点需手术部位标记手术患者总数×100%

4. 术中异物遗留发生例数　目标要求0。

公式：同期手术患者术中异物遗留发生的例数

5. 手术标本遗失率/错误率　目标要求0。

公式：同期手术标本发生遗失或者错误的例数/每月标本总数×100%

6. 手术患者压疮发生率　根据医院具体情况制定目标要求（一般≤0.3%）。

公式：同期手术患者压疮新发病例数/统计周期内手术患者总数×100%

7. 手术患者跌倒/坠床发生率　目标要求0。

公式：同期手术患者坠床/跌倒例数/统计周期内手术患者总数×100%

8. 一类切口感染率　目标要求0。

公式：某一特定时点一类切口感染例数/该时点一类切口手术患者总数×100%

9. 预防性抗生素使用正确率　目标要求：根据具体医院制定目标值。

公式：同期正确使用抗生素例数/同期应使用抗生素的患者总数×100%

10. 患者满意度　目标要求≥95%（可以根据医院的实际情况制定）。

公式：同期手术患者回访的满意条目数/所有访视患者的总条目数×100%

第四节 手术室日常管理制度

一、手术室参观制度

（一）目的

规范手术室参观人员行为，符合医院感染要求，确保手术室工作正常进行。

（二）范围

全院职工、所有外来人员出入手术室时适用。

（三）权责

1. 手术室护士　指导、监督参观人员遵守参观制度。

2. 参观人员　严格遵守参观制度。

3. 收发室工作人员　按照手术通知单上的参观人员或相关文件，准入参观人员。

4. 手术医生　将本手术的参观人员记录在手术通知单的尾部供参考。特殊情况根据规定填写申请单。

（四）作业内容

1. 参观人员出入手术室遵循《手术室人员出入管理》。

2. 原则上手术室不接待参观人员，外院学习参观等特殊情况须提前向医务部或护理部申请，与手术室护士长联系，凭申请单方可进入。

3. 手术间参观人数原则上不超过2人次。每个工作日参观总人数不超过10人次。

4. 本院医生或进修医生参观手术，须在手术通知单上注明参观者姓名、参观手术的名称。

5. 参观者进入手术室须在收发室登记后，按照手术室要求更换手术衣裤、鞋，戴手术用帽子及口罩，离开前将参观用物及时归还。

6. 严格遵守手术室的各项规章制度。参观者只得参观指定的手术，不得任意出入其他手术间。

7. 参观时应遵守无菌原则，距离手术无菌区域30cm以上。

8. 保持手术区域内清洁、安静，严禁吸烟。

9. 院内医务人员的直系亲属手术，作为家属的院内人员一律不准参观。

10. 关节置换手术、心脏手术谢绝参观。

11. 夜间谢绝参观。

二、手术室人员着装及出入管理制度

（一）目的

为规范出入手术室人员的着装，防止医院感染的发生，特制定本制度。

（二）范围

全院工作人员、外来人员出入手术室时使用。

（三）权责

1. 收发室工作人员　指导并督促出入手术室的所有人员符合手术室着装要求。

2. 手术室工作人员　按要求着装,并指导、监督其他人员。

3. 麻醉科工作人员　按要求着装。

4. 手术医生　按要求着装。

5. 其他部门出入手术室人员　按要求着装。

6. 参观人员　按要求着装。

7. 手术患者　在护士指导下按要求着装。

8. 外来跟台人员　按要求着装。

（四）作业内容

1. 手术室设专人管理出入手术室人员。进入手术室的人员均需按规定更换手术室专用的口罩、帽子、衣裤、鞋等。离开时将其放在指定位置。

2. 手术室工作人员、麻醉科工作人员、手术医生、外来跟台人员进入手术室必须按规定更换手术室所备衣裤、鞋、帽子、口罩;帽子遮住全部头发,口罩遮住口鼻;内衣勿外露;不佩带外露首饰(耳环／戒指／手链／脚链等);剪短指甲,不涂指甲油。需上手术台人员将上衣系入裤子,并将上衣袖口挽至肘上 10cm 以上。

3. 参观人员、其他部门进入手术室人员按规定更换参观衣、裤、鞋,戴好手术帽子,进入限制区必须戴手术口罩。参观时严格遵守《手术室参观制度》。

4. 手术患者一律不得佩戴首饰、化妆,取下眼镜、手表和活动性假牙;长头发者用皮筋束起,勿用金属发夹。手术患者必须更换干净的病号服(勿穿内衣裤),将纽扣系在身背面,由交换车接送,戴隔离帽,穿隔离脚套,由患者通道进入手术室。

5. 进入手术室的任何人员均不得将私人用物携带进入限制区。

6. 所有手术人员进出污物电梯,需更换隔离衣、口罩、帽子,穿鞋套。

7. 所有手术人员进行手工清洗器械,需戴专用面罩,穿隔离衣,戴双层手套。

8. 所有手术人员进行骨科 X 射线透视手术,需穿戴防护铅衣、围脖。

9. 所有手术人员进行传染性疾病、特殊菌感染手术需穿隔离衣,戴手套。

10. 进行呼吸道传染性疾病的手术需戴 N95 口罩。

11. 所有手术人员临时外出时取下口罩、帽子,穿外出衣,更换外出鞋,并规范佩戴服务牌。

三、手术排程制度

（一）择期手术台次管理制度

1. 目的　明确择期手术的预约制度,使手术顺利进行。

2. 范围　所有择期手术。

3. 权责

（1）手术医生:按照相关要求开具择期手术申请。

（2）手术室护士:按照各科室手术台次及手术类别安排手术次序。

4. 作业内容

（1）手术科室于术前一个工作日 10:00 前将手术通知单上的有关内容逐项输入所在科室的电脑终端,10:00 以后手术科室的电脑终端不能输入手术通知单,原则上不再预约手术;手术室于 10:00 后,从电脑上统一提取各科手术预约资料,并进行手术间、手术台次、运送目的地安排及物品准备;手术科室 14:00 以后可以从网络上浏览手术安排详情;

14：00以后如有信息更改,手术室必须电话通知相关科室。

（2）手术科室应认真、详细填写手术通知单,以确保手术安排的准确性。

1）各手术科室的手术日及手术间相对固定,原则上,各科按固定手术日及手术间安排手术,手术多时安排接台手术。

2）特殊污染、特殊病情、特殊要求或需特殊器械的手术,应在手术通知单备注栏上注明。

3）手术室将每天每台手术患者的科室、姓名、性别、病案号、术前诊断、手术名称、手术部位、手术时间等资料打印,供手术接待室护士接待患者时使用,手术人员可经手术室电脑显示屏查阅手术相关信息。

4）手术科室认真填写参加手术的医生和参观者的姓名,手术室根据通知单上的姓名发放钥匙、衣服等物品,通知单上没署名者原则上不准进手术室。

（二）急诊手术台次管理制度

1. 目的 加强急诊手术的管理,确保急诊手术及时顺畅开展。

2. 范围 所有急诊手术。

3. 权责

（1）手术室护士：及时安排急诊手术。

（2）医生：决定急诊手术,通知手术室和麻醉科。

（3）护士长：全权负责调配安排急诊手术。

4. 定义 急诊手术为病情紧迫,经医生评估后认为需要在最短的时间内手术,否则就有生命危险的手术,多见于创伤、急腹症、大出血、急性/严重感染等情况。

5. 作业内容

（1）急诊手术权限：病房急诊手术由病房医疗组组长决定;急诊室急诊手术由当日值班医生决定,手术主刀医生应具备相应手术的手术权限,主管医生做好患者术前准备工作。

（2）急诊手术流程

1）值班医生诊断患者需要急诊手术请示医疗组组长或当天值班级别最高医生(必要时请示科主任)。

2）决定手术后,通知手术室和麻醉科。

3）尽量完成必要的术前检查。

4）决定急诊手术后,详细说明病情、手术必要性、手术风险、替代治疗等情况,征得患者和/或家属签字同意,如患者因特殊原因(如昏迷)又无家属在身边,报医务部或总值班审批。

5）尽快做好术前准备。

6）送患者进手术室。

（3）手术室急诊手术安排

1）手术室应优先保证急诊手术的进行。

2）非危及生命的急诊手术,手术室根据情况安排接台,原则上由本科室接台、患者等待手术时间不得超过2h,急诊患者所在科室应在手术室安排手术台后半小时内将患者送至手术室。

（4）注意事项

1）急诊手术应提前通知麻醉手术部进行术前准备,特殊情况下(如需立即手术),麻醉手术部可先接受患者,尽可能缩短抢救时间,挽救患者生命。如急诊手术患者病情危重,无法转运,麻醉手术部医生护士到床边协助手术。

2)是否危及生命的急诊手术的判定,由当日最高值班医生负责确定,经治医生在联系手术时应予以说明。

3)对不服从手术室安排,拒不让手术台,造成后果由该主刀医生承担全责。

四、手术室排班管理制度

(一)目的

合理排班,使护理人力资源能有效使用,给手术医生和手术患者以优质服务。

(二)范围

手术室护士排班。

(三)权责

(1)手术室护士:根据排班正确执行工作。

(2)排班组长:协助护士长及时、科学地排班,合理安排年休及各种假期。

(3)护士长:全面负责手术室护理人力资源的统筹安排。

(四)作业内容

(1)遵照《护士排班管理制度》。

(2)原则上不换班,如要换班,需向护士长说明原因并提前告知,并经护士长同意,在周五前换好下周的排班,换班应遵循同级别人员之间进行调换。

(3)值班人员可以实行月承包制,病假者的夜班由暂不值班人员按序替代。

(4)根据急诊手术量,每日安排备班护士2~5名,当急诊手术多,值班人员需要传呼备班进行加班,备班人员必须保持通讯通畅,接到传呼电话应立即前往医院,不得拖延。原则上接到电话30min内务必到达医院。

(5)手术接待室主班由责任组长、专科组长和夜班主班护士轮流担任。

(6)年休须在半年内休完一半时间,年休跨年失效,未休完者按劳动法处理。

(7)实施弹性计时制度,不可以主动要求弹休。

1)巡回护士在手术结束前30min打电话告知护士长或责任组长,在确认无接台手术后,以患者离室时间为下班时间。

2)根据当日手术情况安排加班人员。加班者记时由值日组长核实后登记。

3)值日组长每周一统计上周弹性上班时间,每月汇总,月初将上月加班时间统计给奖金核算护士后清零。

(8)疑难危重手术原则上不换刷手护士,杜绝差错事故发生。

(9)严格遵守劳动纪律。

1)护士上班原则上不得带手机。护士长、责任组长、器械班、专科组长、收费班、腔镜班、会诊班、手术接待室护士为了方便联系工作可以带手机。

2)严格执行请假制度:①节假日、值班时病假不能用年休替代。②利用年休住院治疗须经护士长同意。③病假证明原则上自己送科室交护士长,要求上午送到,下午应在上班前交护士长(除疾病、意外情况外)。④病假满后需继续休息者,必须前一天上午将病假证明交护士长,以便护士长排班。⑤除急病等特殊情况外,不能电话请假,一律需要病假证明。

(10)护士各类假期及相关规定遵照《员工休假考勤管理制度》。

五、手术室值班工作制度

（一）目的

明确手术室值班工作职责，确保安全值班工作。

（二）范围

手术室护士值班时。

（三）权责

（1）值班人员：担任急诊手术及择期拖班手术的配合；清点各类急诊手术物品并认真交接班。

（2）主班值班人员：负责人员调配，需要时汇报护士长。

（3）手术室备班人员：遇到值班人员传唤，必须在30min内赶到手术室协助手术。

（四）作业内容

（1）节假日、双休日及夜间值班主要担任急诊手术及择期拖班手术的配合。工作日由主班护士统筹安排，其余值班人员服从主班护士的调配，值班人员不得离岗，工作时间不做私活，每班结束及时登记收费项目、书写交班报告，周五周六夜班、周六周日值日负责急诊手术收费，保持值班室的清洁整齐，保持手术室环境整洁。

（2）值班者必须提前30min上班，巡视整个手术区，每班清点所有抢救物品和其他物品设施，确保应急手术的正常使用，填写《急诊器械物品清点单》《员工交接班本岗位检查记录本》。

（3）交班必须在手术台前完成，特别是物品的清点、术中消耗物材的使用及护理记录单的记录，必须交接清楚。

（4）值班期间遇到急诊手术值班人员不足的情况，通知医院总值班，可传唤备班护士。如遇人员严重不足时，向护士长汇报或传唤就近护士加班。第二天填写《手术室加班登记本》并签名。

（5）按规定完成其他各项工作，遵照《值班护士职责》。

（6）月初值班者完成每月一次的空气培养。

（7）督促工友的卫生工作，并做好周日卫生的检查工作。

（8）检查手术室各种电器和水、门窗以及设备和其他安全工作并登记。

（9）次日晨负责开启层流和手术通知单电子显示屏。

第五节 手术室安全管理

一、手术室查对管理

（一）目的

规范手术室核查制度的执行，确保患者手术安全，防范不良事件发生。

（二）范围

手术室护士所有的查对操作。

（三）权责

1. 术前准备室护士　接手术患者时实施手术患者查对。
2. 手术室护士　进行所有的查对操作时均需遵照。
3. 护士长　对科内查对制度的执行进行监控,监督落实情况并持续改进。

（四）作业内容

1. 术前准备及接患者时,应查对科室、姓名、住院号、床号、性别、诊断、拟施手术名称、手术部位(左、右)与标识、配血报告、术前用药、药物过敏试验结果、术前备皮、所带的术中用药与影像学资料等。当家属面取下假牙和贵重物品(戒指、项链、耳环等),并交由家属保管。

2. 麻醉前、手术开始前和患者离开手术室前严格执行《手术安全核查制度》。

3. 取用各种无菌物品以及体内植入物之前,巡回护士与刷手护士共同查对其标识内容、灭菌日期、包装等内容。

4. 遵循手术物品清点制度,根据不同手术类型的要求实施清点,在术前、关闭体腔前后与缝合皮肤后清点所有敷料、器械的数量和完整性。

5. 手术取下的标本,应由巡回护士与刷手护士、手术者核对后送检。

6. 医嘱查对　手术室护士执行术前医嘱,根据医嘱查对患者身份、药物皮试结果、药名、剂量、用法等。术中口头医嘱执行时需复述医嘱内容,与医生确认无误后方可执行。

7. 用药查对制度

（1）严格执行三查七对。

三查:操作前查、操作中查、操作后查。

七对:对住院号、姓名、药名、剂量、浓度、时间和用法。

（2）查药液有无沉淀、变质、混浊;安瓿有无破损,瓶口有无松动,针剂有无裂痕、失效。如不符合要求或标签不清者,不得使用。

（3）操作中严格按照操作程序执行,配药时应注意配伍禁忌。

（4）凡需做过敏试验的药物,查对药物过敏试验结果,用药后的反应。

8. 输血查对制度

（1）查对血型检验报告单上的患者床号、姓名、住院号、血型。

（2）查对供血者与受血者的交叉配血结果。

（3）查对血袋上的采血日期、有效期。血液有无凝血块或溶血,封口是否严密,有无破损。

（4）查对输血单与血袋标签上的受、供血者的姓名、血型、血袋号及血量是否相符。

（5）输血前必须经两人核对无误后方可输入,并由两人在交叉配血报告单上签全名。

二、手术安全核查制度

（一）目的

为规范安全核查制度的执行,提高安全核查依从性,确保安全医疗,防范不良事件发生。

（二）范围

适用于各级各类手术,其他有创操作参照执行。

（三）权责

1. 麻醉医生主持手术安全核查,根据核查表由手术医生、麻醉医生、手术室护士三方共同核对并逐项填写。

2. 手术科室、麻醉科与手术室的负责人是本科室实施手术安全核查制度的管理责任人。

3. 医院管理部门加强对手术安全核查制度实施情况的监督与管理,提出持续改进措施并落实。

(四)作业内容

1. 手术室安全核查的参与人员有手术医生、麻醉医生、巡回护士,以上三人必须是有执照且已注册的人员。

2. 手术安全核查的时机　麻醉实施前、手术开始前、患者离开手术室前。

3. 手术室安全核查程序

(1)第一阶段(麻醉实施前):三方按《手术安全核查表》依次核对患者身份(姓名、性别、年龄、病案号)、手术方式、知情同意情况、手术部位与标识、麻醉安全检查、皮肤是否完整、术野皮肤准备、静脉通道建立情况、患者过敏史、抗菌药物皮试结果、术前备血情况、假体、体内植入物、影像学资料等内容。若因特殊原因手术医师不能及时到位的,先由麻醉医师和手术室护士实施双方核对。

(2)第二阶段(手术开始前):三方共同核查患者身份(姓名、性别、年龄)、手术方式、手术部位与标识,并确认风险预警等内容。手术物品准备情况的核查由手术室护士执行并向手术医师和麻醉医师报告。

(3)第三阶段(患者离开手术室前):三方共同核查患者身份(姓名、性别、年龄)、实际手术方式,术中用药、输血的核查,清点手术用物,确认手术标本,检查皮肤完整性、动静脉通路、引流管,确认患者去向等内容。

(4)三方确认后分别在《手术安全核查表》上签名。

4. 手术室安全核查原则

(1)手术患者均应佩戴标示有患者身份识别信息的标识以便核查。

(2)手术安全核查必须按照三阶段,依次进行,逐项核对,逐项打钩,不得提前填写表格。

(3)核对患者身份信息看病历时,以术前谈话记录单为依据。

(4)神志清醒患者鼓励患者参与核对:采用开放式方法询问患者。

(5)术中用药、输血的核查:由麻醉医师或手术医师根据情况需要下达医嘱并做好相应记录,由手术室护士与麻醉医师共同核查。

(6)再次确认并核对手术部位。

(7)手术安全核查巡回护士交接班情况:接班者核对患者相关信息后,及时在核对表上进行签名并注明接班时间。

(8)住院患者《手术安全核查表》应归入病历中保管,非住院患者《手术安全核查表》由手术室负责保存一年。

三、手术风险评估制度

(一)目的

客观科学地评价手术效果,降低手术并发症发生的风险,保障手术患者安全。

(二)范围

适用于所有手术治疗的患者。

（三）权责

1. 手术医生、麻醉医生、巡回护士共同按照手术风险评估表对手术患者逐项评估，并逐项填写。

2. 手术科室、麻醉科与手术室的负责人是本科室实施手术风险评估制度的管理责任人。

3. 医院管理部门监管手术风险评估制度实施情况，并进行持续改进。

（四）作业内容

1. 风险评估制度执行的基本原则

（1）手术患者都应进行手术风险评估。

（2）手术医生、麻醉医生对患者进行手术风险评估时要严格根据病史、体格检查、影像与实验室资料、临床诊断、拟施手术风险与利弊进行综合评估。

（3）术前手术医生、麻醉医生、巡回护士应对患者按照手术风险评估表内容逐项评估，根据评估的结果与术前讨论制定出安全、合理、有效的手术计划和麻醉方式。

2. 手术风险评估填写的内容

（1）手术切口清洁程度。

（2）麻醉分级（ASA 分级）。

（3）手术持续时间。

（4）是否急诊手术。

3. 手术风险评估填写的流程

（1）术前手术医生、麻醉医生、巡回护士按照手术风险评估表相应内容对患者进行评估，做出评估后分别在签名栏内签名。

（2）由麻醉医生根据评估内容计算手术风险分级。具体计算方法：是将手术切口清洁程度、麻醉分级和手术持续时间的分值相加，总分 0 分为 NNIS-0 级，1 分为 NNIS-1 级、2 分为 NNIS-2 级，3 分为 NNIS-3 级。

（3）随访：切口愈合与感染情况在患者出院后由主管医生填写。

四、手术物品清点制度

（一）目的

为手术医务人员提供手术物品清点的相关知识和操作规范，以杜绝手术物品遗留的发生，保障患者健康权益。

（二）范围

适用于各种不同的医疗环境，包括住院部手术室、门诊手术室、日间手术室等实施创伤性诊疗的区域。

（三）权责

1. 刷手护士和巡回护士共同完成清点，两人责任等同。

2. 有刷手护士带教的护生、进修护士、新护士洗手时，带教老师负清点责任。

3. 凡是护生、进修护士、新护士做刷手护士时，巡回护士主负责清点责任、并指导台上手术配合。

4. 无刷手护士的手术由手术医生与巡回护士负责清点物品。手术医生必须是具备执照的本院医生。进修医生、临床实习生、研究生不得参与物品清点。

（四）名词术语

1. 手术物品遗留　手术结束后手术物品意外地遗留在患者身体内，包括手术敷料、锐器、手术器械及杂项物品。

2. 手术敷料　用于吸收液体、保护组织，压迫止血或牵引组织的毛纺织物品，包括纱布、纱垫、腔镜纱条、宫纱、消毒垫等。

3. 手术器械　用于执行切割、剥离、抓取、牵拉、缝合等特定功能的手术工具或器械，如血管钳、组织剪、牵开器、持针器等。

4. 锐器　能够切割或刺破其他物件，有尖或锐利边缘的物件，包括缝针、手术刀片、注射针头、电外科针头和刀片、带尖或锐缘的器械等。

5. 杂项物品　无菌区域内所需要清点的各种小物品，包括一切有可能遗留在手术切口内的物品。

6. 体腔　人体内容纳组织及脏器的腔隙，通常包括颅腔（含鼻腔）、胸腔、腹腔（含盆腔）及关节腔。

7. 手术切口　为暴露和治疗病变而切割形成，或为实施外科手术造成的切口。

（五）清点范围

1. 体腔或深部组织手术　手术台上所有物品包括器械、缝针、纱布以及特殊物品，必须进行清点。

2. 浅表组织手术　必须俩人共同清点纱布、缝针、刀片、针头、棉球等细小物品，其余手术器械由巡回护士负责清点。

3. 神经外科手术　刷手护士、巡回护士共同清点缝针、纱布、棉条、棉片、头皮夹及特殊物品。

4. 腔镜手术　需清点腔镜器械、缝针。

5. 杂项物品的清点　注射器包括针筒，针头，针帽，密封帽，静脉留置针一套物品，电刀头上保护套，刀片，大鱼纱条，小鱼纱条，棉球，排气针头，橡胶、硅胶保护帽，引流皮管等。

（六）清点时机

1. 手术开始前，关闭空腔脏器前、关闭体腔或深部切口前，关闭体腔或深部切口后，缝合皮肤后，手术物品离开手术间前。

2. 交接班时。

（七）清点原则

1. 双人逐项清点原则　实施有护士资质的刷手护士、巡回护士两人至少四次清点。清点物品时应遵循一定的规律，共同按顺序逐项清点。没有刷手护士时由巡回护士与手术医生负责清点。

2. 同步唱点原则　刷手护士与巡回护士应同时清晰说出清点物品的名称、数目及完整性。

3. 逐项即刻记录原则　刷手护士边清点边排序，每清点一项物品，巡回护士应即刻将物品的名称和数目准确记录于物品清点记录单上。

4. 原位清点原则　第一次清点及术中追加需清点的无菌物品时，刷手护士应与巡回护士即刻清点，无误后方可使用。

5. 清点顺序　先敷料再器械，根据器械清单顺序进行缝针、器械等清点。

（八）清点程序

1. 手术开始前清点

（1）手术开始前,巡回护士检查手术间环境,不得遗留上一台手术患者的任何物品。刷手护士提前 15~30min 洗手,整理无菌器械台,与巡回护士共同清点纱布、纱垫、缝针、器械等物品。

（2）清点完毕,巡回护士出示护理记录单,与刷手护士确认记录准确无误,巡回护士及时签名。

2. 体腔或深部组织关闭前清点

（1）关闭体腔前,待手术医生取出体腔内所有物品,再行清点。

（2）清点前刷手护士提前整理好所有的物品,分类定位放置。

（3）关闭体腔前刷手护士、巡回护士按清点原则清点所有物品,清点正确无误后告知主刀医生,方可关闭体腔。

（4）清点完毕,巡回护士出示护理记录单,与洗手护士确认记录签名。

（5）清点数目不符或物品完整性欠缺时,不得关闭体腔。立即进行查找,查找无效按规定流程处理。

3. 体腔或深部组织完全闭合后的清点

（1）体腔完全闭合后,刷手护士、巡回护士第三次清点物品。要求物品型号和数目与关闭体腔前一致,物品完整无缺。

（2）皮肤缝合完毕,注意缝针、纱布、棉条、棉片、头皮夹,数目与关闭体腔前后一致,物品完整无缺。

（3）如物品清点数量不符或物品完整性欠缺时,经查找无效,按规定流程处理。

（4）术毕刷手护士及时签名。

4. 特殊手术须二次清点

（1）食管手术:关膈肌时清点缝针、纱布、纱垫,关胸前清点全部物品。

（2）多切口手术:手术完成后常规清点,做另一切口手术时同样需要清点,但前一手术用的物品不可拿出手术间。

（3）直肠癌根治:肛门部器械单独清点登记。

（九）清点注意事项

1. 手术室应规定器械台上物品摆放的位置,保持器械台整洁有序。

2. 凡手术台上掉下的纱布、纱布垫、器械、缝针等,巡回护士应及时捡起放在固定的位置,并告诉刷手护士。任何人未经许可不能将物品拿出手术间。

3. 手术台上已清点的纱布、纱布垫不得剪开使用,特殊情况必须剪开时及时准确记录;引流管剪侧孔时避开手术野,剪下的残端放置于收集袋中,丢弃时需与巡回护士确认。

4. 凡术中添加的物品,必须由刷手护士、巡回护士共同清点,巡回护士登记后由刷手护士确认添加的数字,防止笔误。实习护生、进修护士、新护士不得单独向手术台上添加任何物品。

5. 术中送快速病理切片检查时,应将标本放在专用的标本袋内,不能将纱布带出手术间。

6. 麻醉医生或其他人员不可向刷手护士要纱布、纱布垫,麻醉包内的纱布区别于术中用的纱布。

7. 凡创口内填塞的纱布垫详细记录在手术护理记录单内"其他"栏内,并请主刀医生签名,术后由手术医生取出并核对数目,记录在病历中。

8. 外来手术器械清点由刷手护士负责,外来器械商禁止参与物品的清点。

9. 使用手持的电子工具记录:严格遵守"即刻记录原则"。

（十）清点意外情况的处理

1. 物品数目及完整性清点有误时,必须找到缺失的部分或物品,确保不遗留于患者体内。

2. 一旦出现意外情况,刷手护士应立即告知手术医生、巡回护士,并按照一定顺序寻找,必要时根据物品的性质采用寻针器、X线等辅助手段查找。

3. 若找到缺失的部分和物品时,刷手护士与巡回护士应确认其完整性,并放于指定位置,妥善保存,以备清点时核查。

4. 如采取各种手段仍未找到,应立即报告主刀医生,并按清点意外处理流程报告,填写清点意外报告表,手术医生、巡回护士和洗手护士签全名存档。

5. 缝针缺失的处理

（1）科内备有寻针器,以备发生断针时协助寻找。

（2）根据当时发生的具体情况进行处理,按缝针缺失处理流程进行寻找。

（3）缝针寻找顺序:手术野→手术野周围→升降台→器械台→垃圾桶→手术台四周→手术台外周。

（4）若断针在手术台上找到,刷手护士将断针对合,放在固定位置并让巡回护士确认其完整性,以备术后清点核查。

（5）若断针在手术台下找到,巡回护士将缝针对合与刷手护士共同核对检查确认其完整性后,放于指定位置保存以备清点。

（6）X-线拍片定位下未发现缝针,填写清点意外报告表;杜绝一切隐瞒行为。

五、交接班制度

（一）目的

规范手术室交接班管理,确保手术安全。

（二）范围

手术室护士交接时使用。

（三）权责

1. 手术室护士　严格执行交接班制度。

2. 护士长　对交接班制度落实情况进行监控。

（四）作业内容

1. 交接班要求

（1）交班者在交班前应完成本班的各项工作,按护理文书书写规范做好护理记录。

（2）交班者整理及补充常规使用的物品,为下一班做好必需用品的准备。

（3）接班者必须按时进手术间,完成各种物品清点与交接。

（4）交接班必须做到书面写清、口头讲清、床前交清。接班者如发现病情、治疗、器械、物品交代不清,应立即询问。接班时发现问题应由交班者负责,接班后发现问题应由接班者负责。

（5）大手术原则上不交接。特殊情况如需交接，必须两人现场核对无误方可交班。

2. 交班内容

（1）交接患者的一般信息：患者姓名、科室、术前诊断、手术名称等。

（2）交接手术进展情况，共同清点手术台上的物品。

（3）交接手术护理情况

1）静脉穿刺部位、输液、输血情况，注意有无动脉穿刺并观察肢端末梢循环情况。

2）查看手术体位及受压部位。

3）电刀使用情况及负极板放置位置。

4）止血带的使用时间。

5）术中用药情况；局麻药浓度、用量及注射时间等。

6）患者携带的物品（药品、影像学资料等）。

7）查看护理记录单，交接人员双方签名，记录交接时间。

六、手术室药品管理制度

（一）目的

规范手术室药品管理，确保药物安全使用。

（二）范围

手术室使用的所有药品。

（三）权责

1. 手术室护士 能正确使用药品，确保用药安全。

2. 手术室总务护士 负责药品领用，存放及管理。

3. 护士长 负责手术室药品的规范管理，全面监控药品的领取、使用、存储情况。

（四）作业内容

1. 手术室药品管理细则

（1）设立药品室、药品柜、手术间麻醉药品车。应根据手术室手术种类和需要保持一定数量。定期检查，计划统领。

1）药品管理由总务护士专人负责，每周对所有库房药品包括药品冰箱内的药物按照《手术室库房药品清点单》进行盘点，清点后做好预算统一领取并记录。

2）领入的药品由总务护士负责核对、检查品名、浓度、剂量、有效日期、数量，指导工友根据药品标签放置在固定位置，发现有质量问题及时报告护士长，并与药库联系。

3）未经科室允许不得私自外借药品。

（2）药物放置

1）药品放置按有效期先后排列，由近期至远期顺序使用。

2）总务护士定期督促工友做好药品柜的清洁工作；药品冰箱每月要除霜，冰箱内放置温度计，保持2~8℃，总务护士做好检查和登记。

3）每月底由总务护士整理药品间一次，检查药品的有效期，发现有过期或变质的药品需及时更换，防止发生不良反应。

（3）手术间药物存放及管理方法

1）护士长按照手术间的专科属性，制定每个手术间备用药物名称和基数。

2）麻醉药品管理由麻醉护士统一管理，依照手术间备用药品清单，负责每个手术间的麻醉药品、抢救药品、大输液和冲洗用生理盐水的检查和补充。

3）高危药物用红色标签标识；相似药品应分开储存，并作醒目标识。

4）麻醉护士长督管手术间内的药物使用制度落实与实施。

（4）抢救药品柜内抢救药品管理符合要求。

（5）根据药剂科定期检查药品质量的结果，及时处理和改进存在的问题。

2. 手术室药品使用制度

（1）严格执行三查七对。

（2）严格遵守给药原则

1）静脉注射麻醉药、强心药、血管活性药及具有协同作用的药品时，要密切观察患者血压、心率等生命体征变化。

2）静脉输液瓶内加入药品时，要标明加入药品的名称和剂量。

3）血液和输血装置内不能加钙，以防凝血。

4）禁止将氯化钾直接推入静脉，必须稀释后使用。

5）静脉药物推注完毕，及时去除注射器。

6）术前抗生素应在规定的用药时间内进行。

7）加强巡视，防止发生栓塞。

8）严格掌握消毒药液的浓度、使用方法、使用部位。

3. 手术台上用药制度

（1）手术台上用药，由手术医师或麻醉医师下达口头医嘱后，巡回护士和刷手护士复述核对后执行。

（2）必须注明药物名称：用写好药物名称的标签贴在容器上或用记号笔将药物名称写在容器上。

（3）刷手护士传递药物时口述药名、浓度、剂量，经手术医生确认后才能使用。

（4）用药后巡回护士应保留空安瓿，待手术结束后方可弃去，以备查对。

（5）术后由手术医师及时补开医嘱，巡回护士补签名或麻醉医师在麻醉记录单上记录。

4. 高危药品管理制度

（1）手术室高危药品包括高浓度电解质制剂、肌肉松弛剂及细胞毒化学药品等，结合医院临床使用具体情况确定具体品种目录。

（2）确保调剂流程顺畅，高危险药品存放仍按药理作用放置，相对集中，所放的架位上应有醒目的标识（红底黑字），设置红色提示框标签提醒医护人员注意。

（3）高危药品调剂发放、输液混配要实行双人复核，确保发放、配制剂量准确，交代给药途径应准确无误。

（4）手术室根据需要备用高危药品，保持最低备用量。

5. 手术室药品存储制度

（1）手术室贮备药必须是按规定确实立即要用的药，而且是治疗面较宽、不良反应较小的药品，由部门负责人书面申请，药房、科主任共同决定，报药事管理委员会批准。

（2）药品贮存在阳光好且易取的地方；需避光保存的药品，应放在避光包装容器内保存。

（3）药品摆放应整齐、有序；需冷藏的药品，用冰箱或冷柜单独贮存。

（4）精、麻、毒、放射药品按国家药品法规定用特殊标签区别。

（5）对存在下列情况的药品应隔离存放，及时退回药房，并作书面记录：①过期；②变质；③被污染；④标签丢失或模糊不清；⑤破损。

（6）备用药品包括抢救车、抢救柜、麻醉药及冰箱内，定点定位定量放置，用药后及时补充。指定专人每天一次检查并记录，检查内容包括：①药品的贮存条件是否合格，必要时给予指导；②是否过期、变质、标签脱落或模糊不清；③数量是否与药物清单上所列的相符。

（7）做到近效期药先用，并将离失效期近的药物做好标识（纸胶粘贴安瓿头部）或及时更换。

（8）检查及变更均须有书面记录。

（9）麻醉药物专人专柜保管，班班清点，交班清楚，准确及时清点并记录；使用后及时在使用记录本上签字并登记残余量，补充备用量。

6. 手术室化学危险品的管理制度

（1）专人管理危险化学品，建立"收支库存账目"，保管人员需每周核对账目，实行双人管理账目，双人收发危险化学品。

（2）危险化学品需存于手术室库房专用柜内，配置双人钥匙；易燃易爆物品贮存防爆箱内，标识清楚并上锁。

（3）科内备有危险化学物品溢出包，使用危险化学物品时按要求做好个人防护。

（4）当有不明液体喷溅到时，马上启用危险化学物品溢出包；溅到皮肤上时，第一时间用大量流动水冲洗，然后用清水冲洗。

（5）及时向上级汇报，协助了解事情经过，制定相应措施，防止类似事件发生。

（6）医院保卫科需每月对手术室危险化学品的账目登记进行审查，遇到节假日需进行集中大审查。

（7）危险化学品如遇失火、失窃、爆炸等紧急情况，医院保卫科需立即赶赴现场进行扑救，保护现场，并及时报告公安及消防部门。

七、手术室安全用血管理制度

（一）目的
规范手术室血液与血制品管理，确保安全使用。

（二）范围
手术室护士使用的血液与血制品。

（三）权责
1. 手术室护士　能正确使用血液与血制品，手术室输血或血交叉由巡回护士与麻醉医师共同核对并执行。

2. 护士长　负责手术室安全用血的管理。

（四）作业内容
1. 血定型与（或）血交叉的细则

（1）血定型、血交叉与输血均实行双人查对双执行双签名的原则。

（2）查对者必须是有执照的护士或医师，手术室输血或血交叉由巡回护士与麻醉医师共同核对。

（3）采血后，由执行者2人再次核对，无误后打印患者信息的血定型条码并粘贴在试管上。

（4）在执行者2人的监督下，将患者右手食指印（特殊情况除外）分别按在血定型单与

（或）血交叉单的"患者血采血者签名"水平的空白处与相应的采血试管的信息条码上。

（5）执行者2人均在血定型单与（或）血交叉单上签名。

2. 输血核对的内容与程序

（1）输血前（是指马上输血前）2人共同查对以下内容：血型检验报告单上的患者床号、姓名、住院号、血型；查对供血者与受血者的交叉配血结果。

（2）查血袋上的采血日期、有效期。血液有无凝血块或溶血，封口是否严密，有无破损。

（3）查对输血单与血袋标签上的受、供血者的姓名、血型、血袋号及血量是否相符。

（4）输血时2人同时共同核对以上内容及受血者即患者姓名、血型、患者身份识别带、住院号。两人核对无误后方可输入，并在交叉配血报告单上签全名。

（5）输血后2人再次将血袋标签上的血型、血单上的血型与患者姓名、血型、患者身份识别带、住院号核对。

3. 输血的注意事项

（1）不同患者的血制品不得混放，同时切忌过度振荡。

（2）送入手术间的血液制品不能拿出手术间。

（3）输血过程严格执行无菌技术，不可随意输入药物如高渗、低渗、酸性、碱性药品，以防血液凝集或溶解。

（4）输注2个以上供血者的血时，应间隔输入少量生理盐水。

（5）输血期间应加强巡视，密切观察患者病情，关注输血反应。一旦出现反应及时通知医生，减慢血液输注速度或停止输血；与输血科联系，保留余血以备检查分析原因，对症治疗和护理，并在麻醉记录单上记录。

（6）静脉加压输血时，尽量在便于观察的粗静脉输注，严密观察，防止液体外渗。

（7）输血后的血袋应集中放置，24h后由工勤人员签收，送回血库集中处理。

（8）手术室配备专职取血员。

（9）记录从血库拿到血的时间，必须在4h内输入。

4. 手术室取血管理制度

（1）专职取血护士负责取血，每次只取1名患者的血液。

（2）取血前，取血护士需严格查对制度，认真核对患者姓名、科室、床号、住院号、血型、血袋号。

（3）取血护士在运送血袋过程中不可剧烈震荡、挤压血袋。

（4）取血护士取血后，需尽快将血袋运送至手术间，以保证手术及抢救的需要。

（5）手术间巡回护士接收血袋时，需与取血护士再次核对后签字确认。

八、手术标本管理制度

（一）目的
规范手术标本管理，为手术方式选择及其术后治疗提供重要病理依据，确保医疗安全。

（二）范围
所有手术中留取、送检的标本。

（三）权责
1. 手术室护士　能正确核对、留取、送检手术标本。

2. 护士长　负责手术标本的管理，不断优化手术标本送检流程与管理制度。

（四）作业内容

1. 手术室标本送检制度

（1）刷手护士应将所取下的标本放于盛有生理盐水的弯盘（小杯）内，妥善放在器械台上。可放于收集袋内，防止干燥。

（2）多个标本（两个以上包括两个）做标记，若为较大的标本则将标本置于专用的标本容器盒内。

（3）冰冻切片的标本，巡回护士应立即将标本放入写明患者姓名、性别、年龄、住院号、科室、标本名称及手术间电话的标本袋内，交专人立即送病理科，面交该科负责人员。

（4）一般病理检查标本，术毕由刷手护士交给手术医师。后者将标本放入由巡回护士写明患者姓名、性别、年龄、住院号、科室和标本名称的标本袋内，装入固定液，并予以核对后，连同写好的病理标本检查单放在指定位置。

（5）术毕巡回护士在标本上注明该患者的标本情况（有无以及个数），如为急诊患者，还需在当日手术阅览表注明该患者姓名、性别、年龄、病区、科别、床号、住院号、临床诊断等，以便负责标本送检者再次核对。

（6）手术室指定专人负责标本送检，送检前再次核对标本袋上标签与病理检查单、当日手术阅览表登记内容是否相符，并在标本送检登记本中的内容逐项填写清楚，无误后三者放置一处送检。

（7）病理科接到标本后，逐项检查各标本的登记情况，无误后在标本送检登记本上签名。

（8）所有病理送检单、病理结果报告单、标本袋标签以及标本送检登记本，都必须字迹清晰、工整、项目齐全。病理诊断报告以正式文字报告为准。

2. 手术室课题标本管理制度

（1）课题需要取用手术标本，应填写申请表，申请表需经科教科、医务科、病理科审批。

（2）标本取用者凭审批单到手术室登记：取用者姓名、标本取用范围、取用期限。

（3）取用标本需在术前一天征得主刀医生同意，并在手术通知单上注明允许取用标本。

（4）手术收发室管理人员对取标本者进行登记并核对审批记录及手术通知单上的信息，符合者方可进入手术室取标本。

（5）巡回护士凭胸牌核对取标本者身份，在取标本前征得主刀医生同意。

九、危急值制度

（一）目的

对危急值信息的报告进行有效控制和管理，保证将危急值信息及时报告给临床，以便采取及时、有效的处置和病情观察，保证患者的医疗安全。

（二）范围

适用于所有手术患者的危急值信息。

（三）权责

1. 医务部、质管办确定检查／检验危急值项目和范围，并根据实际使用情况进行必要的修订。

2. 实验诊断中心、影像中心各专业科室、心电图室的报告审核人负责危急值信息的进一步确认，并及时告知给相关手术人员。

3. 手术室护士知晓本科室的常见"危急值"的报告项目及其内容，并正确报告危急值。

4. 麻醉科主任和手术室科护士长定期对"危急值"报告制度的有效性进行评估。

（四）作业内容

1. 危急值报告程序　检查科室一经确定为危急值，须立即电话通知给手术室或 PACU 护士，在科内专用的本子内记录：报告的日期、时间、患者姓名、病历号、检查项目及结果、接电话的医生 / 护士的姓名和员工号、待接收方确认信息后再挂电话，同时输入结果入联网电脑。

2. 危急值接获管理

（1）手术室、复苏室内备有专用的危急值记录本，接听电话者按危急值报告程序进行。

（2）接到报告电话的护士负责报告的登记并根据工作程序向医生报告。接获"危急值"后，在麻醉记录单或手术 / 复苏室护理记录内有处理情况的记录。

（3）接到报告的医师负责患者的处置和 / 或病情观察。

（4）科内保存对所有"危急值"的记录，有反馈和改进机制，并有记录。

3. 手术区域配有电脑系统，已设置有检查科室电脑输入结果，手术室人员自动接收电脑查询或打印结果，核实患者信息和时间后，供医生使用。可不作电话报告要求（如病理冰冻、临床血液检验等可在手术间内电脑查询或打印）。

附　手术室常见危急值项目

1. 血生化

（1）血钾 $\leqslant$ 2.5mmol/L 或 $\geqslant$ 7.0mmol/L

（2）血钠 $\leqslant$ 110mmol/L 或 $\geqslant$ 170mmol/L

（3）血氯 $\leqslant$ 80mmol/L 或 $\geqslant$ 120mmol/L

（4）血糖 $\leqslant$ 2.8mmol/L 或 $\geqslant$ 30mmol/L

（5）血钙 $\leqslant$ 1.5mmol/L 或 $\geqslant$ 3.5mmol/L

2. 血气分析

（1）动脉血 pH $<$ 7.0 或 $>$ 7.6

（2）动脉血 PCO_2 $<$ 20mmHg 或 $>$ 70mmHg

（3）动脉血 PO_2 $<$ 40mmHg

3. 血常规

（1）PLT $\leqslant$ 20×10^9/L 或 $\geqslant$ 600×10^9/L

（2）WBC $\leqslant$ 1.5×10^9/L 或 $\geqslant$ 50×10^9/L

（3）中性粒细胞绝对值 $\leqslant$ 0.5×10^9/L

（4）Hb $\leqslant$ 60g/L 或 $\geqslant$ 220g/L

4. 出凝血常规

（1）FIB $\leqslant$ 0.8g/L

（2）PT $\geqslant$ 20s（口服抗凝治疗稳定后除外）

（3）APTT $\geqslant$ 80s

（4）3P 阳性

十、手术患者体温管理

(一)目的

规范手术患者体温管理,有效预防体温过低与恶性高热,确保手术患者安全。

(二)范围

适用于所有手术患者的体温管理。

(三)权责

1. 手术室护士　能正确实施手术患者体温管理,落实低体温与恶性高热的预防措施。

2. 护士长　定期(每年至少一次)对手术患者体温管理的有效性进行评估,并持续改进。

(四)作业内容

1. 预防低体温的护理措施

(1)心理护理:由于术前患者情绪的波动在术中容易发生低体温,术前的心理疏导有助于预防低体温的发生。手术室护士参与术前讨论及术前访视,了解患者的病情,综合评估患者制定个性化的术中护理方案。同时,通过访视时面对面交流,可消除患者对手术室护理人员的陌生感,缓解患者的焦虑情绪,减轻患者因为精神因素导致对冷刺激的阈值下降。

(2)注意覆盖,尽可能减少皮肤暴露。接送患者时注意患者保温,冬天加盖毛毯、棉被,不要过多暴露患者。由于躯体暴露热量容易散失,而且体表温度比中心温度下降速度更快,因此实施麻醉及手术时应尽可能减少身体暴露面积,注意肢体保暖,尤其对于小儿、老年人及危重患者。试验表明:单层覆盖物即能有效降低散热的 30%,不施手术部位用保暖性能好的被服或手术巾遮盖,使之与周围的冷空气隔离,尽量避免弄湿被服,保持手术床的干燥。对于手术部位皮肤,采用含碘的手术粘贴巾粘贴在切口周裸露的部位,保护皮肤,减少皮肤散热,减少手术中无菌单对皮肤的冷刺激。

(3)调节室温:手术室内温度控制在 21~25℃。湿度在 30%~60%,根据手术不同时段及时调节温度。高危患者(婴儿、新生儿、严重创伤、大面积烧伤患者等)除采取上述保湿保温措施外还需要额外预防措施防止计划外低体温,如可在手术开始前适当调高室温,设定个性化的室温。

(4)加强体核温度监测:体表各部位温度相差很大,室温 23℃时,足温为 27℃,手温为30℃,躯干温度为 32℃,头部温度为 33℃,核心温度则比较均衡。核心温度可在肺动脉、鼓膜、食管远端、鼻咽部、口腔、直肠等处测出。口温测量适用于清醒合作患者;鼻咽部温度测量在人为降温时反映体温的变化较为迅速;而直肠温度不易受外界因素影响,是比较理想的测量部位。手术患者应常规监测体核温度,做到早发现、早处理,防止低温并发症发生。

(5)使用加温设备,可采用充气式加温仪等加温设备。充气保温疗法加温稳定有效,是目前认为最有效且可行的方法。优点:采用高对流加温装置,接触面积上半身可达 35%,下半身可达 36%,升温效果好。充气式保温毯操作方便,重量轻,复温快。可分为 4 个不同温度档,可根据不同程度的体温,给予低体温手术患者最佳的保暖措施。充气式保温毯因设定合理,能持续维持所设定的温度,不会造成烫伤或温度不够影响效果等不良反应。需注意安全使用的加温设备,并按照生产商的书面说明书进行操作,尽量减少对患者造成可能的损伤。使用加温毯时,软管末端空气温度极高,容易造成患者热损伤。不能在没有加温毯的情况下直接加温或使用中软管与加温毯分离。

（6）减少因消毒液蒸发带走的热量：乙醇在皮肤上能迅速蒸发、吸收和带走大量的热量，可使体温在短时间内降低。因此，在手术消毒过程中不采用挥发性的消毒液。

（7）液体的加温：用于静脉输注及体腔冲洗的液体宜给予加温至37℃。此措施是保持中心体温的有效措施，尤其是大量输液输血时此方法更合适。恒温箱加热静脉输液便是方便快捷、行之有效的方法，但在使用过程中要确保恒温箱性能稳定。恒温箱内液体应按入箱时间先后使用，一次放入箱内液体不要太多，以免在高温下存放时间太长，加温后的静脉输液袋或灌洗瓶的保存时间应遵循静脉输液原则及产品使用说明。体腔冲洗液可带走大量热量，冲洗体腔的液体以 37℃为宜。注意使用加温冲洗液前需再次确认温度；装有加温后液体的静脉输液袋或灌洗瓶不应用于患者皮肤取暖。

（8）预防低体温需采用以上综合保温措施，同时加强护士培训，掌握预防低体温及加温设备使用的相关知识，使用加温设备需做好病情观察及交接班工作。

2. 预防手术患者恶性高热的措施

（1）详细询问病史，特别注意有无肌肉病、麻醉后高热等个人及家族史。

（2）对可疑患者，应尽可能地通过术前肌肉活检进行咖啡因氟烷收缩试验明确诊断，指导麻醉用药。

（3）对可疑患者，应避免使用诱发恶性高热的药物。

（4）麻醉手术过程中除了脉搏、血压、心电图等常规监测外，还应监测呼气末 CO_2 及体温，密切观察患者病情变化。

3. 手术室恶性高热的抢救方法

（1）一旦考虑为恶性高热时，应立即终止吸入麻醉药，并用高流量氧气进行过度通气，用纯氧过度通气来纠正高二氧化碳血症；尽快完成手术；尽早降温，可使用冰袋、冰水、湿敷、灌肠、输入冰冷的乳酸钠林格氏液等措施；必要时可进行体外循环血液降温。

（2）尽早静脉注射骨骼肌松弛剂丹曲洛林等，通过抑制肌浆网的钙释放，抑制骨骼肌的兴奋收缩耦联。其剂量安全范围较大，静脉 1~2mg/kg 给药，每隔 5~10min 可重复，总量可达 10mg/kg。一般用药 2~3min 就能起效，迅速缓解危象，缓解能量消耗，降低体温，减轻肌肉强直。常用剂量下无不良反应，如用量过大也可发生眩晕、嗜睡、肌软弱无力、呕吐、腹泻等。但如果应用时间过迟，周围循环已遭损害或已发生了不可逆性的细胞坏死，则疗效将大受影响。近年来逐渐广泛应用持续床边血液净化治疗（CRRT）作为抢救技术，其在恶性高热患者救治中的应用前景较为光明。在我国恶性高热低发病率的特点限制了对其进行"大规模"研究的可能性。

（3）立即开始降温包括物理降温、静脉输注冷盐水、胃内冰盐水灌洗、体外循环降温等措施。

（4）尽早建立有创动脉压及中心静脉压监测。

（5）监测动脉血气：纠正酸中毒及高血钾。

（6）治疗心律失常。

（7）根据液体出入平衡情况输液，适当应用升压药、利尿药等，以稳定血流动力学，保护肾功能。

（8）肾上腺皮质激素的应用。

（9）手术后应加强监护和治疗，以确保患者安全度过围手术期。

十一、压力性损伤防范管理

（一）目的

通过制定压力性损伤/手术高危压力性损伤患者的压力性损伤护理流程，实施措施及客观量化地评估压力性损伤发生的危险因素，监控压力性损伤防治措施的落实，达到科学管理，有效监控，提高压力性损伤的护理质量，降低手术室内压力性损伤的发生。

（二）范围

全院手术患者。

（三）权责

1. 术前准备室护士　及时评估带入压力性损伤/高危压力性损伤患者皮肤的完整性，发现问题，及时与病房护士交班。

2. 巡回护士　评估手术患者压力性损伤危险因素，发现带入压力性损伤/手术高危压力性损伤患者，落实措施，做好健康宣教。

3. 科内伤口（压力性损伤）专科小组成员　进行科内伤口（压力性损伤）知识的培训及指导，对带入压力性损伤/手术高危压力性损伤患者制定护理措施，根据院内压力性损伤专职专科护士反馈的建议改进护理措施。

4. 护士长　对科内压力性损伤/手术高危压力性损伤患者进行监控，监督措施落实情况。

（四）作业内容

1. 压力性损伤　压力性损伤指皮肤或皮下组织由于压力，或复合有剪切力或/和摩擦力作用而发生在骨隆突处的局限性损伤。手术高危压力性损伤风险患者:《手术患者压疮危险因素评估表》评分≥12分为危险。分值越高，危险系数越高。

2. 患者评估

（1）患者送至术前准备室，术前准备室护士对带入压力性损伤/高危压力性损伤患者进行压力性损伤评估（如骨科截瘫、半截瘫患者等）。

（2）巡回护士术前对手术患者进行《手术患者压疮危险因素评估表》评分，术毕对手术患者皮肤情况进行评估。

3. 手术高危压力性损伤风险患者的处理

（1）手术医生在术前谈话时，与手术患者及（或）家属解释发生手术压力性损伤的风险，并签署手术知情同意书。

（2）巡回护士评估发现手术高危压力性损伤风险患者，做好健康教育，积极落实压力性损伤防护护理措施，并填写《手术室压力性损伤/高危压力性损伤护理规范》。

（3）摆放手术体位时，选择合适的体位垫和其他辅助物的支撑，特殊体位重点保护受压部位的皮肤，骨隆突部位使用乳胶软垫。功能位放置肢体，避免神经肌肉损伤。

（4）摆放手术体位后，消毒铺巾前，仔细检查床单有无皱褶，有无针头针筒等杂物；管道及心电图连接片有无压迫皮肤。

（5）关注受压点消毒液及冲洗液浸渍皮肤问题，避免潮湿。

（6）术中落实保暖措施。

（7）术中变换可调整体位垫，间歇（至少每2h）减压措施的落实。

（8）抬患者时动作轻柔，防止托、拉、拽。

4. 压力性损伤患者的护理

（1）带入压力性损伤患者

1）术前准备室护士或巡回护士评估后发现有带入压力性损伤，及时与病房护士交接班。

2）术前准备室护士及巡回护士落实压力性损伤护理措施，并填写《手术室压力性损伤/高危压力性损伤护理规范》。

（2）手术室新发生压力性损伤的患者

1）汇报护士长及科内伤口（压力性损伤）专科小组成员，并与复苏室、ICU 及病房护士交接班。

2）与护理相关的新发皮肤压力性损伤，事件发生者及科内伤口（压力性损伤）专科小组成员 3 天内在护理管理信息系统填写《院内压力性损伤发生报告表》进行网络申报。

3）器械相关性皮肤损伤，事件发生者及科内伤口（压力性损伤）专科小组成员 3 天内在医院《不良事件上报系统》进行网络申报。

4）请院内压疮专职专科对科内新发生的压力性损伤共同进行审核，探讨分析压力性损伤发生的原因，并进行跟踪随访，直至压力性损伤愈合或患者离院。

十二、术中静脉血栓栓塞症的预防管理

静脉血栓栓塞症（venous thromboembolism，VTE）指血液在静脉内不正常地凝结，使血管完全或不完全阻塞，属静脉回流障碍性疾病。包括两种类型：深静脉血栓形成（deep venous thrombosis，DVT）和肺动脉血栓栓塞症（pulmonary thromboembolism，PE），即静脉血栓栓塞症在不同部位和不同阶段的两种临床表现形式。DVT 是血液在深静脉内不正常凝结引起的静脉回流障碍性疾病，多发生于下肢。PE 指来自静脉系统或右心的血栓阻塞肺动脉或其分支导致的肺循环和呼吸功能障碍疾病。

VTE 危险因素：任何引起静脉损伤、静脉血流停滞及血液高凝状态的原因均是 VTE 的危险因素。危险因素越多，发生静脉血栓栓塞症的风险就越大。使用 caprini 评分表（见附件 1）进行 VTE 风险评估，低危：0~1 分；中危：2 分；高危：3~4 分；极高危：5~7 分。

（一）目的

通过制定术中静脉血栓栓塞症的预防管理，加强医护人员对 VTE 的认识，充分了解其危险因素，实施预防措施降低 VTE 的发生率，达到科学管理有效监控。

（二）范围

适用于所有手术患者。

（三）权责

1. 术前准备室护士　了解患者术前病史，确定患者是否具有 DVT 发生的风险。发现问题，及时与病房护士交班。

2. 巡回护士　评估患者 VTE 的危险因素，发现高危患者，落实预防措施，做好健康宣教。并在手术过程中准确观察，随时评估患者的危险因素并加以解决。

3. 护士长　对科内 VTE 高危患者进行监控，监督措施落实情况。

（四）作业内容

1. 遵照《住院患者 VTE 预防管理制度》。

2. 成立 VTE 防治小组，提高全科人员对 VTE 的认识和学习。

3. 患者评估

（1）患者送入手术接待室，接待室护士了解术前病史，初步评估患者是否具有DVT发生的风险。

（2）巡回护士术前对手术患者进行《VTE危险因素评估表》评分，术中准确观察，在手术过程中随时评估患者的危险因素并加以解决，术毕对手术患者进行评估，术后及时回访及评估。

（3）手术高危VTE患者的预防措施

手术医生在术前谈话时，与手术患者及（或）家属解释发生VTE的风险，并签署手术知情同意书。

护士评估发现手术高危VTE风险患者，积极落实VTE预防护理措施，做好健康教育。

根据具体情况安置手术体位需注意有利于静脉回流，如病情允许，摆放体位时建议抬高下肢20°~30°；避免对神经、血管受压，特别是对下腔静脉及髂静脉的压迫；有条件者使用检测术中患者下肢外周静脉压的装置，用于指导术中及时调整患者体位。

防止静脉内膜损伤：①减少和避免下肢静脉的穿刺，下肢血栓发生率是上肢的3倍，应该尽量选择上肢静脉穿刺；②提高静脉穿刺技能，避免反复穿刺，由于手术室应用的留置针较粗，穿刺造成的血管创伤较大，穿刺时尽量缩短扎止血带的时间，减轻对局部和远端血管的损害；③输液过程中严格执行无菌操作，避免感染，减少微粒进入静脉形成微血栓的概率；④术中输注血液制品及对血管有刺激性的药物时应使用CVC，避免使用外周静脉。

避免长时间血液淤积：若条件许可，术中可联合使用弹力袜、间歇充气压力装置增加循环血量；术中尽量减少使用止血带，避免止血带使用时间过长、压力过高，松止血带时强调分次减压，避免使静脉内压骤然增高，或静脉血流突然增多的一切操作。

低体温控制：手术室的温度保持在21~25℃，相对湿度在30%~60%；注意患者保暖，减少暴露；术中采用不挥发的消毒液代替挥发性的消毒液、暖风机、输入的液体加温至37℃、膀胱冲洗液以40℃为宜等措施以降低VTE发生率。

麻醉完毕配合医生尽快手术，手术中的操作要做到熟练、轻巧，避免引起大出血，防止损伤静脉内膜；刷手护士熟练配合手术，缩短手术时间，避免静脉内膜再损伤，加速DVT形成。

（4）VTE患者的护理

已发生VTE的患者：术前准备室护士或巡回护士评估后发现有DVT患者，按DVT护理常规给予护理，并注意与病房护士交班；并按要求落实DVT患者护理措施，警惕PE的发生。

手术室新发生VTE的患者：①注意生命体征的观察，尤其注意PE的症状观察：手术过程中出现突发咳嗽、气促出汗、剧烈胸痛、呼吸困难、发绀甚至休克；麻醉过程中患者血压、心率骤变，SaO_2下降，呼吸末CO_2下降，气道压增加等，应立即配合麻醉医生抢救处理。②汇报护士长及科内VTE防治小组成员，并与复苏室、ICU及病房护士交接班。③科室VTE防治小组成员3天内填写《不良事件报告》进行网络申报。④请院内VTE专科护士对科内新发生的VTE事件共同进行审核，探讨分析VTE发生的原因，并进行跟踪随访，直至VTE患者痊愈或患者离院。

十三、医用气体管理制度

（一）目的

规范手术室医用气体的管理，保障医用气体的安全使用。

（二）范围

手术室使用的所有医用气体。

（三）权责

1. 手术室护士　规范操作医用气体，能正确使用手术室的医用气体。

2. 护士长　负责手术室医用气体的管理，确保医用气体的正常运行，不断优化医用气体使用流程。

（四）作业内容

手术室医用气体的使用是手术室运行的重要环节，与手术患者的手术、抢救密切相关。手术室常用的医疗气体主要有氧气、压缩空气、二氧化碳气、氮气、氩气与废气排放等。

1. 手术室医用气体中心供应设计特点

（1）手术室中心供氧系统：手术室医用供氧系统由中心供氧站、减压装置、管道、阀门及氧气终端等组成。中心供氧站是医院中心供氧站的核心系统，站内的氧气通过管道和减压装置输送至手术室各手术间的快速插座终端处，然后通过湿化器供患者吸氧。与传统氧气钢瓶的给氧模式相比较，中心供应更为安全，在免去对钢瓶设备的大量需求，节约成本的同时，省去了氧气钢瓶的存储、搬运等环节的工作量，提高了工作效率。

（2）手术室医用负压吸引系统：手术室医用负压吸引的负压源是中心负压真空泵组，是为吸除手术过程中患者的血液、痰液及术中冲洗液等而设计的。手术室中心吸引装置克服了电动吸引机随用随搬、不能多人共用、消毒不便的缺点。

（3）麻醉废气排放系统：手术室麻醉废气的排放，利用压缩空气，排放废气，无需日常保养，废气排放流量可根据手术类型、手术需要进行调节。

（4）医用压缩空气系统：医用压缩空气系统的动力源于中心压缩站的空压机组，通过该机组使空气系统管路达到所需压力值和流量，以供手术医疗设备使用。

（5）手术室二氧化碳供应系统：手术室医用二氧化碳系统由中心供应站、减压装置、管道、阀门及二氧化碳气终端等组成。中心供应站是医院中心供应二氧化碳站的核心系统，站内的二氧化碳气通过管道和减压装置输送至手术室各手术间的快速插座终端处，通过终端接口与设备相连接。

（6）手术室氮气供应系统：手术室医用氮气系统由中心供应站、减压装置、管道、阀门及氮气终端等组成。中心供应站是医院中心供应氮气站的核心系统，站内的氮气通过管道和减压装置输送至手术室各手术间的快速插座终端处，通过终端接口与设备相连接。

2. 手术室医用气体操作规范

（1）手术室医用气源装置应分别设置在手术台患者头右侧顶棚和靠近麻醉机的墙面下部，距地高度为 1.0~1.2m；麻醉气体排放装置也应设置在手术台患者头侧。

（2）洁净手术部医用气体终端接口上应有明显的气体种类标识。各标识字体均采用中英文双重表述方式，字体颜色根据国际通用的不同颜色区分不同的气体。如 CO_2（红色）、氮气（黑色）、氩气（灰色）等。

（3）若手术室医用气体终端采用插拔式自封快速接头，该接头应定期用消毒液擦拭，以保证供应气体的清洁、安全。

（4）各类手术室医用气体终端接口连接时，应具有唯一性、不可更换性，以保障气体管道连接的正确性，预防错用气体的事故发生。

（5）连接各类手术室医用气体终端接口时，应双人核对，保证气体管道连接的正确。

（6）每个手术间都有两套医用气体终端，一套装在吊塔上，一套装在嵌壁终端箱内，一备一用。同类医用气体终端接口应保证有2个或2个以上。使用过程中，若一路接口发生故障，可立即启用备用接口，以保证手术及手术患者的安全。

（7）设立手术室医疗气体专人负责制，由特定手术室护士负责整个手术室医疗气体的管理，并在每个手术间的电话本上公布该护士的联系号码，一旦房间气体使用发生故障，可由房间护士联系该责任护士，再由该名责任护士联系医院医疗气体供应中心，通知供应中心工作人员进行检修。

（8）设立手术室医疗气体系统定期检修制度，督促医院医疗气体供应中心定期对手术室系统进行检修，以保证医疗气体的正常输送。每次检修完毕，检修人员还应在检修登记本上登记检修时间、项目并签名。

（9）各手术间负压吸引装置应采用一次性可更换负压吸引袋，一人一换，预防交叉感染。

（10）制定手术室医疗气体使用应急预案，一旦发生意外事故，应及时启动应急预案，以保证手术的顺利进行，防止手术意外的发生。

十四、手术患者交接与转运管理

（一）目的
规范手术患者安全交接与转运，确保患者安全。

（二）范围
适用于所有手术患者交接与转运。

（三）权责
1. 手术室护士　正确实施手术患者的交接与转运，确保患者安全。
2. 护士长　对科内手术患者交接与转运的情况进行监控。

（四）作业内容
1. 手术室护士接患者入手术室

（1）手术室应提前约30min通知病房送手术患者到手术室，病情危重的由经治医师护送。手术科室应在手术室接患者前完成各项术前准备和相关检查，尤其是术前定位拍片、撤牵引支架等。患者仅穿手术病号服，随身物品如金首饰、手表、现金等贵重物品、假牙等一律不得带到手术室。

（2）按手术安排表上信息，病房护士核查患者信息和术前准备情况，手术室工友将患者接至术前准备室，护士完成书面和床边交接。

（3）术前准备室护士亲切问候迎接患者，介绍环境。核对患者身份（姓名、年龄、出生年月、住院号、手术名称、手术部位、部位标记），确认患者手腕带身份信息与手术总安排表、病历资料相一致。并逐项核查术前准备项目完善情况及随身携带物品、药品，签名记录。有条件的医院可配备掌上无线电脑进行手腕带身份识别，确保正确的患者、正确的手术名称和手术部位。

（4）巡回护士与麻醉医生至术前准备室接收手术患者，核对无误后将患者接入手术间，接送途中要使用有护栏的推车等运输工具，固定好患者安全带和护栏，防止患者摔伤。重危患者运送途中要注意患者的病情变化，保护各种管道的通畅，确保患者温暖、舒适、安全。

（5）搬运患者至手术床　在搬运前要先锁好推车的锁，未使用镇静剂的患者可以自己上手术台，要有一人扶稳推车或担架，另一人站在手术床另一侧接患者，预防发生意外。一旦搬上手术床后,要系好约束带,陪伴患者身旁,不能让患者单独留在手术间。

2. 手术室护士送患者出手术室

(1)手术结束后,由麻醉医生和手术医生/巡回护士护送患者至麻醉恢复室,途中注意患者的转运安全,防止躁动发生,保持输液管道和引流管通畅。随时观察病情变化,做好与麻醉恢复室护士的交接工作。

(2)病房交接:出科前电话通知病区护士患者返回时间及物品准备。由恢复室护士和工友送至病区,注意路途转运安全,确保静脉通路及各种管道的妥善固定,防止脱出。有呕吐可能者应将其头偏向一侧,防误吸及窒息。平车转运途中注意避免急转弯和车速太快,可以减少患者晕车呕吐现象。到达后与病区护士做好床边和书面交接。

(3)转科至重症监护室:在麻醉恢复室评分等于或小于5分,经治疗无改善迹象或有其他存在的更严重的并发症产生,经手术医生和麻醉医生共同评估决定,转入重症监护病房进一步治疗。由麻醉医生、恢复室护士、手术室工友一起运送患者至ICU,做好转运路途中的给氧、生命体征维护与监测,确保安全,并与ICU医生和护士做好床边和书面交接。

3. 术后管道安全管理

(1)手术患者出室前,巡回护士检查静脉穿刺部位有无红肿渗漏,穿刺针妥善固定,避免搬运过程中脱出。

(2)检查三通侧孔是否封闭。术前可预留三通帽子,并将其阴阳极相接放于原三通包装内,以保持其无菌状态备用,另外手术室预先将三通帽子经低温等离子消毒后分置于各手术间特殊用物盒备用。

(3)检查各连接口有无松动,给予拧紧。

(4)检查茂菲氏滴管液平面。保证运送途中有足够的液体量,避免在途中更换液体,运送途中不得加压输液。

十五、护理不良事件报告制度

(一)目的

规范手术室不良事件的管理,增强风险防范意识,提高风险防范能力,预防和减少不良事件对手术患者造成伤害,保障患者安全。

(二)范围

手术室全体工作人员。

(三)权责

1. 手术室所有工作人员都有权利和义务报告医疗不良事件并成为报告人。报告人可以是当事人或事件的发现者。报告遵从自愿性、保密性、非惩罚性、真实性和公开性的原则。

2. 护士长负责护理不良事件管理制度的实施。

3. 不良事件报告系统上报的事件及相关数据仅作为内部管理使用,科室应做好相关保密工作。

4. 不良事件报告系统的权限管理由医院职能科室负责,后台数据维护由医院信息处负责。

(四)作业内容

1. 通过鼓励报告不良事件,鼓励全体员工参与患者安全管理,实现最大限度地收集、分析、交流、共享安全信息，建立"安全文化"理念，建立以不惩罚为手段的"不良事件"自愿报告机制，不断提升手术室护理质量和安全管理水平。

2. 收集不良事件的信息，进行趋势分析和个案分析，发布警示信息，提出整改建议，促进手术室护理质量与安全管理的持续改进。

3. 发生不良事件后，积极采取补救措施，将医疗服务过程中可能引起的患者伤害降至最低。

4. 不良事件的呈报采用网络呈报，填报途径：医院不良事件报告系统。

5. 护理不良事件的呈报由发生或发现人按事件的类别正确填报并上传，尤其是事件经过、发生该事件的根本原因、原因分析、整改措施等。

6. 发生重大不良事件时，按医院规定及时报告。当事人或发现人应立即向护士长报告，护士长立即报告护理部及科主任，护理部立即报告分管院长、医务部。并做好保密工作，不得向任何无关人员透露，所有对患者及其家属的谈话均应由患者的主管医生或医院指定人员来完成。

7. 发生重大护理不良事件后的各种相关记录、检验报告以及造成事故的药品、器械等均应妥善保管，不得擅自涂改、销毁，以备鉴定。

8. 科室发生护理不良事件应在 3 天内进行讨论、整改并按要求填报网络报表；发生重大不良事件应在 24h 内组织该事件的相关部门和人员做根因分析并记录。按要求填报网络报表。

9. 护士长核实本科室护理安全事件的经过、发生该事件的根本原因、原因分析、整改措施等并按要求及时上传护理安全委员会。

10. 发生护理不良事件的部门或个人，如不按规定报告，有意隐瞒，事后经他人发现，须按情节轻重给予处理。

11. 护理部定期组织安全委员会成员及事件相关人员分析不良事件的原因，并提出防范措施。

第六节　医院感染控制

一、洁净手术室管理制度

（一）目的

本制度参照卫医政发 [2009]90 号医院手术部（室）管理规范（试行）；《医院洁净手术部建筑技术规范》（GB50333-2013）；《医院空气净化管理规范》（WS/T 368-2012）；规范手术室各级人员落实洁净手术室的日常管理制度，使手术室保持干净整洁，符合医院感染控制要求。

（二）范围

洁净手术室空气、环境卫生管理。

（三）权责

1. 手术室工友　严格执行洁净手术室各项消毒技术规范，负责手术室内的环境卫生。

2. 手术室护士　遵守、指导、监督洁净手术室日常运行。

3. 后勤服务中心维修部技术人员 做好净化空调系统日常管理和维护,检查和记录。

4. 护士长 督促落实手术室环境卫生,监督检查日常保养情况并持续质量改进。

(四)作业内容

1. 洁净手术室管理建筑要求

洁净手术室应符合《医院洁净手术部建筑技术规范》(GB50333-2013)的要求。手术室出入路线流程应符合功能要求和洁污分开,并遵循医院感染预防与控制的原则。设有工作人员出入路线、患者出入路线和物流路线,流向合理。手术室的建筑设计可有中央岛型、洁污双通道等建筑设计。中央岛型的设计形态,洁净内廊的设置创造了无菌物品免受污染的优越条件,洁净外廊的设置为患者和工作人员提供了宽敞明亮的环境,污物采用集中打包的方法,避免了对洁净外廊的污染。而洁污双通道的建筑设计,更有效地发挥洁净手术室严格分区、洁污分流、避免交叉感染等优势。手术室应根据手术的洁污等级,合理安排实施手术间的净化级别、手术间的使用、手术台次的先后及接台手术等待的时间。手术室的工作区域分为限制区、半限制区和非限制区。每个手术间只设 1 张手术台。洗手池应设置在手术间附近,大小、高度适合,易于清洁。洗手设施数量符合规范要求。洗手区应设计有时钟。应随时保持洗手池清洁。

2. 空调与空气过滤系统管理要求

应采用空调和空气过滤系统来控制空气中细菌的含量。空气过滤器分初、中、高效三种,可根据手术的不同要求,采用相应等级的过滤器的手术间。

(1)洁净手术部净化空调系统的日常管理和维护应由后勤服务中心维修部的专业工程技术人员负责,有检查和记录。

(2)空气洁净系统技术维护与保养要求

空气处理机组每月检查一次,清扫内部。

新风机组初效滤网每 2 天清洁一次;初效过滤器每半个月更换一次;中效过滤器每周检查,3 个月更换一次;发现污染和堵塞及时更换。末端高效过滤器每年检查一次,当阻力超过设计初阻力 160Pa 或已经使用 3 年以上时宜更换。

排风机组中的中效过滤器每年更换,发现污染和堵塞及时更换。

每日清洁回风口,每周检查并清洁回风口过滤网,每半年更换一次。如遇特殊污染,及时更换,并用消毒剂擦拭回风口内表面。

(3)手术室护士负责机组的使用、检查和管理

洁净手术部的净化空调系统应当在当日第一台手术前 30min 开启。

手术间应保持温度为 21~25℃,湿度为 30%~60%。开启空调机组,麻醉废气排放等按钮。

当日手术结束,患者及工作人员撤离手术室后,环境卫生结束半小时后关闭净化空调系统。

每间手术间每季度至少做一次空气监测,并符合规范要求。

3. 手术室内环境卫生要求 遵守《手术室环境表面清洁与消毒制度》。

二、手术室无菌物品存放制度

(一)目的

规范手术室无菌物品的存放,使无菌物品安全有效,符合院感要求。

（二）范围

手术室无菌物品存放。

（三）权责

1. 手术室器械班护士 按要求存放不同种类的无菌物品，定期检查有效期，及时发现过期、失效或各种原因不能使用的无菌物品，并按规定处理。

2. 手术室护士 按要求取放无菌物品，及时发现过期、失效或各种原因不能使用的无菌物品，并按规定处理。

3. 手术室感控护士 协助护士长检查监督手术室无菌物品存放是否符合要求。

4. 护士长 检查监督手术室无菌物品存放规范，并持续质量改进。

（四）定义

无菌物品指通过物理或化学的方法灭菌后保持无菌状态的物品。

（五）作业内容

1. 一次性无菌医用耗材严格分区管理，灭菌耗材与非灭菌耗材分开存放，各物资存储位置有明显的标识。

2. 一次性无菌医用耗材必须存放在阴凉、通风、干燥的库房。物资存放货架应由不易吸潮、表面光洁的材料制成，表面再涂以不易剥蚀脱落的涂料，使之易于清洁和消毒。物资存放货架应离地面 ≥ 10cm，离墙 ≥ 5cm，离天花板 ≥ 50cm，物资放置要符合医院消防要求并有防尘设施。

3. 一次性无菌医用耗材必须拆除外包装后，才能移入存放间。

4. 一次性无菌医用耗材设专室存放、专人管理、专人发放、定期检查有效期、按需预算进货，避免一次性灭菌物品积压过期，造成不必要的浪费。

5. 无菌包体积不超过 30cm × 30cm × 50cm，包布大小适宜，整洁无破损，包外的标签应注明无菌包名称、灭菌日期、失效期，并有签名。器械包重量不宜超过 7kg，敷料包重量不超过 5kg。灭菌包中间安放灭菌指示卡，使用时应鉴定灭菌效果。所有术后器械必须在器械洗涤室处置，禁止在限制区水槽内清洗器械。

6. 无菌物品分类放置，标签醒目，每日检查。棉布包装材料，有效期为 7 天，霉季 5 天；一次性无纺布双层包装经高温高压灭菌或低温等离子灭菌，有效期为 3 个月；一次性纸塑包装材料高温高压灭菌有效期为 3 个月；一次性纸塑包装材料经环氧乙烷灭菌或低温等离子灭菌后，有效期为 6 个月。

7. 湿包和有明显水渍的包不可作为无菌包使用。灭菌包掉落在地，或误放不洁之处或沾有水液、消毒液，均视为受到污染，不可作为无菌包使用。

8. 运送无菌物品的工具应每日清洗并保持清洁干燥。当怀疑或发现有污染可能时，应立即进行清洗消毒。

9. 拿取无菌物品应严格遵循从左到右、从上到下、从前到后的原则，先用近期物品，后用远期物品，遵循先进先出原则。补放无菌物品时也要严格按有效期顺序放置。每天有专人负责检查有效期，并做好登记。不得有过期物品存放在无菌物品间。

三、手术室环境表面清洁与消毒

（一）目的

明确手术室各区域环境表面清洁与消毒的标准，规范手术室环境卫生的管理工作，使手术室保持干净整洁,符合医院感染控制要求,保障手术患者安全。

(二)范围

手术室环境表面清洁与消毒。

(三)权责

1. 手术室工友　负责手术室各区域的环境表面清洁与消毒工作。

2. 手术室护士　保持手术室各自包干区的干净整洁,监督工友各区域的环境表面清洁与消毒工作。

3. 工友管理者　对手术室工友进行岗前培训,指导其环境表面清洁与消毒的标准,制定岗位职责,并做好监督。

4. 护士长　督促落实手术室环境表面清洁与消毒,并持续质量改进。

5. 医院感染管理部门　参与手术室环境表面清洁与消毒的质量监督,定期对工友进行业务指导。

(四)作业内容

1. 手术间环境表面清洁与消毒管理

(1)每日手术前做好晨抹工作,即用超纤维小毛巾湿式擦抹或用消毒湿纸巾擦抹手术间的器械台面、操作台面、插桌及无影灯上的浮尘,以减少因操作带动的浮尘沉降至无菌区域。

(2)接台手术中的清洁消毒

1)清除地面垃圾连同手术敷料等医疗垃圾放入黄色垃圾袋,扎紧袋口;污布类放入专用污物袋,同样扎紧袋口,送至污物通道,分别放入规定的垃圾转运箱中。

2)一般用500mg/L含氯消毒液湿式拖地;有明显血液、体液污染、多重耐药菌株污染等使用1 000mg/L含氯消毒液湿式拖地。根据前后手术切口清洁度来决定所需静止时间。只有确保手术间空气的洁净度,才能保证接台手术的安全,减少手术切口感染的风险。

3)接台手术的台面用消毒湿纸巾擦拭。

(3)手术结束终末卫生

1)清除手术间内所有垃圾:医疗垃圾放入黄色垃圾袋,袋口扎紧,生活垃圾放入黑色垃圾袋,袋口扎紧,污布类放入专用污物袋,同样扎紧袋口,送至污物通道分别放入规定的垃圾转运箱中。

2)仪器设备、输液架、操作台、墙面、无影灯、体位架和体位垫等,用清水蓝色毛巾擦拭,如有明显血液、体液污染、多重耐药菌株污染等使用1 000mg/L含氯消毒液红色毛巾擦拭消毒后,再用清水毛巾擦拭;手术床脚、垫脚凳、墙角、层流回风口、吸引器篮等,用红色毛巾浸500mg/L的含氯消毒液擦拭消毒;地面用500mg/L含氯消毒液拖地,有明显血液、体液污染、多重耐药菌株污染等使用1 000mg/L含氯消毒液湿式拖地,再用清水拖地。清扫后要求无污迹、血迹和水迹。

3)污物桶、污物脸盆每日清洗,一般用500mg/L的含氯消毒液浸泡30min,有明显血液、体液污染、多重耐药菌株污染等使用1 000mg/L含氯消毒液浸泡30min,清洗晾干。

4)卫生结束半小时后关闭层流,次日手术前1h开启层流处于静止状态。

5)感染手术后手术房间按感染处理流程处理。

(4)手术间周日大扫除

1)将手术间所有器械台子、推车、污物筐、输液架彻底清洁,按固定位置放置,更换吸引器连接皮管,保证零件的完整性。

2)垫脚凳、座凳、污物桶、污物盆、吸引器篮筐等,在污物洗涤室用流水清洗干净,擦干放回手术间。

3)手术间固定仪器设备按要求清洁去污擦拭,要求无灰尘、血迹、污渍。

4)手术床的清洁:床面、床垫、床底座、床的各种零部件均无血迹、污渍,清洁后整理床单位。

5)墙面、天花板、吊塔、输液轨道、壁柜、门档等,用湿毛巾擦拭,要求无灰尘。

6)层流回风口擦拭,过滤网拆下清洗擦干后装回,每周日有专业管理人员清洗,并登记在册。

7)地面用清洁剂刷洗,去除污渍,再用清水反复拖地直至清洁光亮且不滑为止。清洁地面时要把手术床解锁移位,注意手术床下的地面清洁,避免留下卫生死角。

(5)保持洁净区内走廊、各辅助用房地面的清洁,无灰尘、无污渍;保持洗手水池的清洁,无积水;及时清空垃圾桶内的擦手纸;洁净区内各辅助用房中的仪器、储物柜、货物架按要求每日定时擦灰,保持整洁无尘。

2. 手术室外围环境表面清洁与消毒

(1)保持外周环境整洁、干燥。严格按要求每日定期湿式打扫走廊及辅助用房。

(2)保持更衣室、浴室、厕所的地面整洁、无垃圾、无积水、无异味、无手术衣物堆放。

(3)污物洗涤室、污物通道、器械洗涤室的地面无污物、污水,水槽无污物、污渍。

(4)外走廊、器械室、办公室、餐厅及患者接待室随时清扫擦灰拖地,保持整洁。

(5)洁净楼梯、电梯每日定期清洁擦拭,保持地面、扶手、电梯内壁清洁,无污渍和血迹。

(6)污物电梯定时打扫,一般用500mg/L的含氯消毒液拖地和擦拭电梯内壁,有明显血液、体液污染、多重耐药菌株污染等使用1 000mg/L含氯消毒液拖地和擦拭电梯内壁,保持清洁,无污渍和血迹。

3. 患者接送车、轮椅的清洁消毒

(1)晨间更换患者接送车上的床单、被套、约束带、护腕、一次性床单等物品。用500mg/L的含氯消毒剂或消毒湿纸巾擦拭患者接送车床档扶手及车轮,红色毛巾用于车轮擦拭,蓝色用于床档擦拭,最后用清水擦拭一遍。

(2)外出推车车轮及时清洁,推车上的床单、被套、约束带、护腕有污染时及时更换。接送患者后,一般用500mg/L的含氯消毒液或消毒湿纸巾擦拭;有明显血液、体液污染、多重耐药菌株污染等使用1 000mg/L含氯消毒液擦拭。

4. 保洁工具管理要求

(1)拖把的管理要求:为了防止交叉感染,不同区域的地面用不同尘推拖地;须状拖把布用于手术间地面;40cm拖把布用于污物走廊地面,60cm拖把布用于洁净区内走廊、无菌间、洗手区地面;80cm拖把布用于外走廊、办公室、餐厅辅助用房的地面。用完后的尘推卸下来用500mg/L的含氯消毒液浸泡30min后,清洗干净悬挂晾干备用。严格分区使用,要分类浸泡消毒,分类清洗与放置,标志明显,不可混用。拧水拖把用于厕所、污染区地面,用后清洗干净悬挂晾干备用。

(2)毛巾的管理要求:超纤维小毛巾用于晨间护理手术间桌面台面的晨抹;蓝色毛巾用于各种桌面、器械台面、输液架吊塔等常规清洁;红色毛巾用于有血迹、分泌物、排泄物污染的脚樁、手术床、墙角吸引装置等;咖啡色毛巾为厕所专用。

5. 医疗仪器表面的清洁消毒

（1）进行医疗器械表面清洁时，穿戴好个人防护装备。

（2）每天工作前和结束后对医疗仪器表面进行湿式擦拭。

（3）一般用 500mg/L 含氯消毒剂或消毒湿纸巾擦拭。有明显血液、体液污染、多重耐药菌株污染等使用 1 000mg/L 含氯消毒液擦拭。

6. 打蜡地胶板保洁工作流程

（1）有明显垃圾灰尘的地面先进行清扫。

（2）尘推上尘推油后，做整体地面清洁。

（3）处理血迹、呕吐物、排泄物，戴手套，用纸巾或尿布覆盖清除污迹，放入黄色垃圾袋中，用含 1 000mg/L 含氯消毒液红色毛巾擦洗 2 遍作用 30min，用尘推整体清洁；用完后的尘推卸下用 500mg/L 含氯消毒液浸泡 30min 后清洗干净晾干备用。

7. 注意事项

手术间清洁用的毛巾、拖把头一人一用。

四、手术室消毒隔离制度

（一）目的

本制度参照卫医政发 [2009]90 号医院手术部（室）管理规范（试行）；《医疗机构消毒技术规范》（WS/T 367-2012）；《医院消毒供应中心》（WS310-2016）。规范手术室各级人员落实各项消毒技术规范，符合医院感染要求，确保手术室工作正常进行，无院感相关意外事件发生。

（二）范围

所有在手术室内作业的相关人员，包括患者。

（三）权责

1. 手术相关人员　严格遵守各项消毒技术规范，掌握手术、麻醉、后勤保障、保洁、医院感染防控相关基本知识和基本技能。

2. 手术室护士　遵守、指导、监督消毒隔离制度的落实执行情况。

3. 外来及参观人员　严格遵守手术室参观制度。

4. 护士长　督促消毒隔离制度的落实执行，并持续质量改进。

（四）作业内容

1. 工作人员管理

（1）工作人员应定期接受与其岗位职责相应的岗位培训，正确掌握手术室工作的基本技能、器械消毒灭菌原则、医院感染防控相关知识和技能。

（2）手术室配备医院感染监控员一名，参与医院感染管理相关会议和培训，负责本科室相关制度的制定落实，定期自查，及时发现存在问题，收集资料并持续改进。

（3）着装要求：进入手术室的工作人员应正确穿戴手术室专用的服装、工作鞋和帽子。执行无菌操作、进入限制区时应正确佩戴一次性医用外科口罩，外出时，需穿外出服、外出鞋。处置患者或器械时可能有血液、体液、分泌物、排泄物喷溅时，应穿隔离衣或防护围裙、戴防护目镜或面屏。工作衣被血液、体液污染时，应及时更换。接触疑似为呼吸道传染的患者应戴 N95 口罩，遇污染立即更换。开放手术的手术人员应戴防护目镜（戴眼镜者除外）或面屏。

（4）人员数量：必须保证足够的护理人员，护士与手术台之比为 3∶1。原则上巡回护士不能同时兼管 2 间手术间。

（5）患有感冒、腹泻等可能会传播的感染性疾病时，应避免接触患者。有传染性疾病者应休息至无传染性时方可恢复上班。

2. 患者管理

（1）患者准备：手术患者进入手术室前应更换手术专用衣服，脱去内衣、袜子，戴上一次性帽子。除去假牙、戒指、项链、手表等饰物和贵重物品。

（2）患者皮肤准备和手术区域皮肤消毒：手术前一天建议患者用抗菌沐浴液沐浴。根据手术需要，手术当天在病房内剔除头发和会阴毛发。避免不必要的备皮，确需备皮应术前即刻或在手术室进行，尽量使用不损伤皮肤的方法，首选剪毛器，时间以接近手术时间为佳，30min 以内剔除毛发会降低手术部位感染。皮肤消毒采用 5%PVP-I 消毒的方法。范围一般扩大至距手术切口 15~20cm 的区域以建立适当的无菌安全带。

（3）规范抗菌药物使用：术前预防性抗菌药物应在划刀前 0.5~1h 内给予。

（4）按照各科的手术安排表的第一台台次、洁净手术室的净化级别和手术切口清洁程度安排手术。对于每一个手术患者按照标准预防措施管理患者，并做好员工的自我防护。未配备负压洁净手术室则不能接受经过空气传播的感染手术，如开放性肺结核、SARS 等患者。如有疑似患者，病情允许时，应为患者佩戴一次性外科口罩并尽快转至专科医院救治，并汇报医务科、保健科、医院感染管理科。配有负压洁净手术室，若有疑似或确诊经空气传播疾病的手术患者，严格按负压手术室管理规范执行。

（5）手术前后如患者病情允许，应将床头抬高 30°。

（6）注意患者保暖，为患者提供被子、毯子、冲洗用的温盐水、加温机等物品和设备。

（7）巡回护士原则上不能同时护理两个手术患者。

3. 环境管理

（1）禁止在手术室内摆放水养或土养植物。

（2）禁止在室内及走廊铺设地毯，禁止在手术室入口处放置踏脚垫并喷洒消毒剂。

（3）空气：正压手术间空气净化效果及监测频率符合 GB50333 的要求。负压手术室管理参照《正负压切换洁净手术室的管理》。

（4）墙面和门窗：应保持无尘和清洁。定期进行湿式卫生，拖地的原则为从清洁区至污染区。抹布、拖把头使用后应清洗消毒，晾干或烘干备用。

（5）地面及物体表面

1）非限制区、半限制区地面（如走道、术前准备室、麻醉恢复室、收发室、更衣室、休息室、办公室、洗手间等），每日两次实施湿式卫生，可采用清洁剂辅助清洁。

2）限制区地面（内外廊）每日早晚两次用含有效氯 500mg/L 的消毒剂擦拭消毒，遇污染以及两台手术之间及时清洁消毒。

3）限制区内采用脱卸式拖把头清洁地面，使用后及时更换，机洗消毒后使用。地面每季度机洗及打蜡。

4）限制区以外区域拖把分色分区要求与医院其他区域一致。

5）不同区域使用的清洁工具应分开放置，不得用一把拖把连续擦拭不同的手术间，拖地的原则为从清洁区至污染区。使用后的拖把头清洗后晾干或烘干备用。

6）桌面、物体表面常规每天进行 2 次湿式卫生；2 台手术之间常规用清水擦拭桌面和仪器设备、输液架、操作台、墙面、无影灯、体位架和体位垫等表面；如有明显血液、体液污染、多重耐药菌株污染等使用2 000mg/L含氯消毒液擦拭消毒。冰箱、温箱、微波炉、柜顶、回风口等处每周1次进行湿式卫生，遇污染随时清洁；储藏柜每周清洁。污物桶每天1次擦拭消毒；接送患者的平车每天擦拭消毒，车轮应每次清洁，车上物品保持清洁。接送隔离患者的平车用后及时擦拭消毒。

7）常规擦拭消毒可使用含有效氯500mg/L的消毒剂，作用时间＞10min。

8）物体表面有血液、体液污染时，先用吸湿材料除去可见污染物，再用含有效氯2 000mg/L的消毒剂，作用时间＞30min，擦拭消毒。

9）窗帘每半年清洗1次，床帘每季度清洗1次。

4. 物品管理遵守《手术室无菌物品存放制度》

（1）手术器械和用品的灭菌要求见《医疗机构消毒技术规范》（WS/T 367—2012）。应选择适宜的灭菌方法，并结合科学的监测手段，保证灭菌效果。能压力蒸汽灭菌的物品应避免使用化学灭菌。所有手术器具、器械、材料，包括布巾、纱布、敷料、缝针、刀片等，凡能够耐高温、高湿的物品均采用压力蒸汽灭菌。对不耐热、高温的物品，采用环氧乙烷灭菌或低温等离子灭菌。环氧乙烷灭菌后，必须去除物品上的环氧乙烷残毒。

（2）医疗器材和物品在灭菌前，先去污染，彻底清洗干净。

（3）压力蒸汽灭菌应按规范进行物理、化学、生物监测

1）物理监测：每次灭菌应连续监测并记录灭菌时的温度、压力和时间等灭菌参数。

2）化学监测：每一灭菌包均应进行包内、包外化学指示物监测。包内化学指示剂置于包内最难灭菌的部位。采用快速程序灭菌时，应直接将一片包内化学指示物置于待灭菌物品旁边进行化学监测。

3）生物监测：至少每周监测一次。紧急情况灭菌植入物时，使用含第5类化学指示物的生物PCD进行监测，化学指示物合格可提前放行，生物监测的结果应及时通报使用部门。采用快速程序灭菌时，应直接将一支生物指示物，置于空载的灭菌器内。

（4）无菌物品使用前，应严格检查包装有无潮湿、破损，核对灭菌有效期，以及指示胶带与指示卡变色是否均匀一致，是否达到灭菌要求。

（5）每月进行环境卫生学监测，内容包括：手、消毒液、净化水、操作台表面、空气、消毒后直接使用的医用器材（如简易球囊）。

（6）医用织物以及废物的管理：使用后的医用织物密闭运送至洗衣房清洗消毒。按废物分类原则处理手术废物：医疗废物置于黄色垃圾袋；一次性包装材料及生活垃圾置于黑色垃圾袋；化疗废物置于红色垃圾袋，使用后锐器置于锐器盒。感染手术医用垃圾置黄色污物袋，外贴隔离标志封闭运送，无害化处理。

5. 标准预防　遵守《手术室员工职业防护制度》。

6. 感染手术后处理细则

（1）隔离患者手术安排表上应注明感染情况，严格隔离管理。感染手术后必须消毒处理，以防止因空气的传播或感染器械的再使用以致交叉感染，术后器具和物品应消毒，标本按隔离要求处理，手术间严格终末消毒。

（2）一般感染手术按标准预防措施。

（3）特殊病原体（如气性坏疽、朊毒体或突发原因不明传染病的病原体）感染手术的终末处理参照以下原则：

1）按照 2009 版《医院消毒供应中心管理规范》，以下三类感染（阮毒体、气性坏疽及突发原因不明的传染性病原体）属于特殊感染，物品力求简单的器械为宜，尽量选一次性包，一次性用物，建议配置 2 名巡回护士，手术室内外各 1 名。术后污染的诊疗器械、器具和物品需特殊处理。器械应遵循先消毒后清洗再灭菌的原则。

2）术中注意点：刷手护士将含脓血的物品尽量控制在台上，勿随意放置。地面遇有污染用 2 000mg/L 含氯消毒液覆盖 30min 后及时清除。垃圾及用过的布类必须入袋。

3）术后终末处理：台上器械清除肉眼血迹外后加清洁包布打包，贴隔离标志并注明隔离种类，密闭运送至消毒供应中心并与消毒供应中心人员进行当面交接。统一由消毒供应中心进行器械的消毒清洗打包灭菌。

4）器械处理

气性坏疽：采用含氯消毒剂 1 000~2 000mg/L 浸泡 30~45min 后按照标准处理消毒。

阮毒体：应先浸泡于 1mol/L 氢氧化钠溶液内 60min 后按照标准处理消毒。

突发原因不明的传染病病原体：应按照国家当时发布的规定要求处理。

5）术后敷料、吸引瓶及用后一次性用物放入有标记的袋中封口，在其外套黄色医疗垃圾袋，外贴隔离标签，注明感染种类。

6）污染的被服及手术布类均放入有标记的黄色垃圾袋中封口。其外再套一层黄色医疗垃圾袋，外贴隔离标签，注明感染种类。

7）参加手术人员脱去手套、隔离衣、鞋套等放入黄色垃圾袋中封口，并注意手卫生。

8）送检的标本由门外巡回护士贴好标签并外套一清洁标本袋，外贴隔离标志并注明感染种类，立即送病理科。

9）将布类、垃圾及时送出手术间并与清洁部及洗衣房进行沟通，用 1∶25 施康消毒液对所有物体表面，无影灯进行消毒，包括仪器表面及床单位进行擦拭。

10）净化连续开放 6h，常规物体表面培养合格后，次日启用手术间。

五、手术部位感染预防

外科手术必然会带来手术部位皮肤和组织的损伤，当手术切口的微生物污染达到一定程度时，会发生手术部位的感染。手术部位的感染包括切口感染和手术涉及的器官或腔隙的感染，手术部位感染的危险因素包括患者方面和手术方面。患者方面的主要因素是：年龄、营养状况、免疫功能、健康状况等。手术方面的主要因素是：术前住院时间、备皮方式及时间、手术部位皮肤消毒、手术室环境、手术器械的灭菌、手术过程的无菌操作、手术技术、手术持续的时间、预防性抗菌药物使用情况等。医疗机构和医务人员应当针对危险因素，加强外科手术部位感染的预防与控制工作。

（一）外科手术切口的分类

根据外科手术切口微生物污染情况，外科手术切口分为清洁切口、清洁 - 污染切口、污染切口、感染切口。

1. 清洁切口 手术未进入感染炎症区，未进入呼吸道、消化道、泌尿生殖道及口咽部位。

2. 清洁 - 污染切口 手术进入呼吸道、消化道、泌尿生殖道及口咽部位，但不伴有明显污染。

3. 污染切口 手术进入急性炎症但未化脓区域，开放性创伤手术，胃肠道、尿路、胆道内容物及体液有大量溢出污染，术中有明显污染（如开胸心脏挤压）。

4. 感染切口　有失活组织的陈旧创伤手术,已有临床感染或脏器穿孔的手术。

(二)外科手术部位感染的定义

外科手术部位感染分为切口浅部组织感染、切口深部组织感染、器官/腔隙感染。

1. 切口浅部组织感染

手术后30天以内发生的仅累及切口皮肤或者皮下组织的感染,并符合下列条件之一:

(1)切口浅部组织有化脓性液体。

(2)从切口浅部组织的液体或者组织中培养出病原体。

(3)具有感染的症状或者体征,包括局部发红、肿胀、发热、疼痛和触痛,外科医师开放的切口浅层组织。

(4)下列情形不属于切口浅部组织感染

1)针眼处脓点(仅限于缝线通过处的轻微炎症和少许分泌物)。

2)外阴切开术或包皮环切术部位或肛门周围手术部位感染。

3)感染的烧伤创面,及溶痂的Ⅱ、Ⅲ度烧伤创面。

2. 切口深部组织感染

无植入物者手术后30天以内、有植入物者手术后1年以内发生的累及深部软组织(如筋膜和肌层)的感染,并符合下列条件之一:

(1)从切口深部引流或穿刺出脓液,但脓液不是来自器官/腔隙部分。

(2)切口深部组织自行裂开或者由外科医师开放的切口。同时,患者具有感染的症状或者体征,包括局部发热,肿胀及疼痛。

(3)经直接检查、再次手术探查、病理学或者影像学检查,发现切口深部组织脓肿或者其他感染证据。

同时累及切口浅部组织和深部组织的感染归为切口深部组织感染;经切口引流所致器官/腔隙感染,无须再次手术归为深部组织感染。

(三)器官/腔隙感染

无植入物者手术后30天以内、有植入物者手术后1年以内发生的累及术中解剖部位(如器官或者腔隙)的感染,并符合下列条件之一:

(1)器官或者腔隙穿刺引流或穿刺出脓液。

(2)从器官或者腔隙的分泌物或组织中培养分离出致病菌。

(3)经直接检查、再次手术、病理学或者影像学检查,发现器官或者腔隙脓肿或者其他器官或者腔隙感染的证据。

手术室是引发医院感染的高危科室之一,也是控制医院感染的重点科室,其感染控制质量直接影响患者的预后及医院的医疗效果,感染严重可危及患者生命。因此预防和控制医院感染是手术室工作极为重要的环节。

(四)手术部位感染的高危因素

1. 手术前的危险因素

(1)病理生理因素

1)年龄:老年人生理功能减退,婴幼儿免疫功能尚未成熟,术后易发生感染。

2)肥胖:肥胖不仅是慢性病的杀手,也是造成手术患者发生 SSI 的重要危险因素。肥胖是切口脂肪液化的危险因素,同时肥胖是不能短时间内能解决的健康问题,作为医务人员应全面评估患者,具有前瞻性地采取预防措施,使肥胖对患者术后恢复造成的威胁降到最低程度。

3)营养不良：皮肤黏膜防御功能、抗体生成能力、白细胞吞噬能力可因营养不良而受到影响，特别是白蛋白缺乏时，中性白细胞功能降低，T淋巴细胞、B淋巴细胞、补体功能及炎症反应能力均减弱，对手术伤口愈合不利。

4)糖尿病：糖尿病是手术部位感染的高危因素。高血糖影响炎性细胞向患处迁移，削弱机体抗感染能力，伤口渗出液中高血糖的微环境有利于细菌的生长繁殖等均是造成糖尿病患者易发切口感染的原因。

（2）其他因素

1)酗酒、伤口污染、体内异物存留等也是患者发生 SSI 的原因之一。

2)病变的部位与种类：不同部位的 SSI 发生率不同，颈部较腰部切口抵抗力强，腰部手术 SSI 发生率低于腹股沟部者，择期手术中，当手术涉及或切除有腔器官时，术后 SSI 发生率可增加 3~5 倍甚至更多。

3)治疗因素：长期使用广谱抗菌药物、激素、免疫抑制剂者均可使切口抗感染能力降低。激素还可掩盖切口感染的症状而致延误治疗。肿瘤患者术前放疗、咽部手术术前预防性气管切开等，均可增加术后的 SSI。

2. 手术中的危险因素

（1）麻醉期间低体温是手术部位感染的高危因素之一。尤其对于老年和幼年等体质较差患者而言，做好保温保暖措施，显得尤为重要。麻醉期间患者处于低体温状态，这种状态可使机体免疫力下降并触发体温调节中枢，降低组织内氧含量，进一步促进感染的发生，使切口愈合延迟。

（2）手术类型

结肠手术较胃更容易导致术后 SSI，有人工异物植入者更易发生。手术创伤愈大，SSI 发生率愈高。手术时间延长 1h，感染率会增加 1 倍，其原因有：

1)污染创面的细菌数增多。

2)长时间的暴露、干燥、牵拉损伤组织。

3)创面上的缝线、凝血点增多，使局部抵抗力下降，出血、休克、麻醉时间延长可使机体抵抗力下降。

4)长时间手术致使工作人员疲劳，技术失误增多。

（3）外科技术：忽视无菌操作，组织处理不当，止血不彻底，切口冲洗不够，缝线选择不当，切口缝合张力过高，缝合部位缺血，引流管放置不合理，局部存在死腔均会增加炎症，成为细菌的培养基，或起到类似异物的作用。输血及术前没有按照时间使用抗菌药物等，均可增加术后手术部位感染的机会。

（4）急诊手术：通常急诊手术的患者比择期手术的患者的病情更为严重，更易导致伤口感染。

3. 手术后的危险因素

不能及时纠正营养不良、代谢紊乱，切口引流不畅，都会增加 SSI 的机会，术后病房环境处理不妥，换药敷料、引流管处理不当，均可促使 SSI 发生。

（五）手术部位感染预防措施

医疗机构应当制定并完善外科手术部位感染预防与控制相关规章制度和工作规范，并严格落实。同时要加强对临床医师、护士、医院感染管理专业人员的培训，掌握外科手术部位感染预防工作要点。医疗机构应当开展外科手术部位感染的目标性监测,采取有效措施逐步降低感染率。严格按照抗菌药物合理使用有关规定,正确、合理使用抗菌药物。评估患者发生手术部位感染的危险因素,做好各项防控工作。手术室是引发医院感染的高危科室之一,也是控制医院感染的重点科室,其感染控制质量直接影响患者的预后及医院的医疗效果,感染严重可危及患者生命。因此,预防和控制医院感染是手术室工作极为重要的环节。

1. 手术前

(1)尽量缩短患者术前住院时间。择期手术患者应当尽可能待手术部位以外感染治愈后再行手术。

(2)有效控制糖尿病患者的血糖水平,尤其避免术前高血糖。

(3)正确准备手术部位皮肤,彻底清除手术切口部位和周围皮肤的污染。术前备皮应当在手术当日进行,确需去除手术部位毛发时,应当使用不损伤皮肤的方法,避免使用刀片刮除毛发。

(4)消毒前要彻底清除手术切口和周围皮肤的污染,采用卫生行政部门批准的合适的消毒剂以适当的方式消毒手术部位皮肤。皮肤消毒范围应当符合手术要求,如需延长切口、重新做切口或放置引流时,应当扩大消毒范围。

(5)如需预防使用抗菌药物时,手术患者皮肤切开前 30min~1h 内或麻醉诱导期给予合理种类和合理剂量的抗菌药物。需要做肠道准备的患者,还需术前一天分次、足量给予非吸收性口服抗菌药物。

(6)有明显皮肤感染或者患感冒、流感等呼吸道疾病,以及携带或感染多重耐药菌的医务人员,在未治愈前不应当参加手术。

(7)手术人员要严格按照《医务人员手卫生规范》进行外科手消毒。

(8)重视术前患者的抵抗力,纠正水电解质的不平衡、贫血、低蛋白血症等。

2. 手术中

(1)保证手术室门关闭,尽量保持手术室正压通气,环境表面清洁,最大限度减少人员数量和流动。

(2)保证使用的手术器械、器具及物品等达到灭菌水平。

(3)手术中医务人员要严格遵循无菌技术原则和手卫生规范。手套穿孔率较高的手术,如部分骨科手术,应戴双层手套。

(4)若手术时间超过 3h,或者手术时间长于所用抗菌药物半衰期的,或者失血量大于 1 500ml 的,手术中应当对患者追加合理剂量的抗菌药物。

(5)手术人员尽量轻柔地接触组织,保持有效地止血,最大限度地减少组织损伤,彻底去除手术部位的坏死组织,避免形成死腔。

(6)术中保持患者体温正常,防止低体温。需要局部降温的特殊手术执行具体专业要求。

(7)冲洗手术部位时,应当使用温度为 37℃的无菌生理盐水等液体进行冲洗。

(8)对于需要引流的手术切口,术中应当首选密闭负压引流,并尽量选择远离手术切口、位置合适的部位进行置管引流,确保引流充分。

3. 手术后

(1)医务人员接触患者手术部位或者更换手术切口敷料前后应当进行手卫生。

(2)为患者更换切口敷料时,要严格遵守无菌技术操作原则及换药流程。

（3）术后保持引流通畅，根据病情尽早为患者拔除引流管。

（4）外科医师、护士要定时观察患者手术部位切口情况，出现分泌物时应当进行微生物培养，结合微生物报告及患者手术情况，对外科手术部位感染及时诊断、治疗和监测。

六、手术室员工职业防护制度

（一）目的

根据国务院颁布的《医生护士条例》明确了医护人员的权益，规范了医护行为，进一步完善了职业防护策略和措施，对于积极依法保障医护人员的职业安全起到了促进作用。

（二）范围

在手术室从事诊疗的医、护、技术人员及保洁员等。

（三）权责

1. 医务人员　严格遵守各项操作规程，掌握传染病的传播途径、各种危害因素的隔离防护技术，减少职业危害。

2. 手术室护士　遵守、督导消毒隔离防护制度的落实执行情况。

3. 外来及参观人员　严格遵守手术室参观制度。

（四）作业内容

1. 工作人员管理

（1）工作人员应定期接受与其岗位职责相应的岗位培训，正确掌握手术室的各种危害因素：生物因素、物理因素、化学因素等，掌握员工职业安全防护的相关知识和技能。

（2）手术室配备职业安全监控员一名，参与管理相关培训，负责本科室相关制度的制定落实，定期自查，及时发现存在问题，收集资料并持续改进。

（3）防感染：进入污染区，处置患者或器械时可能有血液、体液、分泌物、排泄物喷溅时，应穿隔离衣或防护围裙、戴防护目镜或面屏。若有不慎被其血液或者体液溅入眼睛时，立即使用洗眼装置或者大量生理盐水或清水冲洗眼睛，血液检测并上报随访。医务人员手部皮肤受损者，可能被污染操作者戴手套。接触疑似为呼吸道传染的患者应戴 N95 口罩。此外开放手术的手术人员应戴防护目镜（戴眼镜者除外）或面屏。如遇污染者立即更换。

（4）防锐器：专业业务加强，传递锐器使用传递盘谨慎到位，如不慎被刺伤，应立即在流水冲洗下挤出血液（从近心端向远心端），对创面严格消毒，使用药物预防，上报针刺伤事件，进行传播疾病检查和随访。

（5）防辐射：经过放射卫生防护训练，掌握放射卫生防护知识，加强自身防护意识，术中使用 X 线机，医护人员必须采用局部屏蔽或距离防护，穿好铅衣，戴好铅镜，备好铅屏。

（6）防废气：戴好口罩，确保换气通风设备良好。

（7）防化学消毒：使用化学消毒剂时，做好个人防护工作，避免直接接触。若不慎飞溅入眼或皮肤上，应立即用洗眼器或流动水反复冲洗。

（8）防生理伤害：加强业务学习，提高业务水平，适应手术节奏，合理安排休息和工作时间；术中使用弹力袜，工作时尽量保持生理弯曲，适时放松。

2. 环境管理

（1）感染手术间：应安排感染手术在负压手术间或感染手术间进行，手术间挂"隔离"标志，禁止参观。气性坏疽等厌氧菌感染，术后开启手术间内负压，自净 6h。

（2）辐射手术间：安排有电离辐射的手术在放辐射房间，并悬挂"辐射"标志，禁止参观。

（3）挥发性化学消毒剂应放置于阴凉通风处，集中放置、密闭保存，以免渗漏造成污染。

（4）空气：正压手术间空气净化效果及监测频率符合 GB50333 的要求。负压手术室管理参照《正负压切换洁净手术室的管理》。手术间内使用循环送风系统，保持手术间内空气洁净清新，防止有害气体泄漏。

（5）地面、桌面和物体表面管理遵守《手术室消毒隔离制度》和《手术室环境表面清洁与消毒制度》。

3. 物品管理

（1）防感染：严格执行感染手术处理原则，感染及急诊手术均用一次性物品及敷料。

（2）防锐器：传递锐器要稳、准、狠，使用传递盘。回收处理利器谨防刺伤。

（3）防辐射：设置铅墙，观察窗设置在非有用线束投照方向的墙壁上，并具有同侧墙的屏蔽防护效果，术中需要 X 线透视的手术，需穿好铅衣，备好铅屏。

（4）防噪音：选择噪音小、功能好的仪器设备。

（5）防废气：将有害气体接于专用的吸收缸，确保换气通风设备良好。

4. 标准预防

标准预防是将普遍预防和体内物质隔离的许多特点进行综合，认为所有患者的血液、体液、排泄物、分泌物均具有传染性。不论其是否有明显的血迹污染或是否接触非完整性的皮肤与黏膜，均需进行隔离。根据传播途径采取接触隔离、飞沫隔离、空气隔离，强调双向预防，其重点是洗手和洗手时机的选择。标准预防面向所有患者，无论疾病是否具有传染性。实施标准预防是医院感染控制的主要策略，是预防医院感染成功而有效的措施。

（1）标准预防操作原则

1）标准预防针对为患者实施的所有操作过程。

2）不论患者是否确诊或可疑传染病感染均需采取标准预防。

3）包括洗手、戴手套、必要时穿隔离衣、戴防护面罩和防护眼镜等：①进行任何可能接触患者体液、血液的操作时须戴手套；②污染源可能飞溅到医务人员面部时，需戴防护口罩、防护眼镜；③污染源可能大面积飞溅污染身体时，需穿戴隔离衣或者围裙；④手部皮肤破损有可能接触污染源时，需戴双层手套；⑤避免戴已污染的手套触摸清洁的区域或物品；⑥完成操作脱去手套后应洗手，必要时进行手消毒。

4）进行侵袭性诊疗、护理操作过程中：①保证光线充足；②注意防止锐器伤，使用具有安全性能的注射器、输液器；③使用后的锐器直接放入耐刺、防渗漏的锐器盒；④禁止将使用后的一次性针头重新套上针头套；禁止用手直接接触使用后的针头、刀片锐器。

5）立即清洁所污染的环境。

6）正确处理废弃物：戴厚质乳胶清洁手套运输废弃物；戴防护眼镜处理体液废弃物。

（2）具体预防措施

1）洗手：采用七步洗手法：内、外、夹、弓、大、立、腕。掌握洗手的时机：接触患者前后或从患者身体的污染部位移动到清洁部位时；接触患者的体液、血液、分泌物、排泄物、伤口敷料之后，接触患者黏膜、破损的皮肤、伤口等之后；脱手套后，穿脱隔离衣前后；进行无菌操作接触无菌物品前；处理患者周围环境和物品之后；处理药物之前，需洗手或用快速手消毒剂洗手。

2）手套：在接触患者体液、血液、分泌物、排泄物及破损的皮肤黏膜前戴手套，不仅可以防止疾病从患者传至医护人员；也可以防止医务人员变成微生物传播的媒介，将从患者或环境中获得的传染源传播到人群中。更换患者即需更换手套；戴手套不能代替洗手。

3）面罩、护目镜和口罩：口罩和护目镜可以防止具有传染性的液体物质飞溅到医护人员的眼、口鼻等黏膜组织。

4）隔离衣：穿隔离衣可以防止医护人员被具有传染性的血液、体液、分泌物、排泄物或其他传染性材料污染。脱去隔离衣后应立即洗手，防止污染环境或交叉感染。

5）可重复使用的设备：①可复用的医疗用物和设备，在更换患者时需根据需要进行消毒或灭菌处理；②处理被污染的仪器设备前，作好防护工作。如防止工作人员皮肤或黏膜暴露、防止污染工作服。以免将病原微生物传播给其他患者或污染环境；③可重复使用的利器，放在特制的防刺容器内。方便运输、处理，防止刺伤；④一次性使用的利器，如针头等应放置在防刺、防渗漏的容器内，并加盖回收，不能超过容器 2/3 满，每天更换，妥善回收后进行无害化处理。

6）物体表面、环境、衣物的消毒：对经常接触的物体表面进行定期清洁，遇污染时消毒；防止医务人员在处理或运输被污染的被服、衣物时发生皮肤暴露、工作服或环境污染。

7）若患者需要急救复苏，采用简易呼吸囊或复苏袋，或其他通气装置代替口对口人工呼吸。

8）医疗废物按照国家颁布的《医疗废物管理条例》及其相关法律法规进行无害化处理。

七、手术室外来手术器械管理制度

（一）目的

规范外来手术器械的管理，指导手术室与消毒供应中心工作人员对外来手术器械进行正确的评估接收、清洗消毒、检查包装、灭菌、灭菌监测、存储发放、使用、归还、信息追溯，降低外来手术器械使用的感染风险，确保术中患者及医护人员的安全。

（二）范围

手术室使用外来医疗器械。

（三）权责

1. 手术室护士　监督器械供应商的行为，指导其工作，有义务指出不足并监督其改正。

2. 器械供应商　需进入手术室的器械供应商要经过手术室专门的培训，培训合格方可进入手术室。遵守医院及手术室的相关规章制度。

3. 护士长　规范并督促手术室外来手术器械的管理。

4. 临床医学工程部　对手术室外来手术器械及植入物的审批、验收、监督。

（四）定义

1. 外来手术器械　由器械供应商租借给医院可重复使用，主要用于与植入物相关手术的器械。

2. 植入物　放置于外科操作造成的或者生理存在的体腔中，留存时间为 30 天或者以上的可植入性装置。

3. 可追溯性　对外来手术器械的来源、处理、使用等关键要素进行记录，保存备查，实现可追溯。

（五）作业内容

1. 管理原则

（1）医院有外来手术器械的管理部门，符合国家卫生部门管理规定。医疗机构对外来手术器械接收、清点及质量管理有流程和制度。

（2）外来手术器械必须是符合医疗机构审批备案、允许使用的手术器械。

（3）如有临时采购使用，必须符合国家和医院的采购标准和要求。

（4）使用科室应做好植入物、外来器械使用登记：包括患者信息、手术日期、器械种类、数量、器械经销商、灭菌信息、生物监测结果等。确保信息的准确完整，做好保存，以便追溯。

（5）器械供应商不得洗手上台，不得参与各项无菌技术操作。

（6）器械供应商需经过培训并考核后，方可进入手术室。

2. 处理流程

外来手术器械的清洗、消毒、灭菌、监测必须符合 WS310 的规定，同时建立完整的信息追溯管理体系，保障外来手术器械的处理和使用信息完整、可追溯。

（1）评估接收

1）器械供应商按要求将外来手术器械和植入物送至医院接收部门：择期手术至少提前1天；急诊手术应及时送达。

2）器械供应商与医院专职人员共同核查清点，包括器械的名称、数量、完整性及清洁度。双方确认签名，记录完善保存备查。对于生锈或缺损器械不予清洗和消毒灭菌，严禁手术使用。

3）器械供应商应提供器械清单及器械说明书（说明书要求提供器械清洗消毒灭菌方法和参数要求）。

4）应在消毒供应中心去污区的指定位置进行外来手术器械的清点、核查，并根据外来手术器械的材质、精密程度等进行分类清洗、消毒、灭菌处理。

（2）清洗消毒

1）应遵守 WS310.2 的规范要求对外来手术器械进行清洗、消毒处理。

2）应根据器械制造商的建议和说明书，使用超声波清洗、机械清洗、手工清洗等方法。针对不宜机械清洗的器械（如动力设备）进行手工清洗完成后，也可采用 75% 乙醇、酸性氧化电位水或合格的消毒液进行擦拭消毒。

3）机械清洗中，建议使用精细带盖的篮筐，避免较小的器械丢失。

（3）检查包装

1）采用目测或使用带光源放大镜对干燥后的每件器械进行检查。器械要求干燥、光洁、无血渍、污渍等残留物和锈迹，功能完好。

2）器械组装和配套时应核对器械名称、数量、规格。

3）按要求和器械清点单正确固定放置于器械盒内。包内按要求放置灭菌指示卡。

4）包装可使用硬质容器、一次性无纺布、棉布。封包胶带长度适宜，闭合严密。

5）标识应包括器械名称、灭菌器编号、锅次、灭菌日期、失效日期、操作者等信息，严格执行追溯管理要求。

（4）灭菌

1）首选压力蒸汽灭菌。不可压力蒸汽灭菌的，可根据手术器械厂家提供的建议选用合适的灭菌方式。

2）如外来手术器械缺乏灭菌参数说明，应严格执行 WS310.2 的器械灭菌要求，采用压力蒸汽灭菌时，每包器械不得超过 7kg。

3)正确装载,严格执行操作规程。建议使用重物装载程序或采用分包灭菌。

（5）灭菌监测

1)植入物及外来手术器械灭菌,必须进行生物监测。

2)不同方式灭菌监测方法详见 WS310.2。

（6）存储发放

1)外来器械的存储遵循 WS310.2。

2)再次核对植入物及外来手术器械生物监测结果,确认生物监测结果合格后方可发放。发放至手术室的植入物和植入型手术器械的监测报告信息应包括:器械名称、数量、灭菌日期、有效期、锅次、锅号、化学 PCD 监测报告、生物监测报告及报告人签名。紧急情况下,化学 PCD 监测合格作为提前放行依据,生物监测结果及时通报使用部门。紧急放行标准符合 WS310.2 的要求,记录相关信息（植入物名称、患者姓名、术者姓名、提前放行原因、PCD 化学监测报告、生物监测结果、放行者签名、灭菌参数等）并存档。

（7）使用

1)使用时,应将外来手术器械信息与患者信息相关联,实现可追溯。

2)使用中,清点外来手术器械时,严格遵循手术物品清点要求。

3)正确核对并及时记录植入物的名称、数量及使用情况。

（8）归还

1)接收部门接收到使用后的外来手术器械,由专人进行清点核对。

2)按操作规程进行清洗消毒后,归还原器械供应商,并双方清点核对、签名,记录存档。

（9）信息追溯

1)推荐采用无菌物品信息跟踪系统进行外来手术器械的全程信息跟踪和追溯管理。也可采用手工记录的方法进行信息的采集和记录。

2)记录外来手术器械处理各环节的关键参数,包括回收、清洗、消毒、检查、包装、灭菌、储存、发放、使用等环节的信息。信息包括操作者、操作时间、操作流程、操作内容、清洗消毒灭菌监测参数和结果等。

3)外来手术器械应有唯一性编码（如条形码）,并可追溯客观、真实、及时的处理信息。能关联所有处理过程、使用过程中的人、事、物（包括患者信息、手术间信息、手术者信息等）。

4)追溯功能可通过记录监测过程和结果进行判断,提示预警和干预后续相关处理流程。追溯信息至少保留 3 年。

（六）注意事项

1. 手术室和消毒供应中心应建立外来手术器械及植入物专岗负责制的管理制度,人员需相对固定。

2. 规范外来手术器械和植入物的处置和使用培训。

3. 每一套新型的外来手术器械处理使用前,先组织相关人员,如手术医生、手术室护士、消毒供应中心护士等进行专业培训,培训的方式有授课、实物操作、观看教学视频等。培训考核合格后再参与手术。

4. 发生不良事件,需及时记录、上报并落实改进措施。

第七节   手术室护士教育与培训

一、定义与范畴

随着医学模式的转变及诊疗技术的发展,护理理念与模式随之发生变化,工作范畴得到拓展,对护理人员的专业知识、业务技术及工作能力等诸多方面均提出了更新、更高的要求。学校教育已不能满足护士和临床护理的需要,在职护士应有计划地接受继续教育以适应护理学科的发展。

(一)定义

1979 年美国护理协会将员工在职培训(staff development)定义为:为帮助个体员工在所服务的特定医疗机构内,为胜任某种角色的工作职责要求所进行的各种正式或非正式的教学活动。随着医疗机构对员工的工作质量、效率、效果的重视,有学者将员工在职培训定义为是通过评估、维护和拓展员工的工作能力来促进机构实现预期的工作目标。从在职培训的定义可以看出其核心是对护士能力的评估、维护和拓展。

(二)在职培训范畴

1990 年美国护理学会确立了护士在职培训的工作范围,包括了岗前培训(orientation)、岗位业务培训(in-service education)、继续教育(continuing education)3 方面的工作。

岗前培训定义为:新员工熟悉所在医院哲理、核心价值观、目标、制度、工作流程、岗位职责并能胜任岗位要求的过程。岗位业务培训定义为:继岗前培训后,帮助临床护士获得、维护、拓展使其胜任所在单位的岗位职责所需要的各种能力而进行的教育活动。岗前培训使员工获得履行岗位职责所要求的初始能力,而岗位业务培训则是继岗前培训后使护士进一步获得、维护、拓展为履行工作职责所需要的各种能力。继续教育则定义为:为临床专业护士提供有计划的教学活动以提升护士的护理实践、教育、管理、研究水平。继续教育是维护护士完成职业基础教育后与护理职业成长相关的一些教学活动,不受任何特定的教育场地或教育机构的限制。

二、教育培训的理论依据及培训模式

(一)继续教育的理论指导

联合国教科文组织在推动终身教育的过程中,是以成人教育为先导的。继续护理教育作为护理人员终身教育的实现形式,在实施过程中应该以成人教育理论为指导,以提高继续护理教育的有效性。

Malcolm S.Knowles 在研究成人教育的过程中创造了成人教育模式,它相对于传统的儿童教育模式是一种新的学习方法。成人教育模式认为,与儿童的学习相比,成人学习的特点是:①成人有较强的学习自主性。②成人的学习受其精力的影响。③成人的学习意愿与需要密切相关。④成人的学习是以解决问题为中心的。⑤成人学习的动机出自于自身内在需要。将成人教育模式应用于继续护理教育的具体实施过程中,一定会使继续护理教育更具有针对性和实用性,进而提高继续护理教育的质量,使继续护理教育能充分发挥其应有的作用。

（二）在职护士分阶段培训模式

1. Dreyfus 技能获取模型　20 世纪 70 年代美国学者 Dreyfus 通过对学习过程的研究得出了 Dreyfus 技能获取模型,简称 Dreyfus。该模型将技能获取的过程分为 5 个阶段,即新手、高级新手、胜任者、精通者和专家阶段。

2. 护士能力进阶模式　该模式是一种针对临床护士的系统性专业培养与评价的层级制度。它是通过不同护士所拥有的核心能力来培训、评价和使用护士,而非简单地按年资、学历等来加以区分,从而使管理者能够按护士不同能力来定岗、定级、定责、定薪的一种新型护理管理模式。

3. 分阶段培训模式　1982 年美国护理学者 Patricia Benner 结合以上两种模型,提出了临床护士“从新手到专家”的发展理论。将护士能力的发展分为新手护士、高级新手护士、合格护士、熟练护士和护理专家 5 个阶段。以临床护士“从新手到专家”理论为基础,结合医院实际形成了“护士分阶段培训模式”。各阶段以护士核心能力的不同要求制订培训目标,设置相应课程。每个阶段包括系统培训项目和其他继续教育课程,培训方式多样化,每阶段培训结果以阶段能力考核清单进行系统评价。

三、手术室分阶段培训的具体实施

手术室是进行手术治疗和抢救患者的重要场所,手术室护士的专业素质高低直接关系到患者的生命安危。手术室护理专业性强,护理学历教育阶段几乎没有手术室专业知识和内容设置,因此继续教育的意义尤为重要。手术室护理教育的目的是使护理人员成为具有高尚的职业道德及良好的职业素质,较强的沟通能力,丰富的护理专业知识和熟练技能,充满同情心、爱心的护理工作者。手术室护理教育宜在医院继续教育要求的基础上结合手术室专业特点设置手术室分阶段培训。做到分层次、抓重点、理论与实践相结合、学用结合。明确的分层教育培训能使低年资护士明确其日后努力的方向,有利于其完成本阶段培训并向上一阶段发展,使高年资护师分别拥有不同专科工作能力,可增加各专科手术的护理安全性,配合医院做好各专科的建设,同时也是科室专业发展的动力源泉。因此,分层次培训为目前手术室护士继续教育的较好方式之一。

（一）分阶段方法及实施细则

结合护理部的教育规划,针对不同工龄阶段的手术室护理人员,以全科与专科相结合的方式,提供规范化、阶段性的专业培训。根据护士年资,制定相应级别护士的岗位职责的基础上,将岗位职责和教育培训体系结合,把教育培训体系分为相应的四个阶段,分别制定相应各阶段护士的培训方案并列出每个阶段的护士必须完成的培训项目清单,按项目清单的要求组织培训和考核。同时,结合全科和专科的轮转完成手术室专业化培训。

1. 岗位职责的制定

医院实行的岗位管理是以工作为重心,从工作的难易程度、责任的轻重、风险的大小以及所需技能要求等,制定各项工作的岗位职责,以岗位分类来管理,改变了传统的身份管理模式。实行岗位管理有利于进行良好的岗位绩效考核,获得员工对医院发展的意见、建议和创新观念,增强员工的自信心和满意度,增强凝聚力,提高工作效率。

医院人事部根据相应的法律及法规、医院宗旨和患者需求,按照不同的岗位和岗位等级,组织全院范围内岗位职责的制定,使每位员工都有明确有效的书面岗位职责,作为员工任务分配、工作培训、工作绩效评价的依据。

结合手术室护理的特点，手术室将护士分为一至四级（各医院应根据每家医院护理部护士分级的定义进行分级）：一级护士为工作未满一年的新护士，二级护士为工作第二年的护士。三级护士为工作第三至五年的护士。四级护士为工作六年及以上能独立完成工作的护士。根据护士岗位胜任能力所必须具备的核心能力：评估和干预能力、沟通能力、评判性思维能力、人际交往能力、管理能力、领导能力、教学能力、知识综合能力、专科能力，分别制定了每级护士的岗位职责。岗位职责内容主要包括：职责概述、岗位要求以及工作绩效。评价标准：专业技能、专业素质、专业发展、合作交流。见表2-7-1和附录一。

2. 分阶段培训实施细则

（1）第一阶段（工作第一年的护士）：第一阶段主要的目标是培养护士具有良好的工作态度，初步掌握工作基本技能，能尽快胜任工作。加强三基训练，巩固专业知识，为成为一名优秀的护士打下基础。按照培训项目清单上的要求，完成护理部统一安排的针对新护士的教学培训并通过相关的理论和技能考核。结合培训项目清单，将手术室的专业培训分4阶段进行，分期达到各阶段的培训目标。第一阶段：入科第一个月，完成三级岗前培训。一级培训是医院的公共岗前培训，培训内容包括医院文化、管理理念、规章制度及环境介绍等，使护士了解整个医院的状况。二级培训是护理部的岗前培训，培训内容主要是：护理的宗旨、护理制度/规程、一级护士岗位职责等，使护士了解她在医院工作的使命和要求。三级培训是科室的岗前培训，主要内容是：部门制度、工作流程、手术安全管理、感染的预防和控制、手术室专业的基础知识和技能。新护士必须完成岗前培训相关理论知识和操作的培训，并通过考核。第二阶段：入科3个月内，轮科培训与独立工作相结合，在高年资护士指导下完成工作任务。完成新护士岗前培训知识技能考核表、新护士内镜手术评估表和岗前培训考核表，结合刷手护士评估标准进行阶段性评估。第三阶段：入科6个月内，在高年资护士指导下，完成每日常规工作量，较熟练运用下表中具体内容，带教老师经常检查工作。第四阶段：入科1年内，在高年资护士指导下，参与急诊、值班副班工作，培养应急能力。基本上能独立工作，完成护士业务技能评估考核项目清单，护士长、带教老师一起作一年综合性评估。

手术室专科的轮转培训按照计划，1年内参加普外科、肿瘤外科、肛肠外科、妇产科、骨科、泌尿外科、头颈外科、整形外科、普胸、脑外等专科轮科培训。新护士必须掌握或熟悉各专科常见手术类型、解剖、常用切口、体位、手术方法、用物准备、医生的特殊需求，熟悉各专科用物放置位置、特性、适用范围等。由总带教、各专科组长组织各专科小讲课以及完成各专科理论及操作考核，并根据轮科评估表评估轮科完成情况，量化专科手术配合情况。

第一阶段培训完成，从工作第二年开始，护士必须每年通过继续教育培训获得25学分，作为每年年晋和晋升的必要条件。根据各阶段项目清单的要求，参加护理部、科室组织的必修课程（如CPR+PLUS）、选修课程和业务学习，通过考核后给予一定学分，由护理部统一登记。见附录二。

（2）第二阶段（工作第二年的护士）：对第二阶段的护士要求在高年资护士的指导下，能独立完成工作任务，能胜任急诊、夜值班工作，在工作中应明确各班头工作职责，熟悉护理常规、制度及操作规程，并能够贯彻执行。按照第二阶段培训项目清单上的要求，完成成人全科护理、个案分析、循证基础、床边带教能力培训等课程学习，完成各理论、操作考核及综合能力考核。第二年的护士继续计划性轮科培训，以临床手术实践为主，自学为辅，熟练各科常见手术的配合。每季度完成各科手术配合的轮训，完成各科轮转评估表及专科考核。

（3）第三阶段（工作第三至五年的护士）：对第三阶段的护士要求应能比较熟练地配合各科常见手术，并有较强的独立解决问题能力。在科室内承担一定量的教学工作，对实习护士、进修护士、新护士等起临床指导作用。加强急救能力考核，提高护士参与和组织患者抢救的能力。按照培训项目清单上的要求，完成持续质量改进、心电图基础、护理专业化发展等课程学习，并能结合手术案例分析，应用关护概念写一份对护理工作的理解和反思，完成各理论、操作考核及综合能力考核，加强急救能力考核。对第四、五年护士应巩固各科的手术配合，尤其是急、危、重及新开展手术的配合。第五年护士根据轮科完成情况增轮培训心脏外科等高难专科手术的配合，需要时轮转 ENT、眼科等手术。

（4）第四阶段（工作第六年及以上的护士）：对第四阶段的护士相对固定专科，加强专科手术配合的培训；培养护士能胜任专科组长或组员，促进专科队伍建设，不断完善专科手术配合，提供优质、专业的手术室护理；培养护士具有管理能力，积极参与专科仪器设施管理和科室的管理，起到带头作用；培养护士具有教学能力，对新护士、护生、进修生、全科护士培训提供专业指导，作为低年资护士的业务咨询者和指导者；培养护士具有写作能力，有手术室护理专业领域的文章发表或交流；培养护士的科研意识。按照培训项目清单上的要求，学习书写综述/护理论文/科研标书，在科室完成专科知识/专科疾病/经典手术案例分享，根据各专科考核细则完成专科考核以及其他理论、操作考核。在职教育执行护理部、科室二级管理制度，由护理部负责管理并组织全院性的培训与考核，如护理部每两年组织一次 CPR+PLUS 的培训和考核。由科室根据本专业特点具体实施培训计划并对教育培训效果进行评价。

3. 工作评价　依据岗位职责，结合护士岗前培训和继续教育完成情况及其他相关信息，由护士长对护士作出客观公正的工作评价。一级护士在工作的第 3 个月、6 个月以及工作一年时进行评价；二至四级护士，护士长每年至少进行一次基于岗位职责的评价，评价通过同事间评估、医生的评价、考核成绩、工作表现的反馈，采用自我总结、面谈的方式进行。工作绩效评价的评分标准为：高于基本标准；达到基本标准；需要提高；明显低于标准。评价结果与年晋、晋升和聘用挂钩。

所有评价必须记录并保存在员工档案中。记录内容为：评价标准及评价内容；评价结果；来年的工作目标；不足之处及改进计划。

表 2-7-1　手术室护士岗位职责

护士级别	工作年限	工作能力	岗位职责内容	评价标准
一级护士	刚从护理院校毕业，工作未满一年的新护士	在高年资护士的指导下进行工作	职责概述、岗位要求以及工作绩效评价标准。工作绩效评价标准包含专业技能（患者护理、护理操作、咨询教育、评判性思维、工作安排）、专业素质（工作态度、仪表语言、团结协作）、专业发展。	高于基本标准；达到基本标准；需要提高；明显低于标准。
二级护士	工作第二、三年的护士	在较少的监督下完成工作，仍需在高年资护士的指导下进行工作，必要时寻求帮助		
三级护士	工作第四、五年的护士	在很少的监督下独立完成工作		
四级护士	工作六年及以上	能独立完成工作		

明确的岗位职责,使各项管理及考核工作趋于规范化和程序化,考核工作有据可依。岗位工作职责的制定和规范,大大提高了每位员工的工作责任心和工作效率。考核工作不是为考核而考核,考评的目的是为了培训和开发人才,对医院总目标有所贡献。通过考评发现员工需要弥补的技能缺陷,为技能培训与开发提供有力的证据,可以针对性地提出下一步改进计划,努力的方向,使员工技能等各方面符合岗位要求。通过考评工作还可以发现人才,发掘员工的潜力,将普通的人力资源引导转化为优质人力资源。

(二)教学方法

1. 专家教授专题讲座　结合实际情况,请各科专家讲课。内容涉及手术室新业务的开展、手术室工作中的疑难问题、解剖、手术步骤等。

2. 高年资护士的专题讲座　由护理管理者安排,根据具体情况由护师以上人员进行讲课。讲课采用多媒体形式。利于护理人员之间相互学习、相互促进。管理者及时组织讨论并提问讲课内容,促进护理人员对知识内容的吸收。

3. 多种形式的护理查房 / 手术案例分享　采用交班时提问查房、手术间现场查房、经典手术案例分享等形式。管理者根据手术安排随机提问手术护理人员,内容包括所有与手术有关的问题,并由其他人员进行补充完善。精密仪器的使用及护理操作采用现场查房,增强其实效性。

4. 建立操作练习工作站　建立各设备、仪器操作练习工作站,要求每位护士参与练习,要求熟练掌握操作规程,人人过关。

5. 护理科研的信息交流　定期举行论文交流,沟通护理科研信息,资源共享。

6. 录像资料　拍摄教学录像用于临床教学,可组织护士反复观看,规范操作。

7. 外出培训与参观学习　定期派护士外出参观学习,参加学术会议及学习班,以更新知识,找出工作中存在的差距和不足,从而促进手术室整体的提高。

(三)考核方法

1. 书面考核　书面考核是护理教育中考核护士常用的评价方法,是对认知领域的考核,能促进护士临床能力和护理评判性思维的提高,激发护士学习知识的兴趣。

2. 操作考核　由护理部、科室统一操作标准,规范操作程序,做到有章可循、有章必循,有助于提升护士的操作技能及沟通能力。

3. 观察法　在日常带教中随时对行为、知识和技能作评价和及时矫正。

4. 综合能力考核　采用情景模拟法,对护士的实践能力、应变能力、抢救能力和合作能力具有良好的评价作用。如模拟演练急救程序及各种抢救仪器的使用,有利于培养护士对急救技术的临床应用能力。

(四)护士教育档案的建立

科室要为每位护士建立教育档案,由教育护士负责做好教育和培训的书面记录。教育档案必须包含的内容:护士个人信息、学历和资格证明、岗前培训完成的记录、护士完成的所有培训和考核记录、每年度学分完成记录、各项技能培训证书及学分证书等,个人教育档案必须能体现护士所接受的培训及教育,应能体现护士所熟悉和掌握的专科知识和技能,个人教育档案应标准化,并持续更新。

附录一：护士岗位职责

一级护士岗位职责

职责概述：一级护士指刚从护理院校毕业，工作未满一年的新护士。如期完成岗前培训及本阶段其他培训项目并通过考核；在高年资护士的指导下进行工作，并随时寻求帮助，在临床工作中不断提高技能。学习、了解并遵守医院及部门规章制度和操作规程；严格按照护理标准，应用护理程序为患者提供持续的优质护理，并做好相应的护理记录；运用评判性思维，利用可及资源，尽力解决患者的问题；参与科室讨论和部门的质量改进工作。具有团队合作精神，倾心于营造关爱、和谐的工作环境和文化氛围。

岗位要求：

1. 教育　护理院校毕业，拥有注册护士执照。

2. 证书　获得 CPR 和 MOCK CODE 证书；部门服务计划内要求的其他证书。

3. 技能　具有基础英语口语和书写能力，包括医学术语；具备计算机运用、打印机运用及软件的应用能力；特定医疗仪器的操作能力。

4. 人际交流能力　具有积极的态度，能与他人进行专业或非专业的交流、对话，具备合作能力。

5. 体格要求　健康的身体，充沛的精力，持久的工作干劲，能胜任夜班工作。

6. 职业素质要求　具有评判性思维能力；有序安排工作，在压力下工作、解决问题的能力；注意工作细节，具有慎独的工作态度和良好的合作精神。

工作绩效评价标准：

专业技能：

1. 患者护理

（1）采集病史，对患者作系统评估；根据主客观资料作出护理诊断。

（2）根据患者的需要制订护理计划，包括持续观察、治疗和患者宣教；当患者病情变化时，能及时修改护理计划。

（3）提供安全可靠的生理和心理护理，护理措施与治疗落实及时，符合要求。

（4）客观记录病情，要求文字清晰，及时准确，内容能反映病情变化及治疗护理要点。

（5）评估并记录患者对所实施护理的效果。

（6）参与患者的抢救工作，紧急抢救时，在监督下实施抢救工作。

2. 护理操作

（1）严格按规章制度和操作规程进行操作。

（2）正确使用科室内的仪器、设备。

（3）了解本部门常用药物的作用和不良反应，发现问题及时报告。

（4）向患者解释操作规程，护理过程中与患者保持良好的沟通。

（5）协助医生进行各种操作，了解操作相关的注意事项。

（6）操作过程中善于观察，对操作及程序有疑问时及时提问。

3. 咨询教育

（1）使用通俗易懂的语言，向患者及家属进行健康宣教及相关知识教育。

（2）熟悉科室的宣教资料，并根据患者需要及时发放给患者及家属。

4. 评判性思维

(1)结合病例,不断学习相关的理论知识。

(2)能将理论知识与临床实际相结合,培养评判性思维能力。

(3)能识别患者存在的问题,积极寻求帮助,及时解决问题。

(4)工作细心,及时澄清医嘱。

(5)参加所护理患者的查房,了解病情、治疗方案和护理需要,病情变化时能及时报告组长和医生,并实施措施。

(6)发生任何非正常事件,须自觉填写"意外事件报告单",并向护士长报告。

5. 工作安排

(1)遵守上下班工作制度,工作时间不做与工作无关的事。

(2)培养时间管理能力,有序地安排工作,合理地利用时间,按时完成班内工作。

(3)做好交接班前的准备工作,交接班认真、清楚。有疑问及时澄清。

(4)给患者创造良好的环境,保持所护理患者病室和床单位的整洁;自觉保持办公区域的整洁。

(5)患者费用统计合理。

(6)乐于接受科室安排的额外工作。

专业素质:

1. 工作态度

(1)热爱本专业,具有积极的态度;服从工作安排和调配。

(2)关爱患者,善于发现患者的需求,并尽力帮助解决。

(3)尊重患者,保护患者隐私。

(4)遵循伦理法律原则,自觉维护科室和医院的形象。

2. 仪表语言

(1)佩戴胸牌,穿着整齐、清洁,着装、发型符合护理部着装要求。

(2)面带微笑,体现护士职业形象。

(3)以主人翁的姿态,热情接待患者/家属与来访者。

(4)礼貌待人,仔细倾听,有较好的交流技巧。

3. 团队协作

(1)关心同事、自觉合作、乐于助人,能促进护理队伍的团结。

(2)情绪稳定,维护自身形象,能为他人考虑(换位思考)。

(3)虚心接受同事的建议和反馈,并及时改进。

专业发展:

1. 完成岗前培训及本阶段培训项目,并通过考核。

2. 关心医院及科室的发展,积极参与医院和科室的各项活动和继续教育课程。

3. 阅读科室交流本,科会记录本和其他要求掌握的内容,了解科室及医院信息,并按要求签名。

4. 明确自己在本部门工作的学习方向,虚心好问,通过各种渠道不断学习知识。

5. 参与科室讨论和质量改进活动。

评分标准:

高于标准(AS)

达到标准（MS）
需要提高（NI）
明显需要提高（SNI）

附录二：阶段培训清单

第一阶段培训项目单（Checklist）

姓名_____ 科室_____ 进入科室时间_____

项目		安排时间	成绩	完成时间/指导者	项目		安排时间	成绩	完成时间/指导者
院级岗前培训					理论考核（9次）				
护理部岗前培训									
科室岗前培训									
后期培训	静脉通路建立与维护能力				操作考核 1. 护理部（13项）				
	给药及药物管理能力				2. 科室（11项）				
	疼痛评估及管理能力				每月轮科、理论授课及考核	普外			
	皮肤管理能力					肿瘤外科			
	自我压力的应对					妇产科			
	糖尿病管理能力					骨科			
	患者不良情绪的应对					泌尿外科			
	CPR MOCK CODE					胸外科			
	应急交流分享					神经外科			
	循证护理介绍					肛肠外科			
						整形外科			
						头颈外科			
					制度、流程考试				
					第3个月综合能力考核				
					第12个月综合能力考核				

第八节　手术护理信息化管理

手术室是医院重要的治疗场所之一。在这个信息更迭的时代,建立有效的信息管理网站,快速准确地处理相关信息,实现手术室护理的智能化管理,将直接影响到整个医院护理质量及效率的提升。本节将就手术室护理信息化管理系统及流程进行讲解。

一、手术室信息化发展概述

护理信息系统(nursing information system)是由护理人员和计算机组成,能对护理管理和业务技术信息进行收集、储存和处理,是 HIS(hospital information system)系统即医院信息系统的一个子系统,在提高护理质量和辅助护理管理中发挥着重要的作用。手术室护理信息管理系统是医院信息系统及护理信息管理系统的重要组成部分,其子模块包括手术安排、手术器械追溯、手术患者信息核对、收费、手术进程动态更新、手术患者勤务运送系统等。

(一)国内医院及护理信息化管理系统的发展状况

20 世纪 70 年代末,计算机进入我国医疗卫生系统初期,还仅仅只运用于科研和教学,没有运用于 HIS 的管理。直至 1995 年,全国开展"金卫工程",这才真正拉开了我国医疗卫生行业信息化建设的序幕。进入 21 世纪,随着计算机技术与医院卫生信息的有机结合,护理领域的信息化建设在改善护理临床实践与护理管理过程的基础上,必定会通过科技手段推进护理工作的变革。

(二)手术室护理信息化建设意义

手术室护理信息平台的建立为临床科室、医技、后勤辅助部门提供沟通渠道,促进各部门间的合作,以更好地服务于病患。帮助职工了解相关医疗制度、人事管理制度、及最新院内时事新闻,医疗信息及业务学习动态。建立办公移动信息化,优化组织管理,提高管理效率,加强风险防范,为临床、科研、管理提供依据。此外,手术室信息管理平台也提供了院外联系窗口,这对院内信息安全性和严密性提出了更高的要求。

(三)手术室护理信息化建设总体架构

见图 2-8-1。

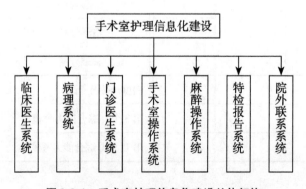

图 2-8-1　手术室护理信息化建设总体架构

（四）手术室护理信息共享及发展

1. 按照医院信息化管理办法的精神,统一部署,成立信息管理协调小组,负责研究和协调信息平台共享中遇到的问题。制定总体规划,协调、指导和推进信息共享,建立科学的审议和评估机制。

2. 制定信息共享平台管理办法,保障信息共享平台的运行和维护。

3. 加强手术室工作人员信息共享平台的使用培训,督促员工正确、合理使用医院信息。

4. 定期搜集信息共享平台使用反馈意见,及时做出相应调整。

5. 保障医疗信息安全　信息的安全性主要包括保密性、完整性、可用性、可控性和不可否认性。手术室信息的安全涉及很多病患的个人隐私及医疗安全问题,稍有不慎,即会引发严重的社会矛盾。现阶段,手术室信息共享平台安全性风险主要来自于各部门之间数据传输、交换的安全性,手术室内部局域网数据的安全性,手术室与院外信息传递的安全性等。为保障医院信息的安全,应加强相关技术支持和人员培训、制定手术室医疗信息安全保障制度,防止泄密,引发医疗纠纷。

6. 提供院内信息共享,方便查询、统计及科研　全面推动手术室与医院各临床科室、医技部门、行政部门、后勤部门的信息共享。开展病案查询、诊疗记录查询、护理记录查询、医疗制度查询、人事制度查询、财务查询等服务。方便临床医务工作者,医院管理人员查询、统计相关数据。为临床数据统计、临床科研数据搜集、管理目标及管理计划的制定、绩效管理推行提供快捷通道。

7. 手术室敏感指标的融入　手术室敏感指标是手术室危机管理的重要体现,是当下围手术期手术护理研究领域的重要方向之一。根据最新公布的"手术室敏感指标一览表"的指引,将切皮 60min 前抗生素使用率、手术预计时间评估率、无菌指标结果评估率、手术名称确认率、手术用物清点率、手术标本核对率、手术台药品标记率、开台时间延迟率、手术期手术医疗感染率、每台手术的周转时间率等手术室敏感指标直接融入手术室护理信息管理系统,由后台的云计算平台通过每日相关数据的统计汇总情况,自行生成相关敏感指标统计报表,有效促进管理人员以更为循证、客观的手段提升护理品质及其安全性。

8. 提供院外信息服务　在积极推进院内信息共享的基础上,加快手术室部分信息与社会共享的步伐。重点开展医疗咨询查询、手术健康教育指导、手术室文化建设、手术室简介等社会服务项目。为方便群众看病,了解手术护理相关知识,提升手术室及医院社会形象,创建和谐社会,创造良好的条件。

二、手术人员识别管理

（一）目的

手术人员识别管理是保障手术室物资安全,规范手术室进出工作人员,外来人员(包括实习生、进修生、外来器械商、工程维修人员等)管理的必要手段。同时,手术人员与全院一卡通的关联,也是员工考勤考核、绩效考核的重要指标。

（二）系统概述

手术室人员识别系统包括:出入门禁权限管理系统、智能考勤系统、智能更衣系统。

（三）功能描述

1. 门禁管理　手术室人员识别系统与医院员工卡联网,手术人员及相关工作人员进入手术室时，前台工作人员只需用扫描枪读取员工卡上的信息，即可读取该人员姓名、职称、当日的手术房间及手术安排情况。手术室所有的门均具备智能读卡功能，大部分门如库房、无菌物品室等的权限设置仅限于手术室护士，而外来工作人员工作卡均无法打开上述大门。见图2-8-2。

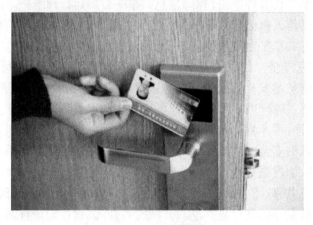

图2-8-2　门禁管理

2. 考勤功能　手术室智能更衣系统是手术室门禁管理的一大亮点。工作人员进入手术更衣室后，将一卡通放置在智能更衣系统的扫描区内，智能更衣系统在自动提供手术衣的同时，也能自动对该员工的到岗时间进行签到。员工离开手术室时，再次将一卡通放置在扫描区内，系统能记录员工离岗时间，并提示将脏衣服放入回收口。

3. 智能更衣系统　用智能更衣机替代传统手工衣物、更衣柜钥匙发放，简化工作流程、提高了效率，同时可提供个性化服务。

（1）实现手术人员衣服、更衣柜按需发放：医务人员可按自己需求在个人信息卡内输入对手术衣物以及更衣柜需求，智能更衣机按需发放。

（2）实现手术人员签到签退管理。

（3）实现手术人员手术信息查询。

（4）实现污衣回收、更衣区环境整洁管理：智能更衣机具有取衣记录，手术人员术后需归还污衣，否则将记录在黑名单内，智能更衣机下次将拒绝为其服务。见图2-8-3。

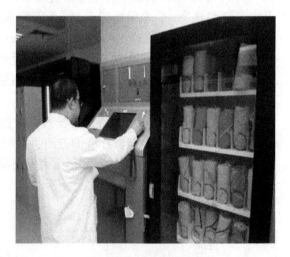

图2-8-3　智能更衣系统

三、手术排程

（一）目的

可以实现手术排程无纸化；实现手术信息无缝隙的获取、查询；实践质量追溯管理；实践手术安全数字化权限管理信息；同时通过大屏显示器、手术进程状态的时时更新，实现医护人员及患者家属之间手术排班及手术进程信息共享与沟通。

（二）系统概述

手术排程、信息录入与统计包括手术排程管理、手术信息录入、手术信息共享三个主要模块。

（三）功能描述

1. 手术排程。

2. 自行输入电子手术通知单数据

（1）电子手术通知单的主要内容包括：手术患者的基本信息（病区、床号、姓名、性别、年龄、住院号）、临床诊断、拟施手术名称、预计手术时间、主刀医师姓名、一助姓名、二助姓名、三助姓名、参观人员姓名、手术备注等。见图2-8-4。

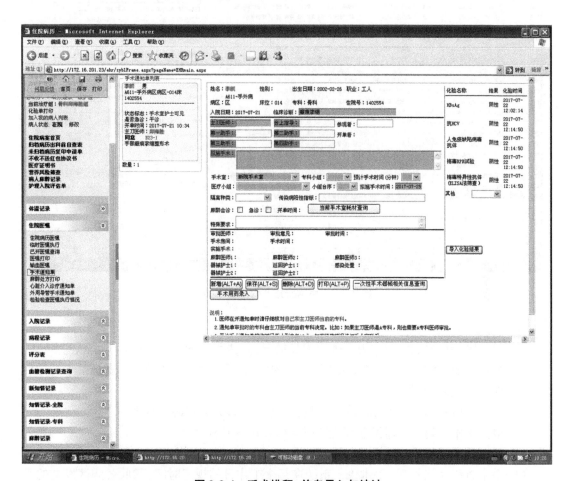

图2-8-4 手术排程、信息录入与统计

（2）病区医师按照电脑上手术通知单的模板及本病区次日手术计划，将手术患者的相关信息输入到电子手术通知单上，并做到一个患者一张手术通知单。

（3）如手术医师术中需用特殊的仪器、设备，可在手术备注栏内填写特殊要求，以便手术室护士长对特殊仪器、设备进行调度及安排。

3. 自制手术权限过滤器

根据医院科教科的职称管理办法规定，不同职称、不同专业的手术医师通过考核，自制手术权限过滤器,电子通知单根据过滤器进行手术安全审核、管理,未准入手术方式,开单医生无法提交手术通知单。过滤器由医务科进行维护管理。见图2-8-5。

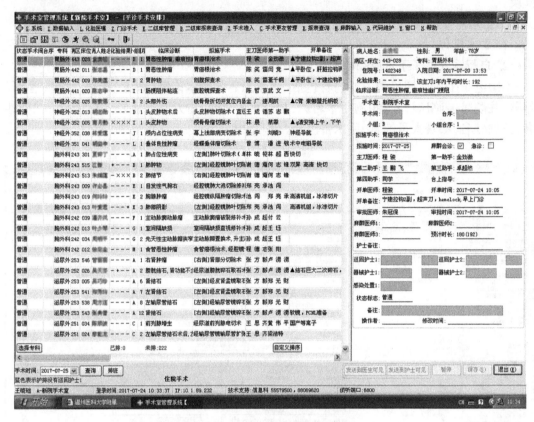

图2-8-5　手术安排及权限过滤器

4. 手术排程

(1)根据医务科规定的各主刀医师手术日情况,安排手术的先后次序。

(2)严格按照《医院手术室感染管理办法》的要求,根据手术切口分类,安排手术的先后次序,杜绝手术室院内感染的发生。

(3)各手术房间的手术工作量应适当均衡,保证护理人力资源的合理利用。

(4)根据手术房间的仪器设备配置情况合理安排各专科手术。

(5)具有手术排程系统的操作权限管理。

(6)手术排程时间管理:手术录入系统在每个工作日的规定时间,接收各病区发送的手术通知单。超时,系统接收功能会自动关闭,需启动应急程序,必须经过手术室同意及审批,才能发送成功。通过排程时间管理,保证次日手术安排、物资准备的准确性。

5. 手术信息录入

(1)循环扫描患者腕带条码,实现手术患者安全核对、数据录入。

(2)与手术设备进行接口对接,采集设备使用参数数据,生成手术计划单。

(3)通过手术示教系统,采集手术图像,实现手术资料收集、存储。

6. 手术信息统计与共享

(1)采集手术作业全期各点的信息,汇总、分析、把控围手术全期质量管理。

（2）预埋光纤、千兆网络线，让手术信息平台与医院 HIS 相连接，实现数据调阅、信息共享，如：自动调阅化验数据、影像图像。

（3）通过网络传播，达到远程数据传输、共享，实现远程教学、远程会诊。

四、手术患者核查

患者核查是手术室护理安全核查过程中最关键的一环。高效、准确地运用电子信息技术核查手术患者是手术室护理信息化管理的重要组成部分。携带手术患者信息的二维码标识，作为无线射频技术的电子化信息通道，具有便捷性、实效性，能在患者意识不清，应答不清等特殊情况下快速准确地进行电子化识别，是手术医生、护士进行诊疗、护理操作之前的重要核对依据，是现代化、信息化、智能化医院的重要发展。

（一）手术患者识别腕带

每个手术患者根据医院规定均应佩戴识别腕带。手术患者的识别腕带上印有患者姓名、性别、年龄、住院号及包含患者多种信息的二维条形码。该条形码具体包含有：患者的病区、床号、姓名、性别、年龄、住院号、手术名称、手术部位等内容。手术患者佩戴的识别腕带是手术室护士核对患者信息、药物信息的重要依据，是信息化管理在手术室管理中的具体体现。

（二）患者信息、药物信息核对流程

1. 手术室护士在术前准备室接待患者时，应先口头询问患者的病区、床号、姓名、性别、年龄、手术名称、手术部位、禁食情况、药物过敏史等基本信息，进行初步核对。

2. 用扫描枪对患者佩戴的腕带上的条码与患者携带的病历上的条码分别进行扫描，判断携带病历与患者信息是否相符。若符合，电脑会语音提示"成功"，反之，会提示"失败"。

3. 手术室护士根据《术前护理交接单》上罗列的手术知情同意书，麻醉知情同意书，术前麻醉药品执行，输血知情同意书，手术高值耗材使用同意书，术前带药，术前备血，皮试，备皮，皮洁执行情况，术前血四项，出凝血，血生化，B 超，CT，胸片，携带片子等情况进行逐一核对。

4. 在核对患者术前带药时，可以直接用扫描枪扫描患者腕带条码和带药上所贴的药品信息条码标签，若患者的病区、床号、姓名、性别、药物名称、剂量、浓度、使用方法是一致的，则电脑会语音提示"成功"，反之，则提示"失败"。

5. 将患者接入手术间后，麻醉开始之前，应由麻醉医师、手术护士共同核对患者的病区、床号、姓名、性别、年龄、住院号、手术名称、手术部位、术前用药等基本信息，并再次用扫描枪对患者佩戴的腕带上的条码与患者携带的病历上的条码分别进行扫描，判断携带病历、术前带药与患者信息是否相符。

6. 准备给药时，巡回护士应再次询问患者姓名，并与病历、化好的药物进行核对。

7. 手术开始之前由手术医师、麻醉医师、手术室护士三方共同核对患者的病区、床号、姓名、性别、年龄、住院号、手术名称、手术部位等基本信息，并用扫描枪对患者佩戴的腕带上的条码进行扫描，若一致，则电脑会语音提示"成功"，反之，则提示"失败"。

8. 手术结束之后，手术医师、麻醉医师、手术室护士三方共同再次核对患者的病区、床号、姓名、性别、年龄、住院号、手术名称、手术部位等信息。

五、术中沟通及谈话平台

（一）目的

实时更新患者状态并发布，启动无缝化医护人员与患者家属术中沟通及谈话平台，实现沟通平台的操作逻辑简单实用，贴近操作者及服务对象的使用习惯。

（二）系统概述

扫描患者腕带的条码，采集围手术期作业全循环各时间点：入术前准备室时间、出术前准备室时间、入手术间时间、手术开始时间、手术结束时间、出手术间时间、入恢复室时间、出恢复室时间；实时更新患者状态，并在家属等候区通过"手术进程电子显示屏"发布患者状态信息。各手术房间电脑系统界面专设的"呼叫家属术中谈话"按钮，方便手术医生及麻醉医生术中紧急谈话，以提高手术的安全及效率。

（三）功能结构图

见图 2-8-6。

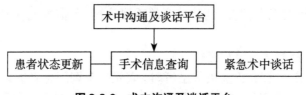

图 2-8-6   术中沟通及谈话平台

（四）权责

1. 接待室护士负责"进入手术接待室"信息录入。
2. 巡回护士负责"进入 * 号手术间"信息录入。
3. 麻醉后监护病房护士负责"进入麻醉复苏室""患者去向"信息录入。

（五）功能描述

1. 手术进程电子显示屏显示内容

（1）病区、患者病案号。

（2）患者去向，如进入手术接待室、进入 * 号手术间、进入麻醉复苏室、返回病房、进入ICU。

（3）进入手术接待室：指患者在手术接待室等候手术，并由护士实施身份及手术部位等信息核对、外周静脉留置、术前抗生素滴注等各项护理操作。

（4）进入 * 号手术间：指患者进入 * 号手术间，在 * 号手术间实施麻醉并完成整个手术治疗过程。

（5）进入麻醉复苏室：指患者手术结束进入麻醉复苏室进行麻醉苏醒，一般需要 1~3h；如有其他特殊情况可能需要更长时间的麻醉苏醒。

（6）返回病房或进入 ICU：指患者已完全苏醒，麻醉复苏室护士和护工准备将患者护送至病房，或准备护送患者进入 ICU。

2. 若术中遇紧急情况，手术医生或麻醉医生需临时呼叫患者家属谈话，护士只需点击系统界面专设的"呼叫家属术中谈话"按钮，手术室及病房等待区的电子屏幕上，即会立即弹跳"家属术中谈话"警示，并进行语音播报，方便快捷。

3. 临近手术结束,护士可启动"勤务运送"系统,操作屏幕上即可弹跳出"患者运送信息"对话框,操作者在该对话框内输入下台手术患者的住院号,勤务运送中心的工作人员即可收到操作指令,并在第一时间内前往病房接患者。

(六)信息录入设备放置的位置

(1)入手术室的电脑设备位于手术接待室及各个手术间。

(2)出手术室的电脑设备位于手术接待室、各个手术间和PACU。

六、手术护理记录

(一)目的

手术护理记录的信息化能省去大量机械书写时间,提高护理记录的准确性,解放部分护理劳动力,为护理科研数据的搜集提供广阔的数据平台。电子化护理记录的涵盖范围急需升级与拓展,以适应现今护理发展的趋势与需求。

(二)系统概述

电子化护理记录主要拓展为以下三个模块:手术患者交接单、手术器械清点单、医疗植入物记录单。

(三)功能结构图

见图 2-8-7。

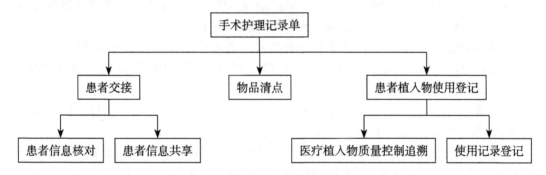

图 2-8-7　手术护理记录单

(四)功能描述

1. 手术患者交接单

(1)交接单内容:手术患者交接单共分为手术患者术前交接及手术患者术后交接两个部分。手术患者术前交接内容包括:患者基本信息(姓名、性别、年龄、病区、床号、临床诊断)及有无术前麻醉用药,有无手术治疗同意书,有无麻醉治疗同意书,有无医疗高值耗材使用同意书,有无输血治疗同意书,有无药物过敏,有无术前四项检查,有无出凝血单,有无 B 超单,有无心电图检查,有无携带术前用药,有无携带片子,皮肤是否完整,有无皮试,有无备血,有无备皮、皮洁等内容。手术患者术后交接内容包括:患者术毕皮肤是否完整,有无引流管及引流管的数量、种类,有无未输完的血液制品及种类、剂量,有无携带病历等内容。

(2)交接单使用流程:手术患者进入术前准备室后,术前准备室护士可登录手术室操作系统,查询由病房护士事先输入并电子签名的手术患者交接单中关于患者术前交接的所有内容。若内容均一致符合,术前准备室护士则可直接在电子手术患者交接单中按"确认"键,并电子签名即可。

手术间护士在接患者进入手术间之前,应再次核对手术患者交接单上关于患者术前交接的所有内容,确认无误后按"确认"键,并电子签名。

手术结束后,患者送往复苏室前,手术间护士应进入手术室操作系统,填写手术患者术后交接内容。

复苏室护士或病房护士,在接收患者时,只需登录手术室操作系统,查询由手术间护士先输入并电子签名的手术患者交接单中关于患者术后交接的内容,即可直观地了解患者的基本情况。

2. 电子化手术器械清点单

(1)手术器械清点单内容:手术器械清点单的主要内容包括手术日期,手术房间及手术台序,临床诊断,患者的基本信息(姓名、性别、年龄、住院号)、手术名称及各类手术器械、术中用物(缝针、纱布、注射器、电刀头等)在术前、关前、关后及术毕等四个环节清点的数目等。

(2)手术器械清点单使用流程:登录手术室操作系统,打开患者"手术器械清点单"。与传统手工登记的手术器械清点单相比较,电子版清点单上,患者的手术日期、手术房间及手术台序、临床诊断、患者的基本信息等内容可自动生成,无需手工书写。

手术开始之前,巡回护士与刷手护士共同清点术中用物及各类手术器械的数目后,由巡回护士在电脑中输入各类物品的清点数目,并确认,电子签名。

体腔关闭之前,巡回护士与刷手护士共同清点术中用物及各类手术器械的数目,若无误,巡回护士确认,电子签名,电脑即可自动生成关前术中用物及各类手术器械的数目。

体腔关闭之后,巡回护士与刷手护士再次清点术中用物及各类手术器械的数目,若无误,确认,电子签名,电脑即可自动生成关后术中用物及各类手术器械的数目。

手术结束之后,巡回护士与刷手护士最后清点术中用物及各类手术器械的数目,若无误,巡回护士按确认,电子签名,电脑即可自动生成手术结束后术中用物及各类手术器械的数目。

3. 医疗植入物记录单

(1)医疗植入物记录单内容:内容包括患者的基本信息(姓名、性别、年龄、住院号、身份证号)、植入物的型号批次、生产商、销售商等。

(2)医疗植入物记录单操作流程:巡回护士登录手术室收费系统,用扫描枪读取医疗植入物外包装上的条形码,电脑即可自动生成该物品的型号、批次、价格。巡回护士核对,确认无误后,按"确认"键,即可成功对该植入物进行收费。

收费成功后,巡回护士点击该患者的"电子医疗植入物登记单",电脑界面上就会自动生成该患者的基本信息,电话、身份证号、手术医疗器械的品名、规格、生产批号、有效期、数量、制造商、销售商等内容。

巡回护士在确认患者及产品信息无误后,打印该文档,一式两份,一份存病历,一份存设备科。主刀医生及巡回护士均需在两份植入物单上双签名。

七、手术标本信息化管理

(一)目的

手术室病理标本追溯系统实现了手术室病理标本全流程的快速批次导入,既提高了病理诊断的工作效率,又增强了与病理科紧密相关的临床科室工作实效性。具有信息准确、收集及时、核对精确和监管便捷等特点。

(二)系统概述

手术室病理标本的追溯系统包括病理检查网上申请、标本运送、病理报告联网查询等功能。手术室病理标本的运送流程主要包括标本申请、留取、运送、接收等环节。

(三)功能结构图

见图2-8-8。

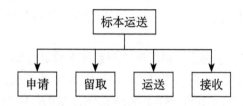

图2-8-8　标本运送信息平台

(四)标本运送流程

1. 标本申请　主要包括标本切取和标识两部分。手术医生电脑填写并打印病理申请单,内容包括患者基本信息、病史、手术所见、标本名称、申请医生和申请时间等信息。巡回护士打印病理标签。标签内容包括患者姓名、唯一标识号、标本序号、标本物名称及检查标本号条形码。标签外观简洁直观,做到机器可读人也可读。如果一次手术提取了多个标本,则要对每个标本分别进行标识和描述,并与刷手护士核对,将相应的病理标签粘贴到每个标本袋外面。可以通过网络共享打印机在文印室实现集中打印病理标签。

2. 标本批次导入与留取　用扫描枪依次读取病理申请单和每个标本袋的标签条形码,做好留取确认,把收集信息批次导入系统数据库。最后,巡回护士和刷手护士把标本放入贴好标签的标本袋内。

3. 标本运送　巡回护士使用扫描枪依次读取病理申请单和每个标本袋的标签条形码,做好运送确认,把运送信息写入系统数据库。电话通知专门运送人员到手术间拿取标本,运送标本人员与巡回护士共同进行核对,确认标本质量是否符合要求、标本名称及数量的标识是否和检查申请单内容一致。并在登记本上记录签名,对术中冰冻检查标本则实行"随时切取,随时送检"原则,标本袋外面粘贴红色"冰冻"标识,尽量缩短术中等待时间。

4. 标本接收　运送标本人员把核对后的标本送到病理科,由病理科人员通过使用扫描枪依次读取每个标本袋上的标签条形码,进行标本接收确认。确认标本数量和质量后在登记本上签字。同时,接收信息实时传回到手术室,医护人员在网上能及时查知标本是否已被病理科接收。

手术室病理标本全程信息化管理既提高了工作效率,又提升了管理水平,还完善了监管手段。

八、无菌物品追溯

手术器械作为高危器械，其清洗灭菌质量与手术患者术后感染的发病率密切相关。发达国家和地区已经实现了各类手术器械的环节质量控制及清洗消毒灭菌设备的实时参数记录。

2016年卫生部颁布的《医院感染管理办法》中提出明确要求，对器械的清洗、消毒、灭菌的各个参数进行实时监测记录，使其具有可追溯性。为确保手术器械清洗灭菌质量，医院自主研发的无菌物品信息化质量追溯系统，实现了无菌物品的质量追溯和信息化管理，进一步完善了手术器械全程质量追踪。

无菌物品的追溯指利用条形码技术，对重复使用的器械从回收、清洗消毒、包装、灭菌、存储、发放，到使用等每一流通环节的全过程进行跟踪记录，并且与清洗机、灭菌器等设备安全集成，设备的运行数据全部保存在追溯系统中，随时可以查询，帮助医院"建立质量管理追溯制度，完善质量控制过程的相关记录，保证供应的物品安全"。

（一）系统描述

1. 由医院信息科自行开发软件，将质量追溯系统无缝结合到医院 HIS 系统中。

2. 与医院 HIS 系统共用 Oralcegi 数据库，由三台 IBM 小型机实行热备，保证数据安全；客户端 PC 机支持微软 windows 系列操作系统；扫描枪；条码打印机。

3. 本系统中用于追溯的有包代码和包追溯号两种条码。用"包代码"来标识一个包，条码内容包括包名称、包代码，用防水条码打印贴于标识牌上放入包中，作为包的一部分。"包追溯号"用来记录一个包一次回收到使用的全过程，每次回收包装后生成新的追溯号。该条码内容包括包名称、灭菌类型、灭菌日期、灭菌失效期、包装人员等，条码打印后贴在包布上。

（二）系统管理追溯流程

1. 回收　回收时回收人员使用条形码扫描枪扫描器械包上标识牌上的条码标签，系统自动显示包内器械明细清单、器械图片以及器械包的使用情况（包括使用的患者信息、相关护士信息）等。如果包内物品有缺少或损坏，可以在回收备注栏注明。回收人员确认后，系统记录回收人员、回收时间和包的回收状态。

2. 清洗　清洗人员逐一扫描待洗包的相应条码来进行手工清洗或机器清洗，机器清洗需要扫描清洗器代码和清洗程序。自动清洗程序开始后，清洗机记录清洗过程中的各项参数指标，实时上传到追溯系统软件中去。清洗完成后包装区人员需要进行清洗合格确认，如果不合格需要重新清洗。系统记录清洗人员、清洗时间、清洗机、清洗程序。

3. 包装　器械进入清洗步骤后，包装人员即可进入包装界面打印清洗机中器械包的条码，提前准备包装用物。系统包装界面提供相应包的器械照片及器械清单列表，包装人员检查确认器械无误后包装并将追溯号条码贴在器械包的外包布上，系统记录包装人员和包装时间。

4. 灭菌　器械包进入灭菌器前，操作员首先扫描灭菌器和灭菌程序，然后逐一扫描待灭菌器械包外包布上的追溯条码。灭菌器将记录哪些器械包进入该灭菌器进行灭菌，最后扫描灭菌开始指令开始灭菌。灭菌完成后，由消毒员和灭菌护士输入各自密码确认灭菌物理参数和化学参数是否合格。系统记录灭菌器、灭菌程序、灭菌批次和相关人员信息等。灭菌不合格需要重新灭菌并记录上次灭菌情况。

5. 发放（出库） 操作员扫描条码出库到使用科室，系统控制过期包和监测不合格的包不能出库。系统记录发放人员、使用科室、发放时间。

6. 接收 接收人员扫描条码确认包已经接收到，系统控制过期包和监测不合格的包不能接收，并且非本科室的包也不能接收。系统记录接收人员、接收时间。

7. 使用 系统提供多种方式，如输入住院号、姓名或病区床位号供护士选择患者后扫描包条码将包使用到患者。系统记录患者 ID、手术通知单 ID、操作护士。

8. 功能强大的查询系统

（1）支持对各种工作量的查询。

（2）支持对包库存汇总的查询。

（3）支持预警报告与预警汇总的查询。

（4）支持对包使用情况的查询。

（5）支持对回收备注的查询。

（6）支持对使用备注的查询。

无菌物品信息化质量追溯管理系统，记录和高效管理各批次物品的清洗、消毒及灭菌监测数据，为持续保持和改进手术室工作质量提供数据参照；为快速发现问题提供数据支持。为可能的院内感染纠纷提供客观、高效的消毒灭菌关键记录提供技术支持。引入信息化管理技术和工具，为手术室日常管理、业务管理提供辅助手段，提升工作效率。

九、手术室设备和物资信息化管理

（一）目的

手术室设备和物资的管理作为手术室管理中的一个重要组成部分，也是手术室进行一切医疗活动的基础。信息化的管理手术室设备和物资，能提高各类设备和物资管理的科学性和合理性，减少浪费和库存占用，优化管理流程，加强设备和物资的定额管理。

（二）系统概述

手术室设备及物资管理系统包括物资管理、设备管理、成本效益核算等内容。

（三）功能结构图

见图 2-8-9。

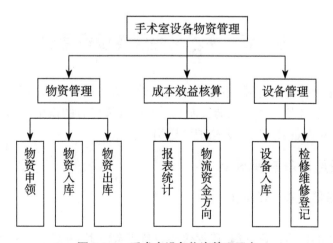

图 2-8-9 手术室设备物资管理平台

（四）功能描述

1. 物资申领　根据终端物品的实际消耗量,系统可自动生成一个申领清单。申请人员定期(每周或每月根据实际情况而定)修改确认后,通过 HIS 系统将申领清单传到设备科。设备科采购者在搜索到手术室的请领计划后,根据计划购置所需的申领物品。

2. 物资入库　设备科根据手术室发送的申领清单购入相关物资;手术室自动接收设备科发出的物资。接收结束后,手术室工作人员通过物资系统显示可获取设备科物品出库清单,作为日后记账核对凭证。

手术室预入库。对于价格昂贵、植入性材料等可进行预入库。即厂家物品预先备货在手术室,进行预入库,患者使用后再进行计费。手术室管理者定期对已使用的预入库物资进行统计,并交予设备科,由医院设备科和厂家直接进行结算,并重新补充备货。

3. 物资出库　手术间护士按患者的物资实际使用量进行计费或不计费录入,系统后台根据手术间护士的录入情况,自动出库物资,并做到使用耗材与患者一一对应。

4. 成本效益核算　按需要提供各种报表及数据生成统计报表:对任意时间段的物品出入库进行数量、金额的统计,不相符的数据,及时查明原因及去向。

完善统计查询。准确地显示各种物品的去向、入库量、库存量及消耗量,规范收费流程,计算机自动增减库存量,至零库存时便无法收费,无法重复收费。手术室库房信息化管理规范了手术物品进出流程,减少使用中的各种损失,将隐形消耗降至最低,经济效益显而易见。同时,库房的信息化管理简化了手术室的收益和成本核算程序,方便医院合理分配资金流向,体现了优质、高效、低耗、物尽其用的现代化物品管理模式。

5. 设备入库管理　管理人员将手术室设备录入设备物资管理系统,形成设备入库单并打印设备条码标签并粘贴。新生成的设备条码信息包括:设备的名称、型号、规格、批次、购入日期、生产厂家及在手术室内的归置地点,基本实现设备盘点、定位的一站式管理。

6. 设备检修、维修登记　当设备需要进行日常检修,或因故障需要外送维修时,手术室设备管理人员只需进入设备物资管理系统中"设备物资检修维修"登记菜单栏,通过扫描枪将相关设备的信息录入,系统即可自动生成"设备检修、维修报备单",方便管理人员时时查阅设备送检维修记录,明确设备流动去向。

第九节　手术常用仪器设备管理

随着外科手术新技术的开展,进入手术室的设施设备越来越多,而且向着越来越精密、贵重的趋势发展。怎样使设备设施能长期在手术中发挥应有的作用,并把损耗度降至最低水平,这与手术室对设备设施的管理维护密切相关。

一、手术设施设备管理制度

（一）手术室仪器设备管理制度

1. 目的

规范手术室各类仪器设备管理,确保仪器设备正常使用,保障手术顺利进行。

2. 范围

手术室护士使用仪器设备。

3. 权责

（1）手术室护士：能正确地操作使用仪器设备。

（2）手术室仪器设备管理员：入手术室前每台仪器设备建账登记。

（3）临床医学工程部工程师：对全科进行新引进仪器设备的培训；规范使用仪器，及时维护、维修、保养仪器，并做好记录。

（4）护士长：负责手术室仪器设备的正常运行。

4. 作业内容

（1）入科前建账登记

1）每台仪器入科前时均应建立明细账目，登记造册，一式两份（分别保存，一份临床医学工程部归档，一份手术室归档）以便日后有据可查。使用科室不仅建立账目，完善使用登记记录，健全送修管理制度，还要详细记载仪器、设备的使用情况。对随机带来的全面资料，如使用说明、操作手册、维修手册和电路图等装袋进行集中保存，便于查询维修。

2）建账造册时应认真标明仪器名称、仪器型号、功率、用途、入科时间、生产厂家、购买时间、性能等属性，与临床医学工程部双签认证，保证设备入科时良好运行状态。

3）有遇交接班情况（人员流动）时，取出账册——核对并登记交接班日期，做到严密交班，防止使用时出现管理上的盲区，在交接班登记本上要有交班者、接班者及第三人的签名。

4）仪器、设备依据账目定期清点，保证管理的连续性和稳定性，并依据设备特点分类管理。

（2）使用时安全要素

1）新仪器、设备入科时，要做好业务培训，熟知仪器的操作规程。首先详阅使用说明，请安装的专业人员介绍仪器的性能使用原理、操作步骤、清洁保养、维护方法，并在科内反复组织学习，便于操作。

2）设操作程序卡。每台仪器制作各自的操作程序卡，贴在仪器旁，随时提供使用操作提示。

3）术前准备时要将仪器、设备试机，灯、床要调整到适合手术使用的状态，为手术顺利开展创制良好的环境。常用仪器如无特殊情况，不得随意外借。

4）把每台仪器使用时间、运转情况、使用人员及维修情况等记录在设备日常检查记录本上。

5）值班人员要随时巡视手术间，负责全科物品设施的安全，全天手术结束后，负责关闭室内总电源。

6）平时使用电刀时，防止灼伤，故在术前访视患者时要求其去除金属饰物，询问患者体内是否有金属植入物，使用止血仪时，掌握充气时间、使用部位，防止手术中并发症的发生。

7）制定合理的清洁保养制度，由指定的专业人员清洗、打包、消毒、灭菌。使用后立即清洗，拆洗的零部件应及时安装，防止物件丢失。检查仪器，做到三查，即使用前查、准备清洗前查、清洁后打包前查，发现问题及时请专业人员维修。

8）贵重仪器每次使用后及时登记及签名。使用时如出现故障，应及时停止使用，联系临床医学工程部维修并上报，认真填写维修申请单，连同待修医疗设备一并送临床医学工程部，除维修技术人员外，任何人不得擅自装卸。

9）随着越来越多高、精、尖的仪器进入手术室，对护士的知识面要求也越来越广泛，我们必须拓宽知识面，不断加强业务学习，还要加强相关学科基本知识的学习，如计算机知识、外语知识和临床知识以及医学计量等。

（3）严格的组织管理

1）定专人负责：成立管理小组专人负责、定期清点、承担仪器、设备的专项管理，包括使用、维修及保养。专科专用的特殊物品由专职人员进行消毒灭菌，用后清洗、吹干、上油、打包、灭菌，交专人检查保管。

2）定位放置：大型仪器、设备、固定设施一般不随意搬动，以免造成损坏，经常使用的物品定点放置，以便使用及清点，严格交接班制度。推仪器车时要做到轻、稳、准、快，养护完毕要及时归还，所有的导联线应顺势缠绕，防止扭曲打折，影响使用寿命。

3）定时预防性维护：仪器设备定期预防性维护，以降低由于使用和管理不当给患者和使用人员带来各种风险和隐患概率。

4）定期培训考核：由于人员的流动及参观、进修人员的日益增多，可由专人选定时间进行统一培训，规范操作程序，一般由仪器管理小组的人员承担。课后可以当场考核，以确保人人都会正确地操作。

5）资源的统筹安排：设备要最大限度地发挥优势，避免闲置造成的浪费，积极投入使用，各种仪器、设备要逐步走向专管共用的途径，多科室协作使用，降低成本。只有在日常的工作中加强设备的维护保养工作，才能提高设备的完好率，在设备的使用管理中，建立完善的维护保养制度，进行科学的维护保养，才能将故障率降低到最低限度，保障仪器设备发挥最大的效应。

（二）手术室高值耗材管理制度

1. 目的

通过高值耗材的规范化管理，有效保证患者的利益并防止手术费用的遗漏。

2. 范围

手术室使用高值耗材。

3. 权责

（1）刷手护士、巡回护士：高值耗材打开包装前，必须同手术医生核对正确后，方可打开；报账。

（2）器械班护士：负责高值耗材的出入库、保存、核对账物。

（3）收费班护士：负责高值耗材的审核、收费。

（4）护士长：全面监控高值耗材的出入库、使用、收费情况。

4. 定义

高值耗材管理范围：包括各种管道吻合器及钉匣、心脏瓣膜、射频消融系统、进口人造血管、一次性腔镜器械等500元以上的物品。

5. 作业内容

（1）各种高值医用耗材由手术器械班护士专人管理。一律通过临床工程部统一采购进货，保证三证齐全，未经允许，手术科室人员和患者不得携带耗材进入手术室。

（2）建立高值耗材出入库登记使用制度，以便进行失效期、数量、价格、规格及型号的查询。

（3）根据用量设立高值耗材基数，以免过期。每日清点1次，每周请领1次。

（4）高值耗材应按失效期顺序分科、分类摆放，防止使用混乱而造成过期。

（5）根据患者情况，手术医生选择合适的医用耗材。高值医用耗材打开前，巡回护士确认医用耗材的有效期、包装的完整性，标识必须明确（进口内植物必须有中文标识）；并与刷手护士及手术医生核对医用耗材品名、型号等相关信息后，方可打开。

（6）未经护士长同意，任何医用耗材一律不得外借。

二、电动手术床

（一）概述

手术床是手术中安置患者以便于手术医生操作的工作台，既要妥帖固定患者，又能满足手术医生、麻醉医生的操作需求，同时不损伤患者，能使患者维持舒适体位。

现代化手术床以电动手术床为代表，以电动液压为动力，由控制开关、调速阀和电磁阀组成主体的控制结构，通过电动液压齿轮泵提供液压动力源，控制各个双向液压油缸的往复运动，并通过手柄按键控制手术床，进行各种位置的变换，如升降、左右倾、前后倾、腰背部升降、移动固定等功能，使之达到手术操作的需求。

1. 用途和分类

（1）用途：手术床主要是供医院手术室实行头、颈、胸腹腔、会阴、四肢等部位的外科手术，是提供麻醉及适应不同外科手术使用的设备平台，更好地使用与管理手术床保证麻醉及手术的进程和患者的安全。

（2）分类：按用途可分为多功能手术床、显微外科手术床、牵引手术床、专用透视手术床、核磁功能手术床、转运功能手术床等。

2. 适用范围　手术床适用于头颈部、胸腹部、四肢、泌尿和五官等各部位手术，符合人体解剖学特点及医疗护理方式的需要。

（二）组成结构及常规配件（图2-9-1）

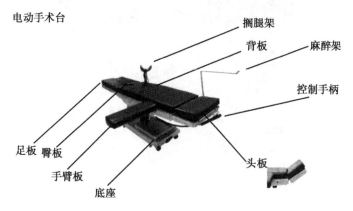

图2-9-1　电动手术床主体及配件

1. 组成结构　床体结构由支撑部分、传动部分和控制部分组成。

（1）支撑部分：主要包括台面、升降柱、底座三部分。手术床台面可由多块不同功能的支撑板组成，如：头板、背板、腰板、腿板、臀板、足板等；底座部分一般包括脚轮和刹车锁定装置。

（2）传动部分：按传动原理可分为液压、机械和气动三种传动结构，大多数手术床采用液压传动原理。

（3）控制部分：常见有带线遥控手柄、无线遥控手柄、脚踏控制器、辅助／备用控制按钮。

2. 配件

（1）常规配件：床垫、手臂板、麻醉屏架、固定架、搁腿架、绑带等。

（2）特殊配件：U型或三点头颅固定型头架（图 2-9-2）、下肢牵引架（图 2-9-3）。

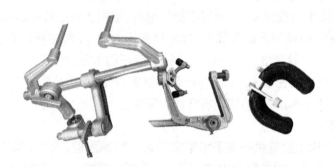

图 2-9-2　电动手术床头颅固定架

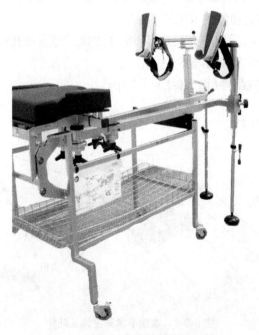

图 2-9-3　电动手术床下肢牵引架

（三）动作变化

电动手术床能完成各种手术体位要求，几乎适用于所有手术，而根据产品结构、组成、配件不同适用于各种特殊手术。

主要动作 上下升降，前后平移，前后倾，左右倾，头板、背板、腰板、脚板大角度移动。见图2-9-4。

（四）操作步骤

1. 手术床应固定放置在净化层流入风口处，并做好放置范围标识，拧紧床板所有固定螺丝，连接好电源线或使用蓄电池。

2. 打开电源开关，检查电源指示灯亮，锁定刹车。

3. 启动控制手柄按复位键，确认手术床处于水平状态。

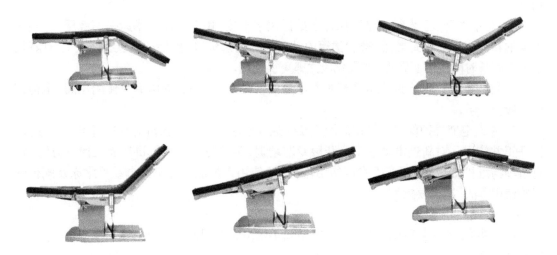

图2-9-4 手术床主要动作的体位示意图

4. 安装所需配件，待手术患者安置合理体位并固定牢固后，选择所需动作按钮。

5. 手术结束后按复位键，安全转移患者后，将手术床降至最低，解锁，检查蓄电池电量，必要时充电，关闭电源。

（五）注意事项

使用者需熟悉手术床的性能及操作方法，防止意外伤害，防止床及床配件的损坏。

1. 防止意外伤害

（1）防止倾倒坠床：在未锁定或固定电动手术床时，转换患者体位或搬运患者，可发生手术床移位、倾倒，造成手术患者坠床；患者未妥善固定在手术床，操作遥控手柄有发生坠床或肢体受伤的危险；手术中需调整手术床，应告知手术医生停止操作，等调整好后继续手术操作。

（2）防止夹伤或压伤：当释放底座刹车时，请勿把脚放在底座下；操作手术床时，应确定患者肢体妥善放置。

（3）防止触电：当电器检修盖或控制零组件被移走时，请勿操作或维修手术台。

（4）防止灼伤：使用电刀的手术，应防止患者皮肤接触手术床的金属部位，避免旁路灼伤。

2. 防止床体及配件损坏

（1）遥控手柄：手柄易坏，应固定位置放置，防水防摔，避免带线控制手柄经常插拔或绕于床沿。

（2）床板断裂：床板支撑强度一般以 135kg 为基准，经适当调整压力阀后，可以承载到 200kg 以上。现代手术床为了可透视，大面积选用树脂材料，降低了手术床的强度。使用中要注意厂家标志的支撑强度，不可将所有重量集中在某个点，并要考虑术中施加的外力。

（3）配件损坏：不同品牌的床应使用专用配件，不应挪用、混用，以免造成延误手术时间，甚至损坏配件。

（4）底座损坏：勿将物品、配件或重物放于手术床的底座上，床板下降时应观察是否有物品卡住。

（5）机油故障：手术结束将床保持在最低及水平位，由于电动手术床采用液压，应经常检查油箱。将床面降到最低，查看油箱内液压油的剩余量（应保持在油位线以上）。观察机油是否因长时间使用而乳化，如乳化应立即更换使用。

（6）蓄电池损坏：定期充电能延长蓄电池的使用寿命，一般充电后可使用 1 周，电池寿命一般为 2 年。

3. 专人定期维护保养 发现问题应及时通知医学工程技术人员对其进行维修检查，以保证正常使用。对新进电动手术床开展专题培训，请厂方技术人员讲解有关使用方法、注意事项与维护知识等，规范手术床使用流程，让使用人员能熟练掌握电动手术床及配件的正确使用方法，减少误操作。

（六）清洁／消毒

1. 定期保养清洁手术床及配件 应做到手术少时每周或每半月彻底清洁 1 次，手术多时每日清洁 1 次。

2. 保护床垫 用一次性防水床单，避免床垫术中污染。

3. 清洁方法 手术床解锁，切断电源，拆卸配件。无电路的配件可用水冲洗，用碱性或中性清洁剂清洗，晾干，关节上油。床板等用乙醇等中碱性洗涤剂擦拭，可喷涂消毒药水，忌用强腐蚀或酸性的清洁剂和消毒液，严禁用水冲洗底座。

（七）故障排除

电动手术床使用过程中常见的有以下几种故障。

1. 控制手柄故障 会造成床面功能无法实现，或者床面操作失控。主要检查面板按键是否损坏，电路板是否完好，手控器连线的通断情况。如无电源指示灯：检查电源线、电源开关，旋紧控制手柄接口，重启控制手柄，如床体功能能实现，则指示灯坏，如不能实现，应为控制板电路坏。

2. 油路故障 缺油、油管漏油等会造成功能不能完全实现，或者是功能完全不能实现。主要表现为手术床无法上升、平移等，或者速度缓慢。有时可见底座油漏出。

3. 电路故障 包括电源故障、电磁阀故障、继电器故障、PC 板故障、PLC 控制板故障等。电磁阀故障发生率比较高，是检修的重点。

三、无影灯

(一)概述

手术无影灯是一种光斑和强度可变的外科照明装置,是专门为手术室工作人员提供的外科领域的可见照明系统。

1. 用途和分类

(1)用途:用来照明手术部位,以最佳地观察处于切口和体腔中不同深度的小的、对比度低的物体。由于施手术者的头、手和器械均可能对手术部位造成干扰阴影,因而手术无影灯就应设计得能尽量消除阴影,并能将色彩失真降到最低程度。此外,无影灯还须能长时间地持续工作,而不散发出过量的热,因为过热会使手术者不适,也会使处在外科手术区域中的组织干燥。

(2)分类:按反射原理分为多孔型和单孔型整体反射式无影灯,按光源分为普通型、冷光型、LED 型,目前无影灯采用的光源主要有白炽灯、卤钨灯、气体放电灯和 LED 灯。LED 手术灯由于它具有高效节能、冷光源和长寿命等特点,大大降低了手术区域的辐照能,它的使用寿命达到传统优质卤素光源的 50 倍,能耗是传统光源的 0.7 倍左右。随着 LED 技术的发展及运用水平的提高,其理论上可以根据患者手术不同体位及医生手术站位来设计不同需求形态各异的手术无影灯。因此,LED 无影手术灯无疑将极大提升医疗照明的水平。按是否可移动分为吊臂固定式和移动式无影灯。

2. 适用范围 无影灯适用于几乎所有手术,除外管道内照明,如食管、气管、胆管等,尤其为精细手术和深部手术提供极大的方便。

(二)组成结构及常规配件

1. 组成结构 无影灯由旋转体、平衡体和灯头三部分组成,见图 2-9-5。

(1)支撑旋转体:工作原理是旋转臂绕主轴 360° 旋转,根据不同手术室手术床位置,使无影灯转到医生所需要的位置。

(2)平衡体:通过对压缩弹簧所产生的弹簧力来平衡无影灯灯头在不同位置所需的平衡力。

(3)灯头:一般由单个或多个灯头组成,分为母灯和子灯。

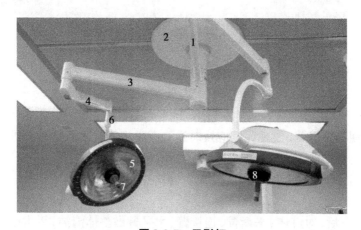

图 2-9-5 无影灯

(1. 连接臂 2. 固定座 3. 水平臂 4. 平衡臂 5. 灯体
6. 吊臂 7. 无菌手柄 8. 摄像头)

2. 常规配件   墙式控制面板、灯头操作面板(图2-9-6)、无菌手柄、灯头内置摄像头。

(三)操作步骤

1. 使用前准备工作   调节灯头至所需位置,确保灯头能稳定停留在所需位置,并注意双灯的平衡臂不冲突。打开手术灯网电源开关,检查电源指示灯是否正常启动,确保灯头能正常使用。

2. 安装消毒手柄   无菌人员安装消毒手柄,需听到"咔嚓"声或螺纹旋转固定牢固,并试拉手柄,确保不会跌落。

3. 调节到所需亮度   旋转手柄,调整光圈大小,术中根据手术部位随时调节灯头照射部位。

4. 手术结束   将亮度调至最低,关闭开关,拆卸手柄。手术结束后应将灯头上推,避免手术灯灯头碰伤经过人员头部。

(四)注意事项

1. 无影灯为冷光源,但是长期集中照射时仍旧能产生较高温度,应避免长期照射易燃物品。

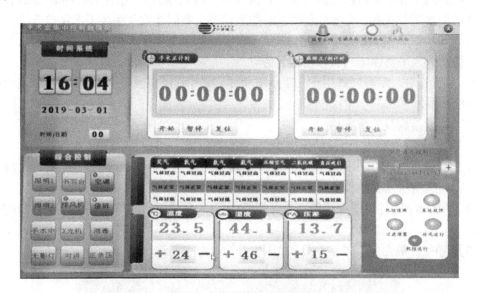

图 2-9-6   手术间操作面板

2. 无菌手柄应保持固定牢靠及维持无菌,一旦污染应立即更换。

3. 亮度不宜调节至太高,以免加速手术人员视力受损发生。

4. 无影灯应有后备灯泡,并能自动启用,等手术结束后更换新灯泡。

5. 专人定期维护保养,发现问题应及时通知医学工程技术人员对其进行维修检查,以保证正常使用。

(五)清洁/消毒/灭菌

1. 清洁

每日手术结束后,对灯体、平衡臂、连接臂、水平臂做整体清洁,手术中有污染,及时清洁。严禁用水冲洗无影灯外壳及控制面板等部位。

(1)外壳清洁:用弱碱性溶剂(肥皂水)擦洗外表;避免使用含氯洗液和乙醇洗液。

（2）灯面板清洁：由于灯面板用高分子材料制成，表面有严重污物或擦毛，对光源有很大的影响，因此在清洁时，只能用中性清洁剂和干净的软布进行擦洗。擦拭玻璃防护片表面时，严禁用力加压。

2. 消毒灭菌

无菌手柄一般可采用高温高压消毒（请详见使用说明书），但注意手柄灭菌时不能压重物，否则会引起手柄变形。

（六）故障排除

1. 无影灯不能定位　故障出在旋转臂和平衡臂上。旋转臂不能定位，主要是设备使用过程中旋转臂与固定底座间因磨损导致间隙过大，或者是旋转臂上的自刹螺丝松动造成的，调节旋转臂上两两对称的内六角螺丝即可。如果是刚安上不久不能定位，可能是底座安装不平衡，使无影灯重心偏离实际位置造成的，应请专业人员调整；无影灯上下垂直定位是通过对压缩弹簧的压力所产生的弹簧力，来平衡灯头在不同位置所需的平衡力。当平衡臂不能定位时，是由于使用一段时间后平衡臂内的平衡弹簧力变松或变紧造成的。平衡弹簧装在平衡臂内，可拆下外盖，调节控制弹簧力度的紧固螺丝，边调节边上下拉动平衡臂，以达到舒适的松紧度为止。

2. 控制面板电源指示灯不亮　这种情况可能是开关电源（也称电源变压器）损坏造成的，特别是手术后不切断电源，使开关电源长期处于通电状态下，最容易造成损坏。必须更换一个新的开关电源。

3. 控制面板电源指示灯不亮，无影灯不亮，更换无影灯灯泡。

4. 其他　亮度键失效、灯头时亮时灭、光圈调节失效，请临床工程师更换配件。

四、电外科设备

电外科是应用于外科手术的一种高频电流手术系统，电外科集高频电刀、大血管闭合系统、超声刀、氩气刀、LEEP 刀、内镜电切刀等众多外科高频电流手术设备于一体，并通过计算机来控制手术过程中的切割深度和凝血速度，达到止血和凝血的效果。本章介绍高频电刀和超声刀。

（一）高频电刀

1. 概述

高频电刀是利用高频电流的"集肤效应"原理，使高频电流对人体组织直接进行切割、止血或烧灼的一种高频大功率电器设备，故其安全性要求极为严格。高频电刀的应用具有广泛的优越性，它可加快手术进程，减轻医护人员的劳动强度，减少或避免手术出血，减轻患者痛苦等。

（1）用途和分类

用途：高频电刀主要用在控制失血，其方法是对手术部位进行凝血、止血，但它也可用于外科切割。这类装置可对血管丰富的脏器的出血表面进行快速止血。

分类：从能量传递的角度可以分为单极和多极两类。根据高频手术器的功能及用途，大致可分为以下类型：①多功能高频电刀具有纯切、混切、单极电凝、电灼、双极电凝；②单极高频电刀具有纯切、混切、单极电凝、电灼；③双极电凝器：双极电凝；④电灼器：单极电灼；⑤内窥镜专用高频发生器：具有纯切、混切、单极电凝；⑥高频氩气刀：具有氩气保护切割、氩弧喷射凝血；⑦多功能高频美容仪：具有点凝、点灼、超高频电灼。

（2）适用范围

单极电刀：可同时进行切割和凝血。可应用于各种传统的外科手术，包括：脾切除术、甲状腺切除术、肝脏切除术、肺切除术、痔疮切除术、胃切除术、肾脏切除术等。在不同手术中，应用电刀进行血管封闭都具有显著的优点。安装心脏起搏器的患者禁止或慎用单极电刀。

双极电刀：主要是凝血功能。适用于精细组织和部位的手术，如神经外科的各类手术及整形外科、耳鼻喉科和骨科的颈椎、腰椎、脊髓手术，并适用于安装心脏起搏器的患者等。

2. 结构及配件

（1）工作原理（图2-9-7）

单极电刀的工作原理：利用300~500Hz高频电流，释放的热能和放电对组织进行切割、止血。电流在电刀的刀尖形成高温、热能和放电，使接触的组织快速脱水、分解、蒸发、血液凝固，实现分解组织和凝血作用，达到切割、止血的目的。

双极电刀的工作原理：双极电刀是一种电子式射频电流发生器，双极镊与组织接触良好，电流在双极镊两极之间经过，其深部凝结呈放射状传播，相关组织变成浅棕色小焦痂，不会形成明显的电弧。由于电极的两极之间已形成回路，所以不需要负极板。双极电刀基本无切割功能，主要是凝血功能，凝血速度较慢，但止血效果可靠，对周围组织影响极小。

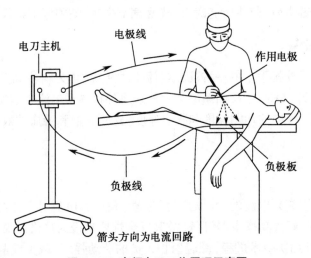

图2-9-7　高频电刀工作原理示意图

（2）主机及配件

主机：由双极控制器、单极切割控制器、单极凝血控制器、REM报警指示灯组成。见图2-9-8。

配件：单双极手（脚）控器械、单（双极）脚控开关、患者回路电极板。见图2-9-9。

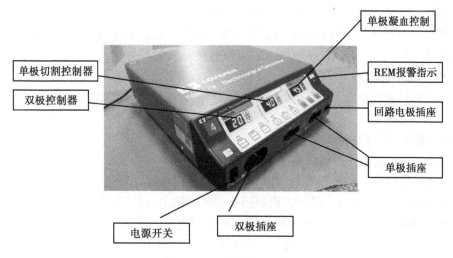

图2-9-8　高频电刀主机

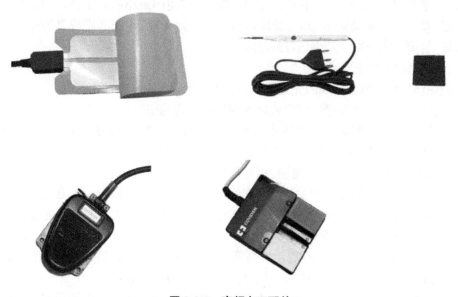

图2-9-9　高频电刀配件

3. 操作步骤

（1）连接电源线，负极板线路（双极模式不需使用）。

（2）检查并确认患者已经去除所有金属物品，并与金属床板无直接接触。

（3）接通电源，开机自检，根据说明书和手术选择合适的输出功率。

（4）选择合适部位粘贴负极板。

（5）连接电刀笔线路，使用手控或脚控开关。

（6）使用完毕先关主机电源，再拔电源插头。

4. 注意事项

（1）环境要求

1）高频电刀在使用时会形成电弧，遇到易燃物时会燃烧或爆炸，所以避免在有挥发性、易燃、易爆气体(如:麻醉气体乙醚)的环境中使用。

2)氧气管道和麻醉废气排出管道保持通畅,防止泄漏。禁止开放给氧,避免在高浓度环境中使用电刀。在气道部位使用电刀时应暂时移开氧气。

(2)防止漏电或短路

1)使用前检查线路、负极板夹头、电刀头、双极镊连接处有无断裂或裂隙,有无金属线外露。

2)手术床必须干燥、绝缘。

3)应在手术前先连接好电源线。

4)勿将电线缠绕在金属物品上,如布巾钳或止血钳等。

5)使用过程中,不允许突然拔出电源插头或突然插上,尽可能不要另加插线板。

(3)负极板的粘贴和使用:负极板必须在有效期内单次使用,不得重复使用。使用时禁止切割、折叠。粘贴在易于观察的部位、平坦肌肉区、剃除毛发的皮肤、清洁干燥的皮肤,避开骨性隆起、瘢痕、皮肤皱褶、脂肪组织或脂肪较厚、液体可能积聚的部位、金属移植物或起搏器附近,禁止粘贴部位使用加温设备。手术结束后检查粘贴处有无热损伤。

(4)功率设置原则:在满足手术需要的前提下,应使用最小的输出功率,如电极有效输出量不足,切勿盲目提高输出功率,而应该首先检查负极板、电极和缆线是否完好,机器的状况等等,否则可能会增加发生伤害的危险性。

(5)手术患者的安全管理

1)使用前后检查患者皮肤的完好状况,并记录异常情况。

2)防止使用电刀引起短路、燃烧或爆炸而导致患者灼伤。

3)在使用碘酒、乙醇消毒患者手术区域时,必须待乙醇完全干燥、挥发后方可铺巾、贴手术膜和使用电外科设备;使用后的乙醇纱球应及时撤离手术野。

4)肠道手术禁忌使用甘露醇灌肠,以免爆炸。

5)注意保护皮肤,防止各种皮肤的潜在损伤:如表皮破损、皮内出血、压伤等。

6)正确揭除负极板,从边缘沿皮纹方向缓慢揭除负极板。如果揭除速度过快、用力过猛可发生表皮与真皮分离或表皮剥脱等机械损伤。

7)置有心脏起搏器者一般不能使用高频电刀,以免干扰心脏起搏器正常工作,造成停搏,如必须使用须按起搏器使用说明书规定,采取必要的预防措施。

8)加强手术台上电刀笔的管理,术中电刀妥善放置,电刀手柄暂时不用时,可放于电刀保护盒内,防止术中误触及开关造成患者灼伤。

(6)高频电刀属于强制性检测的医疗设备,每台电刀必须编号登记,积极年检,注意日常养护,禁与化学物品同放一室,保证仪器干燥清洁无污,防腐防霉防潮。同时注意日常检修,建立仪器设备使用登记本,责任到人,及时发现故障,积极维修,确保手术正常进行。

5. 清洁/消毒

(1)清洁:用温和的清洗剂或湿布擦拭电刀主机表面和电源线。防止液体流入机壳。禁止使用磨蚀剂或其他可能擦伤面板或损坏的物质清洁。注意脚踏开关的保护和清洁,必要时手术中使用一次性保护套。

(2)消毒:一般情况下电刀笔为一次性耗材,按医疗垃圾处理;双极镊和连接线按常规器械清洗灭菌;其他附件如腔镜下使用的电刀笔,根据生产商的使用说明处理。

6. 故障排除

见表2-9-1。

表2-9-1 高频电刀常见故障排除表

情况	可能的原因	解决办法
异常的神经肌肉刺激（立刻停止外科手术）	金属之间打火花	核查与电刀、患者回路电极板以及激活电极的所有连接。
	凝血过程中可能出现	在电灼和喷凝模式下使用低功率设定值或选择干燥模式。
	异常的50~60Hz漏电流	请与您所在院的生物医学工程部联系或与设备公司的代表联系以求帮助。
电刀接通后没有响应	电源线未接好或墙壁插座有问题	核查电源线连接（电刀和墙壁插座）。将电源线连接至完好的插座。
	电源线有问题	更换电源线。
	保险丝抽屉开着或保险丝熔断	关闭保险丝抽屉。更换被熔断的保险丝。
	内部部件故障	请与您所在院的生物医学工程部联系或与设备公司的代表联系以求帮助。
电刀已打开，但不能完成自检	软件故障	关闭电刀，然后再将其打开。
	内部部件故障	请与您所在院的生物医学工程部联系或与设备公司的代表联系以求帮助。
电刀已打开，并已启动附件，但电刀没有输出	脚控或手控器械有故障	核查并且纠正所有附件的连接，重新启动电源。如果电刀仍不工作，更换器械。
	不兼容的脚控开关	专用脚控开关。
	单极脚控开关与手术器械插座接口不匹配。	正确匹配
	功率设置太低	增大功率设定值
	内部部件故障、机架接地连接出故障、监测器故障	请与您所在院的生物医学工程部联系或与设备公司的代表联系以求帮助。
只有当电刀启动时才干扰其他装置	金属之间打火花	核查与电刀、患者回路电极板以及附件的所有连接。
	电灼使用了高功率设定值	在电灼模式下使用低功率设定值或选择干燥模式。
	操作室内的电气接地线不一致	确认所有的地线都尽可能短，并且都通到同一接地金属物。
	如果电刀工作时干扰持续存在，表明监测器对发射的频率有响应。	请您所在院的生物医学工程部与监测器生产厂家一起核查。
起搏器干扰	虚连或金属间打火花	核查激活电极导线及患者回路电极板导线的连接。可能有必要重新调节起搏器。

情况	可能的原因	解决办法
起搏器干扰	在单极电外科手术过程中,从激活电极流向回路电极板的电流流经离起搏器太近的地方。	若有可能,使用双极器械。 如果必须使用单极器械,请将患者回路电极板安放在离手术部位尽可能近的地方。确认从手术部位至患者回路电极板的电流通道不经过心脏附近或放置起搏器的位置。手术过程中应始终监测带起搏器的患者,并且备好除颤器。 计划对带有心脏起搏器的患者使用电外科手术器械时,应与起搏器的生产厂家或医院的心内科联系。
内心脏除颤器(ICD)启动	ICD被高频电刀启动	停止手术并与ICD生产厂家联系以获得指导。

（二）超声刀

1. 概述

超声刀是通过超声频率发生器（电能变机械能）作用于金属探头（刀头）、以超声频（55.5kHz）致刀头机械振荡（50~100μm）,继而使组织内水汽化、蛋白氢链断裂从而使蛋白凝固、血管闭合,达到切开、凝血的效果。其优越性主要在于切割准确、可控制凝血、无烟、少焦痂,无传导性组织损伤（对组织远端的热传导和损伤远远小于电刀）特别适用于重要脏器附近的分离、装有心脏起搏器的患者手术。

（1）用途和分类：能闭合5mm及5mm以下的血管。

（2）适用范围：广泛应用于神经外科、胸外科、普外科、妇科、泌尿科、肛肠科、内分泌系统手术等,特别适用于内镜手术。

2. 结构及配件

组成结构：超声刀的构成主要有主机、手柄连接线、刀头系列及脚控电缆线、脚踏开关。见图2-9-10。多种型号的刀头,以适用于不同手术部位。

3. 操作步骤

（1）接电源线在主机后面,不要和高频电刀使用同一个插线板,最好单独使用。

（2）接脚踏（两个插孔,可任选一个）：主机部分：红点对红点（拔时需注意,为锁簧装置）。脚踏部分：用力按紧电缆线接口再旋紧。

（3）接手柄主机部分：平口对平口（白点）。

（4）安装刀头（A+B+C）：A.adapter转换帽 B.blade刀头 C.click扭力扳手（听到咔咔两声）。

（5）安装刀鞘刀头打开;刀头并齐;对准刀面（任何一个面,靠近圆点一面为钝面）;锁定刀头（拔掉定位针）。

（6）打开电源,主机自我检测3~5s后,Standby灯亮。

（7）调整功率（默认值为Level 3和Level 5）。

（8）按Standby键,Ready键亮。

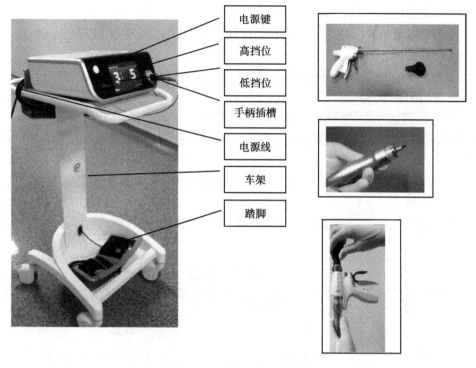

电源键

高挡位

低挡位

手柄插槽

电源线

车架

踏脚

图 2-9-10 超声刀主机及配件

（9）脚踩脚踏开关，开始自检，主机发出自检音，屏幕出现沙漏；自检 5s 左右，直到正常音后方可使用，需张开刀头，在空气中自检。

（10）使用每隔 10~15min 时提醒医生清洗刀头，用湿纱布擦洗，并把刀头浸在温水中，用快挡激发并轻轻抖动，将刀头里的组织和血块冲出，若还有组织残留，可用针头挑，以免堵塞。

（11）使用结束后，按下待机键，逆时针旋松刀头，将手柄套上护套，妥善放置，关闭主机。

4. 使用注意事项

（1）手柄是超声刀系统最容易受到人为损坏的部位，因为其内部封装了精密超薄压电陶瓷片，当受到剧烈震动时，很容易导致精密陶瓷片的裂损，所以，一定要避免手柄的剧烈碰撞和从高处跌落到地面。手柄头段的短螺杆，也要精心保护，不使用时，要套上红色的塑料保护帽。

（2）预运行的诊断测试：①在按 STANDBY 键后就可执行。②必须完成整个测试过程，否则测试会再重复。③刀头必须在空气中，钳口张开。④测试可由脚控或手控操作。⑤机械能会通过刀头，不要用手触摸。

（3）使用手柄连接器定位时：①确定手柄完全插入连接处。②如果故障发生时，用 STANDBY 键清除。

（4）在 READY 状态下，能感觉到测试时进刀头的能量（像一个脉冲）这是正常安全的。

（5）不能闭合空踩，夹持金属及骨头，不能用于输卵管的闭合（因为是永久性闭合）。

（6）错误：可以由 STANDBY 键清除。

（7）手术中避免倒持器械，以防止血液进入器械管腔，形成凝血块，影响刀头的正常振动。

（8）超声振荡刀头时，注意不要接触到金属壁；操作过程中勿接触到金属物品，如金属器械、血管夹等。

（9）使用时最好把组织钳夹在刀头前2/3的部位，不要在血液中使用。

5. 清洁/消毒/灭菌

（1）主机的清洁方式：断开电源，用清洁软布擦洗。

（2）脚踏开关在手术中容易被手术中产生的血迹污染，使用时建议可在脚踏外罩一次性保护套。

（3）手柄消毒方式，可以采用高温蒸汽灭菌或低温等离子灭菌、环氧乙烷灭菌。

6. 故障排除

当出现故障时，会出现报警音及错误代码，根据代码排除故障或呼叫技术人员。具体见表2-9-2。

表2-9-2 超声刀异常报警代码

故障代码	可能的原因	排除方法
主机	坏	呼叫维修
主机温度	无通风/坏	清除排风口/呼叫维修
手柄	坏	重新加强刀头连接或更换手柄
手柄温度	高温灭菌未冷却/坏	冷却/更换
器械	连接/堵塞/坏	连接/清除/更换
脚控	启动	清除/更换
手控	启动	清除/更换

五、充气式温毯仪

（一）概述

随着手术患者的体温维持重要性越来越被医护人员重视，各种保温措施被运用于临床围手术期，而被公认效果显著的方法之一是通过使用充气式的加温毯覆盖于非手术部位来给患者保温或升温。下面介绍一种常见的充气式温毯仪。

充气式温毯仪，是一种充气式升温装置，通过暖风机将加热的空气持续吹进覆盖在患者身上的充气毯内，达到主动升温的目的，能够为手术中或者复苏时低体温的患者提供保温条件。

（二）结构及配件

该系统由主机、配件（喷嘴、软管、电源线等）和充气毯组成。

1. 主机 见图2-9-11，图2-9-12和图2-9-13。

2. 充气毯 根据手术部位不同，可使用不同的充气毯，见图2-9-13。

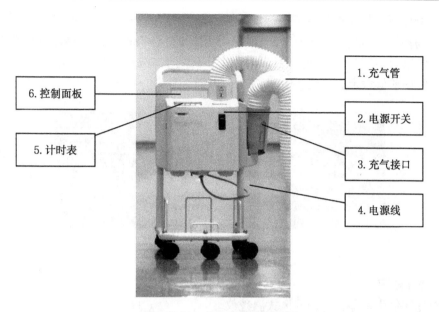

图2-9-11　充气式温毯仪正面

6. 控制面板

5. 计时表

1. 充气管

2. 电源开关

3. 充气接口

4. 电源线

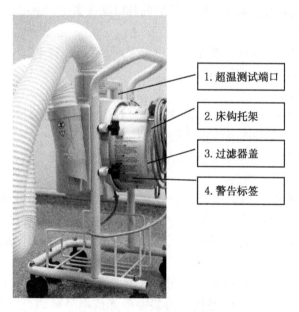

图2-9-12　充气式温毯仪背面

1. 超温测试端口

2. 床钩托架

3. 过滤器盖

4. 警告标签

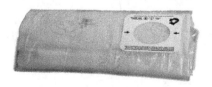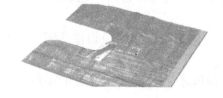

图2-9-13　充气毯

3. 控制面板 控制面板有四种温度设置：Low（低挡）——32 度；Medium（中挡）——38 度；High（高挡）——43 度；Boost（上升）——45 度。时长 45min。对于体温降低严重而需要快速加温的患者，应选择"推进"温度设定。用于预防体温降低或用于治疗轻微体温降低时，选择高、中或低设定。见图 2-9-14。

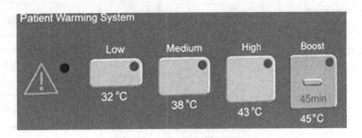

图 2-9-14 温毯仪控制面板

（三）操作步骤

1. 首先评估患者是否适用吹风式温毯仪。

2. 将升温系统固定于方便医务人员操作的地方，固定脚轮，防止保温机滑动。

3. 检查充气毯的完整性，将充气毯平铺于患者身体上，带有孔眼的一面直接接触患者。

4. 将自充式通气软管的前端喷嘴与毯被的开口连接紧密，确保固定牢靠。

5. 接通电源，打开开关。

6. 加热温度通过按钮面板来控制。温度设定：低温挡：（32±2）℃；中温挡：（38±2）℃；高温挡：（43±2）℃；快速升温挡：（45±1）℃。

（四）使用注意事项

1. 喷嘴不得直接对准患者，务必把软管连接到毯子上。严禁对准开放性伤口，否则会造成灼伤。对于局部缺血的四肢禁止使用升温系统。

2. 如果针对患有严重外周血管疾病的患者使用，应该注意并进行严密监控。针对这些患者使用，可能会导致患者灼伤。

3. 使用中应监测患者体温，并随时报告医师。在患者的复温过程中须严格监控患者，监控是否会出现升温后血管扩张，以及是否可能出现血压降低。如有变化，立即停止复温并通知医生进行排查，如复温过程中达到体温预定值，将温度调小或直接关闭机器，结束复温。

4. 温度过高，机器会出现报警。注意充气毯应平整覆盖，充气口处勿折叠，使得温度蓄积，可能有火灾危险。防止保温毯材料接触激光或电外科通电电极；可能会导致快速燃烧。

5. 升温系统装有空气过滤器，但是，当使用升温系统时，还是应该考虑空气传播污染。应使用专用充气毯加温，不得直接对准或采用其他棉织物对准切口充气，以免污染手术切口。

6. 磁共振成像（MRI）扫描期间，不适于使用升温系统。升温系统可能会影响 MRI 成像。

7. 确保患者身体干燥，否则升温系统可能会无效。

（五）清洁/消毒/灭菌

充气毯一般为一次性使用；主机和配件每次使用后用清水擦净，如有体液污染，用表面消毒液擦拭后再用清水擦净。

（六）故障排除

1. 高温报警　立即关闭电源，检查连接管处是否有折叠等引起温度蓄积的情况，如无，重新开启电源，将温度设定调低一个挡位。

2. 其他功能异常，应断开使用。请专业人员维修。

六、内窥镜

（一）概述

随着科学技术的发展，医用内窥镜已经被广泛地应用于医疗领域，它是人类窥视、治疗人体内器官的重要工具之一。内窥镜在200多年的发展过程中结构发生了4次大的改进，从最初的硬管式内窥镜（1806~1932年）、半曲式内窥镜（1932~1957年）到纤维内窥镜（1957年以后），又到如今的电子内窥镜（1983年以后）、胶囊内窥镜。影像质量也发生了一次次质的飞跃。最初德国人研制的第一台硬管内镜以烛光为光源，后来改为灯泡作光源，而当今用LED照明，内镜获得的是彩色相片或彩色电视图像。其图像已不再是组织器官的普通影像，而是如同在显微镜下观察到的微观图像，微小病变清晰可辨，其影像质量已达到了较高的水平。医用内窥镜在临床上的应用越来越普及，它正在向着小型化、多功能、高像质发展。下面介绍一下医用内窥镜的分类、组成、结构、工作原理、临床应用及发展趋势。

1. 用途　内窥镜是一个配备有灯光的管子，可以经人体的天然孔道，或者是经手术做的小切口进入人体内。

2. 分类

（1）按其成像构造分类：可大体分为硬管式内窥镜、光学纤维（可分为软镜和硬镜）内窥镜和电子内窥镜（可分为软镜和硬镜）3大类。

（2）按其功能分类

用于消化道的内窥镜：硬管式食道镜、纤维食道镜、电子食道镜、超声电子食道镜；纤维胃镜、电子胃镜、超声电子胃镜；纤维十二指肠镜、电子十二指肠镜；纤维小肠镜、电子小肠镜；纤维结肠镜、电子结肠镜；纤维乙状结肠镜和直肠镜。

用于呼吸系统的内窥镜：硬管式喉镜、纤维喉镜、电子喉镜；纤维支气管镜、电子支气管镜。

用于腹膜腔的内窥镜：有硬管式、光学纤维式、电子手术式腹腔镜。

用于胆道的内窥镜：硬管式胆道镜、纤维胆道镜、电子胆道镜。

用于泌尿系统的内窥镜：①膀胱镜：可分为检查用膀胱镜、输尿管插管用膀胱镜、手术用膀胱镜、示教用膀胱镜、摄影用膀胱镜、小儿膀胱镜和女性膀胱镜。②输尿管镜。③肾镜。

用于妇科的内窥镜：宫腔镜、人工流产镜等。

用于关节的内窥镜：关节腔镜。

本文主要介绍下常见的腔镜设备，如图2-9-15为鼻窦镜。

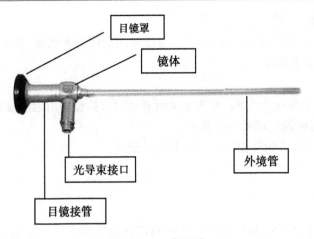

图2-9-15　鼻窦镜

（二）组成结构及常规配件

常见腔镜的设备　内窥镜主机及配件见图2-9-16。

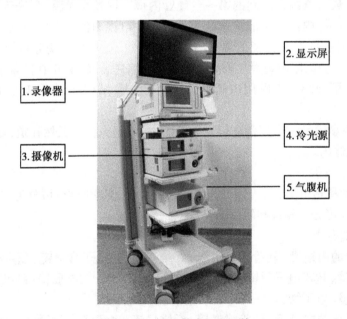

图2-9-16　内窥镜主机及配件

（1）镜头：①0°镜；②30°斜视镜；③45°斜视镜；④70°斜视镜。

（2）内镜电视摄像系统：①监视器：接收摄像头和信号转换器输入的视频信号。②摄像头：摄像头与腹腔镜目镜连接，将腹腔镜图像以电信号的方式输入到信号转换器，解像度在450线以上，是摄像系统的核心。③信号转换器。

（3）冷光源系统：冷光源系统主要包括冷光源机和冷光源线，用于腹腔镜手术的光源输出功率均在150W以上。

（4）二氧化碳气腹系统：二氧化碳气腹机系统由气腹机、二氧化碳钢瓶、2.5m长硅胶管和弹簧气腹针组成。建立气腹的目的是为检查、手术提供宽广的空间和视野，也是避免意外损伤其他脏器的必要条件。成人腹内压力应＜15mmHg（1mmHg=133.322Pa）。

（5）冲洗、吸引装置。

（6）选配设备：录像机、盘式记录仪、静像视频打印机、腹腔镜用超声波诊断装置、集总监控中心（SCB）等为选配设备。

（三）操作步骤

1. 检查各仪器电源插头与仪器是否插好，将仪器接通电源。

2. 将二氧化碳桶与气腹机相连，打开二氧化碳桶开关。

3. 打开气腹机电源开关，气腹机自检完成后待用。当气腹针穿刺成功确定进腹腔后，打开进气开关。

4. 将摄像头的目镜端用镜头纸擦掉灰尘，套以无菌塑料套。接机器端水平插入机器接口中，打开摄像机及监视器开关。

5. 将导光纤维插入冷光源机的光纤接口中，打开电源开关。当镜头进入腹腔前，打开光源开关。

6. 将单极电刀负极板贴于患者身上肌肉丰厚处，将单极电凝线与单级电刀机器相连，打开电源开关。也可根据手术需要向上或向下调节电切或电凝输出。

7. 手术结束后，关闭单级电刀电源，拔掉单极电凝线和负极板线。

8. 关闭冷光源时，先关闭光源开关，再关闭冷光源开关。

9. 关闭气腹机，步骤是：关闭进气开关，关闭二氧化碳桶开关，打开气腹机进气开关，放余气，关闭进气开关，关闭气腹机电源开关，将二氧化碳桶与气腹机分离。

10. 关闭摄像机、监视器电源开关。切断仪器电源。将电源线盘好系于仪器后，将仪器归位。

（四）注意事项

1. 镜下手术操作与直视手术操作不仅有深浅巨细的差别，更有视觉、定向和运动协调上的差别。为配合默契，传递手术器械必须要达到平面视觉的适应，定向和协调的适应。因此，手术中护士应能熟练观看显示屏并能主动快速传递手术所需物品。

2. 手术护士应有高度的责任心，能熟练掌握各器械名称、用途、拆洗和安装方法，能排除仪器的常见故障。

3. 其他注意事项

（1）冷光源灯泡的亮度可自动调节，有灯泡寿命显示，一般金属卤素灯泡寿命为250h，氙气灯泡寿命为500h。

（2）使用冷光源时，光源机发出的强光直接照射眼，可能会引致视网膜受损；接冷光源后，电线末端会温度升高，可能会烧伤患者或同事，甚至可能烧着手术巾。冷光源在使用过程中，主机应放置于通风、散热的台车上，以延长使用寿命。另外，减少光源无效工作时间，也能相应延长灯泡寿命。

（3）使用二氧化碳气腹机前，应注意各接头及高压泵管是否牢固，检查气腹机工作是否正常，若有不安全因素，应修理调试后方可使用。充气导管要求无菌，充气口使用过滤器。严格掌握气体的压力范围，压力不得过高。

4. 手术护士应掌握手术中仪器的使用方法和注意事项,以免在使用过程中因操作不当损坏仪器及器械,影响正常使用。

(五)清洗/消毒/灭菌

1. 术后腔镜器械须按清洗标准流程清洗:初洗,超声震荡,漂洗,干燥,润滑,镜头不得超声震荡。

2. 每次手术完毕后,应逐一检查仪器性能是否完好,再切断电源。保持仪器的清洁,监视器、录像设备、气腹机、电凝器等在手术完成后擦净仪器上的灰尘,用防尘罩遮起来,妥善保存,防止损坏。

3. 耐高温高压器械尽量采用高压灭菌,不耐高温高压的用环氧乙烷、低温消毒柜灭菌。

(六)故障排除

近年来,虽然内窥镜的质量在稳步提高,但作为一种异常精密和贵重的设备,每天的高压灭菌、消毒供应人员的不正当操作、手术器械的随意摆放导致的碰撞等,都可能会引起精密光学部件的损坏,损坏的情况大致有以下几个方面。

1. 摄像系统故障 常见故障为显示屏成像黯淡、不清晰、图像色彩失真等。处理方法:①摄像头聚焦是否调到清晰度最佳位置,白平衡调节是否恰当。②显示器模式、对比度、亮度、色度等是否调整合适。③视频线、连接线是否插错、松动,有无断线、信号对地短路现象,否则换相应的连接线。④镜头上有水、血液或雾气,可用乙醇纱布擦拭后检验。⑤检查摄像头连接处是否紧密,否则内镜偏向一边,显示图像不居中。⑥若故障出现在术中移动摄像头时,可轻轻弯折摄像连线,当查到摄像头手持部位根部时图像有时正常,有时出现干扰,可以肯定连线内有传输线断裂,从而造成接触不良现象,则只能进行换线。手持摄像头时应将连接线顺其自然地下坠,切忌成角度或小圈弯折连线。

2. 冷光源的故障 常见问题是无光源或光源弱或光源时亮时灭。处理方法:分别检查灯泡是否损坏或灯座氧化,导光束是否插紧、折断。发现问题及时排除,应根据相应的问题进行快速、准确处理,备好备用灯泡,必要时及时更换灯泡,插紧导光束到位或换导光束等。①为延长灯泡的使用寿命,应减少光源无效工作时间,在开启主机前,先将光亮度调至最小,开启后再逐渐将亮度调至恰当的亮度,关闭时反之。关闭后应在主机散热后再拔掉电源。②冷光源灯泡的内部充的是惰性气体—氙气,随着不断使用,氙气会不断损耗,氙灯灯泡使用时间一般情况应不超过 500h,可根据手术量估计灯泡的易损期限,为延长其使用寿命,主机应放在通风散热的器械车上。③目前,应用光源都装有 2 盏灯泡,以备第 1 盏灯泡损坏时可立即调换备用灯泡。

3. 气腹机常见故障 气腹主机报警,压力过高或不稳定,原因如下:①可能由于手术中第 1 次穿刺失败,导致气腹针被脂肪组织或血块阻塞,处理措施是由器械护士用 5ml 注射器抽吸生理盐水进行冲洗通畅即可。②气腹针穿刺过浅未进入腹腔而在腹壁组织内或气腹针穿刺过深进入肠壁、肠腔或网膜内致压力过高或压力不稳定。处理措施是调整穿刺针深浅位置,用生理盐水滴入穿刺针接头处以检验是否在腹腔内。③气腹针的弹簧失灵。器械护士应在手术开始前进行检查,避免术中使用出现失灵情况,可以用手进行辅助复位,效果不好立刻更换备用气腹针。④ CO_2 压力过低。手术前护士应常规检测气腹机的工作状态,确保处于良好状态才安排手术。但由于手术时间过长, CO_2 使用较多或者术中出现漏气导致压力过低而报警。巡回护士应经常检查减压阀(分内置、外置)气体压力和容量、管道二端接口、管路等。⑤麻醉过浅。由于麻醉较浅尤其是硬膜外麻醉的患者,容易出现腹肌紧张,腹腔内压力大于气腹机所能承受的最大压力,气腹机会报警。此时应停止进气,暂时关气腹机,告知麻醉师,用药后待患者肌肉松弛后再开机进气。

七、手术显微镜

(一)概述

手术显微镜已成为一种常规医疗设备,主要供医院临床各科室进行手术与检查使用。主要应用于眼科、外科、神经外科、五官科、骨科、整形外科、血管外科等精细手术,尤其是血管神经肌腱等精细部位手术。

(二)结构及配件

1. 手术显微镜　由支架结构、照明系统、光学系统组成。

(1)支架结构:分为悬吊式和立柱式(见图 2-9-17)。立柱式由镜臂、基柱、底座三部分组成。

(2)照明系统:常用的光源是卤素光源,因其产热所以需要散热装置来降温,新产品采用冷光源,用光导纤维将光线引入镜体,不宜升温。

(3)光学系统:包括镜体、目镜、目镜镜筒、物镜、变倍组合镜片、助手镜及其他装置如分光镜、镜身倾斜及旋转装置等。

2. 附属配件　如各种放大倍数的物镜和目镜、示教镜、参观镜、摄像、摄影、显示器等。

3. 组成部分

(1)机械系统:高质量的手术显微镜一般配有复杂的机械系统来固定和操纵,以保证能够快速自如灵活地将观察和照明系统移至必要位置。机械系统包括底座、行走轮、制动闸、主柱、旋转臂、横臂、显微镜安装臂、水平 X-Y 移动器及脚踏控制板等。横臂一般设计成两组,目的是使观察显微镜

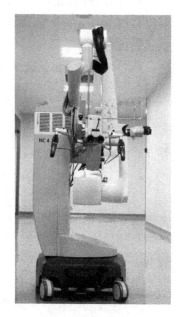

图 2-9-17　显微镜主机及配件

在尽可能大的范围内能够迅速移至手术部位上空。水平 X-Y 移动器则可将显微镜精确定位于所需要的位置。脚踏控制板控制显微镜上下左右移动调焦外,还可进行显微镜放大、缩小变率的变换。机械系统是手术显微镜的骨架,确定了显微镜的活动范围。使用时,要保证该系统的绝对稳定。

(2)观察系统:在一般手术显微镜中的观察系统实质上是一可变倍双目体视显微镜。观察系统包括:物镜、变倍系统、分光器、节目物镜、专项棱镜及目镜。在手术时,经常需要助手配合,因此观察系统经常设计成双人双目的形式。

(3)照明系统:显微镜的照明方式可分为内照明和外照明两种,它的作用在于某些特殊需要,如眼科裂隙灯照明,照明系统由主灯、副灯、光缆等组成。光源从物体的旁边或上面照明物体,像的产生是靠进入物镜的反射光成像。

(4)显示和记录系统:随着数字化技术的不断发展,手术显微镜的功能开发越来越丰

富。随着现代医疗仪器的发展,许多手术显微镜配上了照相机、电视摄像显示器及录像机。手术显微镜的电视显示系统包括摄像头、转换器、光学接口和显示器等,用光学接口将显微镜和 CCD 摄像头相连,可使手术情况在电视监视器上直接显示出来,供多人同时在监视器上观察手术情况,适用于教学、科研及临床会诊。

(三)操作步骤

1. 取下显微镜保护套、镜头盖。

2. 放松底座的刹车装置,收拢各节横臂,旋紧制动手轮,推至手术床边合适部位。

3. 插上电源插座,接通电源,再开显微镜开关,检查功能是否正常,灯亮即可。

4. 用无菌透明保护套把显微镜的镜头及前臂包好,再将镜头下相应的薄膜剪去以方便术者在无菌状态下随意调节。

5. 根据手术部位安放显微镜,满意后将底座的刹车刹牢并将各制动手轮旋紧。

6. 手术开始:协助手术医生调节镜头至功能位,只需扭动横臂上的黑色旋钮,光源的调节应从最小的亮度开始,调至合适,根据手术医生的瞳距和眼睛的屈光度进行调节,再调物镜焦距达最大清晰度。

7. 手术结束:巡回护士先将亮度调至最小,再关显微镜开关,最后撤离电源,扣上镜头盖,套上保护罩,整理归位。

(四)注意事项

1. 手术显微镜结构精确复杂,应注意正确使用维护和保养。禁止采用高温高压、蒸熏等方式消毒,高压会使旋钮变形,镜片分离。

2. 注意防尘防潮,防高温或温差剧变

(1)使用完毕用防尘布罩盖住显微镜,保持光学系统的清洁。

(2)透镜表面定期用橡皮球将灰尘吹去,然后用脱脂棉蘸无水乙醇轻轻擦拭镜头表面,从中央到周边反复轻抹至干净,切勿擦拭镜头内面,以免损伤透镜,勿用乙醇擦拭显微镜镜身。

(3)每日用拭镜纸擦拭镜头表面即可。

(4)存放间应有空调调节温湿度,相对湿度不超过 60%,以保持仪器的干燥,暂不使用的光学部分应放置于干燥箱或干燥瓶内,同时加入硅胶干燥剂。若镜筒内受潮,应将目镜、物镜、示教镜等卸下,置于干燥箱内干燥后再用。

3. 显微镜应防止震动和撞击,宜固定手术间放置,避免反复移动,每次使用完毕后收拢各节横臂,拧紧制动旋钮,锁好底座的固定装置。

4. 导光纤维和照明系统保护不良和使用时间过久光通量下降,严重影响光照强度。使用时切勿强行牵拉和折叠,使用完毕后理顺线路,不要夹压或缠绕于支架上,导光纤维的两端要定期清洁,防止污染和积尘。

5. 保持各部位的密封性,严禁随意拆卸目镜、示教镜等可卸部分,拆卸后立即加防护盖。密封性破坏,外界的潮气进入仪器内,可造成内部发霉生锈。

(五)清洗/消毒

1. 清洗 透镜表面定期用脱脂棉蘸无水乙醇擦拭,保持干净。用防尘布罩盖住显微镜,保持光学系统的清洁。

2. 维护

（1）显微镜的照明灯泡，因工作时间不同而寿命不同。若灯泡损坏更换时，一定要对系统清零，以免给机器带来不必要的损失。每次开关机时要将照明系统开关关闭或亮度调到最小，以避免突然的高压冲击损坏光源。

（2）为了满足手术过程中对手术部位的选择、视野大小、清晰度的要求，医生可通过脚踏控制板调节位移光圈、焦距、高低等。调节时要轻动、慢进，到达极限位置时，要立即停止，超时空转会损坏电机而导致调节失灵。

（3）显微镜使用一段时间后，关节锁会出现过死或过松的现象，这时仅需根据情况使关节锁恢复正常工作状态。每次使用显微镜前应常规检查各关节部位有无松动现象，以免在手术过程中造成不必要的麻烦。

（4）每次使用完后，应用脱脂棉清洁剂擦去显微镜上的污垢，否则时间过长很难擦拭干净。用显微镜罩罩好，使其在通风、干燥、无尘、无腐蚀性气体的环境中。

（5）建立保养制度，由专业人员定期进行保养检查调整，进行必要的机械系统、观察系统、照明系统、显示系统、电路部分的检修及维护。总之，在使用显微镜时要谨慎，不可粗暴操作。要使手术显微镜使用寿命延长，必须要靠工作人员认真的工作态度和对显微镜的关照和爱护，使其处于良好的运行状态中，更好地发挥作用。

（六）故障排除

1. 镜片表面污渍的处理　通常污渍是水和血。大多情况下用水或乙醇可以去除，最好不要用含二甲苯、氨水、氯水、环氧乙烷等有机溶液擦拭镜片，以免破坏镜片的镀膜层。如果水和乙醇都去不掉污垢，可以试着用洗洁精擦拭，其主要成分是十二烷基苯磺酸钠、脂粉醇乙醚硫酸钠，是弱碱性。擦完后再用水擦几次，然后用乙醇擦几遍，最后风干就行了。

2. 机械故障　由机械产生的变形、位移而引起光学系统的改变是比较严重的故障。严重的时候光学轴发生改变，图像就模糊不清。有时图像一半清晰，另一半不清晰，调整焦距无效。所以我们一定要避免这类事件的发生。

3. 电子系统故障　一要看电源是否正常；二是要看保险好坏，手动或脚动开关是否正常，控制线断开也是常出的故障；机械锁定或限位是否保护，配有荧光屏的显微镜，要分清成像过程，逐一排除故障。

八、高速气钻

（一）概述

随着手术的快速发展，高速气钻越来越多地在神经外科、脊柱外科、骨科、颌面外科、整形外科手术中使用。

高速气钻是利用惰性气体（氮气），通过压缩气体沿加压槽推动螺旋桨，驱使转轴和马达高速旋转，再传递驱动附件及钻头高速转动进行手术操作。

（二）结构及配件

1. 基本构造　气源、减压阀、脚控开关、输气缆线、高速压缩气动马达、马达排气软管连接扩散器机座、扩散器。

2. 组成　气动控制器 - 脚踏、润滑油扩散器、主机手柄、连接柄、磨头、铣刀头。

（三）操作步骤

1. 安装步骤

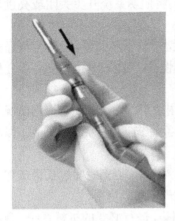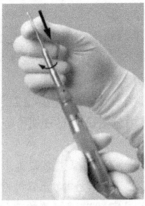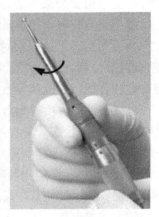

图 2-9-18　直形驱动附件安装示意图

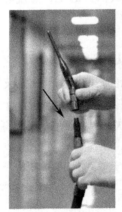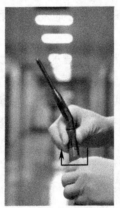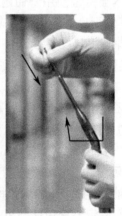

图 2-9-19　角度驱动附件安装示意图

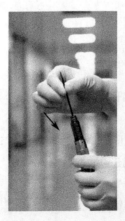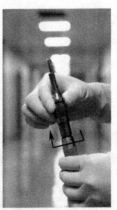

图 2-9-20　铣刀驱动附件安装示意图

（1）安装之前检查，检查设备是否齐全：脚踏、润滑扩散器、马达、驱动附件、钻头。

（2）将脚踏的输气管接口和中央供气的氮气接口相连接。

（3）马达连接在脚踏上，注意：取出马达时需按住旁边的按钮，不能硬拔。

（4）扩散器插在脚踏上，在开锁位插到底，旋转，锁定。如果医院多次使用，每次使用之前必须在扩散器的内圈滴10滴专用润滑油。

（5）手术台上安装驱动附件及钻头。

1）直形驱动附件，先安装附件，再插入钻头，旋转锁定。如图2-9-18。

2）角度驱动附件，先将附件连接上马达，旋转锁定，再插入钻头，旋转钻头锁以锁定。如图2-9-19。

3）铣刀驱动附件，先插入钻头，再将铣刀附件安装上马达，旋转锁定。如图2-9-20。

4）所有附件钻头装好之后，还需要轻轻拔一下钻头，检查是否锁定，然后运行马达，并检测是否发烫，如发烫很快，说明钻头没有锁定好，需重新装配测试。

2. 拆卸步骤

（1）关闭氮气开关，按脚踏中央黑色按钮放气。

（2）卸下马达。

（3）取下润滑/扩散器。

（4）拆卸驱动附件和钻头。

（四）使用注意事项

1. 使用技巧　使用最高转速获得高效率和安全性，钻孔时，钻头侧面具有强切割力，顶端对致密软组织有保护作用，铣颅骨时，如遇阻力，不可强行向前用力，宜稍后退，以前后7°角前进，使用过程中，无须用力前压，接触骨质即可切割。

2. 压力调节在0.8~1MPa范围内，使用前向润滑扩散器内滴10滴专用润滑油试运转，确保马达附件钻头锁定，不发烫，多酶液清洗后彻底干燥，并上清洁油，润滑扩散器不得消毒；一个钻头使用不超过5次，否则损坏附件轴承和马达。

3. 严禁浸泡，每次术前都必须加油润滑，应当将润滑油加到正确的位置，气源应为氮气或经过过滤干燥的压缩空气。

4. 取下铣刀驱动附件时，需要提拉安全装置，不能硬拽。

（五）清洗/消毒/灭菌

1. 在不拆卸的情况下，用蘸有外科手术清洗液的抹布清洗马达附件脚踏等的外表面。

2. 用清洁毛刷清洗附件内部，清除滞留在管道内的残渣。用镊子和酒精棉清洗附件内壁。擦拭马达夹头。

3. 用自来水充分冲洗附件。

4. 用气枪吹附件。或用烘干箱烘干（温度：112℃，时间：20~30min）。

5. 将润滑油喷入马达前端钻头孔中，安装附件钻头。旋转钻头，开锁附件。

6. 所有配件都可高温高压或环氧乙烷、低温等离子消毒，扩散器不得灭菌。

（六）故障排除

1. 中空附件损坏判断　一般是轴承损坏，敲击观察，刀头反插。

2. 非中空附件无法运转处理　对于角度附件、自停开颅器等，由于杂质结块，锈死附件。喷油，运转。

九、自动气压止血带

(一)概述

自动气压止血带系统由控制主机、气路连接管、止血袖带等组成。自动气压止血带适用于骨科、烧伤科、整形外科等四肢手术。

(二)结构及配件

1. 控制主机

(1)压力、时间显示窗口。

(2)压力、时间设定按键。

(3)充气/放气按键。

(4)工作状态指示灯。

(5)蜂鸣器。

(6)气嘴接头等。

2. 配件　气路连接管、止血袖带、可移动带储物筐支架。

(三)操作步骤

1. 开机　接通电源，打开电源开关，检查各显示窗口显示功能是否正常。

2. 止血袖带的选择和安放　选择合适的止血袖带，排空袖带内剩余空气，连接止血袖带和控制主机，用气路连接管正确连接止血袖带和主机上的气嘴。

3. 连接止血袖带和控制主机　用气路连接管正确连接止血袖带和主机上的气嘴。

4. 设定工作压力　按压相关按键设定止血工作压力。通常成人上肢压力为30kPa(225mmHg)左右，不超过46kPa(350mmHg)，下肢压力为50kPa(375mmHg)左右，不超过为70kPa(525mmHg)。

5. 设定工作时间　按压相关按键，设定止血工作时间。上肢连续加压时间不得超过60min，下肢不得超过90min。如果预期手术时间超过上述时限，则必须放气进行10min或以上时间的血液重灌注，再进行下一个周期的充气加压。如此反复。

6. 驱血　按规定方法进行肢体驱血。

7. 充气　按压充气按键，控制主机，开始对止血袖带进行充气加压。

8. 术中压力调整　通过按压相关按键可以在任何时候调整止血设定压力。

9. 术中时间报警和调整　设定时间倒计时至10min、5min、1min时，蜂鸣器会以不同间隙的5次蜂鸣形式进行提醒，操作者可根据手术实际情况作时间调整。通过按压相关按键可以调整剩余工作时间。

10. 放气　按压放气按键，控制主机开始对止血袖带进行放气。

11. 移除止血袖带并关机　待止血袖带工作压力释放为0kPa后，立即移除止血袖带、气路连接管，并且关闭控制主机电源。

(四)注意事项

1. 止血带系统必须保持正确标定并在工作状态。附件必须进行常规性的泄漏检查和其他检查。控制主机应该每6个月进行一次压力刻度校准。

2. 止血袖带要严防被刺，因此在靠近设备的布巾钳的操作要非常小心。有橡胶、硅胶内囊的袖带，其内囊必须被外套所完全包封以防止内囊像气球一样膨胀及可能的爆裂。

3. 止血袖带必须捆扎在肢体的合适的位置。绝不可将止血带袖带放置于腓骨神经区域之上或者膝、踝关节之上。

4. 不可对已经充气加压的袖带进行挪动以调整其位置，以防产生损伤其下组织的剪切力。

5. 过长时间的局部缺血对组织、血管和神经将造成暂时或者永久伤害。过高压力可能导致止血带麻痹。压力不足将导致肢体主动充血，引起不可逆的功能丧失。

6. 充气必须快速完成，以使动静脉几乎同步阻断。

7. 选择合适尺寸的袖带，使得袖带绑扎后有相当于1/4周径的重叠区。重叠区过大可能导致袖带翻滚和层叠，将导致肢体上有不可预料的压力分布。袖带下的皮肤必须通过袖带的平滑、不起皱褶的绑扎来防止机械损害。如果止血带是绑扎于一些能掉出宽松纤维物（比如纤维网兜）的材料上，则这些纤维将嵌入袖带的雌雄紧固部位，并将降低有效性。作为一种垫衬，可以使用弹力筒状织物。已放气的袖带和其下的任何绑带或者保护套当止血带压力释放后，必须马上彻底移除。哪怕轻微的静脉回流阻力，都可能导致手术区域的充血和血液淤积。

8. 如果在手术前进行皮肤准备，必须注意袖带位置不可有液体流经或者聚集，以防止产生化学灼烧。

9. 无论何时止血袖带压力释放，伤口必须保护，以防止血液涌回。如果需要，可抬高患肢。抬高患肢有助于减轻止血带压力释放时的短暂疼痛。如果压力释放 3~4min 后，没有出现全面肤色恢复，则肢体应该调整为略低于体位的位置。

（五）清洗/消毒

1. 止血带控制主机外表和气路连接管外表可以使用含有适量中性洗涤液的布清洁。气路连接管内部不用清洁。

2. 织品止血袖带可水洗、可低温灭菌，不可压力蒸汽灭菌。

3. 硅胶止血袖带可水洗、可低温灭菌、可压力蒸汽灭菌。

（六）故障排除

1. 开始充气后相当一段时间内止血带压力达不到设定的压力值以及止血带加压稳定后突然出现压力下降不能维持在设定压力值。

（1）首先查看气泵有无工作，如气泵没有工作迹象，更换控制主机。

（2）在气泵工作情况下，可断定为由于气路存在较严重漏气现象。依次检查止血袖带、袖带和气路连接管的接口处（注意 O 型密封圈是否磨损）、气路连接器和主机气嘴的接口处（注意 O 型密封圈是否磨损）是否有泄漏，并进行更换处理。

2. 按下放气键后，压力没有下降。

（1）检查气路连接管有无缠绕、折叠现象并进行排除。

（2）直接将气路连接管从控制主机气嘴分离。

3. 开机后,在没有连接止血袖带,控制主机气嘴和大气相通的情况下,工作压力窗口显示的压力值大于2kPa。压力值存在偏差,不可使用,立即更换控制主机。

4. 充气后,能达到设定压力,但到达设定压力的充气时间明显要比正常的情况下要长。应该怀疑压力值存在严重偏差,不可使用,立即更换控制主机。

第三章
手术室基本操作技术

第一节　无菌技术原则

无菌操作技术应用非常广泛。术中无菌操作是预防手术部位感染、保证患者安全的关键之一，也是影响手术成功的重要因素。所有参加手术的人员必须熟悉其目的和遵循其原则，认真对待，互相监督。

（一）目的

为手术医务人员、医院感染控制管理人员和卫生行政部门提供手术相关无菌技术的知识与操作规范，规范手术过程中的无菌技术操作，防止无菌物品、无菌区域、手术部位被污染，保障患者健康权益。

（二）原则

1. 参加手术的人员应严格按照手术室无菌技术操作的有关规定执行。

2. 所有手术人员均应明确无菌概念，建立无菌区。无菌台、治疗台平面以上视为无菌。手术人员的手、无菌台上的用物如接触到或落到无菌台面边缘及边缘以下，即视为污染。任何时候无菌物品疑似污染或接触有菌物品须视为污染，必须更换和重新灭菌。

3. 铺设无菌台的时间应尽量接近手术开始时间。无菌台只有台面视为无菌区，无菌单应下垂无菌台边缘 ≥ 30cm 以上，无菌器械与物品不应超过台缘，无菌台应保持台面整洁、干燥，若布单浸湿应立即更换或加无菌单。

4. 打开无菌包时，应双人检查无菌包名称、包外灭菌标识、灭菌日期和失效日期，同时要检查外包装有无潮湿、破损等。

5. 术中手套破损或污染，应立即更换无菌手套。

6. 无菌区域使用的所有物品必须无菌。手术人员只能碰触无菌物品和无菌区域；非手术人员不可触及下垂的布单的内面。

7. 穿戴手术衣及手套后，以下区域为无菌区域：腰以上胸以下，两侧腋前线以前，双手（不包括腋下和肩部）。其他区域视为污染区域：颈部、肩部、腋下和背部、背面被包裹的部分、手术衣袖口（必须用手套覆盖）。手臂污染应戴无菌袖套或更换手术衣。

8. 当手术铺巾时，应与手术床保持安全的距离，器械台与手术切口铺巾均应有四层或以上，距离切口 2~3cm。保持无菌布类干燥，若布单浸湿，要立即加盖无菌单。

9. 非手术台上人员应在非无菌区内走动。手术台上人员应在无菌区域内走动，禁止在手术间内随意走动或离开手术间；并遵从以下规则转换位置：①手术台上人员背靠背移位；②背对台下手术人员移位；③面对无菌区域移位。

10. 手术人员不可在手术人员背后传递器械和手术用物。空腔脏器切开前，周围要用干纱垫保护，避免内容物溢出污染手术。

11. 手术人员不能靠在手术台上、患者身上和托盘上，更不能倚靠在非无菌区，应面向无菌区。打喷嚏或咳嗽时应将头转离无菌区域。擦汗时术者应将头侧向一边,离开无菌区域。

12. 限制手术间参观人数,一般为 2~3 人,参观者距离手术人员＞30cm 以上。禁止在手术间内流动参观,最低限度减少人员进出手术间。

第二节　铺无菌台

(一)目的

1. 根据手术需要铺设无菌台,掌握各种无菌物品及手术器械打入无菌台的方法。

2. 使用无菌单建立无菌区域、建立无菌屏障,防止无菌手术器械及敷料再污染,最大限度地减少微生物由非无菌区域转移至无菌区域;同时加强手术器械管理。

3. 正确的手术器械传递方法,可以准确、迅速地配合手术医生,可以明显缩短手术时间,降低手术部位感染和预防职业暴露。

(二)人员准备

1. 态度端正,仪表整洁。

2. 规范更衣,戴帽子、口罩,将洗手衣系入裤内,洗手裤不拖地。

3. 七步洗手法清洁洗手。

(三)用物准备

器械台、无菌持物钳、无菌手术包、无菌敷料包、一次性无菌物品。

(四)操作步骤

1. 操作前准备

1)提前 1h 开启高净化,环境消毒准备。

2)检查器械台面是否清洁和干燥。

3)操作时无闲杂人员随意走动。

4)选择近手术区较宽敞区域铺设无菌器械台。

2. 操作中

1)选择手术区宽敞接近层流送风处,放置器械车。

2)将无菌手术包置于器械台中央。

3)检查无菌手术包及所有无菌物品的名称、有效期及包外化学指示物是否达到灭菌效果,包装是否完整、干燥、有无破损。

4)刷手护士用手打开无菌包外层包布,按序打开对侧、右、左、内侧,使之覆盖器械台。

5)用无菌持物钳打开无菌包内层包布,按序打开:左侧→右侧→对侧→近侧。

6)检查包内高压灭菌指示卡并取出。

7)将无菌器械包放于另一器械车上,巡回护士用持物钳打开后由刷手护士拿取至无菌器械台。

8)将一次性无菌物品外包装纸外展,外包装纸打开不超过 1/3,用无菌持物钳将无菌物品夹入无菌台内。

(五)注意事项

1. 铺设无菌台前,务必注意环境和自身准备,清洁洗手或者快速手消毒。

2. 刷手护士穿无菌手术衣和戴无菌手套方可进行器械台整理。未穿无菌手术衣及未戴无菌手套者,不得接触无菌台内一切物品及跨越无菌区域。

3. 铺设无菌台完毕,原则上不覆盖无菌单。

4. 无菌器械台的台面为无菌区,无菌单应下垂台缘下30cm以上,手术器械和物品不可超出台缘。

5. 刷手护士在移动器械台面时,手不可接触台面以下部分,否则视为污染。巡回护士不可接触下垂的手术布单。

6. 刷手护士应保持无菌台面的整洁和干燥。无菌巾如果浸湿,应及时更换或重新加盖无菌单。

7. 塑封包装纸打开不超过1/3。打开的包装部分面对无菌区域。

8. 无菌包尺寸、规格应遵循《医疗机构消毒技术规范》(WS/T367-2012)的规定。

(六)无菌器械台的摆放

见图3-2-1(各家医院可以根据自己医院规定合理摆放)。

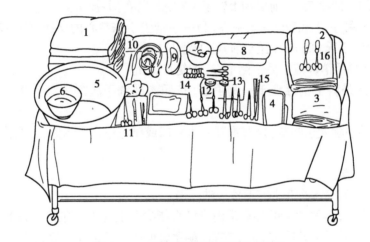

图3-2-1　无菌器械台无菌物品的摆放

[1. 手术衣, 2. 手术单类, 3. 手术巾, 4. 纱布纱垫, 5. 大容器, 6. 小容器, 7. 消毒碗,
8. 方盘(可放标本), 9. 腰形盘, 10. 吸引管, 11. 剪刀、手术刀和镊子, 12. 针盒,
13. 针持, 14. 布巾钳, 15. 大血管钳、长平镊, 16. 卵圆钳]

第三节　外科手消毒

(一)目的

1. 培养正确严格的无菌观念,强化无菌技术在手术中的重要性。

2. 清除或者杀灭手表面暂居菌,减少常居菌,抑制手术过程中手表面微生物的生长,减少手部皮肤细菌的释放,防止病原菌微生物在医务人员和患者之间的传播,有效预防手术部位感染发生。

(二)人员准备

1. 态度端正,仪表整洁。

2. 着装符合手术室要求,戴帽子、口罩,将洗手衣系入裤内并将衣袖卷起至上臂上 1/3 处,洗手裤不拖地。

3. 取下首饰、手表等;不涂指甲油,修剪指甲,指甲不应超过指尖,去除指甲下的污垢。

（三）用物准备

抗菌皂液、擦手纸、垃圾桶、外科手消毒液、计时装置均为有效或正常。

（四）外科手消毒方法与要求

1. 外科手消毒的原则

（1）先洗手,后消毒。

（2）不同患者手术之间,手套破损或被手污染时,应重新进行外科手消毒。

2. 常用方法有免洗手消毒方法和洗手消毒方法

（1）免洗手消毒方法:

1）取适量的抗菌皂液清洗双手、前臂和上臂下 1/3,并认真揉搓。应注意清洁指甲下的污垢和手部皮肤的皱褶处,时间约 60s。

2）流动水彻底冲净双手、前臂和上臂下 1/3 处的皂液,并擦干。

3）取 2ml 外科手消毒液于一侧手心,另一手指尖于该掌心内揉搓,将剩余的手消毒液均匀涂抹于手背、手腕并环转揉搓至前臂、上臂下 1/3。

4）取 2ml 外科手消毒液于另一侧手心,重复步骤 3。

5）再取 2ml 外科手消毒液于一侧手心,按照六部洗手法揉搓双手至手腕部,揉搓至干燥。

6）双手呈拱手状置于胸前,用背推开手术室门或感应进入手术间,准备穿无菌手术衣、戴无菌手套。

（2）洗手消毒方法

1）用消毒液、流动水将双手和前臂清洗一遍。

2）取无菌手刷,再取适量的外科手消毒液自指尖至上臂 1/3,彻底无遗漏刷洗手指、指间、手掌和手臂。双手交替用时 2min 左右,刷手臂时手保持高于手臂,用时 1min。先刷甲缘、甲沟、指蹼,再由拇指桡侧开始,渐次到指背、尺侧、掌侧,依次刷完双手手指。然后再交替刷洗手掌、手背,再分段交替刷洗手腕、前臂至肘上 10cm。刷手时注意反复刷洗指间、腕部尺侧和肘窝部皮肤皱褶处。

3）用流动水自指尖至肘部冲洗,请勿在水中间来回移动手臂,注意防止肘部的水返流到手部。

4）用无菌巾将手至肘上依次擦干,不可向手部回擦。已擦干的双手不可触碰擦过皮肤的巾面。同法擦干另一手臂。

5）外科手消毒的取液量、揉搓时间及使用方法应遵循产品的使用说明。

（五）注意事项

1. 手部皮肤应无破损,洗手衣下摆塞入洗手裤内。

2. 双手应保持位于胸前,保持指尖朝上,并高于肘部,使流动水由指尖流向肘部,避免倒流。

3. 冲洗双手时避免溅湿衣裤。

4. 摘除外科手套后应重新清洁洗手。更换手术台次需重新进行外科手消毒。

5. 使用后的指甲钳等用具应放到指定的位置,清洁指甲用具应每日清洁消毒。

（六）外科洗手

第一步　清洁洗手（见图 3-3-1 至图 3-3-9 ）

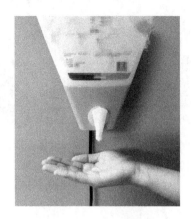

图 3-3-1　洗手步骤 1

1. 取适量的皮肤清洗液清洁双手

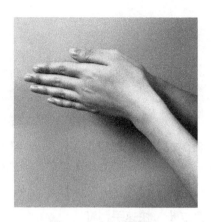

图 3-3-2　洗手步骤 2

2. 掌心相对，手指并拢，相互揉搓

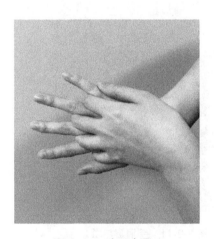

图 3-3-3　洗手步骤 3

3. 手心对指背沿指缝相互揉搓

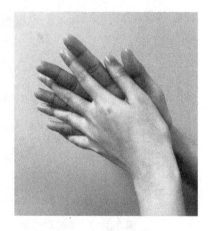

图 3-3-4　洗手步骤 4

4. 掌心相对，十指交叉，沿指缝相互揉搓

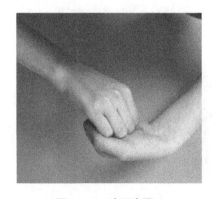

图 3-3-5　洗手步骤 5

5. 各手指关节弯曲，双手相扣，相互揉搓

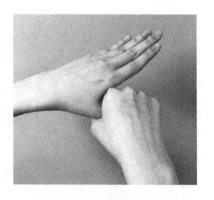

图 3-3-6　洗手步骤 6

6. 一手握另一大拇指，旋转揉搓，交换进行

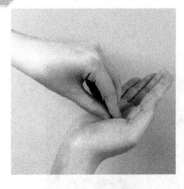

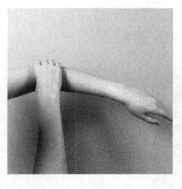

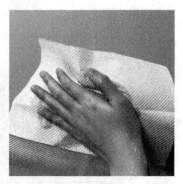

图3-3-7　洗手步骤7

图3-3-8　洗手步骤8

图3-3-9　洗手步骤9

7. 一手指尖在另一手掌心旋转　8. 清洁双手及上臂至肘上10cm，　9. 流动水彻底冲洗皂液后，用擦
　 揉搓，交换进行　　　　　　　　　 流动水下冲洗　　　　　　　　　　手纸或无菌巾擦干手及手臂

第二步　快速手消毒

确认手及手臂干燥的情况下，按下列步骤进行快速手消毒，见图3-3-10至图3-3-13。

第一遍

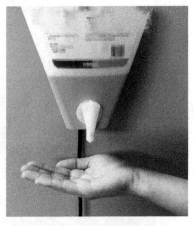

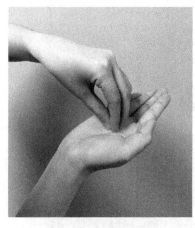

图3-3-10　手消毒步骤1

图3-3-11　手消毒步骤2

1. 取一泵（约2ml）外科手消毒液于　2. 将另一手指尖置于该手掌心消毒
　 一掌心　　　　　　　　　　　　　　 液中快速浸润1-2秒

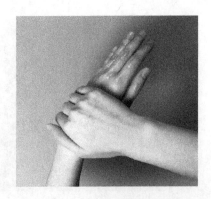

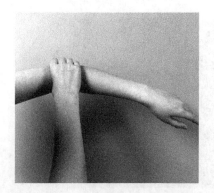

图3-3-12　手消毒步骤3和图3-3-13　手消毒步骤4

3. 用剩余的消毒液充分均匀涂抹于另一手的手背和手臂至上臂10cm处

第二遍：另取一泵（约2ml）外科手消毒液于另一掌心，重复上述步骤。

第三遍：见图3-3-14至图3-3-21

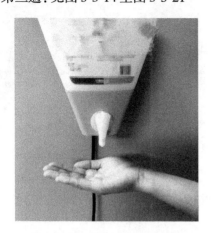

图3-3-14　第三遍手消毒步骤1

1. 取一泵（约2ml）外科手消毒液于一掌心

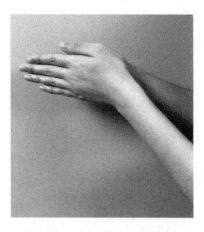

图3-3-15　第三遍手消毒步骤2

2. 掌心相对，手指并拢，相互揉搓

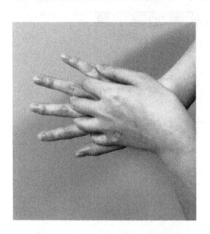

图3-3-16　第三遍手消毒步骤3

3. 手心对指背沿指缝相互揉搓

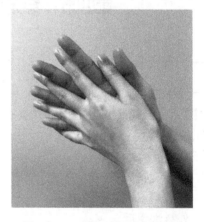

图3-3-17　第三遍手消毒步骤4

4. 掌心相对，十指交叉，沿指缝相互揉搓

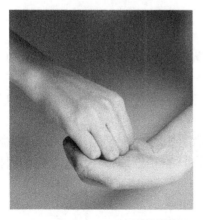

图3-3-18　第三遍手消毒步骤5

5. 各手指关节弯曲，双手相扣，相互揉搓

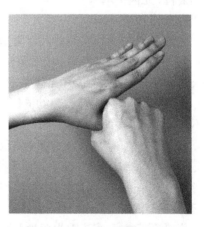

图3-3-19　第三遍手消毒步骤6

6. 一手握另一大拇指，旋转揉搓，交换进行

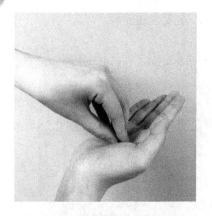

图 3-3-20 第三遍手消毒步骤 7
7. 一手指尖在另一手掌心旋转揉
搓,交换进行

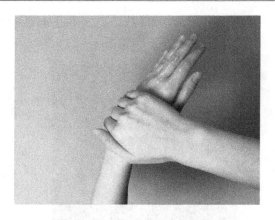

图 3-3-21 第三遍手消毒步骤 8
8. 揉搓双手至手腕部,直到手消毒液完全干燥,
再戴无菌手套

第四节 穿无菌手术衣和戴无菌手套

一、穿无菌手术衣

(一)目的

避免和预防手术过程中医护人员衣物上的细菌污染手术切口,同时保障手术人员安全,预防职业暴露。

(二)人员准备

1. 态度端正,仪表整洁。

2. 规范更衣,戴帽子、口罩。

3. 外科洗手后。

(三)用物准备

无菌台、无菌手术衣。

(四)操作步骤

1. 选择宽敞的操作空间并面对无菌台。

2. 刷手护士外科洗手后,从无菌台上方拿取无菌手术衣。面对无菌台,手提衣领,无菌手术衣内面朝自己,轻轻抖开无菌手术衣。

3. 将无菌手术衣轻轻抛起的同时,顺势将双手和前臂伸入衣袖内并向前平行伸展,注意手不外露。

4. 巡回护士在其背后,从肩部上方无菌手术衣内面轻拉衣袖。交叉系领口带及后方腰带。

5. 刷手护士戴无菌手套后,解开身体前方的腰带,交由巡回护士用无菌持物钳接取。穿衣者原地转一圈后,接无菌腰带自行系于腰间。

(五)注意事项

1. 无菌手术衣无菌范围为两袖及腰以上、肩以下,两侧腋前线。

2. 穿无菌手术衣时,四周必须有足够的空间,穿衣者面向无菌区。无菌手术衣不得接触地面或周围的人和物,若不慎接触,应立即更换。巡回护士拉无菌手术衣时,不得接触无菌手术衣外面。

3. 无菌手术衣袖口必须用手套覆盖。发现无菌手术衣有破损或过短应更换。

4. 穿无菌手术衣后,应面向无菌台,双手互握举在胸前或放在胸前口袋里。注意不能靠墙。

(六)穿无菌手术衣

见图 3-4-1 至图 3-4-6。

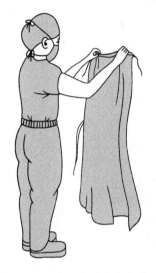

图 3-4-1　穿无菌手术衣步骤 1

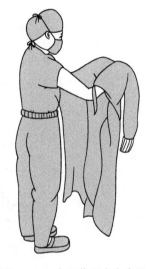

图 3-4-2　穿无菌手术衣步骤 2

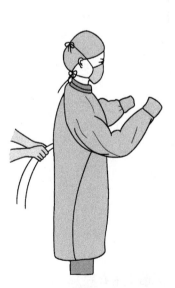

图 3-4-3　穿无菌手术衣步骤 3

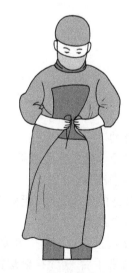

图 3-4-4　穿无菌手术衣步骤 4

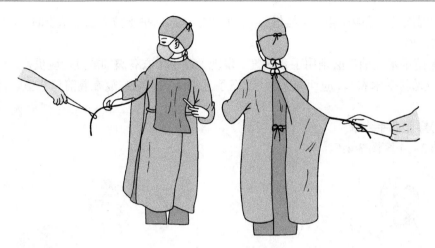

图 3-4-5   穿无菌手术衣步骤 5

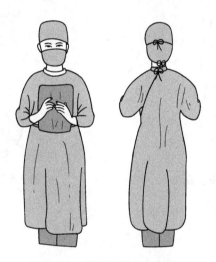

图 3-4-6   穿无菌手术衣步骤 6

二、戴无菌手套

(一)目的

能正确无接触式戴无菌手套,并能协助他人戴无菌手套。

(二)用物准备

型号合适的无菌手套、无菌操作台、无菌手术衣。

(三)人员准备

1. 态度端正,仪表整洁,戴帽子、口罩。

2. 外科洗手后。(无接触法戴手套应在外科洗手、穿无菌手术衣后)

(四)戴无菌手套方法

1. 自戴无接触戴无菌手套法

1)穿无菌手术衣,双手不露出袖口。手套指端朝操作者放置。

2)隔衣袖左手取右手的无菌手套,扣于右手袖口上。注意手套的手指朝上,并与各手指相对。

3）右手隔着衣袖将手套的侧翻折边抓住，左手隔着衣袖，拿另一侧翻折边将手套翻套于袖口上，手迅速伸入手套内。

4）再用已戴好手套的右手同法戴另一只手套。

2. 协助戴无菌手套法

1）协助者将手套掌心朝向对方，大拇指朝内撑开手套，被戴者手掌朝内，大拇指朝中间直接插入手套中。

2）戴另一只时，被戴者可以用已经戴好无菌手套的手帮助撑开手套，将另一只手掌心朝内直接插入手套中。

（五）注意事项

1. 戴无菌手套后手部的无菌范围：肩以下腰以上，两侧到腋前线。

2. 戴手套后检查手套有无破损。

3. 未戴手套的手不可接触手套外面。已戴无菌手套的手，不可接触未戴手套的手和非无菌物。

4. 进腹腔前洗去手套表面滑石粉。接触肿瘤后更换手套。

5. 术中无菌手套有破损或污染，应立即更换。

6. 脱手套时将手套口往下翻转，脏面包裹在内脱下，放入黄色医疗垃圾袋。

（六）自戴无接触式戴无菌手套法

见图 3-4-7 至图 3-4-15。

协助戴无菌手套法见图 3-4-16。

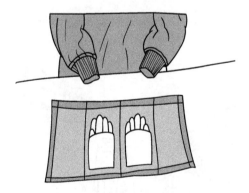

图 3-4-7 自戴无接触戴无菌手套法 1

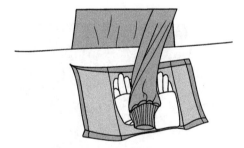

图 3-4-8 自戴无接触戴无菌手套法 2

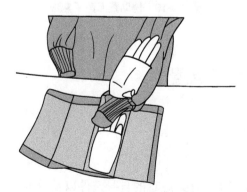

图 3-4-9 自戴无接触戴无菌手套法 3

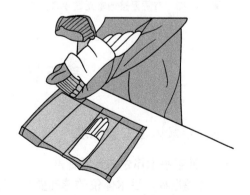

图 3-4-10 自戴无接触戴无菌手套法 4

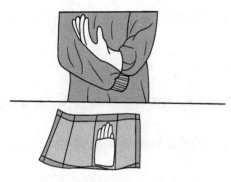

图 3-4-11　自戴无接触戴无菌手套法 5

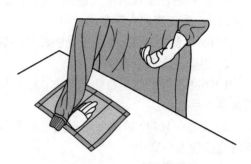

图 3-4-12　自戴无接触戴无菌手套法 6

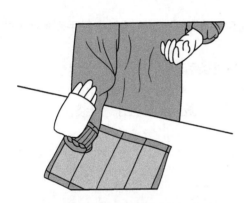

图 3-4-13　自戴无接触戴无菌手套法 7

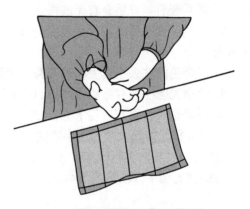

图 3-4-14　自戴无接触戴无菌手套法 8

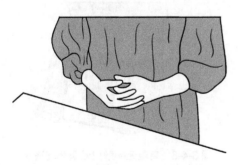

图 3-4-15　自戴无接触戴无菌手套法 9

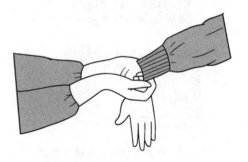

图 3-4-16　协助戴无菌手套法

第五节　手术体位安置

一、手术体位安置标准

（一）基本手术体位的安置标准

1. 合理选择　手术体位的选择要根据手术患者的病情、患者的自身条件以及手术的性质来决定。

2. 体位舒适　保持床单的平整、干燥、柔软。

3. 保持功能　手术体位的安置应考虑对机体的呼吸、循环生理功能及皮肤的影响,保持肢体的功能体位。

4. 患者安全　合理安置患者的体位并妥善固定,约束带不可过紧,患者体表不可接触金属物品,以免术中电灼伤。

5. 便于操作　要使医生得到最佳的手术视野显露,也要便于麻醉师在术中观察患者。

6. 协调一致　手术体位安置应在手术医生、手术护士与麻醉医生三方共同参与并互相协调下,合理地完成体位安置。

7. 稳私保护　在不影响体位安置的前提下尽可能地减少私密部位的暴露,以保护患者隐私。

8. 规范管理　体位用物应做到一用一清洁,并能定点放置,定时维护,专人管理。

(二)牵引床手术体位的安置标准

1. 手术护士必须熟悉手术牵引床的设计架构,熟练掌握其性能特点及操作方法,并通过严格的培训及考核。

2. 手术牵引装置在手术过程中始终保持良好的复位效果。

3. 手术前应检查牵引床的功能是否正常,配件是否齐全,并根据手术部位将牵引床调至所需正确位置。

4. 牵引床使用中,应断开电源,避免误操作的危险。

5. 术中牵引时,应加强对患者的巡视管理,防止组织及功能的损伤。

6. 手术结束后,应及时检查,按操作要求恢复原位,牵引床配件整理后按规定放置。

7. 牵引床应由专人负责,定期充电,定期检查,定期维护并进行登记。

(三)翻身床体位安置标准

1. 手术护士熟练掌握翻身床的性能、设计特点及使用方法,并通过严格的培训及考核。使用时正确操作,确保患者的安全。

2. 手术翻身床在手术过程中始终保持良好的复位效果。

3. 术前检查翻身床各个配件是否齐全,各项功能运转是否正常,并将翻身床调整到所需的正确位置。

4. 手术翻身床翻转前,应检查所有体位垫及安全带是否固定牢固。

5. 手术翻身床翻转中,应加强监视,确保患者安全,并确保呼吸、循环、神经、血管功能正常。

6. 手术翻身床翻转后,应及时检查患者,按手术要求放置体位。

7. 手术结束后,应即刻检查手术翻身床是否正常,并恢复原位。翻身床配件整理后放置于固定位置。

8. 手术翻身床应由专人负责,定期检查,定期维护并进行登记。

(四)小儿体位的安置标准

1. 仰卧位　一般对呼吸、循环系统的影响不大,但要注意枕、肩胛、尾骶、足跟等易受压部位的保护。安置体位时,肩部垫高,使头部略后仰,充分打开气道,方便术中对患儿呼吸的监测和处理。双上肢自然置于身体两侧,并加棉垫包裹固定,如需外展,双侧肢体外展均不超过90°,膝关节处用约束带固定,腘窝处加软垫保持其功能位,易受压部位加垫棉垫保护。

2. 侧卧位　对呼吸系统影响较大,安置不当将导致肺通气不足以及臂丛神经损伤。安置体位时,健侧腋下垫棉垫卷,身体两侧用体位垫固定,两下肢之间用棉垫隔开,患侧平乳头处和膝关节处分别贴输液贴膜保护患儿皮肤,再使用宽胶布从输液贴膜处向手术床两侧导轨粘贴以固定患儿,其优点是手术中患儿体位固定牢固,术后胶布固定处皮肤不受损伤,手术野暴露清晰。此方法比较好地解决体重较低患儿侧卧或者半侧卧位没有合适约束带固定体位,可能造成手术中体位移位问题。患儿四肢包裹棉垫保护末梢。

3. 俯卧位　对呼吸系统影响较大,体位安置不当会导致难以纠正的缺氧和二氧化碳蓄积。安置体位时,平托患儿翻身俯卧,额面部置于头托上,头偏向一侧,受力点需避开眼睛,双上肢前伸屈曲垫棉垫放置,胸部放置小儿腋垫,双侧髂部放置软垫,使胸腹部悬空,不影响患儿呼吸。足背踝部垫软垫,使足趾悬空不受压,以及避免由于足背过伸而导致的足背神经损伤。膝关节下置软垫,避免局部受压并用约束带妥善固定,防止术中体位移动造成患儿下滑。

4. 截石位　对循环系统影响较大,同时体位安置不当会造成下肢过度外展拉伤肌肉和损伤腓总神经。安置体位时,患儿臀部放置软垫垫高,双下肢包裹棉垫固定在专用搁腿架上,对于幼儿下肢比较短小的特点,专用搁腿架就不适用,可以将两个手术床屏风架下移至手术部位平行处,将患儿的双下肢用棉垫包裹后用绷带缠绕固定在屏风架上。

二、手术体位安置的常见问题

(一)手术体位对人体的影响

1. 手术体位对解剖因素的影响

(1)桡神经:桡神经在腋窝内位于腋动脉后方,经肩胛下肌和背阔肌的前方下降至臂部,后沿肱骨的桡神经沟向下外行至前臂,侧卧位时桡神经被压在肱骨和搁手板之间,操作不当容易损伤。

(2)臂丛神经:臂丛神经行走于脊柱与腋筋膜两支点之间,走行距离长,且支点相对固定,当平卧位手过度外展时则会牵拉臂丛神经而引起神经损伤。取前臂稍屈曲内旋位可避免臂丛神经牵拉或压迫。

(3)坐骨神经:沿大腿后股二头肌深面下降达腘窝,在腘窝分出胫神经与腓总神经二终支,腓总神经沿股二头肌肌腱内侧缘向下外斜行,绕过腓骨小头的下方出腘窝。腓总神经在腓骨头下方位置表浅,体位安置不当长时间受压极易受损伤。

(4)供应小腿血液的腘窝动脉和收集小腿深部及部分浅层血液的腘静脉在股骨下 1/3 内侧的内收肌闭孔处接股动静脉向下移行,经腘窝深处中线附近下降到腘肌边缘,动脉则在此分为胫前和胫后动脉,静脉在此收集胫前、胫后及小隐静脉的血液,腘窝长时间受压会引起小腿血液循环障碍,损伤血管内膜形成血栓。

2. 手术体位对循环系统的影响　手术患者处于麻醉状态时,其骨骼肌张力、心肌收缩力被抑制或削弱,循环系统内的血液几乎完全可以被体位改变所支配。改变手术体位,可使静脉血液重新分布,增强或减少静脉回流,可出现一过性低血压。进行坐位或长时间头高足低位手术时,由于麻醉药物的作用使下肢静脉的外周阻力降低,以及因重力的影响,使下肢静脉扩张,导致血液回流障碍,因此使用分级弹力袜将双下肢加压包扎或使用气动加压泵系统,使浅静脉塌陷,减少血管内血液的淤积,使其对血流动力学的影响减轻,有效预防血栓形成。

3. 手术体位对呼吸系统的影响 手术体位对呼吸系统的影响主要来自地心引力和机械性干涉两方面的因素。呼吸作用有赖于肋间肌和膈肌的收缩和舒张,并受脑桥呼吸调节中枢的控制。手术中采取俯卧等压迫性体位时,胸廓扩张不同程度的受限,再加上全麻时麻醉药物对呼吸中枢的抑制,势必影响肺通气量。胸腹腔脏器或巨大肿物也可随体位改变而产生相应的压迫作用。

4. 手术体位对脑组织血流量的影响 正常脑组织血流量的影响主要依靠平均动脉压和脑血管阻力这两种因素。脑血管阻力在直立时最小,在水平仰卧时有所增高,头低位时则显著增高,不利于脑血流灌注。

5. 手术体位对胃内压的影响 由于麻醉的作用,胃食管连接部的关闭功能削弱,胃内容物容易受体位的改变而发生反流。

6. 手术体位对神经系统的影响 手术中外周神经损伤的主要原因是牵拉、压迫、缺血、机体代谢功能紊乱及外科手术损伤。当压力和压迫时间达到阈值时有可能导致神经损伤并伴有临床症状。

(二)手术体位的并发症

因手术体位不当引起的并发症可分为两大类,即生理性并发症和解剖性并发症。生理性并发症多由重力因素和反射因素引起,主要表现为呼吸功能和循环功能的改变;而解剖性并发症由压迫、牵拉和限制等因素引起,主要表现为周围神经、血管和软组织等的损伤。

1. 生理性并发症

(1)呼吸系统并发症

手术体位对呼吸的影响主要来自地心引力和机械性干涉两方面的因素。血管中的血液和胸腹腔的脏器(或巨大肿块或妊娠末子宫)均可随体位改变而产生相应的引力作用,进而对胸腹腔和膈肌产生相应的压力作用。如体位垫安置不当,术中体位改变,或俯卧位时患者自身体重压迫胸腹壁等均为体位因素干扰的常见原因,这些干扰可使胸廓和膈肌的活动受到限制,膈肌上升使胸廓容积减少,辅助呼吸机的有效性减退,肺泡受压萎缩,呼吸道无效腔、阻力和顺应性改变,肺内血容量改变或肺血管系淤血以及肺通气和灌流比例变化。

1)肺通气不足:任何压迫或限制胸廓活动,以及影响膈肌收缩的因素,导致胸廓 - 肺顺应性降低,均可引起肺通气不足。早期可能影响轻微,但随着手术时间的延长,可出现缺氧和二氧化碳蓄积。

2)呼气性呼吸停止:当患者发生体位改变如从仰卧位改为坐位或头高位的过程中膈肌下沉、肺泡持续性扩张、肺泡牵张感受器持续兴奋,通过迷走反射导致呼吸停止。一旦发生,可通过压迫上腹部以抬高膈肌或注射大量阿托品。

3)上呼吸道梗阻:在侧卧位、俯卧位或坐位中,如果患者头颈前屈过度,容易导致上呼吸道梗阻,即使已经行气管插管,也有导管折屈梗阻的可能性。

4)肺部疾病播散或窒息:痰多、咯血或支气管胸膜瘘的患者,当取健侧卧位后,患侧的脓、痰、血容易侵入健侧引起疾病播散,如果突然大量涌出,易导致急性窒息。

5)误吸、窒息:术前禁食不严或上消化道出血的患者,如果存在体位安置不当而出现呼吸困难腹压升高时,容易促使胃内容物反流引起误吸,严重时可致窒息,甚至猝死。

(2)循环系统并发症

其表现多样,麻醉后因血管扩张,血管运动中枢功能减弱,循环代偿功能削弱,如果突然改变体位或搬运患者,往往可诱发急性循环功能不全或血压骤降,甚至导致猝死。心肺功能低下的患者,术中长时间过度抬高或快速放平双下肢时,可造成急性肺水肿或顽固性低血压。仰卧位腹腔巨大肿瘤、妊娠子宫压迫腹腔内大血管致回心血量减少;截石位双下肢抬高致回心血量增加加重心肌负荷;俯卧位体位不当可导致下腔静脉受压。

1)有效血容量减少、低血压:下肢的潜在储血容量可达 600ml,在取坐位或头高脚低位时血液容易淤积在身体的低垂部位,从而出现严重的低血压。为防止出现此类并发症,必要时可用弹力绷带包扎下肢,减少血液淤积。

2)急性循环功能不全、血压骤降:患者在麻醉状态下循环代偿功能减弱,如果突然改变体位或搬动患者,可诱发急性循环功能不全或血压骤降,甚至导致猝死,多见于血容量不足、血管紧张度减退、心肌明显劳损或贫血虚弱等患者。

3)急性肺水肿、顽固性低血压:截石位时如果将双腿抬高,回心血量可显著升高,对心肺功能低下的患者可能超出心脏负荷而引起急性肺水肿。如将抬高的下肢放平,有效循环血量可骤减,出现血压下降,甚至出现顽固性低血压。

4)产妇仰卧低血压综合征:妊娠末期的产妇取仰卧位时,巨大的子宫压迫下腔静脉而使回心血量骤减,引起血压下降,甚至循环虚脱。此时,将产妇改为左侧卧位,或将子宫向左侧推移,或向上托起子宫,症状即可缓解。

5)血压骤升:巨大腹腔肿瘤患者,在仰卧位时可能因肿瘤压迫腹主动脉而引起血压急剧升高,严重者可继发左心衰竭。

6)血管并发症:截石位时,膝部压迫过紧,可造成下肢静脉血栓形成,搁腿架对动脉的压迫会引起小腿血液循环障碍,尤其老年患者有可能导致腘动脉栓塞而引起小腿坏死。上肢过度外展、外旋,时间过长可引起手指坏死。长时间头低位可引起面、颈、眼部充血水肿,甚至出现脑水肿。

2. 解剖性并发症

(1)周围神经损伤

麻醉状态下变动或固定患者体位时,患者肌肉松弛,生理反应减弱,如果着力点不当,使软组织、神经或血管所受的压力和牵张力超过其代偿程度即可引起损伤,尤其是位置浅表的周围神经,可因体位安置不当而造成损伤。常好发于臂丛神经、尺神经、腓总神经和腘神经,表现为不同程度的神经功能障碍。

颈丛神经损伤:在头低脚高位时,患者上肢被固定而身体下滑时,颈丛神经受到牵拉可引起损伤。

臂丛神经损伤:当上肢外展角度大于 90° 或颈仰卧位时颈部后垂角度过低,使臂丛神经被过度牵扯且处于缺血状态而损伤。

尺神经损伤:肘关节长时间过度屈曲造成尺神经牵拉及仰卧位时,上肢约束不当使床缘压迫尺神经沟所致。

腓总神经损伤:由于腓总神经围绕腓骨小头后过腘窝走行,位置浅表,易受压造成损伤。截石位时搁脚架位置过高牵拉腿部软组织,使受力处压力增大;双大腿外展角度过大也可导致膝部偏向脚架一侧边缘而受压。

腘神经损伤:截石位时搁脚架托于腘窝处的位置不当容易造成腘窝受压,引起腘神经损伤,如手术中术者压迫患者膝部也可引起腘神经受损。

(2)血管损伤:体位安置不当引起患者血管受压,主要压迫上下肢动脉,造成供血不足,引起肢体缺血甚至坏死。如压迫静脉,则导致血液回流障碍,血液凝结引起深静脉血栓,严重者造成小腿筋膜室压力过高导致小腿筋膜室综合征。

(3)颈椎损伤:在全麻状态下,颈部肌群肌张力减弱甚至丧失,在搬动患者或变换体位时,出现过度牵拉等错误操作时,有可能引起颈椎脱位,颈椎间盘破裂或突出,并可造成颈髓损伤,严重者可导致高位截瘫。

(4)皮肤损伤:多见于骨隆突部位,如髋、髂、骶、足跟或头枕等处受到长时间压迫后,容易出现皮肤损伤。年老体弱者、手术时间过长、约束带过紧、手术床垫过硬时更易发生。另外,助手挤压、不自觉地将双手及前臂倚靠在患者身体上,也是造成挤压伤的一个重要原因。局部皮肤长时间受压可出现红肿、水疱,严重者甚至可引起皮肤坏死等。

(5)器官受损:俯卧位时男性外生殖器和女性乳房容易受挤压而损伤;患者侧卧或俯卧时,由于头圈或头托大小不合适或者放置不当,导致眼睛受压,可造成眼球损伤、角膜擦伤,严重者可导致失明;骨科牵引位时女性会阴部及男性阴囊易受压损伤;侧卧位时使用侧卧位支架压力过大也可引起男性外生殖器受损伤。

(6)关节脱位:由于全麻下肌肉张力丧失,搬运患者时过度扭拧头部,可造成患者颈椎脱位;过度牵拉四肢,用力过猛可引起患者四肢关节脱位。

三、仰卧手术体位安置

(一)水平仰卧手术体位

见图 3-5-1。

1. 适应证 主要适用于口腔颌面部、胸腹部、四肢等手术。
2. 摆放用物 头圈、臀垫、腘窝垫、足踝垫、约束单、束腿带。
3. 摆放方法
(1)床单位平整,头部垫头圈,臀部垫臀垫。
(2)将患者平卧于手术床上。
(3)双上肢自然平放于身体两侧,并置于约束单内固定。
(4)腘窝处置腘窝垫,双侧足跟处垫足踝垫。
(5)膝部用束腿带固定。
(6)覆盖棉被注意保暖。

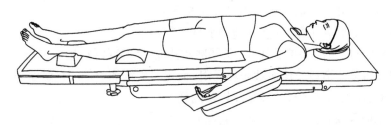

图 3-5-1 水平仰卧手术体位

4. 护理问题及措施
(1)双上肢置于手部约束单内前,确保外周静脉及桡动脉妥善固定防止脱出,并需注意保护三通连接管,防止三通管与皮肤接触压力过大而引起压疮。
(2)上肢手术如需外展,应不超过 90° 为宜,以免引起臂丛神经损伤。

（3）手术时间过长时，保护后枕部、骶尾部及其他骨隆突部位，适时减压。

（4）束腿带过紧会造成肢体血液循环受阻，固定时应增加约束带的接触面积，松紧适宜。

（5）患者皮肤应避免接触金属物品，以防电灼伤。

（6）体位摆放时应保持头、颈、胸成水平功能位。

（二）仰头仰卧手术体位

见图3-5-2。

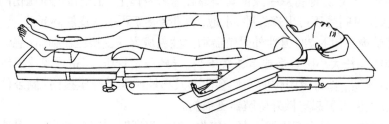

图3-5-2　仰头仰卧手术体位

1. 适应证　主要适用于甲状腺、气管切开、咽喉、颈椎前路等手术。

2. 摆放用物　头圈、肩垫、臀垫、腘窝垫、足踝垫、约束单、束腿带。

3. 摆放方法

（1）床单位平整，头部垫头圈，臀部垫臀垫。

（2）将患者平卧于手术床上。

（3）肩部垫肩垫。

（4）双上肢自然平放于身体两侧，并置于约束单内固定。

（5）腘窝处置腘窝垫，双侧足跟处垫足踝垫。

（6）膝部用束腿带固定。

（7）覆盖棉被，注意保暖。

4. 护理问题及措施

（1）肩垫要安置妥当，避免颈部过度拉伸，颈后适当加垫小软垫，避免颈部悬空。

（2）双上肢置于手部约束单内前，确保外周静脉及桡动脉妥善固定，防止脱出，并注意保护三通连接管，防止与皮肤接触压力过大引起压疮。

（3）保护气管导管人工鼻，防止压迫颜面部引起压疮。

（4）手术时间过长时，保护后枕部、骶尾部及其他骨隆突部位，适时减压。

（5）束腿带过紧会造成肢体血液循环受阻，固定时应增加束带的接触面积，松紧适宜。

（6）患者皮肤应避免接触金属物品，以防灼伤。

（7）眼膜保护双眼。

（8）体位摆放时应保持头、颈、胸成水平功能位。

（三）侧头仰卧手术体位

见图3-5-3。

1. 适应证　主要适用于乳突、颌下腺、腮腺、颅脑等头颈部手术。

2. 摆放用物　头圈、肩垫、臀垫、腘窝垫、足踝垫、约束单、束腿带。

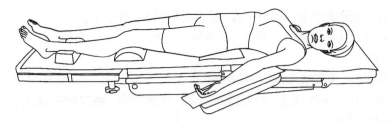

图 3-5-3　侧头仰卧手术体位

3. 摆放方法

（1）床单位平整，头部垫头圈，臀部垫臀垫。

（2）将患者平卧于手术床上。

（3）麻醉后头偏向健侧，患侧肩下垫肩垫，患侧在上，充分显露手术视野。

（4）双上肢自然平放于身体两侧，并置于约束单内固定。

（5）腘窝处置腘窝垫，双侧足跟处垫足踝垫。

（6）膝部用束腿带固定。

（7）覆盖棉被，注意保暖。

4. 护理问题及措施

（1）将健侧耳朵置于头圈内，防止压伤耳部，必要时可用脱脂棉包裹健侧耳部。

（2）非耳内手术在患侧耳内塞脱脂棉球，防止消毒液流入耳内。

（3）双上肢置于手部约束单内前，确保外周静脉及桡动脉妥善固定，防止脱出，并注意保护三通连接管，防止与皮肤接触压力过大引起压疮。

（4）保护气管导管人工鼻，防止压迫额面部引起压疮。

（5）保护骶尾部及其他骨隆突部位，适时减压。

（6）束腿带过紧会造成肢体血液循环受阻，固定时应增加束带的接触面积，松紧适宜。

（7）患者皮肤应避免接触金属物品，以防灼伤。

（8）眼膜保护双眼。

（9）体位摆放时应保持头、颈、胸成水平功能位。

（四）人字仰卧手术体位

见图 3-5-4。

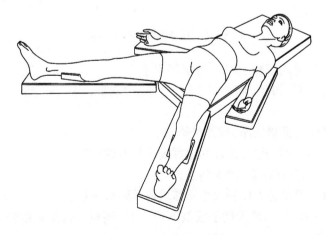

图 3-5-4　人字仰卧手术体位

1. 适应证 主要适用于腔镜甲状腺、腔镜胃、腔镜肝等手术。

2. 摆放用物 头圈、臀垫、足踝垫、约束单、束腿带。

3. 摆放方法

(1)床单位平整,头部垫头圈,臀部垫臀垫。

(2)将患者平卧于手术床上,打开腿板成45°夹角固定,将双脚分别置于腿板上,双侧膝部分别用束腿带固定。

(3)双上肢自然平放于身体两侧,并置于约束单内固定。

(4)腘窝处置腘窝垫,双侧足跟处垫足踝垫。

(5)覆盖棉被,注意保暖。

4. 护理问题及措施

(1)双上肢置于手部约束单内前,确保外周静脉及桡动脉妥善固定,防止脱出,并注意保护三通连接管,防止与皮肤接触压力过大引起压疮。

(2)保护骶尾部及其他骨隆突部位,适时减压。

(3)脚板打开角度勿过大,防止拉伤及损伤神经。

(4)束腿带过紧会造成肢体血液循环受阻,固定时应增加束带的接触面积,松紧适宜。

(5)患者皮肤应避免接触金属物品,以防灼伤。

(6)体位摆放时应保持头、颈、胸成水平功能位。

四、侧卧手术体位

(一)标准侧卧位手术体位

见图 3-5-5。

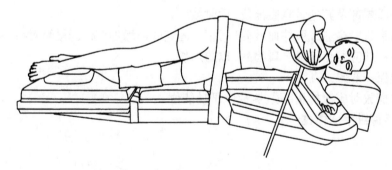

图 3-5-5 标准侧卧位手术体位

1. 适应证 主要适用于肺、食道、肾脏等手术。

2. 摆放用物 头圈、臀垫、侧部支撑垫、腋垫、薄软垫、搁臂架、搁手板、束腿带。

3. 摆放方法

(1)床单位平整,头部垫头圈,臀部垫臀垫。

(2)将患者平卧于手术床上,正确固定好搁手板及搁臂架。

(3)麻醉后患者取健侧卧位,患侧朝上。

(4)腋下垫腋垫,根据患者体型及手术需求调整腋垫位置。

(5)两臂自然前伸,分别置于搁手板及搁臂架上,调整搁臂架高度使上侧肩部伸展,胸廓不受压,并妥善固定。

（6）将侧部支撑垫置于患者胸腹部、背部，并用床单包裹固定。

（7）下肢膝关节、踝关节处加垫薄软垫。

（8）束带一根固定膝部，另一根固定骨盆处。

（9）覆盖棉被，注意保暖。

4. 护理问题及措施

（1）将健侧耳朵置于头圈内，防止压伤耳部，必要时可用脱脂棉包裹健侧耳部。

（2）保持床单及衣物平整，避免压疮。

（3）双上肢与身体垂直，患侧手臂与肩高度一致，防止损伤臂丛神经，约束带松紧适宜，以免损伤尺桡神经。

（4）双上肢远端关节应稍高于近端关节。

（5）注意保持侧部支撑垫对身体的支撑固定。

（6）束腿带过紧会造成肢体血液循环受阻，固定时应增加束带的接触面积，松紧适宜。

（7）患者皮肤应避免接触金属物品，以防灼伤。

（8）眼膜保护双眼。

（9）肾脏输尿管手术时，健侧下肢应自然弯曲，患侧肢体伸直功能位。其余手术则健侧伸直，患侧自然弯曲。保持头、颈、胸在水平功能位。

（二）骨科体位架式侧卧位手术体位

见图3-5-6。

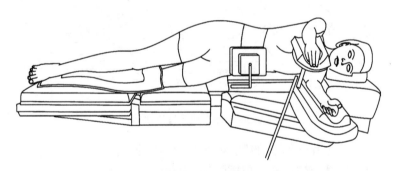

图3-5-6 骨科体位架式侧卧位手术体位

1. 适应证 主要适用于骨科人工髋关节置换手术。

2. 摆放用物 头圈、臀垫、侧部支撑架、腋垫、薄软垫、搁臂架、搁手板、束腿带。

3. 摆放方法

（1）床单位平整，头部垫头圈，臀部垫臀垫。

（2）将患者平卧于手术床上，正确固定好搁手板及搁臂架。

（3）麻醉后患者侧卧，患侧朝上。

（4）腋下垫腋垫，根据患者体型及手术需求调整腋垫位置。

（5）两臂自然前伸，置于搁手板及搁臂架上，调整搁臂架高度使上侧肩部伸展，胸廓不受压，并妥善固定。

（6）耻骨联合及骶髂部位，用侧部支撑架固定妥当。

（7）健侧膝部上方置薄软垫并用束腿带固定。

（8）覆盖棉被，注意保暖。

4．护理问题及措施

（1）将健侧耳朵置于头圈内，防止压伤耳部，必要时可用脱脂棉包裹健侧耳部。

（2）保持床单及衣物平整，避免压疮。

（3）双上肢与身体垂直，患侧手臂与肩高度一致，防止损伤臂丛神经，约束带松紧适宜，以免损伤尺桡神经。

（4）双上肢远端关节应稍高于近端关节。

（5）检查并调整侧部支撑架至最佳位置，松紧适宜，防止会阴部受压。

（6）束腿带过紧会造成肢体血液循环受阻，固定时应增加束带的接触面积，松紧适宜。

（7）患者皮肤应避免接触金属物品，以防灼伤。

（8）眼膜保护双眼。

（9）健侧肢体自然弯曲，保持患者身体在同一水平位。

五、截石位手术体位

标准截石位手术体位

见图 3-5-7。

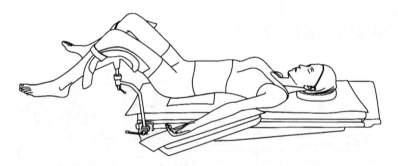

图 3-5-7   标准截石位手术体位

1. 适应证   主要适用于直肠、膀胱、前列腺、尿道、阴道等手术。

2. 摆放用物   头圈、臀垫、截石位搁腿架、束腿带。

3. 摆放方法

（1）床单位平整，头部垫头圈，臀部垫臀垫。

（2）将患者平卧于手术床上。

（3）双上肢自然平放于身体两侧，并置于约束单内固定。

（4）取下腿板，固定搁腿架，将双腿置于腿托上，调整位置用束腿带固定。

（5）覆盖棉被，注意保暖。

4. 护理问题及措施

（1）双上肢置于手部约束单内前，确保外周静脉及桡动脉妥善固定防止脱出，并注意保护三通连接管防止与皮肤接触压力过大引起压疮。

（2）上肢手术如需外展，应不超过 90° 为宜，以免引起臂丛神经损伤。

（3）双下肢外展不应超过 90°，防止大腿内收肌肉拉伤。

（4）患者皮肤应避免接触金属物品，以防灼伤。

（5）术中确保搁腿架固定牢固，防止滑脱。

（6）术中提醒手术医生勿压迫患者膝部防止出现意外。

（7）妇科、直肠等手术时应放置肩托，防止头低脚高位时患者下滑。

六、俯卧手术体位

（一）标准俯卧位手术体位

见图 3-5-8。

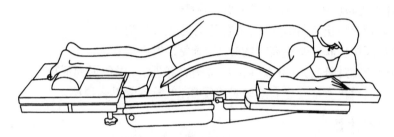

图 3-5-8　标准俯卧手术体位

1. 适应证　主要适用于脊柱后路等腰背部手术。

2. 摆放用物　头圈、搁手板、胸垫、腰垫、膝垫、足踝垫、束腿带。

3. 摆放方法

（1）床单位平整，将头圈、胸垫、腰垫、膝垫、足踝垫放置在手术床适当的位置。

（2）患者在转运床上麻醉后俯卧于手术床上。

（3）双上肢自然旋转前伸置于搁手板上并妥善固定。

（4）调整各体位垫至最佳位置。

（5）覆盖棉被，注意保暖。

4. 护理问题及措施

（1）双上肢置前伸时注意保持功能位，防止关节脱位及神经损伤。

（2）安置体位前应除去患者衣物并保持床单位平整。

（3）转动患者身体时应保持头、颈、胸、腰在同一轴线转动。

（4）男性患者应防止会阴部受压，女性患者防止乳房受压。

（5）患者各部位皮肤应避免有异物受压，避免接触金属物品。

（6）注意保护患者双眼，时间过长时各受压部位适时减压。

（7）术中保持脚趾悬空，防止受压。保持胸腹部悬空，以免影响呼吸。

（8）使用消毒液时应避免消毒液流入会阴部引起灼伤。

（二）头架式前冲俯卧位手术体位

1. 适应证　主要适用于脊柱颈椎后路、后颅等手术。

2. 摆放用物　马蹄形头架（点式头架）、胸垫、腰垫、膝垫、足踝垫、束腿带。

3. 摆放方法

（1）将胸垫、腰垫、膝垫、足踝垫放置在手术床适当的位置，床单位平整。将头架妥善固定在手术床上。

（2）患者俯卧于手术床上。

（3）患者头部置于马蹄形头架 U 型圈内，调整位置妥善固定。双上肢置于手部约束单内固定。

（4）调整各体位垫至最佳位置，束腿带固定双腿。

（5）覆盖棉被，注意保暖。

4. 护理问题及措施

（1）注意头面部骨隆突部位与U型架接触面的压疮防护。可事先用褥疮贴保护妥当。

（2）转动患者身体时应保持头、颈、胸、腰在同一轴线转动。

（3）双上肢置于手部约束单内前，确保外周静脉及桡动脉妥善固定防止脱出，并注意保护三通连接管防止与皮肤接触压力过大引起压疮。

（4）男性患者应防止会阴部受压，女性患者防止乳房受压。

（5）患者各部位皮肤应避免有异物受压，避免接触金属物品。

（6）术中保持脚趾悬空，防止受压。保持胸腹部悬空，以免影响呼吸。

（7）安置妥当后再次检查患者双眼是否受压，气管导管是否通畅。

七、坐位手术体位

（一）沙滩椅位手术体位

见图 3-5-9。

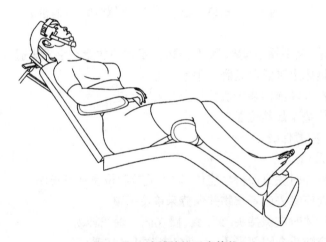

图 3-5-9 沙滩椅位手术体位

1. 适应证 主要适用于肩关节镜等肩部手术。

2. 摆放用物 专用沙滩椅手术床、头架、侧挡板、沙滩椅背、上臂支臂架、小软枕、大软垫、束腿带。

3. 摆放方法

（1）将沙滩椅背安装到手术床上，床单位平整。

（2）将患者平卧于手术床上，患侧肩膀平床沿。

（3）麻醉后用头托束带，将头部初步固定。

（4）依次将背板抬高60°，头低脚高30°，双下肢下垂30°，患者上半身至90°坐位。

（5）在患侧安装支臂架和挡板，患侧前臂自然屈于胸前。健侧前臂垫一软枕并用约束单固定于手术床旁。

（6）腘窝处垫软垫，用束腿带固定。

（7）覆盖棉被，注意保暖。

4,护理问题及措施

（1）在转换患者体位时特别注意保护患者头部及颈椎。消毒铺巾前再次确认各部件固定牢固。

（2）变化体位的过程中应密切注意患者生命体征的变化，操作宜缓慢进行。

（3）安置体位前应除去患者衣物并保持床单位平整。

（4）健侧上肢置于手部约束单内前，确保外周静脉及桡动脉妥善固定，防止脱出，并注意保护三通连接管，防止与皮肤接触压力过大引起压疮。

（5）患者各部位皮肤应避免有异物受压，避免接触金属物品。

八、牵引床手术体位

1. 适应证 主要适用于股骨颈、股骨粗隆、股骨干骨折复位固定等手术。

2. 摆放用物 头圈、搁手板、专用牵引床、牵引床配件。

3. 摆放方法

（1）安装好牵引床主配件，床单位平整。

（2）患者在转运床上麻醉后平行搬运至牵引床上，头部垫头圈。

（3）健侧上肢外展置于搁手板上，患侧上肢用包布或者薄软垫包裹固定于麻醉头架上。

（4）双下肢悬空，臀部齐床下缘，会阴部放置会阴阻挡柱。

（5）足部用棉纸或棉垫包裹加以保护套入牵引足靴，松紧适宜，固定于牵引架上。

（6）调整牵引杆长度及牵引脚架高度至适当位置。

（7）在透视下牵拉骨折端，调整牵引装置直至骨折复位，锁紧各关节。

（8）覆盖棉被注意保暖。

4.护理问题及措施

（1）使用前确保牵引床配件齐全，功能完好。

（2）患侧上肢置于麻醉头架时应用棉纸或包布包裹，避免裸露皮肤直接接触金属头架，头架高度应与患者上臂长度相适宜。

（3）搬运患者时需多人配合搬运，平稳过床，上脚架前须专人支撑双下肢。

（4）会阴阻挡柱应用软垫保护，以减轻牵拉后对会阴部的挤压，特别注意对男性患者阴囊的保护。

（5）足部须妥善固定于牵引足靴内，防止牵拉过程中脱出足靴引起损伤。

（6）术中C臂机透视过程中，要注意保持手术区域的无菌状态。

（7）术中操作牵引床需使用微调。

第六节 手术野皮肤消毒（以腹部为例）

（一）目的

去除皮肤表面的暂存菌及居留菌，防止切口感染。

（二）人员准备

戴口罩、帽子，六步洗手法洗手。

（三）用物准备

无菌持物钳、小台子、治疗车、皮肤消毒包、无菌手套、外科专用皮肤消毒剂。

（四）操作步骤

1. 检查所有无菌物品的名称、有效期、包外化学指示带是否达到灭菌效果及有无潮湿、破损。

2. 检查小操作台是否清洁、干燥，将皮肤消毒包放在小操作台上，再打开外层包布。

3. 用持物钳打开内层包布，查看包内灭菌化学指示剂灭菌是否有效。

4. 用持物钳将碗内量杯、棉签、纱布钳出。

5. 将小量杯和碗放置在台面靠边缘处，以便于倒外科专用皮肤消毒剂时不跨越无菌区。

6. 钳取符合手术消毒范围数量的纱布于小碗内并倒适量外科专用皮肤消毒剂。

7. 打开无影灯，将无菌台移至患者右侧床边，清醒者做好解释工作，暴露好消毒范围并对好无影灯。

8. 戴无菌手套，棉签蘸外科专用皮肤消毒剂清洗脐部。

9. 用持物钳夹取外科专用皮肤消毒剂的纱布，从切口中心向周围消毒，最后为会阴部，消毒两遍。（如消毒范围较大，可走向对侧消毒）。原则上第二遍消毒范围不超过第一遍范围。

10. 整理用物。

（五）注意事项

1. 皮肤消毒范围应超过切口外围15cm。

2. 消毒应先从手术区中心开始，自上而下向四周扩展。

3. 感染切口皮肤消毒时应先消毒切口周围皮肤。

4. 注意操作者与患者消毒范围保持适当的距离。

5. 注意非手术区域的保暖。

第七节　手术铺巾（腹部手术为例）

（一）目的

使手术周围环境成为一个较大范围的无菌区域，以避免和尽量减少手术中的污染。

（二）人员准备

戴口罩、帽子，六步洗手法洗手。

（三）用物准备

无菌持物钳，治疗车，无菌剖腹包。

（四）操作步骤

1. 检查所有无菌物品的名称、有效期、包外化学指示带是否达到灭菌效果及有无潮湿、破损。

2. 检查治疗车是否清洁、干燥，将无菌剖腹包放在治疗车上，直接用手打开外层包布。

3. 用持物钳打开内层包布，查看包内灭菌化学指示剂灭菌是否有效。

4. 铺单者站在患者右侧，确定切口。

5. 刷手护士将治疗巾反折 1/4, 反折部朝下递与铺单者。

6. (穿手术衣)铺单者将第一块治疗巾铺在近侧, 第二块治疗巾铺在下方, 第三块治疗巾铺在上方, 第四块治疗巾铺在对侧。

7. (不穿手术衣)铺单者将第一块治疗巾铺在对侧, 第二块治疗巾铺在下方, 第三块治疗巾铺在上方, 第四块治疗巾铺在近侧。

8. 四块治疗巾交叉铺于手术野后, 以四把巾钳固定。切口部位表面盖保护膜。

9. 铺单者和刷手护士二人分别站在手术床两侧, 由刷手护士传递中单, 在切口下方、上方铺置中单, 头侧超过麻醉架, 足侧超过手术台。

10. 将剖腹大单开口对准切口部位, 短端向头部, 长端向下肢, 并将其展开。

11. 铺大单时, 先展开铺上端, 盖住患者头部和麻醉架, 再展开铺下端, 盖住器械托盘和患者足端。

(五)注意事项

1. 铺巾时, 操作者未戴手套的手, 不得碰刷手护士已戴手套的手。

2. 铺巾时, 应先确定手术切口的部位, 铺巾应距离手术切口 2~3cm, 铺巾外露切口部分的范围不可过大, 也不可太窄小。

3. 打开无菌单或手术巾时, 下缘不得落于腰平面以下, 铺放前不得接触非无菌物体。

4. 打开无菌单或手术巾时, 操作者应将已消毒的双手包裹在手术巾的内翻角中, 以防被污染。

5. 铺巾时必须对准手术部位, 无菌巾一旦放下, 不得移动。必须移动时, 只能由内向外移动。

6. 铺无菌巾。切口周围、器械台、器械托盘若使用国家规定的棉质敷料, 则不得少于4层, 外围不少于2层; 若使用一次性敷料, 则按照厂家说明书遵照执行即可。

第八节　无接触隔离技术

无接触隔离技术应用非常广泛。无接触隔离技术是指在无菌操作原则的基础上, 外科手术过程中采取的一系列隔离措施, 将肿瘤细胞、种植细胞、污染源、感染源等与正常组织隔离, 以防止或减少肿瘤细胞、种植细胞、污染源、感染源的脱落、种植和播散的技术。能有效减少空腔脏器污染、减少肿瘤病灶及根治性手术后肿瘤的局部复发和远处转移, 从而改善患者的预后, 减轻患者的痛苦、延长患者的生命。因此所有手术室护士及手术操作人员应高度重视和完善此项技术。

(一)目的

明确手术中的无菌操作原则、手术隔离原则, 为手术室护士在护理操作过程中提供统一规范的指导建议, 防止或减少手术部位的病原微生物的感染、播散以及肿瘤的转移和种植, 为患儿提供更加安全、可靠的手术保障。

(二)人员准备

1. 着装整洁, 符合手术室穿着规范。

2. 外科手消毒后, 穿无菌手术衣, 无接触戴无菌手套。

（三）用物准备

无菌手术衣、无菌手套、器械台、无菌持物钳、无菌器械包、无菌敷料包、一次性无菌物品、蒸馏水、含碘消毒液。

（四）操作步骤

1. 建立隔离区域

明确有瘤、污染、感染、种植概念；在无菌区域建立明确隔离区域；隔离器械、敷料放置隔离区域，分清使用，不得混淆。

2. 隔离前操作

（1）尽可能平整粘贴手术切口保护膜，避免粘贴时出现小气泡，防止破溃的癌细胞在切口种植，以及空腔脏器内容物污染切口。

（2）使用一次性切口保护器保护切口。

（3）切口至器械台加铺无菌巾，以保护切口周围及器械台面，隔离技术后撤除。

3. 隔离操作

整理器械台，分出相对"无瘤区"和"瘤区"或者是相对"清洁区"和"污染区"。术中接触切口的器械与接触肿瘤的器械分开放置。

（1）隔离开始：明确进行肿瘤组织切开时；胃肠道、呼吸道、宫腔、阴道、食道、肝胆胰、泌尿道等手术穿透空腔脏器时，以及组织修复，器官移植手术开始时为隔离开始。

（2）隔离操作步骤

1）探查体腔：①探查时切勿挤压病灶组织，减少癌细胞脱落，避免癌细胞发生种植。②术中探查需遵循由远及近的顺序，先探查肝、脾、盆腔、腹主动脉、周围淋巴及肿瘤两端，最后探查病灶及受累脏器。③空腔脏器探查需遵循由清洁到污染的区域进行。④完成探查后，需更换无菌手套。

2）分离、切除病灶组织：①当病灶有溃疡或外翻时，需用纱布将其包裹保护，使其与正常组织及创面相隔离。②手术人员的手套不可直接接触病灶组织，如遇术中病灶破裂或空腔脏器破裂，需及时彻底清除干净，用纱布包裹或遮盖，并更换手术器械和手套，术中需及时更换台上使用过的纱布和纱巾，夹取时需用卵圆钳，禁止徒手，严禁换洗重复使用。病灶部位如需反复探查，必须每次更换手套，避免造成肿瘤种植。③手术操作过程中避免不必要的接触，以免病灶组织中的肿瘤细胞的血液挤回进入全身血液循环中。手术中处理血管时应尽量先结扎静脉，再结扎动脉，这样可以减少术中瘤细胞进入血液循环的几率，减少肿瘤血行转移的机会。④病灶组织切除后，切除部位断端应用纱布保护，避免污染周围。标本均应用容器加盖，固定位置放置。所有接触过病灶组织或被空腔脏器污染的器械均应放置于"瘤区"或"污染区"，这些器械严禁再次使用。

4. 隔离后操作

（1）严格执行"撤除更换"原则

1）撤除：撤除所有接触过病灶的器械或被污染的器械；撤除所有使用过或疑似污染过的无菌敷料。

2）更换：手术台上所有人员更换手套；切口周围及托盘上重新铺无菌单；更换未使用过的器械。

（2）冲洗

1）盛放冲洗液的盆必须是干净，未使用过的。

2）冲洗液必须灌满创面各间隙，必须保留 3~5min 后再吸出，反复冲洗 2 次以上。

3）冲洗液一般选择蒸馏水和碘伏，将 43℃的蒸馏水用于肿瘤细胞 3min，即可使肿瘤细胞破损。故肿瘤患者使用蒸馏水作为冲洗液，能有效避免肿瘤细胞的播撒和种植，手术中和手术毕，用稀释 10 倍的碘伏溶液冲洗创面、盆腔、腹腔和切口，可以预防感染并避免肿瘤种植。

（五）注意事项

1. 术前根据手术情况充分准备手术器械、纱巾、纱布、缝针、缝线及术中需要加铺的敷料和无菌手套。

2. 器械护士术前整理无菌台，做好手术器械的准备工作，分出相对"无瘤区"和"瘤区"或者是相对"清洁区"和"污染区"。术中接触过病灶或被污染的器械均应放置于"瘤区"和"污染区"，严禁用于正常组织。

3. 术中使用过的纱布、纱巾被癌细胞污染后，应立即更换并用卵圆钳夹取，不可直接接触，严禁换洗后重复使用。

4. 切下的病灶组织或空腔脏器组织需妥善放置，并严禁在手术台上解剖。

5. 取出肿瘤标本应使用取物袋，避免肿瘤直接接触切口。

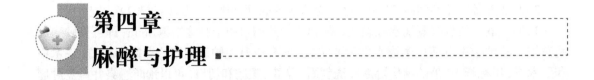

第四章
麻醉与护理

第一节 常用麻醉方法介绍

麻醉是由药物或其他方法产生的一种中枢神经和(或)周围神经系统的可逆性功能抑制,这种抑制的特点主要是感觉特别是痛觉的丧失,它主要包括全身麻醉和局部麻醉两大类。

(一)全身麻醉

全身麻醉(general anesthesia)是指麻醉药经过呼吸道吸入、静脉或肌肉注射进入体内,使得患者中枢神经系统产生抑制,达到意识消失、全身痛觉消失、反射抑制和骨骼肌松弛的状态。它根据给药途径主要分吸入麻醉、静脉麻醉和复合麻醉。

1. **吸入麻醉** 通过呼吸道给药和吸收入血,抑制中枢神经而产生的全身麻醉的方法。

2. **静脉麻醉** 此为将一种或几种药物经静脉注入,通过血液循环作用于中枢神经系统而产生全身麻醉的方法。随着作用时效短、体内清除快的静脉麻醉药物应用于临床,全凭静脉麻醉应用日益增多。

3. **复合麻醉** 同时或先后使用几种不同的麻醉药物或技术来获得全身麻醉,可表现为:静脉麻醉诱导,吸入麻醉维持;或吸入麻醉诱导,静脉麻醉维持;或静吸复合诱导,静吸复合维持。

4. **全身麻醉期间严重并发症**

(1)反流、误吸和吸入性肺炎:手术患者术前常规禁食、禁饮的目的就是为了减少反流和误吸的可能性,饱食、肠梗阻等患者在胃胀的情况下实施全身麻醉,术后很容易发生呕吐误吸。

(2)术后恶心呕吐:全麻后常见的问题,它的发生与年龄、性别(女性多见)、围手术期药物、麻醉时间、手术部位和类型等有关。

(3)苏醒延迟:与手术患者的麻醉药物延长、代谢性脑病、中枢神经损伤等有关。

(4)术后躁动:术后患者出现情感障碍与手术部位、麻醉药物、术中知晓、药物成瘾等因素有关,严重的患者可出现精神病症状。

(5)呼吸系统并发症:患者出现呼吸道梗阻、术后低氧血症、术后高碳酸血症等。

(6)心血管系统并发症:术中术后可表现为出现低血压、高血压、心肌缺血和梗死、心律失常等。

(7)术后低温:术中脏器冲洗、术野暴露时间过久、术中失血、大量补液等都会引起患者的体温下降,低温会让患者产生一系列的病理生理改变,从而产生多种并发症,如代谢性酸中毒、术后呼吸抑制等,因此我们术中要利用一切手段如变温毯保暖、加温输血输液来积极预防和治疗。

（二）局部麻醉

局部麻醉是指应用局部麻醉药阻滞某一区域的神经传导，使患者局部痛觉和其他感觉消失的麻醉方法。

1. 常用局部麻醉方法

（1）表面麻醉：向皮肤黏膜、浆膜表面喷涂局麻药，通过渗透作用于皮肤黏膜下的神经末梢。可适用于很小的小手术，如角膜、鼻腔、气管、支气管的表面麻醉，在使用过程中，血供丰富的部位药物吸收快，要注意其中毒情况。

（2）浸润麻醉：向切口或穿刺部位注射局麻药阻滞局部神经末梢，适用于口腔颌面部软组织手术、牙槽外科手术。

（3）区域阻滞：围绕手术区四周和底部注射局麻药，以阻滞进入手术区的神经干和神经末梢，适用于门诊小手术或全身情况比较差不能耐受全身麻醉的患者。

（4）神经及神经丛阻滞：将局麻药注射至神经干或神经丛旁，暂时阻断神经传导，起到麻醉作用，常用神经阻滞包括颈丛、臂丛、尺神经、腰丛、坐骨神经、股神经、肋间神经阻滞等，可辅助用于术后镇痛。

2. 局麻药的不良反应　局部麻醉较全身麻醉便捷得多，但是局麻药物存在很多不良反应，如：高敏反应、变态反应、药物毒性反应，因此局麻期间我们尽量要保持与患者言语上的交流，严密观察患者的生命体征，一旦发现有中毒表现立即停用局麻药，快速静脉注射解痉药。

（三）椎管内麻醉

椎管内麻醉是向椎管的不同腔隙注射局麻药，暂时阻滞部分脊神经的麻醉方法。椎管内麻醉不需要气管插管，因此减少了术后呼吸道感染的机会，另外成本较全身麻醉低，但是椎管内麻醉也有其相应的局限性和并发症，如：脊麻、硬膜外穿破后会引起头痛、局麻药中毒，血压下降、尿潴留等，所以在实际应用当中往往有时全麻、椎管内麻醉复合进行。

第二节　麻醉前护理

为了保证麻醉中的安全，预防麻醉后的并发症，必须认真做好麻醉前对患者的访视和评估，建立良好的护患关系，使患者保持良好的心态配合和完成手术，保障患者围手术期的安全，提高患者的满意度。

麻醉前准备

麻醉前准备是使患者在体格和精神两方面均处于可能达到的最佳状态，以增强患者对麻醉和手术的耐受力，提高患者在麻醉中的安全性，避免麻醉意外发生，减少麻醉后的并发症。涉及的内容包括患者的心理、生理准备，麻醉计划制定，器材和药品的准备、麻醉前用药等。

（一）心理准备

由于麻醉和手术一样都存在一定的风险，因此恐惧和焦虑是术前患者和家属最普遍的心理状态。医患双方进行签署手术知情同意书、麻醉前谈话是医患沟通的重要环节，客观地描述手术和麻醉,要让患者及家属充分了解其手术和麻醉存在哪些风险,需要他们如何配合来减少风险,手术和麻醉医生是如何采取措施来预防风险,发生危险时又会有哪些应对措施等。护理人员在术前与患者及家属沟通的时候扮演了很重要的角色,如开展术前宣教,讲解麻醉和手术有关问题以及术后恢复过程的指导,提高患者满意度。

（二）麻醉前评估

通过了解患者病史、体格检查、辅助检查等手段对其病情估计作出麻醉风险（ASA）分级:1 级,患者无器质性疾病,能很好地耐受手术和麻醉;2 级,患者实质性器官虽有较轻或中度病变,但功能代偿健全,对麻醉和手术的耐受性影响较小;3 级,患者实质器官有病变并明显损害其功能,日常活动受限,但尚能代偿,对麻醉和手术耐受性较差;4 级,患者实质性器官病变严重,功能失代偿,威胁生命,施行麻醉和手术时风险很大;5 级,患者病情危重,濒临死亡;判别有无禁忌证,制定最佳的麻醉方案,采取积极措施,预防和处理可能发生的并发症及危险情况。

（三）麻醉患者的一般准备及特殊准备

1. 胃肠道准备　为防止麻醉期间呕吐误吸,常规禁食 6~12h,禁饮 4~6h,婴儿禁母乳4h,禁饮清饮料 2h,牛奶制品和其他食物则需禁 6h。下达禁食指令时要解释清楚,力求被理解,否则有些患者误以为"不能吃饭",于是改吃面条。

2. 输液输血准备　有失血风险的手术术前需血型配型备血;对有贫血的患者术前纠正贫血,可减少输血风险;水、电解质或酸碱失衡者,术前应尽可能补充和纠正;选用四肢浅表静脉,开通静脉输液通路,在不影响手术的情况下尽量选上肢。

3. 手术部位核对　在患者的共同参与下,麻醉医生和手术医生确认手术部位、手术方式、麻醉方式,防止错误的身份及手术部位。

4. 其他适应性准备　指导患者进行呼吸锻炼;让患者了解术后如何在床上大小便等适应性训练和护理;如何使用患者自控镇痛泵（PCA 泵）,如何用疼痛评分向医护人员诉说疼痛情况;入手术室前排空膀胱,取下假牙首饰,将随身物品交由家人保管好。

（四）麻醉前用药

麻醉前用药的目的在于减轻患者焦虑,镇静镇痛,减少气道分泌物,降低胃液酸度以减轻误吸后果,另外术前预防性使用抗生素为手术开始前 0.5~1h。

（五）麻醉方法的选择

有些手术可以有两种及以上的麻醉方式的选择,但有些手术可能只能有一种麻醉方式,最终选定哪种方式可以根据患者的意愿、手术医生要求和麻醉实际条件综合考虑。向患者解释麻醉方法时,应客观地描述,每一种方法都有其优势,也有其相应的并发症和风险。

第三节　麻醉中的护理配合

现代麻醉已经不再是仅提供无痛的手术条件,而是更进一步扩展为保护围手术期患者生命安全、保护重要器官功能等诸多方面。麻醉期间对患者进行有效监测是及时发现、及时处理各种危险的前提条件。

（一）直观监测

手术中对患者的直观监测主要是通过看、听、摸等能发现很多有用的信息来判断患者的病情变化，另外患者的尿量和尿色也是很重要的提示信息，手术期间也要注意其变化。

（二）仪器监测

心电图、无创血压、指脉搏氧饱和度是最基本的监测；呼气末二氧化碳、有创动脉压、体温、通气量也是很有价值的常用监测。其他如血气分析、生化、血常规等都会用到。

（三）麻醉期间的管理与护理配合

1. 精神上的关怀和支持　自患者入手术室开始我们都应该本着为患者考虑的目的，通过语言交流来让患者感觉到有安全感。如在进行手术前核对的时候，可以握着患者的手；清醒状态下安置体位时，要注意保护患者的隐私；麻醉苏醒后应主动和患者对话，告知患者手术已经结束，通过一些简单的语言交流帮助恢复其定向力。

2. 液体管理　根据术中对患者容量的评估，选择合适的液体种类，根据先晶后胶的补液原则，对患者进行液体管理。

3. 血液保护技术　虽然输血能很快纠正患者血容量的问题，但是输血存在很多潜在的危险，如传播疾病、免疫抑制和术后感染等。为减少手术中失血，降低输血几率，临床上采用了自体输血、减少出血、成分输血等血液保护方法。

4. 体温管理　围手术期患者低体温很常见，主要是术野长时间暴露、术中脏器持续冲洗、麻醉药物抑制产热和引起浅表血管扩张、输液等原因。低体温抑制凝血酶活性，增加出血，术后寒战增加循环呼吸应激反应，不利于患者康复。因此术中要加强体温监测，有条件的可使用加温毯，加热输液，对冲洗液预先使用保温箱加热，术后用暖风机保暖等措施。

第四节　麻醉后护理

手术结束后数小时内，麻醉作用并未终止，麻醉药、肌松药和神经阻滞仍发挥一定的作用，各种保护反射尚未恢复，常易发生气道梗阻、通气不足、呕吐、误吸、循环功能不稳定、疼痛、寒战、低温、认知障碍等并发症，严重危害术后患者的安全，因此确保手术患者舒适安全，麻醉后的护理是围手术期护理重要的组成部分。

一、麻醉恢复室的建立

我国在 50 年代末期就开始设立了麻醉恢复室，但仅限全国的几家大医院，其规模小且管理不规范。借鉴欧美国家先进的管理和技术，经过 50 多年的发展，逐步完善和规范管理术后恢复室，采取患者集中收治监护，由受过良好培训的医务人员管理苏醒期患者，早期识别和及时有效处理各项并发症，防止患者出现意外。

二、规模及大小

1. 位置　麻醉恢复室位置最好处于手术室的清洁区内（半限制区），与术前准备室相邻，靠近手术室的入口处。手术室外廊转运通道通向复苏室入口，方便患者转运。遇有紧急情况，有利于麻醉和外科医生迅速到达处理，如条件允许的话最好能与外科 ICU 在同一层面,便于需要进一步监护诊治的重危患者的快速转运。

2. 大小　麻醉恢复室隶属于手术室下相对独立的护理单元。护理站可设在中央,采用大房间集中安排床位护理患者。

(1)恢复室的监护床位数根据手术间数量和手术类型而定。国内综合性医院一般可考虑为手术间的0.5~0.8倍,国外发达国家达到1~1.5倍。可加快手术台的周转,提高手术间的利用率,同时确保手术患者有充足的术后观察时间。每个医院也可根据具体情况酌情设定。有条件的医院,可设有一独立的隔离单间复苏床,供病情危重或有特殊感染,免疫缺陷的患者使用。每床之间有1~1.2米距离间隔,便于患者转运和紧急处理。

(2)室内光线明亮,环境温度可调节。区域内应设有物品贮存室或适量贮物柜、污物处理间,监护床之间配置适量洗手槽。每个床单位配备中心供氧管道、中心吸引装置、压缩空气源、监护仪、多个电源插座、书写床头柜,内可置常用治疗和护理用物。

三、监测设备及人员配备

1. 基本监测设备　麻醉恢复室护士站配置中央监护站,患者在复苏期间出现生命体征的变化,有利于数据的追踪和回顾,数据电子化采集后便于麻醉质控的监测。每张监护病床均需配备基本生命体征监测仪器,监护仪带自动血压计、心电图、指脉搏饱和度监测、体温监测等功能。同时适量配置有创动脉压,中心静脉压,呼末二氧化碳监测设备,可每邻近2个监护仪进行配置。根据恢复室床位数,适量配置呼吸机数台,确保患者复苏期间安全。

2. 抢救设备　除以上配置外,恢复室还应有基本的急救设备,包括困难气道管理车(内含各种给氧用具,口鼻咽通气管,各种型号的喉罩、气管插管导管),简易呼吸皮囊,吸痰用物,抢救车和除颤仪,可移动的紧急气管插管箱。常用的治疗和护理用物如气管切开包、动脉穿刺针、换能器及连接管、中心静脉穿刺包、导尿用物、各种敷料等,放置在PACU最便利处,并保持备用状态。有条件的医院还应配备有血气分析仪(含电介质)等。

3. PACU常备药物及管理　麻醉恢复期间,患者情况变化大,PACU应常规配备必要的抢救药物。药物的存放和准备区域应靠近护士站,药品柜定位定量放置,并贴醒目标识,有序摆放,落实到护士班头定期检查记录及补充。储备药物包括两大类:第一类为常规备用药物,如抗高血压药、皮质类固醇、抗心律失常药、强心剂、抗组胺药、各种麻醉拮抗药、抗恶心呕吐药、肌松药、利尿药等;第二类为麻醉性镇痛管制类药,密码箱专柜上锁。

4. 人员配备

(1)组长/护士长配备:根据规模大小,可设立一专科组长或单元护士长参与日常管理,根据每个医院的具体情况,如手术类型、日手术量、手术间的利用率等,可日间开放或24h开放,为患者提供同质、安全护理。医疗由麻醉医生为主负责制,负责患者在复苏期间的诊治及评估,决定患者出科转回病房或转入监护室。

(2)护士配备:按国内麻醉质控标准配备,护士数量为恢复室床位数的0.5~0.8倍,国外更高,为1~1.5倍。日常管理患者,护士与患者比例可根据麻醉后患者的评分,病情轻重按1:3、1:2或1:1配备,灵活分配。

(3)工友配备:配备适量的发送部工人,接送手术患者及化验提血,配一名清洁工人专门负责此区域的日常清洁工作,达到院感要求。

5. 护士资质要求　恢复室护士必须经过医院的高级生命支持（ACLS）的培训与考核，具较熟练的气道管理能力，熟悉麻醉相关的基础和药理知识，能识别常见的麻醉和术后并发症，具各项应急处理能力。掌握各种监测方法，熟悉各外科专科术后患者的护理常规。经过本部门岗前培训与综合考核，评估合格后方能胜任。（推荐的具备资质能力，见附1）

四、护理范畴和服务流程

麻醉恢复室护理范畴及流程

（1）接收患者：每个医院可根据自身运转情况制订相应的入科指征，结合手术量及人员配备采取日间或24h开放。PACU应收住全身和区域麻醉术后患者及不平稳的局麻患者。手术近结束由巡回护士电话通知恢复室，交代需准备的特殊药品及设备。由麻醉医生评估患者，呼吸循环稳定，可带气管插管或拔管后送出手术室。术后患者必须由一名了解术中情况的麻醉医生陪同，手术医生协助送至麻醉恢复室。

（2）交接内容及形式：患者进入PACU后，麻醉医生应向PACU医生和护士行书面及床边口头交班报告，内容包括：姓名、性别、年龄、简要病史、术前用药、过敏史、手术名称、麻醉方法及术中用药、输血、输液、失血、尿量、术中并发症及诊治经过、术后恢复中可能发生的其他问题，专科医生可床边／电话方式交代重点关注内容。在听取交班报告同时，恢复室护士即开始护理工作，连接氧气及监护仪进行监测各项指标。

（3）病情观察及记录

入科评估：目前国内一般采用美国麻醉恢复室评分标准（见附2），根据神志、肌力、呼吸、循环、脉搏氧饱和度（颜色）5个方面与患者生命体征相结合的方法对PACU患者进行评估。该评分用于患者入科、常规阶段性评估直至患者出科。在复苏期间，护士严密观测患者的意识状态、心电图、呼吸频率、血压、脉搏血氧饱和度、嘴唇及肢体颜色、神经肌肉肢体运动恢复情况，观测区域麻醉平面，评估有无恶心呕吐及疼痛。并根据各专科手术的情况，针对性监测体温、尿量，观察引流管及出血量、水电解质的平衡。准确、及时、客观记录评估的内容，制订该患者在PACU期间的护理计划。

持续评估及护理：按Aldrete评分标准每隔15min持续评估并记录，注意呼吸、脉搏血氧饱和度、血压、心率、尿量等变化。继续观察手术野及引流的状况，考虑液体平衡，评估并治疗恶心和疼痛或心律失常情况。适当采取保暖措施，维持复苏期间呼吸循环的稳定，预见性观察有无麻醉或手术潜在的并发症，及时通知麻醉或手术医生，对症对因处理。

出科标准及评估：患者清醒后送出PACU之前，须经麻醉医生和护士共同评估，达到以下标准方可送出PACU：Aldrete的5项评分标准达9分，患者神志清醒，定向力恢复，呼吸道通畅，保护反射恢复，肌张力正常，通气功能正常，呼吸空气下脉搏氧饱和度在正常范围（吸空气下$SaO_2 \geqslant 92\%$，肤色正常），生命体征稳定至少1h，术后恶心呕吐，疼痛得到有效控制，体温在正常范围。对施行区域麻醉的患者应有感觉或运动阻滞平面恢复的迹象，生命体征平稳，由麻醉医生评估签署同意后出科。

安全转运：出科前电话通知病区护士该患者返回时间及物品准备。由恢复室护士和工友送至病区，注意路途转运安全，确保静脉通路及各种管道的妥善固定，防止脱出。有呕吐可能者应将其头偏向一侧，防误吸及窒息。

　　非计划转科至重症监护室：在恢复室 PACU 评分等于或小于 5 分，经治疗无改善迹象或有其他存在的更严重的并发症产生，经手术医生和麻醉医生共同评估决定，转入重症监护病房进一步治疗。由麻醉医生、恢复室护士、手术室工友一起运送患者至 ICU，做好转运路途中的给氧、生命体征维护与监测，确保安全，并与 ICU 护士作好床边和书面交接。

附1

美国围麻醉护理协会 - 推荐复苏室护士应具备的能力（但不仅限于以下方面）：

1. 基础生命支持。
2. ACLS- 高级生命支持。
3. PALS- 儿科患者高级生命支持。
4. 气道管理能力。
5. 围手术期常用药物和麻醉辅助用物知识。
6. 心电图识别能力。
7. 恶性高热处理能力。
8. 镇静 / 镇痛：评估和监测。
9. 在术后恢复室的疼痛和舒适性管理。
10. 术后恶心呕吐管理。
11. 体温测量及调节能力。
12. 生理系统回顾和评估能力。
13. 血流动力学监测和干预能力。
14. 神经系统评估内容。
15. 液体复苏和管理能力。
16. 动脉血气测定及酸碱失衡的评估，分析及干预能力。
17. 呼吸和通气管理。
18. 心脏药理学知识。
19. 电复律知识及技能。
20. 各手术专科术后护理常规，包括评估和潜在的并发症识别。
21. 特殊年龄的照护能力。
22. 安全及感染控制措施。
23. 文化敏感性及交流能力。
24. 批判性思维 / 分析能力。

附2 麻醉恢复室 Aldrete 评分标准(见表4-4-1)

表4-4-1 麻醉恢复室 Aldrete 评分表

观察指标/评分	0	1	2
肌力	四肢均不能活动	能活动两个肢体	四肢能活动者
呼吸	无自主呼吸者	呼吸受限	能做深呼吸
循环	BP ± 50Base	BP ± 20~50Base	BP ± 20Base
神志	对呼唤无反应	呼唤能应答者	完全清醒
皮肤颜色	发绀/暗黑	苍白/花斑	红润

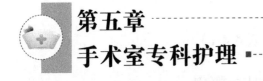

第五章
手术室专科护理

第一节　普外科手术护理

一、普外科的外科治疗及进展

（一）胃癌的外科治疗及进展

胃癌的手术治疗历史悠久，距今已有逾百年的历史。随着早期胃癌发现率的提高、内镜技术的发展及外科理念的改变，胃癌的外科治疗不再一味追求范围的扩大，内镜、腹腔镜甚至机器人等微创技术的应用及推广，使得胃癌手术逐渐趋向规范化和合理化。近年来，国内外众多学者对如何改善胃癌患者预后做了大量的探索和研究，如早期胃癌的内镜下黏膜切除术（EMR）、内镜黏膜下切除术（ESD），局限性手术、开放或腹腔镜辅助下标准的胃癌D2根治术、进展期胃癌手术中的联合脏器切除、保留神经的胃癌切除术、保留胃功能的根治性手术等。下面就早期胃癌外科治疗的新动态做简单的介绍。

1. 局限性手术　局限性手术是针对胃癌D2标准根治术而言，缩小胃切除范围及淋巴结清扫范围。但其切除范围仍遵循"3cm原则"，即切除的边缘应距肿瘤缘3cm以上。

2. 保功能手术　尽量保留有重要生理功能的幽门；保留迷走神经的腹腔支和肝支；即使施行全胃切除，亦应以双空肠袢或回结肠段代胃方法重建消化道；尽量保留胰腺、脾脏。

3. 内镜手术　目前对胃癌内镜治疗使用的方法有两种：一是对某些隆起性病变作息肉切除术，另一种方法是用激光治疗，一般用氩染料及血卟啉。具体手术方法如下。

（1）内镜下黏膜切除：此为内镜治疗早期胃癌的首选方法。因为只有这种方法才能判断癌肿的浸润深度、血管是否受累及切缘有无癌残留。

（2）热探针凝固法：通过胃镜使发热的探针直接烧灼于癌病灶，使其局部创面凝固，随后坏死、脱落。优点是止血效果好。缺点是不能取出标本做活检，且适合的病例仅局限于黏膜小胃癌。

（3）Nd-YAG激光切除法：是以准接触式连续激光扫描照射1~6次，使病灶固化或轻微汽化的方法。器械简单、操作容易、并发症少、效果好，容易被临床医生及患者所接受，需要强调的是激光治疗后3~4周内要行内镜复查。同时进行多点活检或刷拭法检查。如经病理证实仍有癌细胞者需重复治疗，直至癌细胞消失。以后定期随访。

（4）内镜下套扎器切除：采用内镜下曲张静脉套扎装置行内镜下黏膜切除则可以解决上述问题。此方法适合任何部位病灶的早期胃癌。

4. 腹腔镜手术　腹腔镜摄像头的放大功能能清楚显示局部血管及淋巴结等细微结构，减少术中出血。目前腹腔镜胃癌手术主要有腹腔镜胃黏膜切除术、腹腔镜胃局部切除术和腹腔镜远端胃大部切除术以及腹腔镜全胃切除术等。

（二）肝癌的外科治疗及进展

肝脏医学史是人类认识肝脏疾病，并与肝脏疾病作斗争的历史。原发性肝癌是我国乃至全球最常见的五大恶性肿瘤之一，其诊断及治疗是肝脏外科研究的主要方向之一。肝癌的手术治疗是一种复杂的手术。肝癌切除必须要掌握安全性、彻底性两大原则。切除过程中一般采用"左规右不规"原则，即右叶肿瘤多施行肝局部或部分切除术，左叶肿瘤则多采用规则性切除术如左半肝切除或左肝外叶切除。近年来，由于外科技术的进步、多学科综合治疗及现代影像学技术的发展，肝癌的手术治疗技术伴随着新技术的发展已逐渐趋于成熟。下面就肝癌外科治疗的新进展做简单的介绍。

1. 精准肝切除　精准肝切除是以解剖肝脏叶断肝静脉为中心，完整切除病灶并尽可能保留残肝供血、血液流出道、胆道的手术理念。是近几年肝脏外科技术发展的主要方向之一，是现代外科学精细解剖发展到一定程度的产物，是在新世纪人文医学和循证医学兴起的背景下，依托当前高度发达的生物医学和信息科学技术支撑而形成的一种全新的肝脏外科理论和技术体系。当前高度发达的现代科学技术是这一技术得以实现的重要基础。现代医学影像技术如超声、CT、MRI 等多种影像检查手段的综合应用能够精确评估肝脏病变范围、恶性肿瘤分期和良性病变分型，同时准确了解肝内复杂管道系统的分布、走行、变异及其与病灶的毗邻关系，从而为肝脏病灶可切除性的判断、手术适应证的选择和手术方案的设计提供重要依据。近年来，先进的 IT 技术可以将个体的肝脏断面建成三维可视化肝脏模型，进而对肝脏解剖结构和病变形态特征进行精确定量分析，并结合虚拟现实技术进行虚拟肝切除和手术规划。

2. 腹腔镜肝切除　腹腔镜肝切除与传统的开腹手术相比具有精细、微创、最大限度保留肝组织等特点。由于术中止血技术的提高，目前腹腔镜肝切除可成功开展半肝切除、肝门区精细解剖，可用于肝良、恶性肿瘤，肝门部胆管癌甚至活体肝移植的供肝切取。

3. 机器人外科手术系统在肝切除中的应用　机器人外科手术系统具有仿真手腕、三维立体图像、完美的影像控制，其"内腕"较腹腔镜更为灵活，能以不同角度在靶器官周围操作，手术操作的精细程度完全不亚于开腹手术及腹腔镜手术。目前，机器人外科手术系统在肝外科的应用还处于起步阶段，但该技术的开展为微创肝外科的进步提供了一种新的选择。

（三）直肠癌的外科治疗及进展

回顾历史，直肠癌的手术方式已历经数百年的发展。1982 年，英国外科医生 Heald 开始倡导全直肠系膜切除术（total mesorectal excision, TME）原则，目前已成为直肠癌根治术的金标准。20 世纪 80 年代以来，局部进展期及术后复发直肠癌的外科治疗取得了重要进展，至此，直肠癌外科治疗技术进入相对成熟稳定的发展阶段。近年来，保留盆腔自主神经等手术新观念的引入，直肠癌转移规律的重新认识，以及综合治疗手段的应用，使直肠癌治疗的成功率不断提高，患者的术后生存率及生活质量也得到了极大的改善。目前，直肠癌的外科治疗在以下几方面取得了较大的发展。

1. 腹腔镜低位直肠癌根治术　随着腹腔镜技术的不断完善和发展，腹腔镜直肠癌根治技术也取得了飞速的发展。与传统开腹手术相比，腹腔镜下低位直肠癌根治术，能在更为清晰的视野下，直视手术解剖层次，能更好地保护直肠固有筋膜、骶前筋膜、下腹下神经、盆神经丛以及输尿管等周围临近组织。对此，甚至有国外专家学者认为，接受腹腔镜手术患者的生存率更优于开腹手术。

2. 腹腔镜结肠镜双镜联合治疗直肠癌　双镜联合手术具有定位准确、成功率高、切除病变完全等优点，是一种安全、有效、可操作性强的微创手术方式。该术式主要适用于术前病变不易定位及术中病变可能切除不完全者。

3. 机器人操作系统在直肠癌手术中的应用　有国外学者通过对比研究发现，机器人操作系统在狭窄盆腔的低位直肠癌根治过程中中转开腹率低，其灵活性及可操作性完全不亚于甚至超过腹腔镜操作系统。患者术后并发症、肛门失禁、性功能障碍及短期肿瘤预后与腹腔镜手术差异无统计学意义。作为高科技的新兴的外科治疗手段，机器人操作系统的应用前景将非常广阔。

4. NOTES　NOTES 的概念在 1998 年被首次提及。其具体含义是指经人体的自然孔道（口腔、肛门、尿道及阴道等）置入软式内镜，分别穿刺空腔脏器（胃、直肠、膀胱及阴道后穹窿等）到达腹腔，在内镜下完成各种外科手术操作，从而达到腹壁不留手术瘢痕的外科操作方式。但就目前而言，该技术尚未成熟，还存在一定的技术缺陷，无法快速推广和普及。

5. 直肠癌的内镜治疗　随着内镜技术的发展，如何早期安全有效地治疗直肠癌前病变或早期癌是当今直肠外科医生不容忽视的重要问题。直肠癌内镜微创治疗作为近几年刚刚兴起的治疗方法，其手术适应证及治疗效果将随着内镜治疗总体水平的提升而逐渐扩大和提高。

6. 直肠癌肝转移的治疗　有 15%~25% 的直肠癌患者确诊时已伴有肝转移。很多研究结果表明，伴有肝转移的患者若未经正规手术治疗，其 5 年生存率为 0，而接受手术的患者其术后 5 年生存率超过 50%。由此可见，肝转移患者是否适合手术及合适术式的选择是处理直肠癌患者肝转移的核心问题。目前，肝转移灶外科治疗的方式主要包括以下几种：（1）术前肝门静脉栓塞；（2）二期肝切除；（3）手术切除与消融技术的联合应用。此外，多学科联合治疗也是当下直肠癌肝转移的主要临床研究方向之一。

二、胃大部切除术毕Ⅱ式吻合的手术配合

毕（Billroth）Ⅱ式将远端胃大部切除后，将十二指肠残端闭合，将胃的残端与空肠上段吻合，是胃癌外科治疗的经典术式。该术式的优点是：即使胃切除较多，胃空肠吻合也不致张力过大，术后溃疡复发率低，因此临床上应用较广，适用于各种情况的胃十二指肠溃疡，特别用于十二指肠溃疡。缺点是：手术操作比较复杂，胃空肠吻合后解剖生理的改变较多，引起并发症的可能性较多。

（一）胃的应用解剖

胃位于左上腹部的左膈肌下，呈囊袋状，约有 1 500ml 的容量。胃分为四个区域：贲门（胃的入口）、胃底、胃体和幽门部。幽门是胃的出口收缩时即关闭胃与小肠间的通道。胃的血管：胃的血液供应非常丰富，胃的动脉组成了两条动脉弧，沿着胃小弯、胃大弯行走。胃动脉及其分支之间形成一个十分广泛而又互相沟通的供血网，因此做胃大部分切除时，尽管结扎了部分主要动脉，仍不至于引起胃缺血性坏死。胃的静脉和同名动脉伴行，最后汇集于门静脉。胃的淋巴道：对胃癌转移有重要临床意义。胃淋巴毛细血管在黏膜、黏膜下层和肌层广泛分部成网，再经浆膜引流到周围淋巴结。见图 5-1-1。

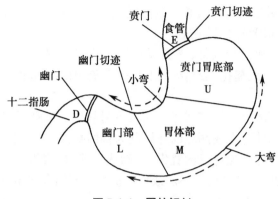

图 5-1-1　胃的解剖

（二）术前准备

1. 患者准备　手术前一日，做好上腹部皮肤的准备；要求沐浴，禁食、禁饮，禁戴首饰等贵重物品，女患者不化妆；手术医生与患者及其家属现场核对手术部位并用防褪色记号笔标记。

2. 用物准备

（1）常规物品：剖腹器械包、常规手术布包、电刀、电刀清洁片、吸引皮管、薄膜、敷贴、收集袋、慕丝线、碘伏小棉球、纱布、纱布垫、无菌手套、切口保护器等。

（2）特殊仪器：高频电刀、超声刀（备用）。

（3）特殊物品：一次性切割闭合器、荷包钳、一次性管腔吻合器、进口缝线等。

（4）备用物品：腹部撑开器、大弯加包、深部拉钩。

（三）麻醉方式

气管插管全身麻醉。

（四）手术体位

仰卧位。

（五）手术切口

上腹正中切口：于剑突向下绕脐达脐下 2cm 作一纵形切口，切开腹白线，分离腹膜外脂肪，剪开腹膜，进入腹腔。上腹正中自剑突向下绕脐达脐下 2cm 切开皮肤、皮下组织。

（六）手术步骤及配合

1. 整理无菌器械台、清点物品　刷手护士与巡回护士共同清点物品。

2. 消毒皮肤　递卵圆钳夹持 5% PVP-I 棉球消毒皮肤。

3. 术野贴手术薄膜　递无菌巾，递 30cm×45cm 手术切口保护膜，递电刀，吸引皮管，组织钳固定。

4. 沿腹正中线切开皮肤及皮下组织　递 22# 刀切开皮肤，纱布垫拭血，电凝止血，递皮肤拉钩牵开显露术野。

5. 切开腹白线及腹膜　递中弯两把提起腹膜，递电刀切开一小口，再扩大打开腹膜。

6. 探查腹腔　递生理盐水，手术医生洗手后探查腹腔，检查内脏器官及胃部病变位置及大小，探查顺序（遵循无瘤原则），使用切口保护器隔离切口，腹部撑开器或 S 形拉钩暴露手术野。

7. 游离胃大弯　沿胃大弯分离胃结肠韧带，并切断、结扎胃网膜右动、静脉及胃网膜左动、静脉,直到保留最后二支胃短血管。游离结扎一般按两把中弯血管钳钳夹→组织剪剪开→2-0丝线带线结扎或缝扎的顺序进行。

8. **游离胃小弯** 离断肝胃韧带,离断胃右动、静脉和胃左动、静脉,离断血管后用2-0丝线结扎或中号圆针2-0线缝扎,分离幽门及胃窦后壁和胰腺间的疏松组织,直至超过十二指肠球部。

9. **断胃** 在胃小弯侧上、中1/3交界处用2-0号线缝一针牵引,胃大弯侧(保留2支胃短血管)以下置另一牵引线,上述两点的连线既为胃切断处,在固定线以上,用胃钳夹住胃体,四周用盐水纱布垫保护,递弯盘内置尖刀、碘伏小棉球,自胃小弯侧开始边用刀切边用中号圆针穿2-0丝线间断全层缝合胃体。或用一次性切割闭合器100mm。留下大弯侧3cm不作关闭,用肠钳夹住,备作吻合用。

10. **离断十二指肠** 游离十二指肠第一段后,2把大直钳钳夹十二指肠,尖刀切断,递碘伏小棉球擦拭断端,残端用2号针线全层连续缝合加作半荷包包埋(或用一次性切割闭合器),近端用小纱布包裹并用布巾钳固定,避免污染,将胃牵至左方。

11. **残胃与空肠吻合(手工缝合)** 在距屈氏韧带10~15cm处,将空肠拉至横结肠前方,肠钳在切线的方向钳夹其小部分,递尖刀对系膜缘肠壁切开约3cm,将空肠近端对胃大弯,远端对胃小弯,用2把小直血管钳固定肠钳,用碘伏小棉球擦拭吻合口处,递中长镊子及小圆针3-0号线作残胃和肠壁间断缝合,胃肠壁外层浆肌层间断缝合,用小圆针穿3-0丝线缝合结肠系膜间隙。

12. **残胃与空肠吻合(吻合器吻合)** 在胃残端置荷包钳缝合,置入钉座(蘑菇头状)并收紧荷包,空肠远端用2把软艾利斯钳提起并纵向切开,置入吻合器机身,确定吻合位置穿出吻合器中心穿刺器,与近端吻合器钉座中心杆衔接,依据肠壁厚度调整距离,打开保险,用力捏紧合拢吻合扳手,闻听"咔嚓"声即表示切割吻合完毕。(传递钉座时检查垫圈是否在位,传递吻合器时再次检查吻合钉仓是否完整。)退出吻合器后检查远近端切缘是否完整并妥善保管标本。空肠远端切口用小圆针穿3-0丝线缝合,间断缝合。

13. **止血关腹** 清理腹腔,检查十二指肠残端及吻合口有无出血。用温热盐水冲洗腹腔,如肿瘤患者用温蒸馏水冲洗腹腔,放置引流管,清点用物。更换干净器械及纱布,逐层关闭腹腔,缝合腹膜。

(七)围手术期巡回护士应该关注的问题

1. 术中关注的问题

(1)严格执行核对制度:手术医生、麻醉医生、巡回护士在麻醉实施前、手术切皮前、患者离开手术室前根据手术安全核查表的各项内容认真核对并签名。

(2)做好术中隔离技术:切开肠管前,肠管周围垫无菌纱布垫保护其他组织。为避免肿瘤细胞的种植和播散,术中凡是与肿瘤标本接触器械、缝针应放在无菌台污染区的腰子盘中,不可再次使用;大体标本离体后,术者应及时更换手套。吻合口关闭后,刷手护士应及时取下被污染的器械,更换无菌治疗巾及非污染的器械。

(3)吻合器及切割闭合器的使用:刷手护士必须熟练手术步骤,其中掌握吻合器的使用方法、注意事项及组件选择。巡回护士打开吻合器及切割闭合器前要与手术医生及刷手护士再次核对品名及型号,刷手护士与巡回护士共同清点并记录吻合器及切割闭合器包装内附件,同时刷手护士要仔细检查吻合钉、切割刀等部件的完整性。同时巡回护士要做好高值物品的登记工作。

（4）加强患者保暖工作：由于手术时间长、麻醉剂及大量液体的输入等因素，容易导致患者体温下降，因此需加强各项保暖措施。及时用被子覆盖患者下肢及肩部，提前将静脉用液体和冲洗液加温。

2. 术后关注的问题

（1）手术结束后，检查患者各管道的各个衔接处是否紧密，特别是输液三通帽子是否盖好，及时标识引流管。整理患者衣裤，检查受压皮肤情况。手术医生、麻醉医生、手术室护士和物业人员稳妥地将患者从手术床转移到推车上。转运前再次确认患者身上各种管道维持在正常位置，避免发生液体反流及管道脱落。

（2）术后送复苏室，严密观察生命体征，持续心电监护，观察血氧饱和度。注意查看切口敷料有无渗液及引流管的出血情况。复苏期间，做好安全管理，防止患者坠床等意外事件发生。

（3）加强患者途中转运的管理：转运途中固定担架的护栏及做好患者肢体的约束，防坠床及管道脱落；同时做好肢体保暖工作。

（八）专家解惑

Q：什么是无瘤技术？胃癌的外科治疗过程中如何运用无瘤原则？

A：无瘤技术是指在恶性肿瘤的手术操作中为避免癌细胞的脱落、种植和播散而采取的一系列措施。腹腔打开以后，手术医生使用直径18cm的切口保护器保护手术切口。探查体腔时，要遵循由远及近的顺序进行，探查完毕更换手套。刷手护士要相对区分器械台的"有瘤区"及"无瘤区"。对离断的组织必须应用衬垫加以保护。切下的瘤体放入指定的容器，不可用手直接接触。关腹前刷手护士用干净的无菌盆装40~43℃无菌蒸馏水冲洗液冲洗术野，冲洗时将冲洗液灌满创面各间隙并保留3~5min吸出，关腹时更换被肿瘤污染的器械，启用未使用过的无菌器械。

Q：胃癌淋巴结清扫是不是越广泛越好？

A：事实上并非淋巴结清扫的范围越广泛治疗的效果越好。因为淋巴结转移仅仅是决定胃癌患者预后的许多因素中的一个因素，而并不是唯一的决定性因素。2004年，一项大规模随机临床试验研究中显示，扩大的淋巴结清扫不能改善胃癌患者的预后。美国托马斯捷夫逊大学的Kaichor raly也认为临床和科研重点应放在如何进行彻底的第一站淋巴结清扫，研制术前和术后的化疗药物和提高放疗技术上。

三、左半肝切除术的手术配合

左半肝切除术较常应用于左叶肝癌和肝内结石。为了不损伤行经在正中裂中、汇流中间两个肝叶回血的肝中静脉，左半肝切除界限通常位于肝正中裂左侧0.5cm左右。

（一）肝脏的应用解剖

肝脏的解剖位置　肝脏是人体最大的实质性器官，重约1 200~1 500g。肝脏大部分位于右上腹部的膈下和季肋深面，仅小部分超越前正中线达左季肋部。成人肝重量相当于体重的2%。肝分为左半肝和右半肝。根据外形可分为左叶、右叶、方叶和尾状叶。临床根据Glisson系统（肝门静脉、肝固有动脉和肝管）的分布情况，将肝分成五叶八段。肝的血液供应丰富，肝脏的血容量相当于人体总量的14%，肝脏血液的25%~30%来自肝动脉，70%~75%来自门静脉。如图5-1-2。

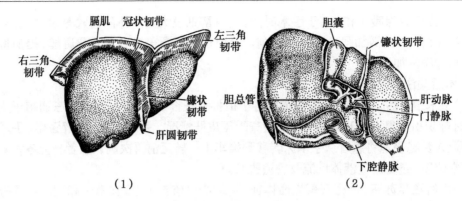

图 5-1-2　肝脏的解剖
（1）膈面　（2）脏面

（二）术前准备

1. 术前访视　术前一天，巡回护士根据手术通知单到病区对患者进行访视，了解患者的一般情况，各种化验单、知情同意书的完善情况，向患者介绍手术室环境、本次手术的麻醉方法及手术相关的注意事项，评估其术中潜在护理风险，拟定相应的护理干预措施，做好术前心理护理，取得患者及其家属的信任和理解。

2. 患者准备　手术前一日做好上腹部皮肤的准备，要求患者沐浴，禁食、禁饮，禁戴首饰等贵重物品。女患者不化妆。

3. 用物准备

（1）常规物品：电刀、电刀清洁片、吸引皮管、薄膜、敷贴、慕丝线等。

（2）特殊仪器：高频电刀、超声刀、射频消融、氩气刀、超吸刀等备用一种即可。

（3）特殊物品：血管缝线、大小肝针、止血纱布等。

（4）备用物品：肝脏拉钩、血管缝合特殊器械。

（三）麻醉方式

气管插管全身麻醉。

（四）体位

仰卧位，用45°斜枕或沙袋将右肝区稍垫高。（左半肝切除不需要将右侧垫高）。

（五）手术切口

左肋缘下斜切口。

（六）手术步骤及配合

1. 整理无菌器械台、清点物品　刷手护士与巡回护士共同清点物品。

2. 消毒皮肤　递卵圆钳夹持酒精棉球脱脂，碘伏棉球消毒皮肤。

3. 协助医生铺巾，术野贴手术薄膜　递30cm×40cm手术薄膜，递电刀，吸引器皮管，组织钳固定。

4. 沿左肋缘下斜切口切开皮肤及皮下组织　递22#刀切开皮肤，纱布垫拭血，电凝止血，递皮肤拉钩牵开显露术野。

5. 探查腹腔　递生理盐水，手术医生洗手后探查腹腔，检查内脏器官，肝脏病变位置及大小，探查顺序（遵循无瘤原则），使用肝脏拉钩、S形拉钩暴露手术野。

6. 处理第一肝门　分离出肝动脉、门静脉分支及肝管、肝门的管道，分别结扎胆囊管和肝左动脉。递组织剪刀、血管钳分离、钳夹、切断，中圆针、2-0 慕丝线缝扎。

7. 游离左半肝，将肝圆韧带、镰状韧带及左冠状韧带、左三角韧带离断。递组织剪刀、血管钳、1-0 慕丝线结扎。

8. 处理第二肝门　在肝外解剖肝左静脉，递 2-0 慕丝线结扎。若肿瘤已侵犯肝中静脉，可用 1-0 慕丝线缝扎肝左或肝中静脉的共干。

9. 根据肝癌射频消融适应证配合医生进行射频消融　递单束针或集束针。

10. 阻断肝门，时间不超过 20min。递红色导尿管、血管钳。

11. 切除肝脏

（1）沿预切线切开肝包膜、肝实质：递电刀、血管钳。

（2）切断左门静脉主干：递血管钳分离、钳夹，递组织剪剪断，递 2-0 慕丝线双重结扎。

（3）切断肝左静脉：递血管钳分离、钳夹，递组织剪剪断，递 2-0 慕丝线双重结扎。

（4）完全切除左半肝：递血管钳钳夹其余肝组织，递组织剪剪断，递 2-0 慕丝线结扎。递弯盘放置标本。

12. 肝创面止血　递电刀或氩气刀，纱布，递肝针缝合肝创面。必要时使用止血纱布。

13. 关腹清理腹腔　用温热盐水冲洗腹腔，如肿瘤患者用蒸馏水冲洗腹腔，清点用物。更换干净器械及纱布，逐层关闭腹腔，缝合腹膜。

（七）围手术期巡回护士应该关注的问题

1. 术中关注的问题

（1）严格执行核对制度：手术医生、麻醉医生、巡回护士在麻醉实施前、手术切皮前、患者离开手术室前根据手术安全核查表的各项内容认真核对并签名。

（2）确保术中患者的安全：双上肢应固定在中单内，用约束带固定膝关节上或下 5cm 处，防止患者滑动。注意电刀的安全使用，贴负极板前进行评估，皮肤避免接触金属物品，防止灼伤患者。如进行射频消融，则在消毒前放置负极板：单束放置两块，集束放置四块；检查胶是否足够湿润；各负极板的位置与手术部位相等；粘贴时完全与皮肤相接触。

（3）肝门阻断时，及时使用计时器进行计时，分段提醒主刀手术医生控制阻断时间不超过 20min。

（4）严密监测患者生命体征及尿量，维持术中出入量的平衡。

（5）关注出血量，做好输血准备。医生要求输血时，立即通知血库取血。输血时，与麻醉医生做好三查八对后双签名。或者协助麻醉医生做自体血液回输。

（6）实施保温措施：设定手术间温度 21~25℃，加温腹腔冲洗液及静脉输液，使用肩部保暖垫，必要时可用加温毯。

2. 术后关注的问题

（1）手术结束后，巡回护士应及时调高室温，为患者盖上棉被，并为其整理衣物及各种管道。检查患者的输液管道衔接处是否紧密，三通盖子是否已盖好，并将引流管标识贴在相应的引流管上。患者移至转运床后，巡回护士需再次确认患者身上各种管道维持在正常位置，避免发生液体反流及管道脱落。

（2）术后送复苏室，严密观察患者生命体征，持续心电监护，观察患者的尿量，尤其重视心肺功能的变化。肝脏对缺氧较为敏感，因此必须保证良好的氧气供应，保障剩余肝脏的代偿工作。注意查看切口敷料有无渗液及引流管的出血情况。必要时，应遵医嘱及时予以输血。此外，观察期间还应连续监测患者的血气和血细胞比容，并使血细胞比容维持在

30%~35%，过高则易导致血栓形成。

（3）加强患者途中转运的管理：转运途中固定担架的护栏及做好患者肢体的约束，防坠床及管道脱落；同时做好肢体保暖工作。

（八）专家解惑

Q：肝移植手术过程中应遵循哪些原则？

A：①最大限度地完整切取供体器官。②器官保存液的灌注顺序和供体器官的切取程序由器官对热缺血的耐受程度决定。③不建议使用热缺血超过30分钟的供体肝脏。④在对供体进行有效灌注前，应维持供体生命体征的稳定。⑤切取供体时应尽量保留其血管及胆管。⑥常规保留供体双侧髂血管。

Q：现代肝脏外科技术中，止血手段大致有哪几种？

A：①入肝血流阻断：如全肝血流阻断、半肝血流阻断、Gillson入肝血流阻断等。②肝切除手段：主要是指手术设备的革新及发展，如：电刀、超吸刀、水刀、超声刀、射频设备的使用均大大提高了术中止血的安全性及有效性。③局部止血剂：如胶原蛋白、纤维蛋白和氰基丙烯酸酯等止血材料的研发及使用更进一步提高了局灶性止血的效果。④降低中心静脉压，保证术中周围血管容量，减少肝脏术中失血。

四、直肠低位前切除术即 Dixon 手术的手术配合

直肠低位前切除术又称为 Dixon 手术，切除范围包括乙状结肠下部、近侧直肠、癌肿及远侧 5cm 肠管和系膜组织，肠系膜下动脉根部和周围淋巴结。

（一）直肠的应用解剖

直肠位于盆腔后部，平第 3 骶椎处上接乙状结肠，借直肠骶骨筋膜与骶尾骨相贴并沿其前面下行，穿过盆膈转向后下，至尾骨平面与肛管相连，形成约 90° 的弯曲。上部直肠与结肠粗细相同，下部扩大成直肠壶腹，是暂存粪便的部位。直肠长度为 15cm 左右，以腹膜反折为界，将直肠分为上段直肠和下段直肠，下段直肠接肛管。如图 5-1-3。

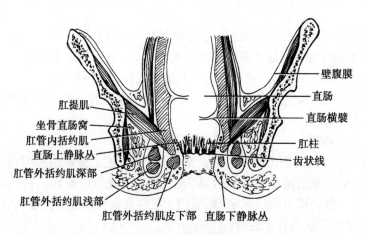

图 5-1-3　直肠的解剖

（二）术前准备

1. 术前访视 术前一天，巡回护士根据手术通知单到病区对患者进行访视，了解患者的一般情况，各种化验单、知情同意书的完善情况，评估患者潜在护理风险系数，拟定相应的护理干预措施；向患者介绍手术室环境、工作流程，询问患者术前需求，并根据具体情况予以不同程度的满足。

2. 患者准备 手术前3日开始肠道准备，术前晚清洁灌肠；手术前一日做好上腹部皮肤的准备，要求患者沐浴，禁食、禁饮，禁戴首饰等贵重物品。女患者不化妆。

3. 用物准备

（1）常规物品：纱布、电刀、电刀清洁片、吸引皮管、薄膜、敷贴、收集袋、慕丝线、碘伏小棉球、切口保护器等。

（2）特殊仪器：高频电刀、超声刀。

（3）特殊物品：一次性切割闭合器、荷包钳、一次性管腔吻合器、进口缝线等。

（4）备用物品：威客钳、三页拉钩。

（三）麻醉方式

气管插管全身麻醉。

（四）体位

截石位。

（五）手术切口

左下腹旁正中切口或下腹正中切口，自耻骨联合上缘至脐上5cm。

（六）手术步骤及配合

1. 整理无菌器械台、清点物品 刷手护士与巡回护士共同清点物品。

2. 消毒皮肤，协助医生铺巾，留置尿管 递卵圆钳，夹持酒精棉球脱脂，碘伏棉球消毒皮肤。递14F导尿管，男性递润滑胶，递注射器抽吸生理盐水10ml充盈气囊，连接引流袋。

3. 术野贴手术薄膜 递30cm×45cm手术切口保护膜，递电刀，吸引器皮管，组织钳固定。

4. 沿切口切开皮肤及皮下组织 递22#刀切开皮肤，纱布垫拭血，电凝止血，递皮肤拉钩，牵开显露术野。

5. 探查腹腔 递生理盐水，手术医生洗手后探查腹腔，检查内脏器官，按顺序探查肝脏、全部结肠、腹膜、腹主动脉前、肠系膜下血管和髂内血管附近淋巴结有无转移，邻近器官有无浸润，直肠癌肿的范围及周围情况。使用切口保护器隔离切口，腹撑或S形拉钩暴露手术野。确定可以切除时，将体位置于头低脚高位，用湿纱布垫将小肠推向上腹部。

6. 游离直肠上端、乙状结肠 递超声刀分离乙状结肠系膜与左侧腹壁的先天性粘连，显露乙状结肠系膜根部。递电刀切开直肠乙状结肠左侧腹膜，分离直肠后间隙，显露精索（卵巢）血管及左输尿管。递电刀切开直肠乙状结肠右侧腹膜，显露骶前神经丛和腹下神经。

7. 结扎肠系膜下血管 递血管钳、慕丝线结扎肠系膜下动脉；清扫肠系膜下动脉根部淋巴结；递血管钳、慕丝线结扎肠系膜下静脉并递组织剪切断。递手术刀切开乙状结肠系膜无血管区，展开乙状结肠系膜，切除相应淋巴引流区域的乙状结肠系膜。至此，乙状结肠及部分直肠上段已完全游离。

8. 游离中下段直肠 递超声刀游离直肠中下段后壁，分离直肠左侧，切开骶骨直肠筋膜。继续游离直肠前壁，递电刀切断直肠侧韧带。直肠侧方完全游离后可继续游离直肠前方,并再次确认肿瘤部位,若肿瘤远侧游离肠管达3cm以上,可行直肠低位前切除术。

9. 远端肠管灌洗　递大直角钳在肿瘤远端预切线处钳夹,经肛门用聚维酮碘溶液和生理盐水灌洗远端直肠。

10. 切断肠管　递手术刀切断近端结肠距癌肿15cm以上确定乙状结肠切除线,并递荷包钳钳夹。

11. 乙状结肠—直肠吻合　递荷包线在荷包钳钳夹处作荷包缝合;根据结肠口径大小,选用32~34mm环形吻合器。递碘伏棉球给助手消毒肛门,递吻合器给助手,将其从肛门进去与蘑菇头对齐吻合。退出吻合器,检查切缘完整性。留取标本,固定吻合口。

12. J形结肠贮袋或结肠成形　适用于距肛缘4cm以下的吻合口或结肠肛管吻合。

13. 止血关腹　清理腹腔,检查吻合口有无出血。用温热盐水冲洗腹腔,如肿瘤患者用蒸馏水冲洗腹腔,放置引流管,清点用物。更换干净器械及纱布逐层关闭腹腔。

(七)围手术期巡回护士应该关注哪些问题?

1. 术中关注的问题

(1)协助医生摆好截石位,体位安置时应尽量暴露手术野,利于医生操作,但不影响患者舒适及安全。截石脚架上安置凝胶垫,保护患者双下肢,防止腓总神经受压,在不影响手术暴露的前提下,应尽量减小双腿外展幅度。术中,巡回护士还应继续密切观察患者双下肢的摆放情况,及时提醒术者不得压迫患者腿部。

(2)术中因手术暴露需要患者取骨盆高位时,头部不可过低,避免长时间脑部循环过度灌注而造成并发症。

(3)注意观察患者的生命体征、尿量、负压吸引量的变化,如出现紧急情况应及时提醒主刀医生。

(4)为避免患者术中低体温的出现,如有条件应在手术开始时即为患者实行持续体温监测;注意调节好室温,加温静脉输液和腹腔冲洗液。

(5)手术结束患者体位归位时,双下肢不能同时归位,应先放一侧下肢,经麻醉医生同意后再放另一侧下肢。

(6)术前护理评估为深静脉血栓高危患者,手术开始前可协助患者穿弹力袜或绑好弹力绷带。

(7)术中吻合器及切割闭合器及超声刀的使用具体注意事项可参考“胃大部切除术”。

2. 术后关注的问题

(1)手术结束后,巡回护士应及时为患者穿好衣裤,盖好棉被,注意保暖及保护患者隐私。

(2)检查患者的输液管道的各个衔接处是否紧密,三通盖子是否已盖好,并将引流管标识贴在相应的引流管上。当患者从手术床移至转运床上时,巡回护士还应再次确认管道位置。

(3)术后送复苏室,严密监测生命体征,持续心电监护,观察血氧饱和度。注意查看切口敷料有无渗液及引流管的出血情况,特别是骶前引流液的量和性状,查看有无短时间内大量出血。

(八)专家解惑

Q:直肠癌肝转移患者的外科治疗效果如何?

A:有15%~25%的直肠癌患者确诊时已伴有肝转移。很多研究结果表明,伴有肝转移的患者若未经正规手术治疗,其5年生存率为0,而接受手术的患者其术后5年生存率超过

50%。由此可见,肝转移患者是否适合手术及合适术式的选择是处理直肠癌患者肝转移的核心问题。目前,肝转移灶外科治疗的方式主要包括以下几种:①术前肝门静脉栓塞;②二期肝切除;③手术切除与消融技术的联合应用。此外,多学科联合治疗也是当下直肠癌肝转移的主要临床研究方向之一。

Q:现代直肠癌手术的金标准是什么?

A:20世纪80年代,英国医生 Heald 在中低位直肠癌手术中提出了全直肠系膜切除的理念。他强调直肠癌手术应该保留包绕直肠及其系膜的直肠固有筋膜的完整性,只有这样才能最大限度地降低系膜中残存肿瘤组织在骶前间隙残留的可能性,进而降低局部复发率。此后,大量学者的研究结果又进一步验证了 Heald 的理念,而这一术式也成为现代直肠癌手术的金标准。

第二节 心胸外科手术护理

器官移植、人工材料以及微创技术是外科发展的三大方向。近年来微创心胸外科技术发展很快,包括小切口直视下手术、胸腔镜手术、杂交手术及机器人辅助手术,而外科手术机器人是近年来微创外科器械的最重要的进展之一。当今的外科机器人系统主要包括 Aesop 系统、Zeus 系统和 Da-Vince 系统等。达芬奇机器人外科辅助系统(Da-Vince 系统)是目前应用最广的一种。

一、心胸外科的外科治疗及进展

(一)心脏外科的外科治疗及进展

微创心胸外科(minimally invasive cardiac-thoracic surgery, MICS)较之传统的心胸外科手术,具有切口小、创伤小、恢复快、感染率低、美观等优点。目前微创心脏外科手术主要可以分为以下几种。

1. 非体外循环下的微创手术

(1)左胸前外小切口心脏不停跳冠脉搭桥术(MID-CABG)。

(2)胸腔镜辅助下不停跳房间隔缺损修补(ASD)、二尖瓣手术等。

(3)B 超引导下房缺、室缺伞片封堵术等。

(4)Da-Vince 系统辅助下心脏跳动下冠脉搭桥术(机器人辅助取内乳动脉,侧切口完成搭桥,或者全腔镜下冠脉搭桥)。

2. 体外循环下的微创手术

(1)左胸前外小切口停跳冠脉搭桥术。

(2)胸腔镜辅助下小切口先天性心脏病矫治术,如房间隔缺损(ASD)、室间隔缺损(VSD)、肺动脉瓣狭窄(PS)、三尖瓣成形(TVP)等。

(3)胸腔镜辅助下小切口二尖瓣置换术(MVR)、二尖瓣成形术(MVP)、三尖瓣成形术(TVP)、心脏良性肿瘤切除、双瓣置换术(DVR)等。

(4)胸腔镜辅助下侧胸切口二次手术行二尖瓣、三尖瓣手术等。

(5)Da-Vince 系统辅助下各类心脏微创手术,包括先天性心脏病、瓣膜手术以及停跳下冠脉搭桥手术等。

3. **杂交手术进展** 近年来，随着腔内介入治疗学和影像医学的发展，将传统的外科技术与现代介入手段融为一体的开胸介入心脏外科手术应运而生。2002年，英国学者Hjortdal等又通过对治疗先天性心脏病、冠心病以及大血管病变的杂交手术（Hybrid Procedure）理念的提出，扩展了一站式杂交手术的涵义，认为只要是对某个先心病患者内外科医师同时或先后采用外科和介入手段来进行前瞻性和（或）补救性的治疗，都属于杂交治疗的范畴。目前已经在开始尝试杂交手术治疗大血管病变，如主动脉弓部去分支血管手术（Debranch手术）治疗Debakey I型主动脉夹层，取得了良好的效果。

（二）胸外科的外科治疗及进展

随着达芬奇机器人辅助下的肺癌根治术、食道癌根治术等广泛开展，普胸所有能开放的手术都能在VATS辅助下完成。从开放手术到胸腔镜手术到机器人手术，从老年患者到高龄老年患者，并在减轻手术创伤、简化手术程序、缩短手术时间、提高手术疗效、降低术后并发症等方面都有了较大的飞跃。

1. **微创手术的进展**

（1）胸腔镜技术的广泛普及及应用：胸腔镜手术（电视辅助胸腔镜手术）是使用现代摄像技术和高科技手术器械装备，在胸壁套管或微小切口下完成胸内复杂手术的微创胸外科新技术，它改变了胸外科疾病的治疗理念，被誉为20世纪胸外科界的重大突破之一，是胸部微创外科的代表性手术，也是未来胸外科发展的重要方向。胸腔镜技术应用于胸部疾病的诊疗，具有手术创伤小，术后疼痛轻，对肺功能影响小，对免疫功能影响小，而且术后并发症少，手术创口更美观的优点。已经发展成为一项成熟技术，并在全国范围内广泛普及。

（2）达芬奇机器人的探索应用：开放式胸外科手术需要开胸，分离胸骨，游离肋骨，手术创伤大，手术风险高，术后恢复时间长。胸腔镜已用于肺叶切除、食道癌根治等胸外科手术，这种微创的手术方法不用开胸，仅需在肋间作几个小切口，就能完成手术操作，患者痛苦小，术后恢复快。但其适用范围有限，无法完成一些解剖结构复杂的手术。手术机器人能在不破坏胸廓完整性的前提下，精准地完成手术操作，而且适应证范围广泛，几乎涵盖所有的胸外科手术，如肺叶切除术、食管癌切除、胸腺切除术和食管失弛缓症的治疗等。临床应用表明手术机器人的手术安全性高，疗效明显好于开放式手术和胸腔镜手术。目前机器人手术处于临床探索积累阶段，即将进入快速发展期。

（3）胸外科无痕手术的发展

以电磁导航支气管技术为代表的胸外科介入操作治疗，有别于以往的经食道、气管或脐的途径的胸外科无痕手术。电磁导航支气管镜技术目前主要应用于周围型肺部疾病的诊断，具有节省诊断时间、避免放射线的照射和提高准确率的优点。电磁导航支气管技术结合射频消融设备有望实现肺部疾病的经支气管治疗，实现真正意义上的无痕手术。但这方面的技术有待进步和提高，也是将来电磁导航支气管镜技术发展的重要方向。

2. **肺移植外科进展** 自1983年多伦多肺移植中心首次取得肺移植成功以来，肺移植技术得到了长足的发展，肺移植在世界各地广泛开展。越来越多的终末期肺病患者在进行肺移植后获得了新生。经过10余年的发展，我国肺移植术后5年生存率由以往的60%提高到现在的70%。当前制约心肺移植发展的主要障碍是供体短缺、受体死亡率高、术后早期肺移植物失功、慢性排斥、长期生存率低等，这也成为目前国际上肺移植研究的重点。在大脏器移植中，肺移植成功最晚，经历了曲折的过程。目前肺移植的治疗效果在全世界得到公认,是治疗终末期肺病的唯一有效手段。肺移植发展到今天,普及趋势加快,可望不久将来在更多条件较好的医院开展,使更多的终末期肺病患者受益。

3. 局部晚期非小细胞肺癌综合治疗的进展 临床上治疗非小细胞肺癌的手段主要包括外科手术、放疗、化疗以及靶向治疗。对于局部晚期非小细胞肺癌 IIa、IIb、IIIa 期患者,手术难度极大,对外科医生手术要求极高,术后并发症多,死亡率也大大增加。若单纯按晚期处理,患者生存期大大缩短。基于局部晚期肺癌的综合治疗,多种治疗方案的有序结合,为外科手术的开展创造了更多的机会和可能,有效延长患者生存时间,提高患者生活质量,是未来肺癌治疗的主要方向,目前有待进一步的探索验证。

4. 治疗模式进展 治疗模式的进展得益于各分支学科的广泛发展,围绕胸外科微创技术在胸外科的普及,胸腔镜肺楔形切除、肺段切除、肺叶切除等治疗中的良好疗效,开展以多学科联合共同诊治,以快速康复为导向,遵循指南和循证医学,开展规范化、个体化治疗。患者的生存期和生活质量都有效得到提高,其中甚至不乏奇迹患者。对症使用降期治疗,诱导放化疗,靶向治疗等也是重要的一种选择。

二、非体外循环下冠状动脉搭桥术的手术配合

(一)应用解剖

冠状动脉有左右两个主支,均起自升主动脉根部的主动脉窦部。左冠状动脉自左后窦发出,走行于肺动脉干与左心耳之间的房肺沟内,到达左冠状沟部时,分成前降支和回旋支。前降支是左冠状动脉主干的直接延续,沿前室间沟下行到心尖部,经心间切迹转向心脏膈面,一般终止于后室间沟两旁的左、右心室前壁,心尖部,心脏膈面下 1/3 及室间隔的前 2/3 区域。分布到左心室前壁者称为左心室前支,分布到右心室前壁者称为右心室前支,分布到室间隔者称为前室间隔支。回旋支沿左冠状沟走行,在心室的左缘转向膈面,一般终止于左心室后壁。回旋支沿途发出分支分布到左心房、左心室前壁心底部、左心室左缘及左心室后壁近侧缘部。在回旋支与前降支间分叉处分出,分布到左心室前壁的分支,称为对角支,也称中间动脉。右冠状动脉自主动脉的前窦发出,向右前方走行于肺动脉干根部和右心耳之间,然后沿右冠状沟右行,在心脏右缘转向心脏膈面。行至房室交界区,再沿后室间沟下行,终止于后室间沟的下 2/3 处。右冠状动脉走行于冠状沟内部分称为右旋支,或右冠状动脉主干;走行于后室间沟内部分称为后降支。右冠状动脉沿途发出分支分布到右心房,左心房的后部,右心室漏斗部,右心室前壁、侧壁和后壁,后室间沟两旁的左、右心室后壁及室间隔的后 1/3 部。分布到心房者称心房支,分布到心室者分别称为右心室前支、右缘支、右心室后支和左心室后支,分布到室间隔者称为后室间隔支。心脏冠脉及阻塞的血管内腔如图 5-2-1 所示。

(二)术前准备

1. 术前病情准备 术前与手术医生沟通,详细了解病情及手术方案,了解特殊手术用物要求。了解患者皮肤、体重、身高、静脉等情况,以便准备体位用物及次日手术时静脉通道的建立;了解患者心理状态,给予相应的心理护理;了解患者术前及术后活动能力,评估患者压疮风险系数,拟定相应的护理干预措施。

2. 患者准备 术前应停用阿司匹林等抗凝药一周,手术前一日做好双下肢及胸部皮肤准备,要求患者禁饮、禁食。麻醉后行动脉穿刺、深静脉穿刺、插漂浮导管、留置导尿及置肛温管,尾骶部皮肤预防性贴上压疮溃疡贴。

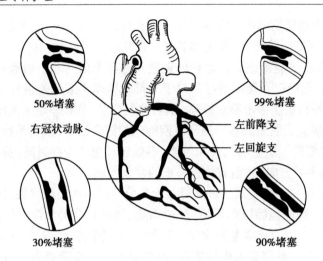

图 5-2-1　心脏冠脉及阻塞的血管内腔

3. 用物准备

（1）手术敷料：大腹包、心脏敷料包、心脏脸盆、手术衣。

（2）手术器械：体外器械、冠脉搭桥包、股动脉插管包、内乳胸撑。

（3）常规用物：肛温测试管、导尿管、引流袋、电刀、吸引器皮管、23# 刀片、15# 刀片、洁净袋 ×2、细纱布、保护膜、2-0 丝线、3-0 丝线、骨蜡、硅胶管、橡胶管、水节、敷贴。

（4）特殊用物：胸骨锯、主动脉打孔器、心表固定器、钝针橡皮缝线、CellSaver 装置、CO_2 吹气管、Prolene 缝线（5-0、6-0、7-0）；50ml 针筒、20 号套管针头各 2 副、1ml 针头 1 副、冠脉分流栓、冠脉尖刀片、钛夹钳（中小号），弹力绷带，肝素水（200ml NS+40mg 肝素），乳内动脉冲洗液（30ml NS+ 两支罂粟碱），体内除颤板等。

（5）仪器设备：高频电刀、体外各机组、除颤仪、变温毯。

（三）麻醉方式

气管内插管 + 静脉复合麻醉。

（四）手术体位

仰卧位，肩胛下垫一薄垫（平肩），使胸骨突出，双臂自然放于躯体两侧，双腿微曲，膝关节外展，膝下垫三角软垫，呈青蛙腿状。

（五）手术切口

胸骨正中切口，下肢内侧的大隐静脉走向切口。

（六）手术步骤及配合

1. 整理无菌器械台、清点物品　刷手护士与巡回护士共同清点物品。

2. 消毒皮肤，协助医生铺巾　递卵圆钳夹持酒精棉球脱脂，碘伏棉球消毒皮肤。消毒范围为前胸正中切口范围、双下肢至双腹股沟的范围，消毒要充分，上下消毒应分开。

3. 术野贴手术薄膜　递 45cm×56cm 大小的抗菌手术薄膜，递电刀，吸引器皮管，组织钳固定。

4. 取大隐静脉　大隐静脉长度根据冠脉桥所需长度决定，下肢内侧大隐静脉走向切口，内踝起始游离静脉至所需长度，取下大隐静脉。同时抽取动脉血 20ml，加入稀释为 2 500U/500ml 浓度的肝素水 2ml，混匀配置成肝素动脉血，将取下的静脉放入该血中备用。然后缝合腿部，用 2-0 Dexon 线缝合皮下，5-0 maxon 缝合皮内，敷贴贴合后弹力绷带加压包扎。缝合腿部前后清点股动脉包物品。

5. 取胸部正中切口，电锯劈开胸骨，骨腊封闭骨腔，撑开胸骨，打开心包，悬吊心包　递23#刀片、胸骨锯、骨蜡、胸骨撑、心内镊、剪刀打开心包，2-0丝线心包牵引。

6. 取乳内动脉　用乳内牵开器牵开，游离乳内动脉，经肝素化，断开乳内动脉远端，近心端用动脉夹，残端用钛夹结扎。用备好的乳内动脉保养液冲洗已取好的乳内动脉以防止痉挛。

7. 乳内动脉与冠脉吻合　换冠脉胸撑和心表固定器，选定需要搭桥的冠状动脉予以局部固定。换乳内动脉胸撑、小号钛夹结扎分支、罂粟碱水冲洗、动脉血管夹夹乳内动脉近心端，递上冠脉胸撑和心表固定器，连接CO_2吹气管，将CO_2流量调至2ml/min。

8. 吻合血管　递小圆刀、钝头针、冠脉尖刀、冠脉剪、回头剪、准备探条、各个型号分流栓。小圆刀划开心表脂肪。冠脉阻断针牵引冠脉切口两端，冠状动脉尖刀切开冠状动脉血管，冠脉剪刀及回头剪剪开动脉，用与动脉型号相符的探条探查动脉腔，置入相符的冠状动脉分流栓或用钝针橡胶缝线局部阻断冠状动脉血流。用CO_2吹气管吹开动脉旁的血，使手术野无血，视野清晰。

9. 缝合乳内动脉与前降支　用7-0 Prolene缝吻合口，及时取回缝合后放开的动脉夹，及时取回细小的血管缝线针。

10. 缝合大隐静脉与冠脉　拿出已取好的大隐静脉，主刀用血管剪修整大隐静脉，递侧壁钳，用主动脉侧壁钳钳夹部分主动脉壁，保证主动脉侧壁钳功能完好，钳夹后用纱带或纱布在钳子的双耳处再固定，以防突然松开。11号尖刀划开主动脉一小口，用打孔器打一大小与大隐静脉适合的孔，用5-0 Prolene线连续缝合。缝合后开放侧壁钳，大隐静脉远端用血管夹夹住。大隐静脉另一端用7-0 Prolene与病变血管吻合，做吻合时用CO_2吹气管吹手术野，使视野清晰。

11. 止血、关胸　检查吻合口，血管吻合口用温水冲洗，用7-0 Prolene加缝止血，严密止血，放置心包、纵隔、胸腔引流管各一根，做好物品的清点，确保所有物品的完整性。2号丝线缝合心包，钢丝缝合胸骨，0号Polysorb缝皮下，5-0 Maxon缝合皮内。

（七）围手术期巡回护士应该关注的问题

1. 术中关注的问题

（1）心胸外科手术专业要求高，需要较有经验及应急能力较强的护理人员进行手术护理的配合。巡回护士术前充分准备物品，了解手术步骤及手术关键点，刷手护士配合熟练、精确，力争缩短停循环手术时间。

（2）冠状动脉旁路移植术：手术配合中做好动静脉桥的保护，防止静脉桥丢失及损伤，在协助医生扩张静脉时要注意压力不可扩大，以免损伤内膜。

（3）调节室温及温箱温度：因为低温是心室颤动的诱因。非体外循环下的冠状动脉旁路移植术时，使用库存血及术中用的生理盐水均需加温。

（4）手术体位护理：在主动脉吻合口开放前，采取头低脚高位，防止气体进入脑部血管。

（5）心脏手术病情变化迅速，需准备好体外循环管路，体外循环所需的各类插管与缝线，必要时转心脏停跳下手术。

2. 术后关注的问题

（1）手术结束为患者擦净血迹并包扎。巡回护士通知监护室做好迎接工作。使手术患者在最短时间内安全转运至监护室。巡回护士、麻醉医生及手术医生对血管手术后患者的病情进行综合评估,在生命体征稳定的情况下共同转运患者,途中要注意患者保暖,随时观察生命体征变化,做好患者的交接工作。

(2)术后三天由巡回护士对患者进行回访,了解患者手术后切口愈合的效果、皮肤的完整性及患者对手术室护理质量的效果评价。

(八)专家解惑

Q:目前,导管支架治疗冠脉狭窄十分普遍,什么情况下需行冠脉搭桥术?

A:按照国内外的指南,搭桥术适合人群有:左主干病变;病变血管较多,需放很多支架才能解决者;伴有心功能不全、糖尿病患者、心肌梗死后并发器质性病变者。

Q:冠脉搭桥的材料选取有哪些?

A:冠脉搭桥选取的材料一般取自自体的动静脉血管,静脉常取用大隐静脉,取用简单,创伤小,但是远期效果比动脉要差,10年的通畅率为50%左右,适用于年龄较大的患者。动脉搭桥效果优于静脉,但是损伤大,技术要求高,对年轻些的患者考虑使用动脉搭桥。有解剖特点的优势,前降支的架桥一般选取左乳内动脉。桡动脉、胃网膜右动脉也是动脉搭桥选取的材料来源。

三、食管癌手术的手术配合

(一)应用解剖

食管位于第6颈椎环状软骨水平接咽部,经过上纵隔、后纵隔,穿过膈肌的食管裂孔,在11胸椎水平连接于贲门。食管长度与身高有关,随年龄、性别、个体差异不同。一般认为成人食管的长度约为25cm,门齿至起始部15cm,至气管分叉24~26cm,至贲门的距离约40cm。食管的3个狭窄:咽食管狭窄由环状软骨和环咽构成,支气管主动脉狭窄因主动脉弓和左主支气管造成,膈狭窄因膈脚形成裂孔所致。见图5-2-2,图5-2-3和图5-2-4。

(二)术前准备

1. 术前访视　术前常规访视患者,详细了解病情及手术方案,了解患者皮肤、体重、身高、静脉等情况,以便准备体位用物及次日手术时静脉通道的建立;评估患者压疮风险系数拟定相应的护理干预措施;患者往往对手术的预后感到不安,出现恐惧、紧张等心理反应,应向患者耐心解释手术的方式、过程。通过交流,消除或减轻患者的不良反应,解除患者的心理压力,使患者以最佳状态配合手术治疗和护理。同时告诉家属该手术难度大且手术时间较长,使家属主动积极配合手术治疗。

2. 患者准备　术前纠正贫血、低蛋白血症、水电解质紊乱,改善全身营养状况,手术前一日进行皮肤准备、配血检查,手术前晚10时禁饮食。麻醉后行动脉穿刺、深静脉穿刺、留置导尿,易压疮部位贴上压疮溃疡贴。

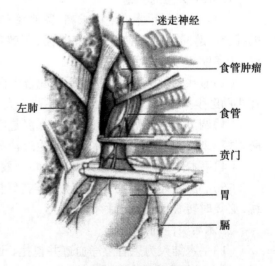

迷走神经

食管肿瘤

食管

左肺

贲门

胃

膈

图5-2-2　食管的解剖

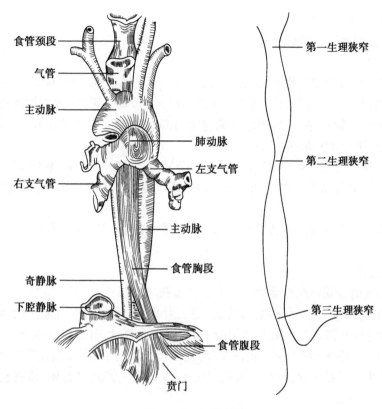

图 5-2-3 食管肿瘤

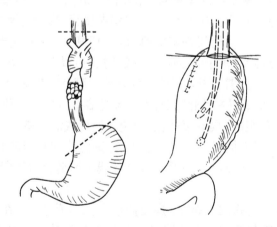

图 5-2-4 中下段食管癌手术

3. 用物准备

（1）手术敷料：大腹包、脸盆、手术衣。

（2）手术器械：切肺器械、胃特殊、荷包钳。

（3）常规用物：留置导尿管、引流袋、电刀、吸引器皮管、23#刀片、洁净袋、细纱布、保护膜、2#丝线、3#丝线、胸腔引流管、水节、敷贴。

（4）特殊用物：切割器、吻合器、荷包线。

（三）麻醉方式

双腔气管插管静吸复合麻醉。

（四）手术体位

三个狭窄是食管癌好发部位，依据食管分段，手术方式分为3种，体位也分为3种。

1. 经颈胸腹三切口食管癌切除术　食管上段癌，采取三切口，先左侧卧位分离食管胸腔段，再仰卧位，头偏右侧，分别进腹分离胃贲门部，离断胃，建立管状胃。再行颈部切口，断食管，并做食管与管状胃的吻合。

2. 经胸腹联合切口食管癌根治术　食管中下段癌，采取两切口，先仰卧位开腹，分离胃贲门部，断胃，建立管状胃。再左侧卧位右进胸游离食管胸腔段，断食管上切缘，并做食管与管状胃的吻合。

3. 经左胸食管癌切除胸内食管吻合术　食管中下段癌，单切口，右侧卧位左进胸（目前较少做）。

（五）手术配合

1. 经左胸食管癌切除胸内食管吻合术手术步骤与配合

（1）常规消毒铺巾，左后外侧切口进胸，递刀片切皮、电刀切割止血、吸引器吸引，准备三角纱布进胸时推开肺组织。切皮前"time out"，遇到血管时，分别用丝线结扎。

（2）探查肿瘤：递细纱布保护，胸撑撑开，递生理盐水湿手探查，探查后更换手套。检查胸主动脉旁有无淋巴结转移及粘连，如肿瘤已侵入肺门气管及主动脉，或有较广泛的淋巴结转移，已不宜切除。

（3）沿食管床打开纵隔胸膜，游离食管，将食道各营养动静脉分别予以结扎切断，清扫隆突下和食管旁淋巴结。递小弯游离食管，用一根纱带，将其用生理盐水打湿后穿过食管做牵引，组织钳固定，递心内镊电刀分离，必要时钳夹血管、离断血管并丝线结扎。

（4）打开膈肌：递两把长血管钳提起膈肌，电刀切开，大弯夹起出血点，结扎或缝扎止血，丝线缝扎膈动脉。递血管钳，剪断韧带，丝线结扎，沿胃大弯游离，结扎后切断胃短动静脉，保留胃网膜右动脉血管，打开胃小网膜，分离胃网膜及脾胃韧带、肝胃韧带，血管钳夹胃左动脉，递剪刀剪断，切断胃左动脉，近端2-0丝线结扎加6×17圆针2号线缝扎，远端结扎。对于血管表面的结缔组织，要分束结扎，以免术后形成淋巴囊肿。

（5）游离贲门周围，手指扩张食管裂孔达4指，递直线切割器离断胃，切除胃小弯制成管状胃。消毒棉球消毒断端，递6×17圆针2-0丝线全层缝合胃体断端。递纱布包裹保护并固定近端切缘。

（6）将管状胃经食道裂孔拉入胸腔，递短荷包钳，2-0荷包线，在胸腔顶部食管置荷包钳，23#刀片切断食道，碘伏棉球消毒断端，递25#吻合器蘑菇头件置入食道断段，结扎荷包缝荷包，在结扎线之下0.5cm离断食道，切除肿瘤。肿瘤切下及时送病理科快速冰冻，以检查切缘肿瘤侵犯与否。

（7）递整形镊子，电刀切开胃窦，碘伏棉球消毒切口。做一胃窦切口，置入吻合器在胃最高点贯通胃壁，行食道-胃吻合后，4-0 prolene线连续缝合胃窦切口，注意吻合器及附件的完整性及数量，吻合后在主刀辅助下置入鼻胃管。

（8）检查胃左动脉结扎处及食管床，丝线结扎或电凝止血。递关腹线关闭膈肌，间断数针固定胃体于食管床内。缝合膈肌前清点物品。

（9）冲洗检查有无出血，吸痰鼓肺检查有无漏气，1%碘伏盐水冲洗，递纱布，引流管，准备止血材料。放置胸腔引流管一根,清点手术用物,9×28 三角针 0# 丝线固定胸腔引流管。关胸前清点用物,做三方核查。递 0# 关胸线关胸,关腹线逐层缝合皮下,5-0 maxon 皮内线皮内缝合,逐层缝合切口。

（10）递消毒棉球,消毒皮肤,伤口贴敷贴,清点手术用物。

2. 经胸腹联合切口食管癌切除术手术步骤与配合

（1）常规消毒铺巾,递刀片切皮、电刀电凝切割止血、吸引器吸引,上腹部正中切口,切开皮肤、皮下组织,经腹白线进腹。

（2）递细纱布保护,腹腔自动牵开器撑开腹腔,递生理盐水湿手探查肿瘤。

（3）打开膈肌、游离胃:递两把长血管钳提起膈肌,电刀切开,大弯夹起出血点,结扎或缝扎止血,丝线缝扎膈动脉。递血管钳,剪断胃膈韧带,丝线结扎,沿胃底大弯侧,分离处理脾胃韧带及胃短动静脉,保留胃网膜右动脉血管,打开胃小网膜,分离胃网膜及脾胃韧带、肝胃韧带,血管钳夹胃左动脉,递剪刀剪断,切断胃左动脉,近端 2-0 丝线结扎加 6×17 圆针 2# 线缝扎,远端结扎。对于血管表面的结缔组织,要分束结扎,以免术后形成淋巴囊肿。

（4）游离贲门周围,手指扩张食管裂孔达 4 指,递直线切割器离断胃,切除胃小弯制成管状胃。消毒棉球消毒断端,递 6×17 圆针 2-0 丝线全层缝合胃体断端。递纱布包裹保护并固定近端切缘。

（5）找到空肠及屈氏韧带,递电刀,整形镊子,碘伏棉球消毒。在空肠中置入营养管一根,用 6×17 圆针 2# 线双重荷包固定。

（6）从腹部拉出营养管,固定,严密止血,冲洗,清点物品,逐层关腹,敷贴覆盖切口。

（7）更换左侧卧位,重新消毒铺巾,右后外侧切口进胸,刀片切皮、电刀切割止血、吸引器吸引,准备三角纱布进胸时推开肺组织。

（8）探查肿瘤:沿食管床打开纵隔胸膜,递细纱布保护,胸撑撑开,递生理盐水湿手探查,探查后更换手套。递小弯游离食管,纱带穿过食管做牵引,组织钳固定,递心内镊电刀分离,必要时大弯,长组织剪钳夹血管离断血管 2# 线,3# 线结扎。将食道各营养动静脉分别予以结扎切断,清扫隆突下和食管旁淋巴结。

（9）将管状胃经食道裂孔拉入胸腔,递短荷包钳,2-0 荷包线,在胸腔顶部食管置荷包钳,23# 刀片切断食道,碘伏棉球消毒断端,递 25# 吻合器蘑菇头件置入食道断段,结扎荷包缝荷包,在结扎线之下 0.5cm 离断食道,切除肿瘤。肿瘤切下及时送病理科快速冰冻,以检查切缘肿瘤侵犯与否。

（10）递整形镊子,电刀切开胃窦,碘伏棉球消毒切口。做一胃窦切口,置入吻合器在胃最高点贯通胃壁,行食道 - 胃吻合后,4-0 Prolene 线连续缝合胃窦切口,注意吻合器及附件的完整性及数量,吻合后由主刀辅助下由置入鼻胃管。

（11）检查胃左动脉结扎处及食管床,丝线结扎或电凝止血。递关腹线关闭膈肌,间断数针固定胃体于食管床内。缝合膈肌前清点物品。

（12）冲洗检查有无出血,吸痰鼓肺检查有无漏气,1% 碘伏盐水冲洗,递纱布,引流管,准备止血材料。放置胸腔引流管一根,清点手术用物,9×28 三角针 0# 丝线固定胸腔引流管。关胸前清点用物,做三方核查。递 0# 关胸线关胸,关腹线逐层缝合皮下,5-0 maxon 皮内线皮内缝合,逐层缝合切口。

（13）递消毒棉球,消毒皮肤,伤口贴敷贴,清点手术用物。

3. 经颈胸腹三切口食管癌切除术手术步骤与配合

（1）常规消毒铺巾，右后外侧切口进胸。

（2）递细纱布保护，胸撑撑开，递生理盐水湿手探查肿瘤。探查后更换手套。检查胸主动脉旁有无淋巴结转移及粘连，如肿瘤已侵入肺门气管或主动脉，或有较广泛的淋巴结转移，已不宜切除。

（3）沿食管床打开纵隔胸膜，递小弯游离食管，用一根纱带，将其用生理盐水打湿后穿过食管做牵引，组织钳固定，递心内镊电刀分离，必要时钳夹血管、离断血管并丝线结扎。游离食管将食道各营养动静脉分别予以结扎切断，清扫隆突下和食管旁淋巴结。

（4）冲洗检查有无出血，吸痰鼓肺检查有无漏气，1% 碘伏盐水冲洗，递纱布，引流管，准备止血材料。放置胸腔引流管一根，清点手术用物，9×28 三角针 0# 丝线固定胸腔引流管。关胸前清点用物，做三方核查。

（5）递 0# 关胸线关胸，关腹线逐层缝合皮下，5-0 maxon 皮内线皮内缝合，逐层缝合切口。

（6）消毒皮肤，伤口贴敷贴。

（7）改平卧位，头偏向右侧暴露左侧颈部，分别消毒上腹部和左颈部，铺巾。上腹部正中切口，切开皮肤，皮下组织，经腹白线进腹。

（8）递两把长血管钳提起膈肌，电刀切开，大弯夹起出血点，结扎或缝扎止血，丝线缝扎膈动脉。沿胃大弯游离，结扎后切断胃短动静脉，保留胃网膜右动脉血管。对于血管表面的结缔组织，要分束结扎，以免术后形成淋巴囊肿。

（9）打开胃小网膜，分离胃网膜及胃脾韧带、肝胃韧带，递中弯钳夹持，组织剪剪断韧带，丝线结扎，2 把血管钳夹住胃左动脉，递组织剪剪断，切断胃左动脉，丝线结扎两端，近端 2# 线双道结扎加 6×17 圆针 2# 线缝扎，远端结扎一道。

（10）游离贲门周围，手指扩张食管裂孔达 4 指，递直线切割器离断胃，切除胃小弯制成管状胃。消毒棉球消毒断端，递 6×17 圆针 2-0 丝线全层缝合胃体断端。递纱布包裹保护并固定近端切缘。用 0# 丝线将管状胃与食管近端缝合固定。

（11）找到空肠及屈氏韧带，递电刀、整形镊子，碘伏棉球消毒。在空肠中置入营养管一根，用 6×17 圆针 2# 线双重荷包固定。

（12）左侧颈部做长约 5cm 切口，递刀片、电刀、细纱布、血管钳、结扎线，切开皮肤、皮下组织、颈阔肌，沿左胸锁乳突肌内侧缘游离食道上段。

（13）食管上切缘端放置荷包钳，递短荷包钳，2-0 荷包线，在荷包线之下 0.5cm 离断食道，23# 刀片切断食道，碘伏棉球消毒断端，将食管和管状胃经胸腔拉至颈部，切除肿瘤。食管残端置入 25# 吻合器蘑菇头，递 25# 吻合器头，置入食道断段，结扎荷包缝荷包。

（14）递整形镊子，电刀切开胃窦，碘伏棉球消毒切口。做一胃窦切口，置入吻合器在胃最高点贯通胃壁，行食道 - 胃吻合后，4-0 Prolene 线连续缝合胃窦切口，注意吻合器及附件的完整性及数量，吻合后在主刀辅助下置入鼻胃管。颈部吻合也可采用管状胃与食管残端的手工丝线间断吻合。

（15）检查止血。放置负压引流球一个，逐层缝合切口，固定引流管。

（六）围手术期巡回护士应该关注的问题

1. 术中关注的问题

（1）食管手术时间长，体位应安放稳妥，侧卧位时防止腋窝神经、血管受压，关节突出及压迫处应垫上软枕。

（2）食管手术创面大，出血多，常规使用电刀以减少失血，因此，术前应检查电刀，正确粘贴电极板，保证术中安全使用，防止灼伤患者。

（3）食管手术部位深，根据手术进程随时调节术野灯光，准备两套吸引器装置，供吸痰及手术台上使用，保持其通畅。

（4）备好温液体，术中严密观察病情，保持输液、输血通畅，心肺功能不全者应严密注意输液速度，如有病情变化，及时配合抢救。

（5）关闭胸腔后及时接好胸腔引流瓶，水封瓶内倒入外用盐水使内管水柱为 2~3cm，并做好水位标志，连接处必须牢固紧密并保持引流管通畅，防止引流管意外拔管及瓶内水倒流。

（6）手术后搬动患者应轻移轻放。

（7）此食管手术常涉及患者呼吸、循环和消化三大系统，其中对呼吸和循环功能的影响尤为明显；食管手术常常涉及中心大血管，手术中随时可能引发大出血；而随着科学技术的发展和人们生活水平的提高，高龄患者越来越多，高龄患者常伴有老年性疾病，并发症越来越多。综上所述，食管手术的危险较大，这要求手术护士必须熟悉手术过程，掌握手术特点并做到及时、准确、主动配合，以保证患者的生命安全。

2. 术后关注的问题

（1）手术结束改变体位时，手术医生、麻醉医生、手术护士要保证患者翻身安全。及时查看皮肤受压情况，保证患者身上各种管道维持正常位置保持通畅，避免发生引流液反流及管道脱落。术后送恢复室，严密观察生命体征，注意查看切口敷料有无渗液及引流管的出血情况。加强患者转运管理，转运途中固定床栏及做好患者肢体的约束，防坠床及管道脱落，同时做好保暖工作。

（2）术后回访：术后三天由巡回护士对患者进行回访，了解患者手术后切口愈合的效果、皮肤的完整性及患者对手术室护理质量的效果评价。

（七）专家解惑

Q：食道术后肠内营养管怎么放置？

A：目前常用的途径有鼻肠营养管（鼻十二指肠管饲法和鼻空肠管饲法）及空肠造瘘两种。经鼻放置的是普通营养管（内径为 0.2~0.3cm 的硅胶管），术前将营养管尖端插入规格为 16F 胃管的远端侧孔，距离插入点约 3cm 处用线捆绑在一起，同胃管一起插入胃中，同胃管留置长度一样，术中将鼻肠营养管送至十二指肠降部或空肠上段（距吻合口 30cm 左右），胃管留置于胃内，用以术后减压。空肠造瘘术放置的是复尔凯胃管，术中直接置入空肠。

第三节 骨科手术护理

一、骨科的外科治疗及进展

（一）新型导航技术、微创成为脊柱外科"利器"

脊柱外科由于本身的特点、部分病例局部结构复杂，对其进行固定和减压手术难度和危险性仍然很高。使用红外线主动诱导计算机辅助导航系统，可使手术部位的确定更为简便,手术时间缩短,手术的安全性明显提高。巡航导弹的卫星定位技术利用地面固定标志作为参考点,将实际地形和预先储存的虚拟地形图通过卫星进行照合,使导弹能够进行三维空间的精确打击。脊柱外科的导航技术就是根据这一原理发展而来的,因此具有基准点的建立、多点参考点的照合、实时红外线跟踪等相同要素。

红外线主动诱导计算机辅助三维导航主要用于寰枢椎固定手术、颈椎椎弓根钉固定手术、上胸椎椎弓根固定手术,以及胸腰椎后凸畸形矫正手术。两维导航手术主要用于腰椎手术。在使用导航系统时,需特别注意:

1. 对高位颈椎,颈椎椎弓根或其他复杂畸形患者的固定最好使用三维导航,腰椎可以使用二维导航。

2. 医生在术前应充分计划,进行良好的 CT 重建资料的输入,选定好患者各脊椎的注册点,科学摆放机器的位置,避免阳光照射。

3. 患者示踪器应牢固固定。术中一旦启动了导航仪,患者示踪器绝对不能移动。CT 导航时 3~4 个关键参考点的核准一定要尽可能准确。操作应认真、轻柔。全部照合完成后,要找几个临床容易判断的点,如棘突、关节突等,核实一下导航仪的指示是否准确。

4. 医生在术中的操作应符合外科手术的传统经验。如果所有操作是正确的话,应该确信导航仪是非常正确的。

(二)创伤骨科医用机器人技术进展

目前,微创外科已由早期传统的内镜、腔镜技术逐渐进展到由影像学、信息科学、机器人技术、遥控技术等高新技术组合的计算机辅助微创导航术(CANS)。创伤骨科正在成为计算机辅助导航骨科手术(CAOS)临床应用的热点领域,CAOS 及医用机器人技术提高了创伤骨科的治疗效果,使手术更微创、更精确、更安全。

1. 导航定位技术 使用美国 Stryker 主动式红外示踪骨科导航手术系统及加拿大导航定位仪实验样机(Microtracker),设计出黑白颜色对比识别的跟踪定位方法,开展除红外光学定位方法以外的其他光学定位方法研究,以解决光学定位设备昂贵,术中遮挡的问题;自主研发机器人双目视觉定位技术,并与医用机器人结合,搭建创伤骨科手术中的精确立体定位平台。上述关键技术,已在部分临床病例中应用,并进行了误差测定,定位精度在 0.4~0.8mm 之间,完全可以满足 CAOS 手术的需要。

2. 小型化、模块化骨科机器人 针对我国创伤骨科疾病的发病特点,充分考虑我国现有的手术室环境和医学影像设备,科研人员对自主研发的骨科机器人进行小型化、模块化设计。这种机器人主要应用于长骨骨折,其整个系统采用框架式机械结构,非全自动化操作,具有骨折复位、导航定位、术中控制三个模块,在操作中具备 6 个自由度;其采用通用模块化设计。可以加用不同的设备接口,进行不同骨折部位的手术;骨科机器人备有遥操作线控接口,可以实施远程手术。目前,这种机器人已成功地用于 40 余例长骨骨折闭合复位带锁髓内针手术,同原有骨科手术相比,其在骨折复位、远端锁钉植入、内植物型号选择的准确性及减少术中 X 线下暴露时间方面,有显著优势。

3. 骨科生物力学分析系统 评价骨折部位的内固定物的位置、数目、固定强度是否合理,需要进行生物力学的测试。目前,北京积水潭医院创伤骨科采用对骨折图像进行三维重建,计算机有限元分析的虚拟仿真实验与尸体骨力学实验验证的方法,进行骨折内固定物的生物力学研究。现已初步建立股骨颈骨折经皮空心钉内固定的有限元模型。此分析系统有望作为 CAOS 手术的术前规划,术后效果评价的软件系统。

4. 医学图像处理技术　科研人员对传统 C- 臂机的二维透视图像进行了锥束成像技术研究。目前可以进行图像校准，拼接，并将 CT 数据转化为 DICOM 数据格式，完成了图像二维向三维重建的可视化技术。

5. 远程医疗相关技术　北京积水潭医院创伤骨科利用现有的宽带技术，自主研发图像传输软件，现可以进行手术视频传输；并将骨科机器人进行主 - 仆式远距离操作设计，开展远程手术研究。目前，他们已经在局域网建立远程手术的操作模型，进行了图像、操作规划指令异地实时传输，下一步将开展真正的远程手术。

（三）导航辅助优化前交叉韧带重建术

使用基于双平面 X 线影像的导航系统辅助关节镜下前交叉韧带重建术能够将骨隧道精确地放置在手术预想的位置上，以保证手术获得最好的结果。导航手术能够最大限度地减少骨隧道位置的变化，保证手术结果的稳定性。另外，对于因前交叉韧带重建手术失败而需要翻修手术的病例，使用导航系统进行术前手术方案的设计和在术中进行精确定位，能够降低手术的复杂性。

目前临床最新使用的基于双平面 X 线影像导航系统辅助关节镜下前交叉韧带重建手术是将虚拟现实技术加入到传统的关节镜手术中，通过对患者肢体的"注册"操作，使患者肢体的解剖位置与其 X 线影像实时对应，通过夹持在手术医师使用器械上的追踪器，将手术器械的位置和方向实时射在膝关节正、侧位图像上，术者以此为依据确定股骨和胫骨隧道的位置和方向。其手术方法主要为：关节镜检查后，首先清理前交叉韧带残端，确定韧带止点的足印分别在股骨和胫骨安装追踪器，使用 C 型臂透视并将图像传输到导航系统，即完成了注册操作。此时，患者肢体与 X 线影像达到一一对应并且实时对应的关系。同时，术者使用的探钩和导针通过注册也能实时地出现在屏幕上，与正侧位 X 线影像叠加在一起显示位置和方向。术者可以根据术前规划的股骨和胫骨隧道位置和方向置入导针，根据导针的位置使用空心钻钻骨隧道，引入移植物，并用挤压螺钉固定，完成手术。

（四）小切口人工全膝关节置换术强调"长期存留"

随着微创手术的发展，小切口人工全膝关节置换术应运而生。目前小切口人工全膝关节置换术的主要目的是减少对四头肌的损伤，减少对膝关节周围软组织的损伤，从而减少术中和术后的失血，促进膝关节功能的早期康复。小切口人工全膝关节置换手术必须遵循长期存留的原则，要保证对患者关节安放的准确性，使患者能够长期使用。要做到这些，医生应保证在手术中做到膝关节内外侧软组织的平衡，截骨的准确，良好的下肢力线以及假体可靠的固定。如出现任何影响假体长期存留的因素，医生应放弃使用小切口手术，绝不能以牺牲患者的根本利益为代价来追求小切口。

（五）手部人工关节置换术日趋完善

各种原因造成的手部关节损伤常会使关节活动受限，在晚期造成固定畸形。同时，损伤的关节常合并肿胀、疼痛，严重影响手的功能和外观。随着医学界对人工关节设计的不断改进，目前的设计技术融合了解剖形状设计、骨整合概念和高科技材料三个方面，从而使人工关节置换术的效果越来越好。患者不但在术后原关节的肿胀、疼痛、畸形消失，而且关节活动度有显著改善。但是也存在一些问题，如新的人工关节置入后多久会出现老化，及关节会不会松动等还需要进一步观察。有学者认为，通过生物学重建方法和组织工程的成熟应用，将有可能解决现存的很多问题，人工关节更趋完善，其使用也会更加广泛。

二、胫骨骨折切复内固定术的手术配合

(一)概述

胫腓骨是长管状骨中最常发生骨折的部位,约占全身骨折的 13.7%。10 岁以下儿童尤为多见,其中以胫腓骨双骨折最多,胫腓骨折次之,单纯腓骨骨折最少。胫腓骨由于部位的关系,遭受直接暴力打击、压轧的机会较多。又因胫骨前内侧紧贴皮肤,所以开放性骨折较多见。严重外伤、创口面积大、骨折粉碎、污染严重、组织遭受挫灭伤为本症的特点。

胫骨骨折可分为 3 种类型:

1. 单纯骨折　包括斜行骨折、横行骨折及螺旋骨折。

2. 蝶形骨折　蝶形骨块的大小和形状有所不同,因扭转应力致成的蝶形骨折块较长,直接打击的蝶形骨折块上可再有骨折线。

3. 粉碎骨折　一处骨折粉碎、还有多段骨折。

(二)术前准备

1. 患者准备　手术前一日巡回护士对患者进行访视,了解患者的一般情况,化验单、知情同意书的齐备情况,做好禁饮、禁食、禁戴各类金属物品的宣教;评估患者潜在护理风险系数,拟定相应的护理干预措施;同时向患者介绍手术室环境、工作流程,询问患者术前需求并根据具体情况予以不同程度的满足。适当的心理护理,对患者的手术起到一定的积极作用,促进术后恢复。核查手术医生与患者及其家属是否已共同做好手术部位标记。核查患者是否有骨牵引及骨牵引处皮肤状况,利于术中对患者受压部位皮肤连续性整体护理。

2. 用物准备

(1)常规物品:布类台子包、中单包、四肢包、持骨钳、骨科内植物及内植物器械包、电刀头、吸引器皮管、22# 刀片、11# 刀片、含碘薄膜巾、盐水巾敷料、敷贴等。

(2)仪器设备:高频电刀、C 臂机、电动止血仪、电钻。

(3)特殊物品:进口可吸收线、皮钉、大纱布、大棉垫等。

(三)麻醉方式

气管插管全身麻醉或硬膜外麻醉。

(四)手术体位

平卧位。

(五)手术入路

胫骨前侧入路。

(六)手术步骤及配合

1. 整理无菌器械台、清点物品　刷手护士与巡回护士共同清点物品,关注器械及物品的数量、性能、完整性。

2. 消毒皮肤,协助医生铺巾　刷手护士准备持棉钳及 6 颗安尔碘棉球,协助手术医生行手术部位皮肤消毒,铺巾顺序:三块中单,一块小方巾,一把布巾钳,一块中单,一块小方巾包脚,绑带包扎。

3. 术者穿手术衣,密闭式戴手套　刷手护士递袜套、洞单并协助铺巾,插桌移至手术床尾,插桌上覆盖一块中单,与手术床形成一个连续的无菌区域。

4. 术野贴手术薄膜　递 45cm×45cm 含碘手术膜,递电刀,吸引器皮管,爱丽斯钳固定,巡回护士连接电刀、吸引器皮管等。

5. 手术三方核对　严格执行手术安全核查。

6. 驱血,气囊止血带充气　刷手护士准备驱血带,协助手术医生给患肢驱血,巡回护士予止血仪充气,观察气囊止血带充气是否正常,并记录充气时间。

7. 暴露切口　刷手护士递 22# 刀片、盐水巾,手术医生切开伤口。切口线以骨折线为中心距胫骨嵴外约 1cm 的纵行切线,长度与钢板相似。切开皮肤后,递电刀止血,以爪拉钩或皮肤拉钩作牵开暴露。

8. 暴露骨折端　更换 22# 刀片,切开深筋膜,用手术刀行深筋膜下剥离。切开骨膜,用骨膜剥离器做骨膜下剥离。显露骨折端,用刮匙将伤口内血块及肉芽组织刮净。

9. 复位内固定　整复后,将钢板置于胫骨外侧,用两把骨固定钳或可克分别将上下骨折片及钢板作固定。先以 2.5mm 钻头在近端中央钻孔,以 3.5mm 丝攻,起子拧入皮质骨螺丝钉,再在远端中央钻孔拧入加压螺钉,然后相继拧入其他螺丝,固定稳定后,松开骨固定钳。

10. 冲洗缝合伤口　用水节冲洗伤口,放置负压引流管,然后用 1# 可吸收线,2-0 可吸收线,皮钉逐层缝合骨膜,皮下组织及皮肤,敷贴覆盖,放松止血带,大棉垫或大纱布加压包扎。

(七)围手术期手术室护士应该关注的问题

1. 术中关注的问题

(1)严格执行手术安全核查制度:手术医生、麻醉医生、手术室护士在麻醉前、手术切皮前、患者离开手术室前根据手术安全核查表上的各项内容认真核对并签名。骨科手术务必核对影像资料,确认左右侧肢体。

(2)严格无菌操作:术中要进行 C 臂机的拍片,要关注拍片过程中手术区域及手术人员是否受污染。严格把控骨科内植入物的灭菌合格状况。

(3)妥善安置体位:在安置体位时避免皮肤接触金属,预防皮肤压力性损伤,避免患侧上肢过分外展,引起血管神经损伤。

(4)规范使用气囊止血带:术前规范绑气囊止血带,术中关注气囊止血带是否正常运行,防止自动放气。

2. 术后关注的问题

(1)注意保暖及保护患者隐私:手术结束后,妥善将患者转移到推车上,在患者身上盖好清洁的布类单,再盖棉被,做好保暖,保护患者隐私及做好感控工作。做好各管道的管理工作,避免脱落。

(2)术后送复苏室,监测生命体征,观察伤口有无渗血情况。

(3)患者在复苏室安全拔管后,继续观察半小时,完全复苏后,妥善安全地转运回病房。

(八)专家解惑

Q:如何规范使用气囊止血带?

A:气囊止血带是四肢手术中必不可少的一项技术,也是手术顺利的一项重要保证,止血带压力的大小与止血效果及并发症有着直接的关系。根据肢体选择合适的袖带,有效充气袖带至少重叠 1/2 肢体周径。使用前认真检查袖带是否漏气。气囊止血带绑扎位置要正确,靠近肢体近心段,远离手术野 10~15cm,连接口朝上,避免污染无菌区域。绑扎前使用纱布或棉纸缠绕保护肢体,铺平,防止术中皮肤压力性损伤形成。

使用气囊止血带注意事项:血栓性静脉炎、肺栓塞、明显的周围血管病、严重高血压、糖尿病、化脓性感染、坏死、严重挤压伤等不适用气囊止血带。镰状细胞性贫血为相对禁忌证。

三、颈椎前路椎体次全切除减压植骨融合内固定术的手术配合

颈椎病(cervical spondylosis)是指颈椎间盘退变本身及其继发性改变刺激或压迫邻近的组织(神经根、脊髓、椎动脉、交感神经等),引起各种症状和体征者。随着我国人口老龄化,其发病率逐年增多,严重影响着患者的身体健康和生活质量。颈椎病是一种慢性退变性疾病,其治疗也根据不同病程及不同病理类型而有所不同,治疗方法一般分手术治疗与非手术治疗两大方面。当颈椎病发展到一定程度,必须采用手术治疗才可中止对神经组织的进一步损害,尤其是脊髓型颈椎病,做到早期诊断,早期治疗意义重大。下面就颈椎病手术治疗做简单的介绍。

1. 颈椎前路手术　颈椎前路手术是治疗脊髓型颈椎病的重要手段,可以直接切除退变或者突出的椎间盘以及椎体后缘骨赘,从而解除对脊髓和神经根的压迫。多数情况下,前路手术更合理,是手术治疗颈椎病的一大进展,主要手术方式有:前路椎间盘切除融合内固定术、前路椎体次全切减压、椎体间钛网植入融合内固定术、前路显微镜下椎间盘切除术。近年来,随着脊柱微创技术的不断发展,也有学者尝试通过颈椎椎间孔镜下椎间盘摘除术。

2. 颈椎后路手术　颈椎后路手术是通过椎板切除恢复椎管腔容积来达到解除脊髓压迫的目的,除此之外还有椎管扩大成型术,其结果也是扩大椎管容积,并保留了颈椎稳定性,也是一种满意的颈髓后路减压术。另外,若病变超过3个椎节而无法从前路获得充分的减压,可以选择颈椎后路手术。

颈椎前路椎体次全切除减压植骨融合内固定术是目前应用较多的术式,其减压范围大,牺牲的正常骨质少,故已经逐步取代了环锯扩大减压术。适应各种类型颈椎病,以及多节段或者严重型脊髓型颈椎病,某些颈椎后纵韧带骨化症,有助于减压。因此,本节以此术式为例进行详细介绍。

(一)颈椎的应用解剖

颈椎共有7个节段,椎体较小,呈横椭圆形。除第1、2颈椎外,其他椎体上面的侧缘向上突起形成椎体钩,与上位椎骨椎体侧缘构成钩椎关节。如增生肥大可至椎间孔变窄,压迫脊神经而产生症状。横突有孔,称横突孔,内有椎动脉、椎静脉走行。关节突不明显,关节面近水平位。颈椎棘突一般短而平,第2到6颈椎末端分叉。第一颈椎又称寰椎,呈环形,分前弓、后弓和左右侧块,前弓较短,内面有关节面,称齿状突。寰椎无椎体、棘突和关节突。第2颈椎又称为枢椎,椎体上方有齿突。第7颈椎又称隆椎,棘突最长,末端不分叉,活体易于触及,常作为骨性标记。

(二)术前准备

1. 患者准备　术前3天到5天进行推移气管和食道训练,保证手术顺利进行。术前必须进行床上排尿、排便练习,以减少术后排尿、排便困难,以及插导尿管引起尿路感染。手术前一日,做好皮肤的准备;要求沐浴,禁食、禁饮、禁戴首饰等贵重物品,女患者不化妆;手术医生与患者及其家属现场核对手术部位并用防褪色记号笔标记。

2. 术前访视　术前一天,巡回护士根据手术通知单到病区对患者进行访视,了解患者的一般情况,各种化验单、知情同意书的齐备情况,评估患者潜在护理风险系数,拟定相应

的护理干预措施；向患者介绍手术室环境、工作流程，询问患者术前需求并根据具体情况予以不同程度的满足。适当的心理护理，对患者的手术起到一定的积极作用，促进术后恢复。

3. 用物准备

（1）常规物品：颈前路包，颈前路特殊包，大台子，特殊碗，无菌中单，灭菌灯罩，10#刀片，11#刀片，含碘薄膜贴，单极电刀，双极电刀，吸引器皮管，敷贴，1号、4号慕丝线，骨蜡，明胶海绵，消毒棉球。

（2）特殊仪器：高频电刀，高速磨钻、移动C臂机，移动头灯。

（3）特殊物品：眼膜，体位垫等。

（4）备用物品：脑用显影棉片，颅骨牵引弓。

（三）麻醉方式

气管插管全身麻醉。

（四）手术体位

颈仰卧位。

（五）手术切口

颈前路右侧斜形切口。

（六）手术步骤及配合

1. 整理无菌器械台、清点物品　刷手护士与巡回护士共同清点物品，关注器械及物品的数量、性能、完整性。

2. 消毒皮肤，协助医生铺巾　准备持棉钳及4颗消毒棉球，上至下唇，下至乳头，两侧至斜方肌前缘。铺巾顺序：两个布球固定颈部→四块方巾→两块中单横拉→一块中单U型盖头端。

3. 术者穿手术衣，密闭式戴手套　刷手护士递洞单并协助铺巾，插桌移至手术床位，插桌上横拉一块中单。

4. 术野贴手术薄膜　递含碘手术薄膜，递电刀，吸引器皮管，爱丽斯钳固定，巡回护士连接电刀、吸引器皮管等。

5. 三方核对　严格执行手术安全核查。

6. 切开皮肤、皮下组织、筋膜，分离筋膜肌肉、韧带，显露椎体　递10#刀片切开皮肤，电刀切开皮下组织筋膜，递甲状腺拉钩牵开皮下组织，术者手指钝性分离颈前筋膜肌肉及前纵韧带到达椎体前方，递颈椎拉钩牵开切口。

7. C臂机定位　递血管钳夹带定位针，插入需定位椎间盘。用中单保护手术区域，C臂机套无菌套。

8. 撑开椎体　递颈椎椎体撑开器。于伤椎上下位椎体中央分别拧入撑开器螺钉，套上撑开器撑开椎体。

9. 减压　递11#刀片切开椎间盘纤维，递髓核钳取出破碎椎间盘。递双关咬骨钳咬除椎体前骨皮质和大部分骨松质，接近椎体后缘时递刮匙、椎板咬钳，小心减压。

10. 植骨　调整撑开器高度，使颈椎前柱的高度恢复正常。选取合适长度钛网，将椎体切除所获取松质骨填塞钛网内并置于减压处。

11. 固定　选择合适长度，刚好超过钛网，在上下椎体上安装螺钉，以打孔器攻丝直至椎体后侧皮质，钢板的中间孔用粗螺钉固定，术中X线透视确认钢板螺钉位置。

12. 缝合切口　用生理盐水反复冲洗创口，放置引流管，三角针4#线固定引流管，清点器械、敷料等数目无误。圆针 1# 慕丝线逐层缝合肌层、皮下组织,三角针 1# 慕丝线缝合皮肤,敷贴覆盖切口。颈围固定。

（七）围手术期手术室护士应该关注的问题

1. 手术前关注的问题

（1）严格执行核对制度：手术医生、麻醉医生、手术室护士在麻醉前、手术切皮前、手术结束时根据手术安全核查表的各项内容认真核对并签名。

（2）术前搬运患者时应特别关注截瘫患者,应有专人搬运,头颈肩保持直线平移,搬运后检查患者肢体活动情况。

（3）体位摆放时颈下体位垫放置充实,避免虚空。摆放体位时应与截瘫患者沟通放置体位垫后的肢体活动情况。

2. 手术中关注的问题

注意术中 C 臂机反复透视时的刀口保护,保证无菌操作,避免感染。

3. 手术后关注的问题

（1）手术结束后,巡回护士检查患者输液管道的各个衔接处是否紧密,静脉三通盖子是否已盖好,并将引流管标识贴在相应的引流管上。同时给手术患者穿上手术衣及整理身上的各种管道后,手术医生、麻醉医生、手术室护士、工友要将患者保持脊柱水平位,从手术床平稳转移到推车上。转运后再次确认患者身上各种管道维持在正常位置,避免发生液体反流及管道脱落。

（2）术后送复苏室,严密观察生命体征,持续心电监护,观察血氧饱和度等。注意查看切口敷料有无渗液及引流管的出血情况。复苏期间,做好安全管理,防止患者坠床等意外事件。

（3）加强患者途中转运的管理：转运途中固定担架的护栏及做好患者肢体的约束,防坠床及管道脱落;同时做好肢体保暖工作。

（八）专家解惑

Q：颈椎前路手术体位有什么注意点?

A：颈椎前路手术的手术体位一般采用颈仰卧位,应在患者能承受的限度之内摆放头（颈）后仰卧位,使头后仰,保持头颈中立位,充分显露手术部位,根据手术需要以及患者的自身条件不同,选择颈后体位垫的高低,以便更好地显露手术视野,但颈椎也不宜过伸。人体处于仰卧位时,主要受力点集中在后枕部、双侧肩胛骨、尾骶部、双侧肘部和双侧足跟部,根据手术时间的长短以及患者自身皮肤条件选择是否需要进行皮肤压力性损伤防护。同时,需要关注患者气管插管有无压迫颜面部。麻醉开始前,请检查静脉通路是否通畅,氧饱和度探头是否夹好。

四、后路腰椎椎体间融合术的手术配合

腰椎病是指因脊柱及脊柱周围软组织急慢性损伤或腰椎间盘退变、腰椎骨质增生等原因引起,在临床上表现为以腰痛、腰部活动受限和腰腿痛为主要症状的疾病。医学上所讲的腰椎病,涵盖了腰部软组织劳损、腰部肌筋膜炎、腰椎退行性骨关节病、腰三横突综合征、腰椎间盘突出症、急性腰扭伤、梨状肌综合征、腰椎结核等疾患。腰椎病的治疗包括物理疗法、药物疗法、中医膏药疗法、封闭疗法、手术治疗。手术治疗主要用于严重影响生活、工作和休息者,经非手术疗法无效者。下面就腰椎病手术治疗做介绍。

1. 腰椎前侧（经腹膜）手术　经腹膜腰椎前侧入路通常用于融合 L5-S1，虽然显露 L4-L5 椎间隙时需要游离部分大血管，但是该入路也可以用于 L4-L5 的椎间融合。虽然理论上该入路很简单，但是对于不熟悉此入路的骨科医生常常需要普外科医生的帮助。

2. 腰椎前外侧（腹膜后）手术　与经腹腔入路相比，经腹膜外显露腰椎前部有以下优点：第一，可以显露 L1 至骶骨的所有椎体，而经腹腔入路很难显露 L4 水平以上的椎体；第二，可以利用此入路行感染的引流（如腰大肌脓肿），没有术后回肠炎的危险。由于腹膜外血管解剖的特点，利用此切口显露 L5-S1 椎间隙比较困难。该入路可以用于以下情况：脊柱融合、腰大肌脓肿引流以及感染椎体病灶刮除、椎体部分或全部切除以及植骨、当穿刺活检不可能或比较危险时的椎体活检。

3. 腰椎后路手术　腰椎后侧入路在腰椎手术中最为常用，除了可以显露马尾和椎间盘外，还可以显露脊柱的后侧附件、棘突、椎板、关节突关节和椎弓根。手术入路通过中线，可以向近端或远端延长。腰椎后侧入路主要应用于以下手术：突出椎间盘的摘除、神经根的探查、脊柱融合、肿瘤切除。

后路腰椎椎体间融合术是一种经后路将植骨块或各种充填骨质的融合器置入相邻椎体间隙达到椎体间融合的手术。随着后路椎弓根钉系统的联合应用，为椎间植骨块提供了更好的加压作用，进一步提高了融合率。近年来因骨移植材料（如各种钛金属、聚醚醚酮及碳纤维的融合器）的发展而更加完美。手术适应巨大的中央型腰椎间盘突出、间盘退变导致椎间明显不稳、复发的椎间盘突出、后外侧融合失败、假关节形成、间盘源性下腰痛、症状明显的椎管狭窄。因此，本节以此术式为例进行详细介绍。

（一）腰椎的应用解剖

腰椎（lumbar vertebrae），椎体较大；棘突板状水平伸向后方，相邻棘突间间隙宽，可作腰椎穿刺用，关节突关节面呈矢状位。人体有五个腰椎，每一个腰椎由前方的椎体和后方的附件组成。椎板内缘成弓形，椎弓与椎体后缘围成椎孔，上下椎孔相连，形成椎管，内有脊髓和神经通过，两个椎体之间的联合部分就是椎间盘。腰椎椎体有 5 块，因负重较大，所以椎体体积大，呈肾形，横径大于矢状径；又因发生腰曲的缘故，其前后缘高度之比较低，仅为 0.88。但自 L1 以下逐渐升高，L5 最大，达 1.17，男女基本相同。腰椎的椎弓根伸向后外，椎上切迹较小，自 L1 向下矢状径顺序下降，而椎下切迹较大。上下区别不大。椎弓板较厚，略向下后倾斜。椎孔呈三角形，较小。腰椎的上关节突由椎弓根发出，向内与上一节腰椎的下关节突相接，椎间关节的方向呈矢状位，但向下逐渐变成斜位。横突关节突间部称狭部。第三腰椎横突最长，附于其上的肌肉若强烈收缩，可产生撕脱性。腰椎的棘突呈板状，水平伸向后方。

（二）术前准备

1. 患者准备　适应性训练，手术时患者体位取俯卧位，为适应手术需要，术前三天指导患者进行俯卧位练习。具体方法：患者俯卧，在胸腹部垫一软垫，头部转向一侧，两臂弯曲放于头前。术前教会患者在床上平卧位使用便器大小便，以防术后因不习惯床上排便而引起尿潴留或便秘。手术前一日，做好皮肤的准备；要求沐浴，禁食、禁饮、禁戴首饰等贵重物品，女患者不化妆；手术医生与患者及其家属现场核对手术部位并用防褪色记号笔标记。

2. 术前访视　术前访视是手术室护士的职能和职责之一。术前一天，巡回护士到病区对患者进行访视，合适称呼、自我介绍后为患者讲解手术的目的、方法及麻醉方法、手术环，并说明术前准备的要点。与患者及家属亲切交流,科学解答患者的提问或疑虑,减轻患者的心理负担。

3. 用物准备

(1)常规物品:椎间盘包,神经拉钩,椎板咬钳,大台子,特殊碗,无菌中单,灭菌灯罩,22#刀片,11#刀片,含碘薄膜贴,单极电刀,双极电刀,吸引器皮管,水节,敷贴,4#丝线,引流管,无菌灯罩等。

(2)特殊仪器:高频电刀,高速磨砖,移动 C 臂机,暖风机。

(3)特殊物品:骨蜡,明胶海绵,俯卧体位垫,大棉垫。

(4)备用物品:止血纱布,耳脑胶,特殊缝线,脑棉片,皮钉,加温输血器。

(三)麻醉方式

气管插管全身麻醉。

(四)手术体位

俯卧位。

(五)手术切口

作中线切口,依次切开皮肤、皮下组织及腰骶筋膜。

(六)手术步骤及配合

1. 整理无菌器械台、清点物品　刷手护士与巡回护士共同清点物品,关注器械及物品的数量、性能、完整性。

2. 消毒皮肤,协助医生铺巾　术者穿手术衣,密闭式戴手套。刷手护士递洞单并协助铺巾,插桌移至手术床位,插桌上横拉一块中单。

3. 术野贴手术薄膜　递 45cm×45cm 含碘手术薄膜,递电刀,吸引器皮管,爱丽斯钳固定,巡回护士连接电刀,吸引器皮管等。

4. 三方核对　严格执行手术安全核查。

5. 分离　切开皮肤、皮下组织、筋膜,分离筋膜肌肉,剥离显露椎板至关节突关节水平。递22#刀片、电刀、干纱布止血,递骨膜剥离器、直角拉钩、椎板拉钩,显露手术野。

6. 定位、椎弓根钉的植入　定钉点,递布巾钳。去除骨皮质,递咬骨钳。定方向,递开口器、开路器。定深度,递探针。丝攻、螺丝刀和相应的椎弓根螺钉置钉。递中单 CB 机定位证实位置正确。按上述方法置其余椎弓根螺钉。

7. 椎板减压　用榔头、骨凿、咬骨钳或椎板咬钳咬除椎板,在目标节段完成椎板切除。递神经剥离子、神经根拉钩探查松解神经根。

8. 切除病变椎间盘、椎间隙和终板的准备　根据医生习惯递椎板撑开器、椎间撑开器撑开。递尖刀片切除后纵韧带,递髓核钳(先直后翘)、椎板咬钳、咬除椎间盘。备推拉器、镶凿。备不同型号的铰刀,用铰刀撑开椎间隙直至获得理想的椎间高度,用最后的铰刀维持椎间高度。用刮匙(各种型号)去除间盘碎片和终板,反复旋转刮除残留的软组织和软骨。

9. 冲洗植骨,放融合器　递水节冲洗,碎骨装入漏斗、递植入棒、锤子。递试模测量融合器高度、长度,选取合适的融合器,内置入处理好的自体骨粒。

10. 固定,上棒　截取合适的连接棒两根预弯后置入,用撑开器将病变椎间隙复位,适当加压,螺帽起子加螺帽锁紧螺帽。递中单 C 臂机透视,证实内固定物植入位置理想。最终拧紧折断螺母。

11. 清点放置引流,缝合切口　用生理盐水反复冲洗创口,放置引流管,三角针 4# 线固定引流管,清点器械、敷料等数目无误。可吸收缝线 1$^{\#}$、2$^{\#}$ 缝合深筋膜、浅筋膜,皮下。用角针丝线或皮钉缝合皮肤。

（七）围手术期手术室护士应该关注的问题

1. 术前关注的问题

（1）患者围手术期皮肤连续性护理:患者术中的手术体位为俯卧位,受压点皮肤菲薄,而有些患者术前就卧床,行动不便,这些因素是术中压力性损伤的高危因素。整个围手术期对患者进行连续的皮肤护理,加强各环节之间的交接,有利于降低术中压力性损伤的发生。摆放体位时,男性患者防止生殖器受压,女性患者防止乳房受压。摆放好体位后,关注导尿管,防止尿管受压,注意观察尿量。

（2）患者心理护理:腰椎手术患者术前往往行动不便,对手术后的愈后期望高,希望恢复正常生活。所以术前要给予患者正确、客观的心理预期,避免术后引起不必要的心理落差。

2. 术中关注的问题

（1）严格执行核对制度:手术医生、麻醉医生、手术室护士在麻醉前、手术切皮前、手术结束时根据手术安全核查表的各项内容认真核对并签名。

（2）物品充分准备:腰椎后路减压植骨内固定手术专用配套器械复杂,手术用物要准备两个不同的手术台放置器械,要顺利地配合好手术,术前要准备好各器械包,同时检查植入物的准备情况。对仪器、特殊设备的使用要掌握。做好止血配合,准备好各类止血物品,对于术中脑脊液漏的修补还需要准备好耳脑胶特殊缝线等备用物品。

（3）合理安置体位:后路腰椎手术采取俯卧位,俯卧位垫根据患者胸廓和腹腔的容量调节中间空隙,需让患者之胸部、腹部有空间移动,达到胸部、腹部不受挤压的目的,使患者在通气时胸腔、腹腔可自行舒缩,以维持正常的呼吸频率、通气功能及静脉回流。俯卧位时身体主要的受力点如为脂肪较薄或骨隆突处,由于长时间的被动体位很容易发生皮肤压力性损伤。床单位予以大棉垫铺置,避免管道衣物等异物受压,膝部减压安置,男性生殖器注意保护,面部受力点间歇减压,同时避免眼部压迫。

（4）感染的控制:脊柱后路椎弓根螺钉系统内固定术后感染与手术时间、术中出血量有关,手术失血量越多,手术时间越长,术后越容易发生感染。而此类手术创伤大、暴露时间长,并有内固定植入,使手术感染的概率增加。术前检查外来植入性器材和植入物灭菌合格,确认术前 30min~1h 内使用抗生素,手术时间超过 3h 追加 1 次,术中行 X 线导向正、侧位透视时,用无菌中单覆盖好手术区。手术间门保持关闭,尽量维持手术室正压通气,最大限度减少人员数量,尽可能减少走动,限制参观人数。

（5）体温的管理:全麻手术肌肉松弛,产热减少,加上体表及手术野的暴露,冲洗液带走一部分体热等,均会导致患者体温的降低,体温的不正常会影响切口愈合,改变药物的体内代谢,导致凝血机制的改变。巡回护士应重视患者的保暖,术中加盖暖风毯,输血输液时用加温器。

3. 术后关注的问题

（1）手术结束:巡回护士检查患者的输液管道的各个衔接处是否紧密,静脉三通盖子是否已盖好,并将引流管标识贴在相应的引流管上。整理身上的各种管道后,手术医生、麻醉医生、手术室护士、工友要将患者保持脊柱水平位,从手术床平稳转移到推车上。转运后再次确认患者身上各种管道维持在正常位置,避免发生液体反流及管道脱落。同时给手术患者穿上手术衣,盖好棉被,注意保暖及保护患者隐私。

（2）术后送复苏室：严密监测生命体征，持续心电监护，观察血氧饱和度。注意查看切口敷料有无渗液及引流管的出血情况。复苏期间，做好安全管理，防止患者坠床等意外事件。

（3）加强患者途中转运的管理：转运途中固定担架的护栏及做好患者肢体的约束，防坠床及管道脱落；同时做好肢体保暖工作。

（八）专家解惑

Q：手术中出血的止血方法？

A：创面软组织出血，用单极电凝及时止血。椎板出血时用双极电凝止血、骨蜡。椎管内静脉丛出血，双极电凝止血、明胶海绵、脑棉片。椎体间隙出血，明胶海绵卷，融合时取出。

五、肩关节镜下肩袖修补术的手术配合

肩袖是机体肩部运动中非常重要的结构，它是由冈上肌、冈下肌、小圆肌、肩胛下肌的肌腱组成，附着于肱骨大结节和肱骨解剖颈的边缘，其内面与关节囊紧密相连，外面为三角肌下滑囊。当肩关节在外展位做急骤的内收活动时，易发生破裂。肩袖损伤是中老年人常见的、多发的关节疾病之一。发病率占肩关节疾病的17.9%~41.0%。随着关节镜手术的发展，对肩部疾患的研究及认识也日益深入。肩关节镜技术的发展，给肩关节损伤的诊断和治疗提出了新的手段，同时也对手术室护理工作提出了新的要求。

（一）肩关节的应用解剖

肩关节（shoulder joint）由肩胛骨的关节盂和肱骨头构成，属球窝关节。关节盂周缘有纤维软骨环构成的盂缘附着，加深了关节窝。肱骨头的关节面较大，关节盂的面积仅为关节头的1/3或1/4，因此，肱骨头的运动幅度较大。关节囊薄而松弛，下壁尤甚，附着于关节盂的周缘，上方将盂上结节包于囊内，下方附着于肱骨的解剖颈。关节囊的滑膜层包被肱二头肌长头腱，并随同该肌腱一起突出于纤维层外，位于结节间沟内，形成肱二头肌长头腱腱鞘。肩关节周围的韧带少且弱，在肩关节的上方，有喙肱韧带连结于喙突与肱骨头大结节之间。盂肱韧带自关节盂周缘连结于肱骨小结节及解剖颈的下方。肩关节为全身最灵活的球窝关节，可作屈、伸、收、展、旋转及环转运动。加以关节头与关节窝的面积差度大，关节囊薄而松弛等结构特征，反映了它具有灵活性运动的功能。肩关节周围有大量肌肉通过，这些肌肉对维护肩关节的稳固性有重要意义，但关节的前下方肌肉较少，关节囊又最松弛，所以是关节稳固性最差。当上肢处于外展、外旋位向后跌倒时，手掌或肘部着地，易发生肩关节的前脱位。

（二）术前准备

1. 患者准备　患者普遍对手术存在焦虑、恐惧心理，对手术效果、手术疼痛存在过多担忧。因此手术室护士术前1天访视患者，通过术前访视，了解一般情况，对患者的生理、心理进行评估，针对患者的具体问题进行细致周到的心理疏导。介绍手术室环境，向患者说明手术的目的、方法、安全性及患者需配合的要点，通过沟通促进患者对手术室护士的信任及对手术过程的了解，从而使患者积极配合手术和护理，为手术后的健康恢复打下良好的基础。

2. 手术间的准备　肩关节镜手术对手术间空气净化有着严格的要求，一般安排在百级的层流手术间，温度控制在21℃~25℃，湿度控制在30%~60%，严格控制人员的进出，保证手术间的空气洁净度。

3. 器械、物品准备

（1）仪器准备：在患肢对侧摆放好全套关节镜设备，包括监视器、成像系统、冷光源、录像系统、刨削系统及射频汽化仪。

（2）器械准备：将膝关节镜手术常规器械高压蒸汽灭菌备用。镜头、摄像导线、光源线用低温等离子灭菌。确保刨削刀头等其他一次性无菌用品齐全，并检查包装有无破损及是否在有效期内。另需准备不同规格的肩关节镜穿刺器、肩关节镜下缝合的专用成套器械、不同规格的一次性铆钉等。术前检查所有仪器的性能，保证功能正常完好。

（三）麻醉方式

气管插管全身麻醉，有创血压监测。

（四）手术体位

沙滩椅位。

（五）手术步骤及配合

1. 刷手护士配合

（1）刷手护士术前应了解手术的目的、手术适应证，熟悉手术器械的名称、用途、配合方法等。

（2）提前15~30min洗手，铺好器械台，认真检查物品是否准备齐全及器械的功能和完整性；协助医生消毒铺巾，及时传递各类铺单（一次性防水单）；与巡回护士相互配合，正确连接各类仪器、线缆、光导纤维及冲水管等，并检查其性能后妥善固定，使其处于良好备用状态。切口周围用脑科薄膜保护，将引流袋的末端引入污水收集桶。

（3）手术安全核查完成后，递11#尖刀片，主刀医生切开皮肤0.5cm左右，用穿刺器带钝头刺进关节腔，拔出钝头。

（4）连接进水装置，用以灌注0.9%氯化钠溶液，扩张关节腔，经穿刺器置入肩关节镜，观察关节内情况，了解损伤位置和受损情况。

（5）开放冲洗液，移动关节镜，在医生进行肩关节镜检、关节腔清理、刨除肩峰下骨赘，滑膜及变性的软骨絮状物，消融肩峰下滑囊并电凝止血、放置缝合铆钉、打结固定、缝合皮肤等手术步骤时，与手术医生密切配合，准确传递适用的器械；协助包扎伤口。

（6）肩关节镜器械精密、价格昂贵，术毕仔细清洗、定期保养、专人保管，做好与供应室护士交接工作。

2. 巡回护士配合

（1）严格核对患者，准确无误后接入指定手术间，于健侧上肢建立一条静脉通路，以保证术中输液。

（2）体位安置：卸除专用手术床头板，固定沙滩椅专用体位架，协助患者从转运床至手术床，取平卧位，患侧肩平床沿。全麻气管插管完成后，协助手术医生安置沙滩椅位，缓慢调整手术床，依次将背板抬高60°，头低脚高30°，双下肢下垂30°，患者上半身至90°坐位，达到屈髋90°和曲膝100°。将患者头部用头托粘胶宽带稳妥固定，胸部用约束带固定，防止身体下滑移位，臀下垫厚枕头，腘窝放置软枕，在膝上2~3cm处用约束带固定。将患者患侧的肩膀平手术床床沿，肩胛下垫一软枕，患肢游离悬空，健侧上肢用中单包扎于身侧。注意避免各管道的受压和扭曲，防范受压部位皮肤压力性损伤。

（3）仪器的安装与调试：将关节镜的光源、摄像、显示、图像采集系统、吸引器安置在患者健侧，冲洗装置安置在患者患侧，与洗手护士相互配合，正确连接各类仪器、线缆、光导纤维、高频电刀、吸引器等,并打开电源检查是否正常运行,调节刨削转速,用 Y 型灌注管接上两袋 3 000ml 0.9% 氯化钠冲洗液,保持灌注液通畅无阻,确保关节镜视野清晰。

(4)密切配合手术:术中观察患者生命体征,注意患者保暖,输液是否通畅。积极配合手术,严格监督无菌操作,时刻关注手术的进展,及时供应物品,尤其是使用一次性铆钉等高值耗材时,应与手术医生共同确认型号后方可开启包装,并做好登记。避免不必要的人员走动,严格控制感染危险因素。

(5)保持灌注顺畅:关节腔灌注液悬挂高度为手术部位上方 1.2~1.5m。观察灌注管及吸引器是否通畅,术中应注意避免灌注液中断而影响操作。灌注液不足时应及时更换,使关节腔处于充胀状态,保持术野清晰。吸袋吸满及时更换,以免吸引器停止工作或倒吸入中心吸引系统。

(六)围手术期手术室护士应该关注的问题

1. 正确合理的体位安置是手术成功的前提　"沙滩椅位"是特殊的手术体位,合适的手术体位安置是配合手术医生完成手术的第一步。在转换患者体位时特别注意保护患者头部及颈椎。消毒铺巾前再次确认各部件固定牢固。变化体位的过程中应密切注意患者生命体征的变化,操作宜缓慢进行。安置体位前应除去患者衣物并保持床单位平整。健侧上肢置于约束单内前,确保外周静脉及桡动脉妥善固定,防止脱出,并注意保护三通连接管,防止与皮肤接触压力过大引起皮肤压力性损伤。患者各部位皮肤应避免有异物受压,避免接触金属物品。

2. 严格无菌操作,避免术中感染是手术成功的基础　关节镜手术是在关节内进行,关节内感染将严重影响关节功能,所以应当从各个方面加以控制。术前应严格灭菌,术中严格无菌技术操作,严格控制参观人数,尽可能减少在室内来回走动,参观者与手术医生保持 ≥ 30cm 的距离。

3. 医护密切配合及严谨的手术操作是确保手术成功的关键　关节镜手术要求严格,关节镜下手术操作与直视手术操作比较有视觉、定向和运动协调上的差别,洗手护士必须熟悉手术步骤、手术器械名称和用途及安装和使用方法,做到手术配合默契,可以缩短手术时间,减少伤口暴露。

(七)专家解惑

Q:肩关节镜手术会引起哪些并发症?

A:因肩关节腔较狭小,为保持术野清晰,肩关节镜手术中需要较高的关节灌注压力,然而高灌注压可能会造成血管神经损伤、骨筋膜室综合征等并发症,故此,术中需密切观察是否有异常情况。

Q:沙滩椅体位较平卧位有哪些明显优势?

A:(1)术野暴露充分,便于临时改变术式。此体位轻松暴露出肩胛内缘、肩胛下缘,标记出肩峰、肩锁关节、锁骨等骨性标志,且体位稳定安全,便于手术医师再次确定手术入路并彻底消毒手术野。充分满足手术医师在手术中需要患肢可自由活动的要求,有利于关节内的检查和医师的操作,亦便于从关节镜手术转为患肢的微切口关节切开术。

(2)沙滩椅体位稳定安全,患者感觉舒适。肩关节镜手术曾以侧卧位、牵引患肢居多,易引起腋神经、臂丛神经及腓总神经的损伤及踝、膝、大粗隆处骨性突出部位的压伤,采用沙滩椅体位均避免以上并发症的产生,且使患者感觉如坐在沙滩椅上手术,增强了舒适感。

（3）医师操作更便捷。该体位将患者患侧肩关节处于解剖的水平位，与肉眼平视的解剖结构完全一致，避免了侧卧位时解剖位置的倾斜，使手术医生在器械的使用上得心应手，有利于术者思维与手术。

（4）便于术中麻醉观察。在麻醉状态下，循环代偿功能明显减弱，如果突然改变体位，则可引起急性循环功能代偿不全，表现为血压骤然降低，心率明显减慢，严重者可发生心搏骤停。这种情况多发生于平卧位变为头高位或坐位时。

（5）有利于减少并发症。沙滩椅体位可增加患者手术时的呼吸运动的幅度，有利于咳嗽、排痰、防止肺部并发症。由于重力关系，部分血液滞留在下肢和盆腔脏器内，可使静脉血液回流减少，从而减轻肺部瘀血和心脏负担，沙滩椅体位可减少了术中腋神经、臂丛神经，因此对于合并心力衰竭的患者，沙滩椅体位的优势表现得更加明显。

六、全髋关节置换术的手术配合

人工全髋关节置换术是一种替代人体关节的手术，而人工全髋是由股骨假体和髋臼假体两部分组成，两者具有较好的组织相容性。人工全髋关节置换术适用于治疗老年患者的骨性关节炎、类风湿性髋关节强直、股骨头无菌性坏死、长期骨质疏松、股骨颈供血较差而引起的行动不便、长期卧床、保守治疗效果不佳的患者。运用此类手术治疗，使髋部疼痛得到缓解，提高关节稳定度，使髋关节功能得到有效改善和恢复，促进患者生活质量提高。目前全髋有4种基本的入路。前侧入路虽然在全髋关节置换时应用较少，但在显露髋关节的同时可以很好地显露骨盆。前外侧入路是全髋关节置换最常用的入路，根据假体的不同设计可有几种变化。后侧入路可以广泛用于半髋关节置换和全髋关节置换。内侧入路较少应用，主要用于小转子和周围骨组织的病变治疗手术。

（一）髋关节的应用解剖

髋关节由股骨头与髋臼相对构成，属于杵臼关节。髋臼内仅月状面被覆关节软骨，髋臼窝内充满脂肪，又称为 Haversian 腺，可随关节内压的增减而被挤出或吸入，以维持关节内压的平衡。在髋臼的边缘有关节盂缘附着，加深了关节窝的深度。在髋臼切迹上横架有髋臼横韧带，并与切迹围成一孔，有神经、血管等通过。关节囊厚而坚韧，上端附于髋臼的周缘和髋臼横韧带，下端前面附于转子间线，后面附于转子间嵴的内侧（距转子间嵴约1cm处），因此，股骨颈的后面有一部分处于关节囊外，而颈的前面则完全包在囊内。所以股骨颈骨折时，根据其骨折部位而有囊内、囊外或混合性骨折之分。髋关节周围有韧带加强，主要是前面的髂股韧带，长而坚韧，上方附于髂前下棘的下方，呈人字形，向下附于股骨的转子间线。髂股韧带可限制大腿过度后伸，对维持直立姿势具有重要意义。此外，关节囊下部有耻骨囊韧带增强，可限制大腿过度外展及旋外。关节囊后部有坐骨囊韧带增强，有限制大腿旋内的作用。关节囊的纤维层呈环形增厚，环绕股骨颈的中部，称为轮匝带，能约束股骨头向外脱出，此韧带的纤维多与耻骨囊韧带及坐骨囊韧带相编织，而不直接附在骨面上。股骨头韧带为关节腔内的扁纤维束，主要起于髋臼横韧带，止于股骨头凹。韧带有滑膜被覆，内有血管通过。一般认为，此韧带对髋关节的运动并无限制作用。髋关节为多轴性关节，能作屈伸、收展、旋转及环转运动。但由于股骨头深嵌在髋臼中，髋臼又有关节盂缘加深，包绕股骨头近2/3，所以关节头与关节窝二者的面积差甚小，故运动范围较小。加之关节囊厚，限制关节运动幅度的韧带坚韧有力，因此，与肩关节相比，该关节的稳固性大，而灵活性则甚差。这种结构特征是人类直立步行，重力通过髋关节传递等功能的反映。当髋关节屈曲、内收、内旋时,股骨头大部分脱离髋臼抵向关节囊的后下部,此时若外力从前方作用于膝关节,再沿股骨传到股骨头,易于发生髋关节后脱位。

(二)术前准备

1. 患者准备　患者普遍对手术存在焦虑、恐惧心理,对手术效果、手术疼痛存在过多担忧。因此手术室护士术前1天访视患者,通过术前访视,了解一般情况,如药物过敏史。询问患者是否患有感染性疾病等,对患者的生理、心理进行评估,针对患者的具体问题进行细致周到的心理疏导。介绍手术室环境,向患者说明手术的目的、方法、安全性及患者需配合的要点,通过沟通促进患者对手术室护士的信任及对手术过程的了解,从而使患者积极配合手术和护理,为手术后的健康恢复打下良好的基础。

2. 用物准备

(1)常规物品:大台子,手术特殊碗,四肢包,全髋特殊,深爪拉钩,中单三包,全髋置换的特殊工具全套,吸引器皮管,手术膜,22#刀片,单极电刀,盐水巾若干,灭菌灯罩。

(2)特殊仪器:高频电刀。

(3)特殊用品:1#可吸收线,0/2可吸收线,0/3角针可吸收线,各种型号髋关节置换假体,骨蜡,明胶海绵,负压引流瓶。

(4)备用物品:克式钳,钢丝,钢丝内固定器械。

(三)麻醉方式

气管插管全身麻醉或硬膜外麻醉。

(四)手术体位

侧卧位。

(五)手术切口

沿股骨大转子后面中线作10~15cm的弧形切口。

(六)手术步骤及配合

1. 刷手护士自身准备　戴好全封闭手术帽,规范洗手,穿手术衣。

2. 协助消毒铺巾,划皮前准备　准备安尔碘棉球6颗消毒皮肤,准备两颗PVP-I棉球消毒会阴部,配合医生常规下肢消毒铺巾。术野贴无菌含碘手术膜,正确连接电刀和吸引装置。

3. 三方核对　严格执行手术安全核查。

4. 切开皮肤,阔筋膜,分离臀大肌和臀中肌　准备碗盘,有齿镊,刀片,盐水巾,注意锐器的传递方式。

5. 暴露关节囊,充分显露其前方、上下方　提供髋臼拉钩,电刀切除关节囊及滑膜。

6. 将髋关节外旋、内收,使股骨头脱位,摆锯摆断股骨颈处,取出股骨头　提供摆锯,将股骨头放于无菌盘中,以备自体骨移植。

7. 清理髋臼,切除关节盂唇、软组织及软骨面,切除髋臼缘过多骨赘　准备两根司氏针和榔头牵开组织,递咬骨钳清理骨赘。将所有的废弃组织集中放于弯盘中,保持台面的整洁。

8. 用髋臼锉加深髋臼,安装合适的髋臼杯　花篮锉型号由小及大递给以加深髋臼,然后冲洗髋臼,提供纱布球擦拭髋臼。

9. 安装人工髋臼　根据髋臼锉型号选择合适髋臼杯型号,提供髋臼挤压器,榔头安放人工髋臼,必要时用螺钉固定,再放入内衬,安装前保持假体的清洁。

10. 股骨的显露和处理　清除股骨颈后外侧的残留软组织,修整股骨颈,股骨端用开口器开口,递髓腔锉扩大髓腔(提供从小到大的髓腔锉和榔头),冲洗。

11. 选择合适型号股骨柄插入 注意冲洗后需要小纱布条塞入髓腔擦拭,置入骨水泥前必须清点小纱布条,并用生理盐水冲洗。

12. 安装股骨头及复位 选择合适型号股骨头接于人工股骨柄上,冲洗干净清点完毕后复位,检查关节活动度,每次冲洗完后需要干净盐水巾擦拭。

13. 放置引流管,依次逐层缝合 巡回护士和刷手护士共同清点器械、缝针、辅料等杂项后无误,逐层缝合,1号可吸收线缝合肌肉,0/2可吸收线皮下缝合,0/3三角针可吸收线皮下缝合,4号丝线固定引流管,提供敷贴,大纱布覆盖切口。

(七)围手术期手术室护士应该关注的问题

1. 术中关注的问题

(1)注意并监督无菌操作:尽可能降低手术室人员的走动,门口悬挂禁止参观挂牌。

(2)手术前、关腔隙前后、缝皮后四次与刷手护士认真清点纱布、缝针及手术器械的数目。尤其是放置股骨柄的假体时,务必清点纱布。

(3)密切配合手术医生,观察患者生理动态变化(血压、心率、呼吸),尤其在放置骨水泥时注重观察生命体征变化。

2. 术后关注的问题

(1)术后转移患者到转移床上时,务必平稳,防止髋关节脱位。

(2)随时关注引流管出血量,防止引流管负压过强。

(八)专家解惑

Q:手术室护士如何做好老年患者的体温管理?

A:注重患者体温管理:围手术期低体温的预防对术后的康复非常重要。患者入患者准备间给予加热的大衣,术中对非手术部位的保暖(暖风毯等),室温的调控,加温输液输血,麻醉复苏期间加盖被子,使用暖风毯加热等的目的都是防止围手术期低体温的发生。

七、截肢术的手术配合

(一)概述

骨肉瘤是最常见的原发性恶性骨肿瘤,恶性程度高,以10~20岁发病者居多,多见于长管状骨干骺端,约70%发生在股骨下端和胫骨上端。骨肉瘤的处理原则一般采用综合治疗。一般采用术前大剂量化疗8周,然后作瘤段切除后假体植入或异体半关节移植等保肢手术,无条件者行截肢手术,术后再继续化疗。随着骨肉瘤综合疗法的发展,治愈率不断提高,5年生存率已达50%以上。下面就骨肉瘤手术治疗做介绍。

1. 肿瘤段切除加关节融合手术 关节融合术是一种导致关节骨性僵硬的手术,可减轻疼痛并提供关节稳定,但因其会造成关节功能丧失,目前临床上已经较少应用。

2. 肿瘤段切除骨移植术 骨移植术一般可以分为两类,分别是自体骨移植术、同种异体骨移植术。其最大的优点是可精准提供与患者骨缺损形态相匹配的骨组织,从而恢复骨的体积与连续性,提供软组织附着部位,重建关节结构。

3. 肿瘤段切除瘤段骨灭活与再利用技术 瘤段骨重建术价格低廉,手术操作简单,无需考虑骨匹配问题,较适合我国国情,且灭活的肿瘤细胞可发挥免疫作用。国内在此方面的研究较多,大体可以分为体外灭活再植术和体内原位灭活术两种。

4. 肿瘤段切除假体置换术 此类手术与其他重建方法相比,假体置换术具有早期稳定性、可早期活动和早期承重，术后并发症少，能即刻恢复患肢功能等优点，对髋和膝关节的功能恢复尤为明显，且假体置换术后早期无需担心骨折和不愈合。目前常用的有常规假体、组合式假体和可延长假体。近些年，随着 3D 技术的不断发展，3D 打印定制假体也逐步走进临床，给患者带去福音。

5. 肿瘤段截肢术　截肢术是将肿瘤所在的一段骨干及软组织整段切除的一种外科手段。截肢手术是早期治疗骨肉瘤的不得已的临床手段，尤其适合辅助治疗效果不佳的恶性骨肿瘤，截肢手术的截骨平面需要考虑无瘤边界，多数外科医生认为肿瘤平面外 5cm 是截骨的安全平面。术前必须结合明确的诊断资料作为参考标准，术前磁共振成像能为截肢手术提供有效的参考。本节以此术式进行详细介绍。

（二）术前准备

1. 患者准备　术前一日，做好患者下肢的皮肤准备；术前做好禁饮、禁食、禁戴各类金属物品；手术医生与患者及家属在谈话签字后共同做好手术部位标记。同时做好该类患者的心理护理，向家属了解患者对疾病的认知度，向患者讲解手术相关知识时做好病情保护。

2. 物品准备

（1）常规物品：四肢包，截肢特殊，线锯或电锯，布类包，中单 4 块，电刀头，吸引器皮管，22# 刀片，盐水巾，含碘 3M 薄膜巾，无影灯罩，引流管。

（2）特殊仪器：高频电刀，止血仪。

（3）特殊物品：骨蜡，可吸收线。

（4）备用物品：止血材料。

（三）麻醉方式

气管插管全身麻醉或硬膜外麻醉。

（四）手术体位

仰卧位。

（五）手术切口

切口取前长后短或前后等长弧度皮瓣。

（六）手术步骤及护理配合

1. 麻醉成功后导尿、包扎气囊止血带　核对患者手术患肢，包扎气囊止血带尽量捆绑至大腿根部，以保证远离消毒无菌区域，远离切口。

2. 整理无菌器械台，清点物品　刷手护士和巡回护士共同唱点记录手术物品、敷料、杂项等。

3. 消毒皮肤，协助铺巾　准备 6 颗含安尔碘消毒棉球和无菌持棉钳，消毒范围上至切口上方至少 15cm，下至膝关节以下，铺巾顺序为：三块中单，一块小方巾，一把布巾钳，一块中单，两把布巾钳，一块中单对折包脚，绑带包扎。术者穿手术衣，密闭式戴手套。刷手护士递洞单并协助铺巾，插桌移至手术床尾，插桌上覆盖一块中单与手术床形成一个连续的无菌区域。连接电刀，吸引器，贴手术膜，上无菌灯罩。

4. 由主刀医生发起，手术护士、麻醉医生等所有手术团队成员共同参与，进行"time out"。确认无误后，刷手护士递 22# 刀片，手术开始。

5. 充气囊止血带　抬高患肢，高于心脏水平面，至少 5min，上气囊止血带。

6. 切开　切口取前长后短或前后等长弧度皮瓣，以前者为例，切开起始于大腿内外侧中轴线截骨平面以上 2~3cm 处，由此分别向大腿前后侧作凸向远侧的弧形皮瓣，其前侧皮瓣的长度为截肢横断面前后径的 2/3，后侧皮瓣长度则为其 1/3，而两皮瓣总长度之和，以能覆盖残端创面。

7. 分离血管神经后离断　切开皮肤、皮下组织及深筋膜后，在股前沟内于长收肌和股内侧肌之间，解剖出股动脉、静脉和隐神经。先双重结扎股动脉，然后再分别双重结扎股深静脉和股静脉以及大隐静脉。分离出坐骨神经，以利多卡因作鞘内封截骨闭，用刀片切断，使其回缩。

8. 离断肌肉　沿切口平面向深部切断部分股四头肌，切断方向斜向截骨平面，然后将其余肌肉在距截骨平面 2cm 处横断，使其回缩至截骨平面。在截骨平面下 2cm 处横断其大腿后侧肌群，使肌肉断端缩回至截骨平面。

9. 离断股骨　在截骨平面环形切开骨膜，作骨膜下剥离，用线锯将股骨环形横断，并用骨锉锉平骨端锐利边缘，骨髓腔内出血可用骨蜡止血。

10. 放松止血带，彻底止血　电刀止血，盐水巾擦拭。

11. 冲洗缝合切口　用 1#、0/2 可吸收线，皮钉逐层缝合。

12. 包扎伤口　大纱布，棉垫覆盖，绷带加压包扎伤口。

（七）围手术期手术室护士应该注意的问题

1. 术中关注问题

（1）严格执行手术安全核查制度：手术医生、麻醉医生、手术室护士在麻醉前、手术切皮前、患者离开手术室前根据手术核查表上的内容逐项仔细共同核对并签名。严格执行"time out"制度。

（2）严格无菌无瘤操作：恶性肿瘤患者手术时，使用 2 套手术器械，术中严格划分有瘤区域和无瘤区域，严格注意无瘤技术。

（3）关注气囊止血带使用时间：下肢手术使用 80min 后及 85min 时及时提醒主刀医生。90min 时间内松气囊止血带。松止血带 15min 后可再次充气。

（4）关注手术过程中出血情况，关注患者生命体征变化：尤其是在松止血带后的第一次量血压期间及松开止血带后的创面出血情况。关注手术进程，术中出血较多时及时加快输液速度，补充血容量。

2. 术后关注问题

（1）注意伤口渗血渗液情况：手术结束后，注意伤口渗血渗液情况，关注伤口引流情况，密切观察切口残端有无肿胀、发红、水疱、渗液、皮肤坏死等情况。

（2）关注患者的心理情绪变化：由于截肢手术对于患者是一个极大的打击，容易发生幻肢痛，可指导患者对肢体残端进行热敷或者轻拍叩击。通过触觉让患者自己体会并接受肢体残缺的现实。

（八）专家解惑

Q：大腿截肢手术使用气囊止血仪时，是否可以使用驱血带？

A：肢体骨折尤其是粉碎性或者开放性骨折的患者，由于使用驱血带需要反复在患肢上缠绕，有可能使碎骨片移位，加重对局部血管、神经的损伤，应结合骨折部位毗邻血管神经的走行和 X 线报告谨慎使用，不得已时，一定要由助手将患肢远端尽力牵拉，最大程度地保持患肢呈生理位置，防止扭曲成角。对开放的创口部位要使用无菌纱布垫好，再缠绕驱血带。对于患肢有肿瘤的尤其是恶性肿瘤的患者，该肢体手术时，不得使用驱血带，因为驱血时有可能造成肿瘤细胞脱落随血行转移。

第四节　神经外科手术护理

一、神经外科的外科治疗及进展

新中国诞生前,我国没有神经外科专科设置,只有北京协和医院的关颂韬、赵以成,沈阳的张查理等几个外科医生兼做一些神经系统方面的手术。近60余年,伴随着中华人民共和国蓬勃发展的脚步,中国神经外科事业经历了艰难起步、发展壮大和全面提高的历程。

(一)神经外科血管内治疗新技术的应用

在我国,神经外科血管内治疗技术作为一门崭新的技术,开展于20世纪80年代中后期。90年代以来,随着数字减影、微导管技术以及栓塞材料的发展,我国神经外科血管内治疗进展迅速,其治疗范围远远超过传统的三大疾病即外伤性颈动脉海绵窦瘘脑血管畸形和颅内动脉瘤。关于脊髓血管病、静脉系统疾病以及缺血性脑血管病的血管内治疗技术也已逐渐成熟。

(二)立体定向放射外科的应用

立体定向放射外科在我国应用起自于20世纪90年代伽玛刀的引进。

(三)神经内镜技术在神经外科应用

20世纪90年代,神经内镜技术在我国初露端倪。随着现代材料学尤其是光导纤维技术的发展,神经内镜及附属设备的质量以及其精密程度都有了很大提高。人们能够应用微创钻小骨孔或小骨窗把神经内镜导入,不必切开大片脑皮质,不必牵拉脑组织,就可在直视下取瘤,使手术创伤降到最低。特别对于脑深部肿瘤,如丘脑底节区肿瘤、脑室内部位深在肿瘤的手术,神经内镜则独具优越性。微侵袭神经外科技术是未来神经外科发展的主流。

(四)神经外科导航系统在手术中应用

20世纪90年代以来,随着高科技水平的提高和微创神经外科的需要,智能化立体定向系统-神经外科导航系统应运而生。神经外科导航系统是经典立体定向技术、计算机医疗影像技术、人工智能技术以及微创手术技术结合的产物,它能够保证手术的精确定位和最小损伤,确保微创神经外科手术的安全。神经导航系统在神经外科手术中,可以很方便地与显微镜、显微手术器械、脑室内镜等工具结合,精确地完成脑微创手术。

(五)脑深部电极刺激治疗帕金森病(PD)

随着数字化影像技术的问世、立体定向技术和神经电生理等技术的提高,特别是微电极记录和刺激技术在新一轮的PD手术治疗中,起到了至关重要的技术保障作用,使手术治疗帕金森病重新以全新的姿态蓬勃开展起来。在90年代中期以前,治疗PD的手术主要以毁损为主,如苍白球腹后内侧部毁损术(聚维酮碘);到了90年代后期开始了脑深部电极刺激术(DBS)治疗PD。DBS技术以其可逆性和可调节性的优势受到青睐。

(六)癫痫外科治疗呈上升趋势,效果明显提高

关于癫痫的外科治疗,也随着现代数字化高清晰度影像学和神经电生理学的发展,对致病灶的精确定位率越来越高,而相应地提高了外科治疗癫痫的成功率。目前,在国内一些癫痫外科治疗中心,除应用传统的抗癫痫药物治疗外,已广泛开展了癫痫的外科治疗,如视频、长程脑电图、术中皮层脑电图监测、磁共振质子波谱(MRS)、功能性磁共振(fMRI)、

脑磁图（MEG）、正电子发射断层扫描（PET）和单光子发射断层扫描（SPECT）等先进设备，已开始在一些重点单位应用。

二、开颅幕上肿瘤摘除术的手术配合

（一）颅脑的应用解剖

如图5-4-1所示。

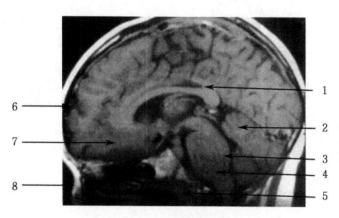

图5-4-1　颅脑的解剖

（1. 顶叶, 2. 枕叶, 3. 小脑幕, 4. 小脑, 5. 脑干, 6. 额叶, 7. 侧脑室, 8. 前颅底）

幕上肿瘤是指肿瘤位于小脑幕上方脑干前方的大脑组织。常见肿瘤有：前颅底肿瘤，蝶骨脊脑膜瘤，额叶、顶叶及颞叶胶质瘤，垂体瘤等。

（二）术前准备

1. 患者准备　术前完善检查，具备近期 CT 或 MRI 影像资料。手术前一日，做好手术视野皮肤的准备；要求理发、沐浴；禁食、禁饮、禁戴首饰等贵重物品，女性患者不化妆；手术医生、责任护士与患者（或家属）现场核对手术部位并用防褪色记号笔标记。

2. 用物准备

（1）常规物品：布类台子、手术衣、前颅包、脑组织牵开器（床拉）、脑用显微器械、脑科气动开颅系统、双极电凝、单极电刀、吸引器皮管、45cm×45cm 薄膜巾、洁净袋、22# 刀片、11# 刀片、头皮夹、水节、明胶海绵、敷贴、显微镜套。

（2）特殊物品：骨蜡、2-0 缝线、4-0 缝线。

（3）特殊仪器：高频电刀、脑科气动开颅系统、三点头架。

（三）麻醉方式

气管插管全身麻醉。

（四）手术体位

平卧位三点头架固定患者头部。

（五）手术切口

根据手术入路选择相应头皮的弧形切口。如图5-4-2所示。

（六）手术步骤及配合

1. 整理无菌台　刷手护士与巡回护士共同清点缝针、棉片及头皮夹。如图5-4-3所示。

2. 常规消毒皮肤及铺巾　递持棉钳夹持洗必泰棉球消毒头皮，协助医生铺巾。

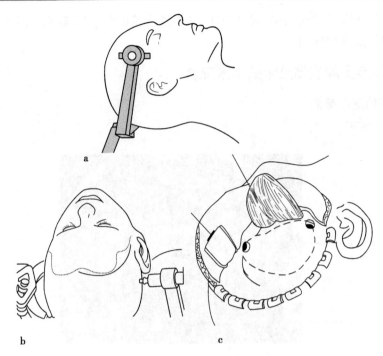

图 5-4-2　头部固定及切口示意图

（a：三点头架固定头部，三点的位置应在耳廓上方3cm的止汗带
范围，b：头皮弧形切口线，c：图中虚线为去除骨瓣范围）

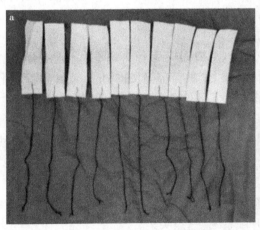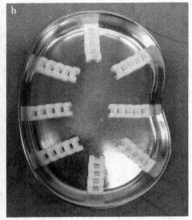

图 5-4-3　清点用物

（a：清点棉片时应将棉片充分展开；b：清点头皮夹时，将头皮夹5颗一排排好清点）

3. 切口处贴薄膜巾　连接单双极、吸引器及气动开颅系统，并保持良好状态，time out。

4. 做头皮切口　用弯盘递纱布2块，22#刀片，弧形切口，手术医生边切边用头皮夹夹住头皮，用电刀分离帽状腱膜，双极电凝皮瓣止血，用2块纱布三折垫于皮瓣反折面下方，用弹簧拉钩或者2把布巾钳固定皮瓣，皮瓣上用湿纱布覆盖。

5. 开颅骨窗　显露颅骨，用气动开颅系统的磨钻、铣刀去除适宜大小的骨瓣，备骨蜡止血，用湿纱布包裹骨瓣置于薄膜袋内妥善保管。

6. 切开硬脑膜　用 4-0 缝线悬吊硬脑膜，用大棉片保护切口四周。11# 刀片挑开硬脑膜，用有齿长镊和脑膜剪剪开硬脑膜，用 4-0 缝线蚊式血管钳牵引固定硬脑膜。

7. 显露肿瘤　安装床拉，顺序为 1 → 2 → 3 → 4（如图 5-4-4），更换适宜大小的显微吸引器头，巡回护士协同医生套无菌显微镜套、更换手套后，上显微镜进行显微手术。

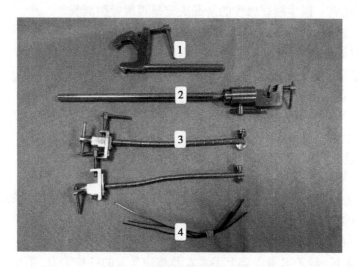

图 5-4-4　脑组织牵开器(床拉)

（1. 底座,固定在三点头架上；2. 转接杆,固定于底座上,调整杆子位置后锁定；

3. 蛇形臂,固定于转接杆上,另一端接脑压板,牵拉脑组织后锁定蛇形臂；4. 脑压板）

8. 刷手护士根据肿瘤的大小、位置的深浅裁剪适宜大小的棉片备用，裁剪同等大小的明胶海绵过水挤干备用。如图 5-4-5。

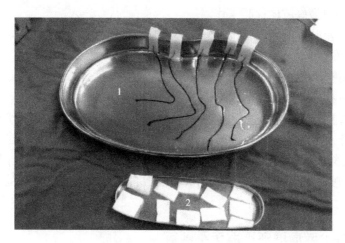

图 5-4-5　备用棉片及明胶海绵

（1. 弯盘底部盛一定量的水,裁剪好的棉片过水后贴于碗壁,棉片头端超出碗壁

3~5mm,棉片尾端的线应置于弯盘内；2. 将备用的明胶海绵按大小放在小盘里）

9. 巡回护士根据手术进程或主刀医生要求随时调节双极电凝大小，主刀医生在显微镜下探到肿瘤，用双极电凝电灼血管后显微剪离断肿瘤供血血管，切除肿瘤，取出标本（标本妥善保存，术后交于医生。送快速冰冻切片的标本应置于干纱布上，不可浸于生理盐

水中）。

10. 彻底止血，清点缝针、棉片及头皮夹，用4-0八针可吸收缝线缝合硬脑膜。

11. 回置骨瓣　遵医嘱选取颅骨固定材料，注意保管颅骨固定材料，防止掉落手术台。用固定材料将骨瓣固定于颅骨。

12. 留置引流管　医生根据患者的情况决定是否留置引流管。

13. 缝合头皮　拆卸头皮夹，清点缝针、棉片、头皮夹，聚维酮碘消毒切口皮肤后用2-0缝线缝合帽状腱膜及皮肤，贴敷覆盖切口。

（七）围手术期应该关注的问题

1. 术中关注的问题

（1）严格执行核对制度：手术医生、麻醉医生、手术室护士应在麻醉开始前、手术切皮前、手术结束离室时根据手术安全核查表的各项内容认真核对并签名。

（2）时刻关注术野的情况，随时裁剪适宜大小的棉片及明胶海绵备用，随时根据出血量调节补液的速度及量。

（3）加强患者术中保暖：由于手术时间较长、麻醉及常温液体的输入等因素，容易导致患者体温下降，因此需加强保温措施。

2. 术后关注的问题

（1）手术结束后，给手术患者穿上手术衣及整理身上的各种管道，手术医生、麻醉医生、巡回护士、工友要将患者从手术床转移到推车上。转运后再次确认患者身上各种管道维持在正常位置，避免发生液体反流及管道脱落。

（2）术后送复苏室，严密监测生命体征，持续心电监护，观察血氧饱和度。注意查看切口敷料有无渗液。复苏期间，做好安全管理，防止患者坠床等意外事件。

（3）加强患者途中转运的管理：转运途中固定担架的护栏及做好患者肢体的约束，防坠床及管道脱落；同时做好肢体保暖工作。

（4）注意瞳孔及肢体的活动情况：术后要时刻观察患者的瞳孔及肢体运动情况，早期识别颅内血肿等并发症的发生。

（八）专家解惑

Q：幕上肿瘤摘除手术过程中上矢状窦破裂出血怎么处理？

A：上矢状窦前1/3破裂出血，可直接用针线缝合，破口较大无法缝合时，可直接结扎上矢状窦前1/3。上矢状窦中后2/3破裂出血时，先用明胶海绵压迫止血，出血凶猛的患者可适当抬高患者头部（切不可抬高头部过高导致静脉窦破口无静脉血流出，导致空气栓塞），可以直接缝合的破口直接缝合，有缺损的破口需取自体筋膜缝合。缝合的破口外用明胶海绵及胶水封闭。

三、开颅幕下肿瘤摘除术的手术配合

（一）颅内幕下的应用解剖

见图5-4-6。

（二）术前准备

1. 患者准备　术前完善检查，具备近期 CT 或 MRI 影像资料。手术前一日，做好手术视野皮肤的准备；要求理发、沐浴；禁食、禁饮、禁戴首饰等贵重物品，女性患者不化妆；手术医生、责任护士与患者（或家属）现场核对手术部位并用防褪色记号笔标记。

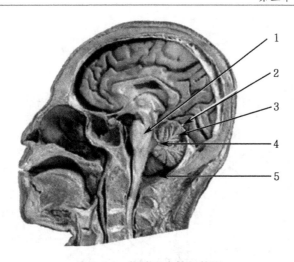

图 5-4-6　颅脑正中的矢状面

（1. 脑干，2. 小脑幕，3. 小脑，4. 四脑室，5. 枕骨大孔）

2. 用物准备

（1）常规物品：布类台子、手术衣、前颅包、后颅特殊、脑用咬钳、脑组织牵开器（床拉）、脑用显微器械、脑科气动开颅系统、双极电凝、单极电刀、吸引器皮管、45cm×45cm 薄膜巾、洁净袋、22#刀片、11#刀片、水节、明胶海绵、敷贴、显微镜套。

（2）特殊物品：2-0 缝线、4-0 缝线、骨蜡。

（3）特殊仪器：高频电刀、脑科气动开颅系统、三点头架。

（三）麻醉方式

全身静脉麻醉气管插管。

（四）手术体位

前冲俯卧位或侧俯卧位、三点头架固定患者头部。

（五）手术切口

根据手术入路选择相应头皮的直形切口，如图 5-4-7 所示。

（六）手术步骤及配合

1. 刷手护士与巡回护士共同清点缝针、棉片，检查器械的功能及完整性。

2. 常规消毒铺巾，连接单双极、吸引器及气动开颅系统，并保持良好状态。

3. Time out，递纱布 2 块，分别给主刀医生和助手医生，用 22#刀片切开皮肤，止血，换另一把 22#刀片分离皮下组织，用脊柱牵开器牵开切开。用单极电刀分离肌肉层，换用后颅窝牵开器牵开肌肉暴露颅骨，用骨膜剥离器分离骨膜。如图 5-4-8 所示。

4. 开颅骨窗　用气动开颅系统的磨钻、铣刀去除适宜大小的骨瓣，备骨蜡止血，用湿纱布包裹骨瓣，置于薄膜袋内妥善保管，用脑用咬钳或咬骨钳修整骨缘。

5. 切开硬脑膜　用 4-0 缝线悬吊硬脑膜，用大棉片保护切口四周。11#刀片挑开硬脑膜，用有齿长镊和脑膜剪剪开硬脑膜，用 4-0 缝线牵引固定硬脑膜。

6. 显露肿瘤　安装床拉，顺序为 3→4（见图 5-4-4），更换合适大小显微吸引器头，巡回护士协同医生套无菌显微镜套、更换手套后，上显微镜进行显微手术。

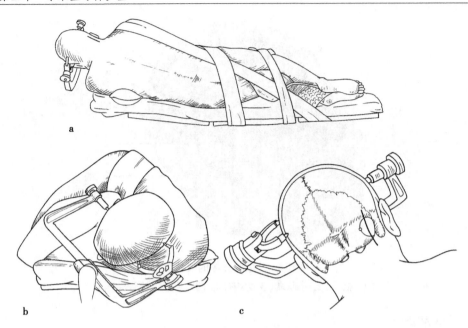

图 5-4-7　侧俯卧位及切口线

（a. 侧俯卧背面观，b. 从头顶往脚的方向看侧俯卧位，c. 红色切口线）

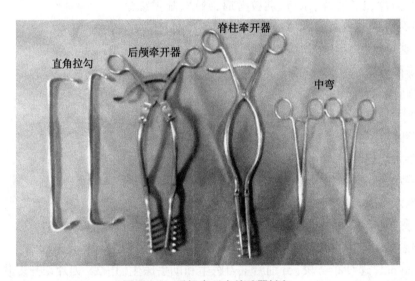

图 5-4-8　后颅窝手术特殊器械包

7. 刷手护士根据肿瘤的大小、位置的深浅，裁剪合适大小的棉片备用，裁剪同等大小的明胶海绵过水挤干备用。

8. 巡回护士根据手术进程或主刀医生要求随时调节双极电凝大小，主刀医生在显微镜下探到肿瘤，用双极电凝电灼血管后显微剪离断肿瘤供血血管，切除肿瘤，取出标本，止血。

9. 用4-0缝线缝合硬脑膜。缝合前清点缝针、棉片等敷料，检查器械的完整性。

10. 回置骨瓣　遵医嘱选取颅骨固定材料，注意保管颅骨固定材料，防止掉落手术台。

11. 按需放置引流管,妥善固定引流管。再次清点缝针、棉片等敷料。

12. 用2-0缝线缝合肌肉层、皮下组织及皮肤,贴敷覆盖切口。

(七)围手术期应该关注的问题

1. 术中关注的问题

(1)严格执行核对制度:手术医生、麻醉医生、手术室护士应在麻醉开始前、手术切皮前、手术结束离室时根据手术安全核查表的各项内容认真核对并签名。

(2)保护患者安全:安置体位时,加强皮肤保护措施,防止皮肤压力性损伤的发生。安置俯卧位时,患者可在转运床上麻醉,麻醉后将患者翻身至摆放好体位垫的手术床上。

(3)术中精准配合:时刻关注术野的情况,随时裁剪适宜大小的棉片及明胶海绵备用,随时根据出血量调节补液的速度及量。当术者操作靠近脑干时,应时刻关注心率的变化,及时反馈给术者。

(4)加强患者术中保暖:由于手术时间较长、麻醉及常温液体的输入等因素,容易导致患者体温下降,因此需加强保温措施。

2. 术后关注的问题

(1)管道护理:手术结束后,给手术患者穿上手术衣及整理身上的各种管道,手术医生、麻醉医生、手术护士、工友要将患者从手术床转移到推车上。转运前再次确认患者身上各种管道维持在正常位置,避免发生液体反流及管道脱落。

(2)评估患者皮肤情况:仔细查看髂棘、膝盖等受压部位的皮肤情况,早期发现、早期干预皮肤压力性损伤。

(3)复苏期护理:术后送复苏室,严密监测生命体征,持续心电监护,观察血氧饱和度。注意查看切口敷料有无渗液。复苏期间,做好安全管理,防止患者坠床等意外事件。

(4)加强患者途中转运的管理:转运途中固定转运床的护栏及做好患者肢体的约束,防坠床及管道脱落;同时做好肢体保暖工作。

(5)注意瞳孔及肢体的活动情况:术后要时刻观察患者的瞳孔及肢体运动情况,早期识别颅内血肿等并发症的发生。

(八)专家解惑

Q:侧俯卧位的安置要点?

A:1. 侧俯卧位的安置至少需要三人协助完成:麻醉医生负责头部及气道管理的安全,巡回护士负责体位安置用物的准备及体位安置过程中的协调沟通、负责安置好体位后的评估及固定,医生负责协助搬动患者及头部的固定。

2. 安置体位过程中,保持轴线翻身,防止颈椎及颈髓的损伤。健侧腋下垫软枕时,软枕距腋窝应有5~10cm的距离,避免腋窝受压影响静脉血流及臂丛神经的损伤。

3. 一般患者在安置好侧俯卧位后,不需要牵拉患侧肩峰就足够满足主刀医生的操作空间,对于部分颈部短粗,体型较大的患者需要适当牵拉,牵拉时注意力度及幅度,防止颈丛神经损伤及压力性损伤的发生。

四、钻孔引流术的手术配合

(一)术前准备

1. 患者准备　术前完善检查,具备近期 CT 或 MRI 影像资料。手术前一日,做好手术视野皮肤的准备;要求理发、沐浴;禁食、禁饮、禁戴首饰等贵重物品,女性患者不化妆;手术医生、责任护士与患者(或家属)现场核对手术部位并用防褪色记号笔标记。

2. 用物准备

(1)常规准备：布类台子、手术衣、前颅包、脑用手摇钻／脑用电钻、脑用咬钳、双极电凝、单极电刀、吸引器皮管、45cm×45cm 薄膜巾、洁净袋、22# 刀片、11# 刀片、水节、50ml 针筒、明胶海绵、敷贴等。

(2)特殊物品：骨蜡、2-0 缝线、4-0 缝线、硬膜下引流管(12#/14#)、引流袋。

(3)特殊仪器：高频电刀。

(二)麻醉方式

局麻或全身麻醉气管插管。

(三)手术体位

仰卧位。

(四)手术切口

根据血肿的范围选择相应头皮的直形切口，如图 5-4-9 所示。

(五)手术步骤及配合

1. 刷手护士与巡回护士共同清点缝针、棉片，检查器械的功能及完整性。

2. 消毒头皮、常规铺巾，局麻患者在铺巾后一侧掀起单子，防止患者处于封闭的黑暗空间。

3. 粘贴薄膜巾，连接单极、双极及吸引器，确保处于备用状态。

4. Time out。递纱布 2 块，分别给主刀医生和一助医生，用 22# 刀片切开头皮，置入乳突牵开器，暴露颅骨。

5. 颅骨钻孔　用手摇钻在颅骨上钻孔，备骨蜡止血，显露硬脑膜，用脑用咬钳扩大骨窗，用双极在硬脑膜上止血。如图 5-4-10 所示。

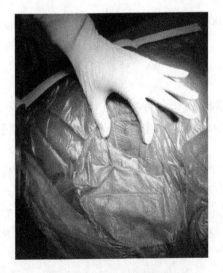

图 5-4-9　钻孔引流术切口

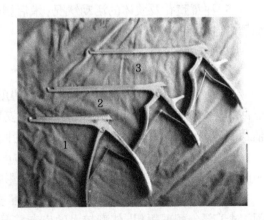

图 5-4-10　脑用咬钳
(1. 90° 5mm 枪状咬骨钳，2. 135° 4mm 枪状咬骨钳，3. 135° 3mm 枪状咬骨钳)

6. 切开硬脑膜　用 4-0 缝线悬吊硬脑膜，11# 刀片划开硬脑膜，积血排出过快时用棉片盖于脑膜切口上以减缓积血的排出速度。

7. 血肿腔冲洗　硬脑膜切口没有自主流出积血后剪开硬脑膜，将准备好的引流管置于血肿腔内,用50ml针筒抽取生理盐水冲洗。

8. 待血肿清除完毕,将引流管置于硬膜下,并用2-0缝线固定引流管。

9. 清点缝针、棉片,聚维酮碘消毒切口皮肤后缝合皮下组织,引流管接引流袋。再次清点缝针、棉片,缝合皮肤,切口用聚维酮碘纱布覆盖后贴敷覆盖切口。

(六)围手术期应该关注的问题

1. 术中关注的问题

(1)严格执行核对制度:手术医生、麻醉医生、手术室护士应在麻醉开始前、手术切皮前、手术结束离室时根据手术安全核查表的各项内容认真核对并签名。

(2)局麻患者要做好心理护理及监护,必要时给予面罩吸氧,铺巾时应给患者预留一定的可视空间。

2. 术后关注的问题

(1)手术结束后,给手术患者穿上手术衣及整理身上的各种管道,手术医生、麻醉医生、手术护士、工友要将患者从手术床转移到推车上。转运前再次确认硬脑膜下引流管维持在正常位置,避免发生液体反流及管道脱落。

(2)评估患者皮肤情况:注意查看枕后、耳廓等受压部位的皮肤情况,早期发现、早期干预皮肤压力性损伤。

(3)评估瞳孔及肢体的活动情况:术后要时刻观察患者的瞳孔及肢体运动情况,早期识别颅内血肿等并发症的发生。

(七)专家解惑

Q:慢性硬膜下血肿手术治疗与保守治疗的选择?

A:慢性硬膜下血肿目前公认的首选治疗方式是钻孔引流术。对症状轻、血肿薄(<1cm)、发病时间短(<6周)的患者,如无严重脑中线结构移位(<1cm)或明显的局灶病损征象,可在CT随访下保守治疗。

五、脑室-腹腔分流术的手术配合

(一)概述

脑积水(hydrocephalus)是指脑脊液的产生和吸收失去平衡,导致脑室系统和(或)蛛网膜下腔扩张。通常是由于疾病阻塞脑脊液循环通道,阻碍脑脊液的回流或疾病导致的脑脊液吸收功能障碍,也可源自脑脊液的分泌过多。脑积水临床上常可伴有颅内高压症状,并可引起神经功能损害。脑积水的治疗主要是手术治疗,最常用的是脑室腹腔分流手术。

脑室—腹腔分流术是把一组带有单向阀门的分流装置植入体内,将脑脊液从脑室分流到腹腔内吸收,简称V-P分流术。

(二)术前准备

1. 患者准备　术前完善检查,具备近期CT或MRI影像资料。手术前一日,做好手术视野皮肤的准备;要求理发、沐浴;禁食、禁饮、禁戴首饰等贵重物品,女性患者不化妆;手术医生、责任护士与患者(或家属)现场核对手术部位并用防褪色记号笔标记。

2. 用物准备

(1)常规物品:布类台子、前颅包、脑用手摇钻/脑用电钻、手术衣、电刀、电刀清洁片、双极电凝、吸引皮管、含碘薄膜、敷贴、洁净袋、3-0慕丝线、10#线圈、22#和11#刀片等。

（2）特殊仪器：高频电刀。

（3）特殊物品：分流管、V-P通条、V-P分流专用一次性洞巾、2-0缝线、4-0缝线、骨蜡等。

（三）麻醉方式

气管插管全身麻醉。

（四）手术体位

仰卧位，头转向头部切口对侧，同侧肩下垫高，拉直枕部 - 锁骨 - 腹部一线。

（五）手术切口

1. 头部切口　根据脑室穿刺位置在相应部位作一直切口。

2. 颈部切口　可于颈部作约 1~1.5cm 的切口，便于分流管的皮下埋藏。

3. 腹部切口　于腹部中线或旁中线作一纵形切口，分离腹壁筋膜及腹膜外脂肪，剪开腹膜，进入腹腔。

（六）手术步骤及配合

1. 整理无菌器械台、清点物品　刷手护士与巡回护士共同清点物品。

2. 消毒皮肤，协助医生铺巾，递卵圆钳夹持含消毒液棉球消毒头颈部及胸腹部皮肤。

3. 术野贴手术薄膜　递 45cm×45cm 含碘手术薄膜 2 张，头部切口下方贴洁净袋，递电刀、双极电凝，吸引器皮管，爱丽斯钳固定。

4. 作头部切口　沿右额发际内 2.5cm 及中线旁 2.5cm 为中心做一切口长约 4cm 切口，递 22# 刀切开皮肤、皮下及筋膜，纱布拭血，双极电凝止血，递乳突牵开器牵开，显露颅骨。

5. 颅骨钻孔　切开骨膜，递神经剥离器，将骨膜向两侧推开，用手摇钻钻孔，骨缘以骨蜡止血，显露硬脑膜。递水节将术野冲洗干净，用湿纱布覆盖保护切口。

6. 作腹部切口　于脐上旁正中作约 4cm 直切口，递 22# 刀片切开皮肤，电刀切开皮下组织及筋膜，显露腹直肌前鞘，电刀切开肌肉层，直角拉钩牵开肌肉，显露腹膜。递一湿盐水纱布覆盖保护切口。

7. 作皮下隧道　递金属 V-P 通条，从腹部切口作皮下隧道至颈部，于颈部做长约 1cm 切口，再从颈部做皮下隧道至耳后，从耳后做皮下隧道至头部切口处。递 10# 线圈将线系于通条头端，全程埋于皮下，用于后续分流管的牵引。递中弯用于耳后皮下隧道的扩张，使耳后皮下隧道足以埋藏分流泵。

8. 准备分流管　使用前先进行分流阀门与导管的测试。将阀门浸没于无菌生理盐水中，轻轻挤压泵室排出气泡，再将阀门出口端向上露出液面，轻压泵室，见出口处液滴形成后保持 1min，如液滴不消失说明阀门无逆流，反之则提示逆流存在。在阀门充满生理盐水的状态下堵住其进液和出液口，按压泵室观察阀门是否漏液。用无菌生理盐水冲洗分流管确认导管是否通畅。具体如图 5-4-11 所示。

9. 埋藏分流管　递分流管腹腔端系于 10# 线上拉出，将管子埋置于皮下隧道内。

10. 脑室穿刺　递 11# 刀片切开硬脑膜，取脑室腹腔分流管脑室端沿平行矢状面，向双耳外耳道假想连线方向进针。穿刺入脑室可有突空感，拔出穿刺管内芯可见管口有清澈脑脊液流出。置管深度约 5cm，用 4-0 缝线将管子固定于骨膜上。

11. 连接分流泵　将分流泵两端分别与腹腔端、脑室端连接，并用 3-0 慕丝线加固连接口。将分流泵置入耳后头皮下隧道，使之处于垂直位。注意分流管不能折曲或盘结。

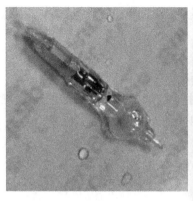
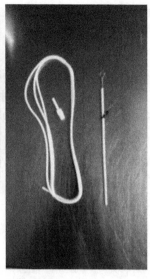

图 5-4-11 脑室腹腔分流管

12. 分流管置入腹腔 打开腹膜,可见游离肠管活动。轻按泵上阀门开关,可见腹腔端管口随按压节律有液体流出,确认脑室 - 腹腔分流管通畅后,将分流管腹腔端全部置入腹腔。

13. 止血缝合 4-0 缝线荷包缝合腹膜,严密止血后逐层缝合各个切口。

(七)围手术期护士应该关注的问题

1. 术中关注的问题

(1)严格执行核对制度:手术医生、麻醉医生、手术室护士应在麻醉开始前、手术切皮前、手术结束离室时根据手术安全核查表的各项内容认真核对并签名。对于部分昏迷患者,我们将麻醉前核对提前到患者入手术室时,由患者家属参与麻醉前的三方核查。

(2)严格无菌操作:该手术有内植入物,且手术术野较长,操作跨度大,要注意防止术后发生感染。手术过程中要严格无菌操作,切皮刀片及时更换,缝皮前后用聚维酮碘 -I 棉球消毒。缝合完毕,切口垫以聚维酮碘 -I 纱布保护。

(3)在手术过程中应操作轻柔,注意保护分流管内外表面的光滑完整,以减少术后粘连堵管的发生。

(4)脑室 - 腹腔分流管的准备:脑室 - 腹腔分为可调节压力分流管、普通管和抗感染管,由主管医生在术前根据患者疾病特点选定;在手术开始前,巡回护士务必确保分流管已到位,并与手术医生确定设定压力值是否正确;刷手护士必须熟练手术步骤,掌握分流管的使用方法、组件安装及注意事项。同时巡回护士要做好高值物品的登记工作。

2. 术后关注的问题

(1)手术结束后,巡回护士检查患者的输液管道的各个衔接处是否紧密,静脉三通盖子是否已盖好。同时给手术患者穿上手术衣及整理身上的各种管道后,手术医生、麻醉医生、手术护士、工友要将患者从手术床转移到推车上。转运前再次确认患者身上各种管道维持在正常位置,避免发生液体反流及管道脱落。

(2)术后送复苏室,严密监测生命体征,持续心电监护,观察血氧饱和度。注意查看切口敷料有无渗液。复苏期间,做好安全管理,防止患者坠床等意外事件。

（3）加强患者途中转运的管理：转运途中固定担架的护栏及做好患者肢体的约束，防坠床及管道脱落；同时做好肢体保暖工作。

（八）专家解惑

Q：脑室 - 腹腔分流术的适应证、禁忌证？

A：（1）适应证：脑室 - 腹腔分流术可用于治疗各种类型的脑积水，包括梗阻性脑积水、交通性脑积水、正常颅压脑积水，以及其他分流方法失败的患者。

（2）禁忌证：

1）颅内感染尚未控制者。

2）腹腔有炎症或腹水者。

3）妊娠期的妇女。

4）脑室系统有新鲜出血者。

5）脑脊液蛋白含量过高（> 5g/L）者。

6）手术部位（头、颈、胸、腹部）有感染病灶者。

Q：脑室 - 腹腔分流管如何选择？

A：脑室 - 腹腔分流管分为普通管和抗虹吸管，临床常用的 Phoenix 普通分流管有超高压、高压、中压、低压、超低压型，其分流起始压力（分流管进液端的相应压力）为超高压管 > 1.32kPa（135mmH$_2$O）、高压管 > 0.98kPa（100mmH$_2$O）、中压管 > 0.69kPa（70mmH$_2$O）、低压管 > 0.44kPa（45mmH$_2$O）、超低压管 < 0.44kPa（45mmH$_2$O）。Phoenix 抗虹吸管是在普通型导管的基础上增加了抗虹吸功能，它可根据不同的颅内压力状况自动调节，以保持分流流量恒定，因此抗虹吸管各种脑压均适用，它不根据压力分型，只根据分流患者的年龄分为儿童型（适用于 < 3 岁儿童）和成人型（适用于 > 3 岁的患者）。不同品牌的分流装置其分流起始压力不完全相同，使用前应认真选择。根据不同疾病特点选择不同的分流管是提高分流疗效、减少术后并发症的重要环节。一般情况下高压阀门适用于长期伴有颅内高压的脑积水患者；中压阀门适用于先天性脑积水及常压性脑积水；低压阀门适用于原发性颅内囊肿腔的引流以及一些重度脑积水；超低压阀门适用于慢性硬膜下积液、炎性蛛网膜囊腔、硬脑膜下水瘤的引流。抗虹吸管可有效地避免因虹吸现象所致的分流过度，抗虹吸管还可用于普通分流管分流后出现的硬膜下血肿或水瘤，以及分流术后出现裂隙状脑室的患者。

六、椎管内肿瘤切除术的手术配合

（一）概述

椎管肿瘤根据发生部位可分为髓内肿瘤、髓外硬膜内肿瘤、硬膜外肿瘤。髓内肿瘤常见有星型细胞瘤、室管膜瘤。髓外硬膜内肿瘤常见有神经纤维瘤、神经鞘瘤、脊膜瘤等。硬膜外肿瘤多数是转移瘤、淋巴瘤。

髓内肿瘤多发生于 20—50 岁，以疼痛为最常见的首发症状，逐渐出现肿瘤节段以下的运动障碍和感觉异常，表现为肢体无力、肌肉萎缩和截瘫，肌张力和腱反射异常。

髓外硬膜内肿瘤多发生于 20—60 岁，病程较长，典型症状为神经根疼痛，以后出现肢体麻木，酸胀感或感觉减退。随着症状的进展可出现瘫痪及膀胱、直肠功能障碍。

硬膜外肿瘤如转移瘤多见于老年人，病程进展较快，疼痛是最常见的首发症状，很快出现严重的脊髓压迫症。淋巴瘤常累及胸腰椎,主要表现为脊髓和神经根受压症状,以局部疼痛最为多见,逐渐出现下肢运动、感觉障碍和括约肌功能紊乱。

(二)术前准备

1. 患者准备 术前完善检查,备近期 CT 或 MRI 影像资料。手术前一日,做好手术视野皮肤的准备;要求沐浴;禁食、禁饮、禁戴首饰等贵重物品;手术医生、责任护士与患者(或家属)现场核对手术部位并用防褪色记号笔标记定位。

2. 用物准备

(1)常规用物:布类台子、手术衣、前颅包、脑用显微器械、脑用咬钳、脑科气动开颅系统、后颅特殊、45cm×45cm 薄膜巾、洁净袋、单极电刀、双极电凝、水节、22# 刀片、11# 刀片等。

(2)特殊仪器:高频电刀、气动开颅系统。

(3)特殊用物:颈牵、单齿牵开器、半椎板牵开器(根据需要选择)。

(三)麻醉方式

气管插管全身麻醉。

(四)手术体位

俯卧位、前冲俯卧位,如图 5-4-12 所示。

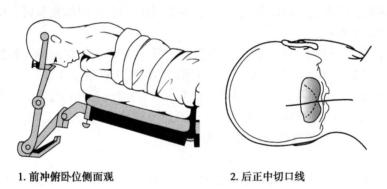

1. 前冲俯卧位侧面观　　　　　2. 后正中切口线

图 5-4-12　前冲俯卧位

(五)手术切口

相应脊柱节段后正中直线切口。

(六)手术步骤及配合

1. 整理无菌器械台、清点物品 刷手护士与巡回护士共同清点棉片、缝针及纱布等物品。

2. 术野贴手术薄膜 递 45cm×45cm 含碘手术薄膜 1 张,主刀医生侧切口处贴洁净袋,递电刀、双极电凝及吸引器皮管,爱丽斯钳固定并妥善连接处于备用状态。

3. Time out 递 2 块纱布、22# 刀切开皮肤、皮下及筋膜,纱布拭血,双极电凝止血,选择合适的牵开器显露棘突。

4. 移除椎板 用气动开颅系统、脑用咬钳去除棘突,显露椎管,暴露硬脊膜。用神经剥离子、骨蜡止血,递水节将术野冲洗干净,用大棉片覆盖保护切口。

5. 切开硬脊膜 尖刀片挑开硬脊膜,缝针悬吊硬脊膜,暴露肿瘤。

6. 切除肿瘤 肿瘤显露后如系良性肿瘤,从肿瘤上极或下极开始剥离。如系硬脊膜瘤,肿瘤附着的硬膜应一并切除,缺损处用筋膜修复。如系神经纤维瘤,附着的神经根如确定不能保留予切断。如突向椎间孔,应探查是否突向椎间孔外成为哑铃形肿瘤。恶性肿瘤与硬脊膜粘连大多广泛而紧密,切除时渗血多,完全切除多有困难,可大部切除以达减压目的。如有必要可取一块作冰冻切片检查。决定切除后,从肿瘤边缘开始,交替用显微剪、刮匙、取瘤钳等沿硬脊膜把肿瘤切除,渗血用双极电凝、棉片压迫止血。如肿瘤已蔓延至硬脊膜腹侧时,可轻轻推开硬脊膜,用取瘤钳或刮匙尽量清除。转移癌大部切除后,加上椎板减压,术后可作放射治疗或化学治疗。

7. 止血缝合 清点棉片、缝针等用物,严密止血后逐层缝合切口。

(七)围手术期护士应该关注的问题

1. 术前关注的问题

术前护理访视,适时做好术前宣教工作。访视护士需了解患者的基本情况,并对患者情况做好心理护理,耐心向患者介绍次日早晨进入手术室的流程,手术基本情况和术后饮食护理,以减轻患者的恐惧心理,树立对手术的正确认识。

2. 术中关注的问题

(1)麻醉诱导完成后:巡回护士应妥善安置各种管道后再行翻身。俯卧位时应注意保护患者颜面部及身体各处的骨隆突处,防止皮肤压力性损伤。时间较长时,术中需对不影响手术的部位进行减压。

(2)严格执行核对制度:手术医生、麻醉医生、手术室护士应在麻醉开始前、手术切皮前、手术结束离室时根据手术安全核查表的各项内容认真核对并签名。

(3)严格无菌操作:该手术有内植入物,且手术术野较长,操作跨度大,要注意防止术后发生感染。手术过程中要严格无菌操作,切皮刀片及时更换,缝皮前后用聚维酮碘棉球消毒。缝合完毕,切口垫以聚维酮碘纱布保护。

3. 术后关注的问题

(1)手术结束后,巡回护士检查患者的输液管道的各个衔接处是否紧密,静脉三通盖子是否已盖好。同时给手术患者穿上手术衣及整理身上的各种管道后,手术医生、麻醉医生、手术护士、工友要将患者从手术床转移到推车上。转运后再次确认患者身上各种管道维持在正常位置,避免发生液体反流及管道脱落。

(2)术后送复苏室,严密监测生命体征,持续心电监护,观察血氧饱和度。注意查看切口敷料有无渗液。复苏期间,做好安全管理,防止患者坠床等意外事件。

(3)加强患者途中转运的管理 转运途中固定担架的护栏及做好患者肢体的约束,防坠床及管道脱落;同时做好肢体保暖工作。

七、经鼻蝶垂体腺瘤切除术的手术配合

垂体腺瘤(pituitary adenoma)是起源于蝶鞍内脑垂体细胞的良性肿瘤,发生于垂体前叶。在鞍区呈花生米样生长,质软、均质,可有坏死或出血,边界清楚,浸润型的垂体腺瘤可长入海绵窦内。人群发生率一般为 1/10 万。发病率在颅内肿瘤中仅次于脑胶质细胞瘤和脑膜瘤,约占颅内肿瘤的 10%,但在尸检中发生率为 20%~30%,近几年来有增多的趋势。

垂体腺瘤的治疗可分为手术治疗、放射治疗、药物治疗。手术治疗可有经颅(经额叶入

路、经颞叶入路、经蝶骨嵴入路）、经蝶（口鼻蝶、单鼻孔经蝶）以及联合入路这些方法。经口、鼻蝶入路切除垂体腺瘤已经有近1个世纪的历史。1987年Griffith和Veerapen首次报道经单鼻孔直接蝶窦入路显微切除垂体腺瘤，由于其创伤更小，口鼻部并发症更少而深受患者的欢迎。

（一）垂体的解剖应用

垂体的位置和形态：脑下垂体呈卵圆形，位于蝶鞍内，1.2cm×1.0cm×0.5cm大小，平均质量为750mg，腺垂体（前叶）占整个垂体体积的80%，它可分为远侧部、中间部和结节部。神经垂体（后叶）由神经部和漏斗组成，漏斗上部连于正中隆起，下部为漏斗，腺垂体的结节部包绕漏斗，共同构成垂体柄漏斗。垂体的血液供应来自垂体上动脉和垂体下动脉，都发自颈内动脉海绵窦段组成垂体门脉系统。

（二）术前准备

1. 患者准备　完善各项检查，具备近期影像学资料。术前一日，做好手术视野皮肤准备工作，要求剔除鼻毛，清洁鼻腔，沐浴。禁食禁饮、禁戴首饰挂件、隐形眼镜等物品，女性患者不化妆。手术医生、责任护士、患者（家属）现场核对手术部位并用防褪色记号笔标记。

2. 物品准备

（1）常规物品：布类台子、单鼻孔器械包、手术衣、电刀、双极电凝、吸引器皮管、含碘薄膜、洁净袋、水节、11#刀片、显微镜套、显微磨钻等。

（2）特殊物品：骨蜡、脑科气动开颅系统、修补材料（自体筋膜或人工脑膜）、缝合材料（线、胶水）。

（3）特殊仪器：显微镜、影像录制系统、脑科气动开颅系统。

（三）麻醉方式

全身麻醉气管插管。

（四）手术体位

仰卧位，头后仰，头板低一格或肩下垫高。

（五）手术切口

经鼻蝶入路鼻腔内切口。

（六）手术步骤及配合

1. 整理无菌器械台、清点物品　刷手护士与巡回护士共同清点物品。

2. 使用聚维酮碘消毒皮肤，协助医生铺巾　递卵圆钳夹持含消毒液棉球消毒颜面部（上至发际，下至下颌角下缘，两侧至耳廓前缘）。递中单加方巾垫于头下后铺巾。

3. 术野贴含碘薄膜　递45cm×45cm含碘手术薄膜，洁净袋、电刀、双极电凝，吸引器皮管，爱丽斯钳固定并妥善连接保持备用状态。

4. 巡回护士与助手医生共同套好显微镜无菌罩，并保持无菌。

5. 主刀医生对鼻腔再次进行消毒　递血管钳夹持含消毒液的小棉球，使用之后统一放置，直接丢弃血管钳则视为污染，不进行任何后续操作。

6. 做切口　在显微镜下用单极电刀切开鼻腔黏膜，电凝止血。

7. 暴露蝶窦前壁　沿骨膜下分离鼻中隔软骨右侧的黏膜，在骨性鼻中隔向左推软骨，深部分离。递鼻中隔剥离子、选择大小合适的鼻镜撑开手术视野，显露蝶窦前壁。

8. 切除蝶窦前壁　装好气动开颅系统磨钻，磨除蝶窦前壁，显露蝶窦腔，用鞍底咬钳扩大蝶窦前壁开口。

9. 暴露鞍底硬脑膜　用显微磨钻在蝶窦后壁上钻孔，再用鞍底咬钳咬除蝶窦后壁骨板，显露硬脑膜。

10. 切开硬脑膜　用11$^{\#}$尖刀片在硬脑膜上挑开，显微剪呈放射状剪开，暴露肿瘤及垂体。

11. 切除肿瘤　递刮匙、取瘤镊、取瘤钳夹取肿瘤组织。需要快速病理的肿瘤组织放于纱布上，勿挤压直接送检；其余肿瘤组织放于盛有生理盐水的标本盒内留作常规病理标本。生理盐水冲洗手术视野，双极电凝止血。

12. 鞍底重建　使用明胶海绵填充鞍内空腔，必要时取脂肪填塞。可使用人工修补材料封闭硬脑膜缺口，用鼻中隔骨片嵌入鞍底骨窗以重建鞍底。备好填塞材料、修补材料、缝合材料。明胶海绵剪成1/4大小使用；人工硬脑膜选择合适的尺寸；胶水处于备用状态。

13. 填塞鼻腔　膨状海绵双面涂满金霉素眼药膏填塞。

（七）围手术期手术室护士应该关注的问题

1. 术中关注的问题

（1）严格执行核对制度：手术医生、麻醉医生、手术室护士应在麻醉开始前、手术切皮前、手术结束离室时根据手术安全核查表的内容逐条核对并签名。

（2）严格执行无菌操作，做好保暖工作。

（3）按医嘱及时使用药物（激素类、抗生素），关注术中尿量，及时汇报，维持术中出入量的平衡。

2. 术后关注的问题

（1）手术结束后，巡回护士检查患者的输液管道的各个衔接处是否紧密，静脉三通盖子是否已盖好。同时给手术患者穿上手术衣及整理身上的各种管道后，手术医生、麻醉医生、手术护士、工友要将患者从手术床转移到推车上。转运后再次确认患者身上各种管道维持在正常位置，避免发生液体反流及管道脱落。

（2）术后送复苏室，严密监测生命体征，持续心电监护，观察血氧饱和度。注意查看切口敷料有无渗液。复苏期间，做好安全管理，防止患者坠床等意外事件。

（3）加强患者途中转运的管理　转运途中固定担架的护栏及做好患者肢体的约束，防坠床及管道脱落；同时做好肢体保暖工作。

（八）专家解惑

Q：垂体瘤手术入路的依据？

A：手术入路需根据肿瘤大小、生长方向、与周围视神经、视交叉、脑组织等的关系来选择。分为经蝶窦和经颅两类入路。经蝶窦入路包括经口鼻蝶窦、经鼻蝶窦、经筛窦蝶窦、经上颌窦蝶窦、扩大经蝶窦入路等；经颅入路包括：经额下、经额颞、经纵裂、经鞍结节蝶窦等入路。多数情况选择经蝶窦入路手术。一般来说蝶窦、斜坡等生长为主的肿瘤，选择经蝶窦入路手术；向侧方生长为主者，先选择经蝶窦入路手术，术后视随诊观察情况决定是否再经颅手术；对于向前颅窝底、蝶骨平板、明显破坏鞍结节、鞍旁者选择经额、额颞硬膜内或外入路手术。

八、经鼻蝶内镜下垂体瘤切除术的手术配合

(一)术前准备

1. 患者准备　完善各项检查,具备近期影像学资料。术前一日,做好手术视野皮肤准备工作,要求剔除鼻毛,清洁鼻腔,沐浴。禁食、禁饮、禁戴首饰挂件、隐形眼镜等物品,女性患者不化妆。手术医生、责任护士、患者(家属)现场核对手术部位并用防褪色记号笔标记。

2. 物品准备

(1)常规物品:布类台子、单鼻孔器械包、经蝶内镜器械、手术衣、电刀、双击电凝、吸引器皮管、含碘薄膜、洁净袋、水节、11#刀片、腔镜套、显微磨钻等。经蝶内镜器械如图 5-4-13 所示。

(2)特殊物品:骨蜡、气动开颅系统、修补材料(自体筋膜或人工脑膜)、缝合材料(线、胶水)、肾上腺素盐水(7 支 1mg/ml 的肾上腺素 +43ml 生理盐水)。

(3)特殊仪器:内镜机组、气动开颅系统。

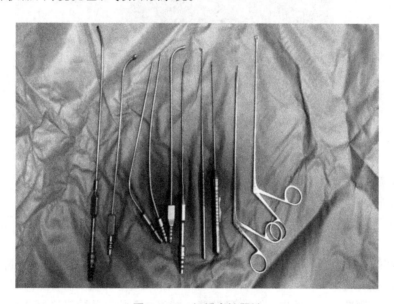

图 5-4-13　经蝶内镜器械

(二)麻醉方式

全身麻醉气管插管。

(三)手术体位

仰卧位,头后仰,头板低一格或肩下垫高。

(四)手术切口

单鼻孔经鼻 - 蝶窦入路鼻腔内切口。

(五)手术步骤及配合

1. 整理无菌器械台、清点物品　刷手护士与巡回护士共同清点物品。

2. 主刀医生用枪状镊将四片含肾上腺素盐水的棉片塞入双侧鼻腔收缩鼻黏膜。

3. 使用聚维酮碘消毒皮肤,协助医生铺巾　递卵圆钳夹持含消毒液棉球消毒颜面部

（上至发际，下至下颌角下缘，两侧至耳廓前缘）。递中单加方巾垫于头下后铺巾。

4. 术野贴含碘薄膜 递 45cm×45cm 含碘手术薄膜，洁净袋、电刀、双极电凝、吸引器皮管、爱丽斯钳固定并妥善连接保持备用状态。

5. 巡回护士与刷手护士协助连接摄像线及光纤，并保持无菌。

6. 主刀医生取出之前填塞鼻腔的四块棉片，对鼻腔再次进行消毒。递血管钳夹持含消毒液的小棉球，使用之后统一放置，直接丢弃血管钳则视为污染不进行任何后续操作。

7. 做切口 在内镜直视下探查鼻腔，找到蝶窦开口，用单极电刀切开鼻腔黏膜。经鼻内镜下视野如图 5-4-14 所示。

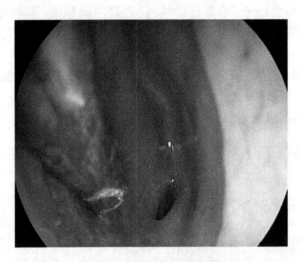

图 5-4-14 经右鼻内镜下视野

8. 暴露蝶窦前壁 推开切开的鼻黏膜，显露蝶窦前壁，离断鼻中隔，沿骨膜分离鼻中隔对侧的黏膜，显露对侧蝶窦开口。

9. 切除蝶窦前壁 装好气动开颅系统磨钻，磨除蝶窦前壁，显露蝶窦腔，用鞍底咬钳修整蝶窦前壁开口。

10. 暴露鞍底硬脑膜 用显微磨钻在蝶窦后壁上钻孔，再用鞍底咬钳咬除蝶窦后壁骨板，显露硬脑膜。

11. 切开硬脑膜 用 11# 尖刀片在硬脑膜上挑开，显微剪呈放射状剪开脑膜，暴露肿瘤及垂体。

12. 切除肿瘤 递刮匙、取瘤镊、取瘤钳夹取肿瘤组织。需要快速病理的肿瘤组织放于纱布上，勿挤压直接送检；其余肿瘤组织放于盛有生理盐水的标本盒内留作常规病理标本。生理盐水冲洗手术视野，双极电凝止血。

13. 鞍底重建 使用明胶海绵填充鞍内空腔，必要时取脂肪填塞。可使用人工修补材料封闭硬脑膜缺口，用鼻中隔骨片嵌入鞍底骨窗以重建鞍底。备好填塞材料、修补材料、缝合材料。明胶海绵剪成 1/4 大小使用；人工硬脑膜选择合适的尺寸；胶水处于备用状态。

14. 填塞鼻腔 膨胀海绵双面涂满金霉素眼药膏填塞。

（六）围手术期手术室护士应该关注的问题

1. 术中关注的问题

（1）严格执行核对制度：手术医生、麻醉医生、手术室护士应在麻醉开始前、手术切皮前、手术结束离室时根据手术安全核查表的内容逐条核对并签名。

（2）严格执行无菌操作，做好保暖工作。

（3）按医嘱及时使用药物（激素类、抗生素），关注术中尿量，及时汇报，维持术中出入量的平衡。

2. 术后关注的问题

（1）手术结束后，巡回护士检查患者的输液管道的各个衔接处是否紧密，三通盖子是否已盖好。同时给手术患者穿上手术衣及整理身上的各种管道后，手术医生、麻醉医生、手术护士、工友要将患者从手术床转移到推车上。转运后再次确认患者身上各种管道维持在正常位置，避免发生液体反流及管道脱落。

（2）术后送复苏室，严密监测生命体征，持续心电监护，观察血氧饱和度。注意查看切口敷料有无渗液。复苏期间，做好安全管理，防止患者坠床等意外事件。

（3）加强患者途中转运的管理 转运途中固定担架的护栏及做好患者肢体的约束，防坠床及管道脱落；同时做好肢体保暖工作。

（七）专家解惑

Q：显微镜下经鼻蝶垂体腺瘤切除与内窥镜下经鼻蝶垂体瘤切除手术，他们的优缺点分别是什么？

A：优点：

1. 内窥镜直视下可清晰观察蝶窦内全貌，容易辨认颈内动脉隆起、视神经隆起等重要结构，使手术损伤机会降低，从而减少了大动脉出血、视神经损伤等严重并发症发生的机会。而手术显微镜的单一管状视野限制了对蝶窦内结构的全面细致观察。

2. 内窥镜直视下更容易分辨肿瘤组织与正常垂体组织的分界，以明确切除范围，在全切肿瘤的基础上尽量减少对正常组织的损伤。

3. 于鞍内应用30°镜头，内窥镜可以观察鞍膈、蛛网膜及鞍上、鞍旁诸结构，有利于鞍外扩展的大腺瘤的切除并减少对正常结构的损伤。而传统的开放式经鼻蝶手术显微镜对此部位的显露有时不太充分，对有鞍上、鞍旁扩展的肿瘤全切有一定困难。

缺点：

1. 经内窥镜观察到的是二维图像，与手术显微镜的三维图像相比，缺乏深度感和距离感。

2. 用30°镜头观察时容易给术者造成直接看到侧方结构的假象，必需在头脑中做好调整方可向侧方工作。

3. 内窥镜镜头容易被血液、组织等所污染而妨碍观察，需反复取出擦拭；在较大出血时即使有冲洗吸引装置也常收效甚微，在出现并发症时常需改行开放式手术。

4. 神经外科医生要熟练地在一狭窄通道内同时使用内窥镜和手术器械，需经过一段时间的手术训练。

九、脑立体定向手术的手术配合

（一）脑立体定向技术的发展及应用进展

1. 脑立体定向技术的发展

脑立体定向技术提出已100多年，从实验、仪器定型到临床应用经历了漫长岁月。定向手术的传统做法是一副定向架、一张X线片、一张纸和一支笔。这些依旧是当代定向手术的基本内容和操作步骤,即影像的获得,治疗计划的制订及相互作用的手术,那些早期的定向手术"技艺"今已发展到先进的影像导向神经外科(Image Guided Surgery, or IGS)。它是无框架的,由神经影像、计算机及其软件技术与显微神经外科相结合而成,正逐渐成为广大神经外科医生必须掌握的手术技术。它的发展史主要分为两个阶段:

(1)有框架脑立体定向阶段:1908 年 Horsley 和 Clarke 创始三维脑立体定向技术,1945 年 Spiegel 和 Wycis 完成有史以来第一次人脑立体定向手术。脑立体定向学历史上第二次突破是发生在 1979 年,Brown 发明了用定位框架与 CT 扫描一起配准,用于神经系统非功能性疾病。我国是 1993 年由深圳安科高技术股份有限公司生产的国内首台能与 CT 或 MRI 连接的高精度脑立体定向仪投入临床使用,极大推动了临床立体定向技术在国内的应用和推广。

1)脑立体定向仪:要立体定向就要有三维空间坐标体系,有框架脑立体定向就是人为地在头颅外安装一个框架,由它来形成一个三维空间坐标体系,使脑结构包括在这个坐标体系内,这时将这个框架和患者一起进行 CT 或 MRI 的扫描,就会得到带有框架坐标参数标记的患者颅脑 CT 或 MRI 的图像。患者颅脑内的各个影像解剖结构都会在这个坐标体系内有一个相应的坐标值,然后通过脑立体定向仪定义的机械数据来达到该坐标点,从而实现脑立体定向。

2)立体定向图谱:脑立体定向仪是通过颅脑外的框架建立一个坐标体系,立体定向图谱是利用脑内标志进行坐标体系的建立来定位。临床上是以前连合和后连合作为标志来确定各个核团位置的。一般先在脑上定出三个基准平面和三条基准轴线,即将前连合后缘中点至后连合前缘中点的连线定为连合间径,通过它所作的水平面定为 HO 平面,通过连合间径的冠状面定为 FO 平面,加上脑的正中矢状面 SO 平面,就构成了三个基准平面。这三个基准平面的交点叫做原点(O 点),坐标值为 0。通过原点前后方向的轴为矢状轴(与连合间径重合),定为 Y 轴;通过原点的上下方向与 Y 轴垂直的垂直轴定为 Z 轴;与通过原点左右方向并与 Y 轴垂直相交的冠状轴定为 X 轴。以上 X、Y、Z 轴即为三条基准轴线。应用这些平面和轴线,即可描画出脑内各个结构的三维空间坐标来。具体如图 5-4-15 所示。

(2)无框架立体定向阶段:1986 年,Robert 及其同事介绍一种与 CT 图像、显微镜相结合的无框架定向手术系统。这个崭新的观念一出现,迅速激起设计制造无框架定向手术的热潮,在工程科技界和厂商结合下出现了一系列无框架定向手术系统。它主要分为两类:关节臂系统(1987 年由 Watanabe 发明)和数字化仪系统。现在市场上主要是数字化仪系统,分以下 3 种:

1)声波数字化仪:1986 年,Roberts 首次报告使用声波数字化仪跟踪手术器械或显微镜的方法,从而开创了无框架立体定向神经外科。

2)红外线数字化仪:红外线数字化仪导航是美国于 1992 年应用于临床,那是世界上首台光学手术导航系统。目前市场上大部分产品是光学手术导航系统,中国是 1997 年由上海华山医院将美国的光学手术导航系统引进国内。我国自行生产的第一台手术导航系统是 1999 年由深圳安科高技术股份有限公司生产的 ASA-610T 手术导航系统,也是光学手术导航系统。

3)电磁数字化仪:1991 年 Kato 报告了电磁数字化仪的设计原理和临床应用,该系统主要由三维电磁数字化仪、三维磁源、磁场感应器和计算机工作站构成。具体如图 5-4-16 所示。

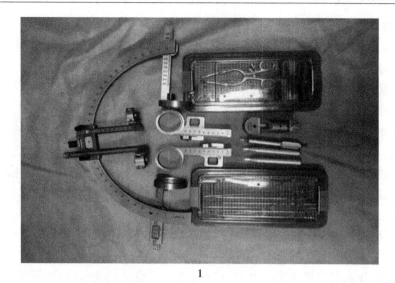

1

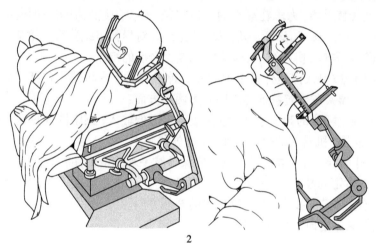

2

图 5-4-15 脑立体定向仪（有框架）

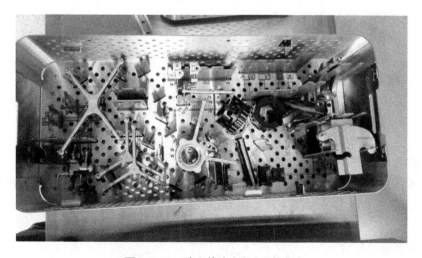

图 5-4-16 脑立体定向仪（无框架）

2. 脑立体定向技术的临床应用

（1）颅内血肿定向排空术：自 1978 年 Beck lund 首先成功地设计立体定向血肿排空器，并获得应用的成功。

（2）精神病：对边缘系统，前脑的某些核团定向毁损，疗效已得到肯定。

（3）运动障碍性疾病：应用脑立体定向技术行相应核团的毁损。

（4）慢性疼痛：如大脑水平的扣带回毁损术、丘脑水平的腹后核、中央中核毁损术等。

（5）癫痫：全身性原发性癫痫，颞叶癫痫伴攻击行为或不能进行典型病灶切除者，都可选择立体定向技术对癫痫病灶毁损或阻断癫痫发放冲动的中间环路，如杏仁核、Forel-H、下丘脑后部、丘脑内某些核团。

（6）脑肿瘤：目前已广泛应用立体定向技术定向活检，然后配合立体定向放射外科、立体定向显微外科对肿瘤完全毁损或切除，达到治疗目的。

3. 脑立体定向技术的未来前景

脑立体定向技术与当代先进的电子、电热、光学等设备和技术，以电子镜像代替肉眼直视、以细长器械代替手指，力求在最小的切口路径、最少的组织损伤、肌体最轻的应激反应下，完成对体内病灶的观察、诊断、切断及其他治疗、对异常组织器官的重建，具有手术出血少、术后疼痛轻、恢复快、伤口细小、斑痕细微或无瘢痕的特点。

目前机器人已被引入神经外科手术领域。神经外科手术机器人包括高质量的机械、电学、导航系统。机器人在导航系统的作用分为两个方面：

（1）机器人独立完成的导航手术，包括数字化图像输入；三维图像重建；手术计划系统定位；模拟手术轨迹；机器人的机械操作，完成外科手术。

（2）机器人作为导航系统的配套设备：确保导航手术的精确性和灵活性。

以现在脑立体定向技术水平和发展速度，我们有理由相信在不久的将来，脑外科医生会掌握更高的脑立体定向技术，会了解更多的开颅方向。

（二）有框架立体定向手术的配合

1. 术前准备

（1）患者准备

患者术前 1 日，做好自身清洁工作，按要求禁食、禁饮、去除身上携带首饰。术晨理全发、安装立体定向框架进行 CT 扫描。

（2）用物准备

1）常规物品：大台子、脑科特殊碗、前颅包、电刀、双极电凝、吸引皮管、45cm×45cm 含碘手术薄膜、敷贴、洁净袋、水节、骨蜡、5ml 针筒、刀片、明胶海绵等。

2）特殊仪器：高频电刀导航仪　气动开颅系统或电钻。

3）特殊物品：立体定向头架及配件。

4）备用物品：血肿腔引流管、止血材料、生物蛋白胶等。

2. 麻醉方式　全身麻醉气管插管。

3. 手术体位　仰卧位、侧卧位、俯卧位、沙滩椅位（根据手术部位的位置来确认）。

4. 手术切口　根据手术医生在神经导航仪上标记的入路在设计，一般做一直行切口（约 2cm）。

5. 手术步骤及配合

（1）整理无菌器械台、清点物品：刷手护士与巡回护士共同清点物品。

（2）消毒皮肤：递卵圆钳夹持含消毒液棉球消毒头皮及立体定向框架。

（3）协助医生铺巾及安装头架：患者双侧肩部用方巾对折覆盖，医生戴无菌手套安装头架。

（4）术野贴手术薄膜：递45cm×45cm含碘手术薄膜，头部切口下方贴洁净袋，递电刀、双极电凝，吸引器皮管，爱丽斯钳固定。

（5）头部切口：安装弧形弓，按主刀医生在导航仪上设计的入路，调整参数，用定位针定位头皮上的进针点，然后用22#刀片做直行切口。

（6）暴露颅骨：切开骨膜，递神经剥离器将骨膜向两侧推开，乳突牵开器牵开，显露颅骨。

（7）颅骨打孔、显露脑膜：用电钻（直径10mm）颅骨钻孔，骨缘用骨蜡止血，显露硬脑膜，硬脑膜有出血时用双极电凝止血，递水节将术野冲洗干净。

（8）切开硬膜暴露脑皮层：递11#刀片切开硬脑膜，双极电凝烧灼脑皮层。

（9）穿刺：按术前设计路径靶点坐标调节弧形立体定向架，将血肿排空针或肿瘤活检针置入目标靶点，进行血肿清除或者肿瘤活检。

（10）若是血肿清除，可在血肿清除后留置引流管。若是肿瘤活检，在取得病理组织送检后，导针置入导针外鞘压迫周边组织防止出血。

（11）缝合硬脑膜、封闭颅骨：用缝合硬脑膜，明胶海绵及生物蛋白胶封闭骨孔。

（12）缝合头皮，贴上敷贴。

6. 围手术期护士应该关注的问题

（1）术中关注的问题

1）严格执行核对制度：手术医生、麻醉医生、手术室护士应在麻醉开始前、手术切皮前、手术结束离室时根据手术安全核查表的各项内容认真核对并签名。

2）在手术过程中应操作轻柔，不可将重物置于其上，注意保护各穿刺导针的精度。

3）术中安装立体定向头架时注意保护各部位的螺丝及连接部件，防止损坏。

（2）术后关注的问题

1）手术结束后，给手术患者穿上手术衣及整理身上的各种管道，手术医生、麻醉医生、手术护士、工友要将患者从手术床转移到推车上。转运后再次确认患者身上各种管道维持在正常位置，避免发生液体反流及管道脱落。

2）术后送复苏室，严密监测生命体征，持续心电监护，观察血氧饱和度。注意查看切口敷料有无渗液。复苏期间，做好安全管理，防止患者坠床等意外事件。

3）加强患者途中转运的管理　转运途中固定担架的护栏及做好患者肢体的约束，防坠床及管道脱落；同时做好肢体保暖工作。

4）立体定向头架的清洗及维护保养：手术结束后将立体定向头架的各部件拆开，彻底清洗后上油、干燥后打包灭菌。

（三）无框架立体定向手术的配合

1. 术前准备

（1）患者准备

患者术前检查时扫描薄层MRI（＜3mm），范围从鼻尖到头顶，术前1日，做好自身清洁工作，按要求禁食禁饮、去除身上携带首饰。术晨理全发。

（2）用物准备

1）常规物品：大台子、脑科特殊碗、前颅包、电刀、双极电凝、吸引皮管、45cm×45cm含碘手术薄膜、敷贴、洁净袋、水节、骨蜡、5ml针筒、刀片、明胶海绵等。

2）特殊仪器：高频电刀、导航仪、气动开颅系统。

3）特殊物品：无框架立体定向套件（分为灭菌部分及非灭菌部分）。

4）备用物品：血肿腔引流管、止血材料、生物蛋白胶等。

2. 麻醉方式　全身麻醉气管插管。

3. 手术体位　仰卧位、侧卧位、俯卧位（根据手术部位的位置来确认）。

4. 手术切口　根据手术医生在神经导航仪上标记的入路设计，一般做直行切口（约2cm）。

5. 手术步骤

（1）整理无菌器械台、清点物品：刷手护士与巡回护士共同清点物品。

（2）神经导航注册：将该患者影像资料（薄层MRI）导入神经导航仪内，建立3维影像，然后将非灭菌部分导航参考架安装在三点头架上，然后进行手动注册。

（3）导航精度验证及切口设计：注册成功后，验证导航的精度，然后在导航辅助下设计手术切口。

（4）消毒皮肤：移除非灭菌参考架（只移除参考架，不可移动固定臂），递卵圆钳夹持含消毒液棉球消毒头皮。

（5）协助医生铺巾及安装灭菌机械臂：铺巾时注意落出非灭菌机械臂与参考架的接口，医生戴无菌手套安装无菌的参考架。医生组装好无菌机械臂后一端交给巡回护士，巡回护士将其固定在三点头架的另一接口固定。

（6）术野贴手术薄膜：递45cm×45cm含碘手术薄膜，头部切口下方贴洁净袋，递电刀、双极电凝，吸引器皮管，爱丽斯钳固定。

（7）头部切口：在无菌参考架上及无菌机械臂上相应部位安装导航球，根据导航的显示调整各个关节并固定，确认头皮上的进针点后22#刀片做直行切口。

（8）暴露颅骨：切开骨膜，递神经剥离器将骨膜向两侧推开，乳突牵开器牵开，显露颅骨。

（9）颅骨打孔、显露脑膜：用电钻（直径10mm）颅骨钻孔，骨缘以骨蜡止血，显露硬脑膜，硬脑膜有出血时用双极电凝止血，用水节将术野冲洗干净。

（10）切开硬脑膜暴露脑皮层：11#刀片切开硬脑膜，双极电凝烧灼穿刺点脑皮层。

（11）穿刺：根据主刀医生所设计的入径，按导航所示，将血肿排空针或肿瘤活检针置入目标靶点，进行血肿清除或者肿瘤活检。

（12）若是血肿清除，可在血肿清除后留置引流管。若是肿瘤活检，在取得病理组织送检后，穿刺针置入导针外鞘压迫周边组织防止出血。

（13）缝合硬脑膜、封闭颅骨：用缝合硬脑膜，明胶海绵及生物蛋白胶封闭骨孔。

（14）缝合头皮，贴上敷贴。

6. 围手术期护士应该关注的问题

（1）术中关注的问题

1）无菌机械臂的安装必须精准、到位，不然会造成导航偏移，无法到达预定靶点。

2）在手术过程中应操作轻柔，不可将重物置于穿刺针上，保持穿刺导针的精度。

3）术中安装无菌参考架及无菌机械臂时，注意保护无菌区域，防止无菌区域被污染。

（2）术后关注的问题

1）手术结束后，给手术患者穿上手术衣及整理身上的各种管道，手术医生、麻醉医生、手术护士、工友要将患者从手术床转移到推车上。转运后再次确认患者身上各种管道维持在正常位置,避免发生液体反流及管道脱落。

2）术后送复苏室,严密监测生命体征,持续心电监护,观察血氧饱和度。注意查看切口敷料有无渗液。复苏期间,做好安全管理,防止患者坠床等意外事件。

3）加强患者途中转运的管理 转运途中固定担架的护栏及做好患者肢体的约束,防坠床及管道脱落;同时做好肢体保暖工作。

4）无框架立体定向机械臂的清洗及维护保养:手术结束后将立体定向机械臂的各部件拆开,彻底清洗后上油、干燥后打包灭菌。

5）注意瞳孔及肢体的活动情况:术后要时刻观察患者的瞳孔及肢体运动情况,早期识别颅内血肿等并发症的发生。

十、术中磁共振手术的手术配合

（一）概述

磁共振成像(MRI),是利用核磁共振(NMR)原理,依据所释放的能量在物质内部不同结构环境中不同的衰减,通过外加梯度磁场检测所发射出的电磁波,即可得知构成这一物体原子核的位置和种类,据此可以绘制成物体内部的结构图像。

术中磁共振(iMRI)指术前、术中和术后均可进行 MRI 扫描,采集图像和图像处理,而且可进行真正实时导航手术,它是神经导航外科向更高层次的发展,是九十年代中后期神经外科领域里的一项重大技术革命。

术中磁共振技术有固定磁体和移动磁体两种方案,浙江大学附属第二医院是浙江省第一个开展了术中磁共振手术,采用的是固定磁体方案,以 GE 为代表的 3.0T 固定磁体术中方案,是一个两室的设计方案。手术室和磁共振检查室既独立设计又有机结合,在不需要术中 MRI 检查时,两者都可以作为全功能的手术室和磁共振检查应用,不受任何打扰。而在需要术中 MRI 应用时,巧妙的移动式屏蔽门设计,可以使两者有机结合完成术中 MRI 应用,简单但可靠而高效。目前术中磁共振的应用以神经外科手术为主,而在骨肿瘤、泌尿科、妇科等手术的应用也取得很好的成效。

（二）术前准备（以神经外科手术为主）

1. 患者准备 患者准备术前完善检查,排除术中核磁的禁忌证,通过《个人 iMRI 安全筛选表》筛选,能进行 iMRI 扫描。术前 1 天,巡回护士到病房向患者及家属简单讲解术中磁共振手术的配合要点,做好沟通工作,消除患者顾虑,缓解其心理压力,使其以良好的心态配合手术。

2. 用物准备 术前 1 天,刷手护士备齐手术所有所需用物。手术当日,巡回护士提前半小时检查所有仪器设备的功能,并处于待机状态。

（1）仪器准备:MRI 配套的手术床及兼容扫描床、磁兼容呼吸机、磁兼容监护仪、磁兼容微泵设备、碳素纤维手术头架、神经外科导航系统、高清数字视频、导航功能的手术显微镜、八通道头部射频接收线圈、高频电刀、气钻。

（2）器械准备:开颅常规器械、显微器械、脑用床边拉钩、导航器械、导航参考架、气钻等。

（3）其他物品准备:一次性手术包、单极电刀、双极电凝、吸引器皮管、水节、洁净袋、显微镜套、速即纱、各种规格的脑棉、3M 含碘保护膜、钉皮机、铅屏套、消毒记号笔等。

（三）麻醉方式

全身麻醉气管插管（不含金属的气管导管）。

（四）手术体位

以仰卧位、俯卧位为主，侧卧位需根据术前测定评估。

（五）手术切口

神经外科的标准切口皆可。

（六）术中磁共振扫描步骤及配合

1. 磁共振扫描室的扫描前准备　手术中需要进行磁共振扫描，手术医生提前半个小时跟放射技师沟通，合理安排磁共振门诊的检查，门诊检查暂停 1~2h，磁共振扫描室静止至少半个小时，处于术中磁共振扫描准备。

2. 整理无菌器械台、清点物品　刷手护士与巡回护士共同清点所有手术物品，并撤离到无菌台面上，避免有任何金属器械遗留在术野及周边无菌区域。

3. 切口无菌保护　医生完成检查前止血，递湿盐水巾覆盖切口，递 45cm×45cm 含碘手术薄膜完全密封切口。

4. 手术患者包裹　加盖无菌中单覆盖完好，并加以固定；在头端外套铅屏套，保护切口的同时方便患者的转移。同时检查患者耳塞插入外耳道、双上肢、双下肢皮肤无接触、固定牢固；双肘、双膝约束袋固定；监护导线无盘卷、交叉。

5. 安置扫描线圈　根据手术切口协助医生安置扫描线圈，固定。

6. 转移患者　正确调节手术床与转移床，将手术患者通过手术床滑动床板转移到防磁转运床上。

7. 再次扫描前核查　进入扫描室前的多方核查，处于扫描前的静止期，由放射技师发起，手术医生、巡回护士、麻醉医生共同参与，再次排除扫描前的隐患后进入 MRI 扫描室。

8. 扫描前准备　巡回护士协助放射技师安置扫描患者，麻醉医生再次确认各防磁仪器正常运行，扫描患者平稳进入磁体无殊，医务人员撤离。

9. 扫描过程　所有医务人员实时观察患者的监护状态，如若发现异常随时终止扫描，及时处理。

10. 扫描完成　放射技师打开隔离门，再次提醒所有需要进入扫描间的人员 MRI 禁忌，检查无误，医务人员再次进入扫描间，有条不紊地转运出患者。

11. 再次手术前准备　手术患者转移回手术床，移除线圈，去除铅屏套及覆盖的中单，重新加盖新的无菌洞单。

12. 扫描完成　根据最新的扫描影像资料，手术继续进行。

（七）围手术期手术室护士应该关注的问题

1. 术中关注的问题

（1）严格执行核对制度：手术医生、麻醉医生、手术室护士应在麻醉开始前、手术切皮前、MRI 扫描前、手术结束离室时根据手术安全核查表和 MRI 安全核查表的各项内容认真核对并签名。

（2）严格无菌操作：该手术时间相对较长，术中需要挪移患者，要注意防止术后发生感染。手术过程中要严格无菌操作，特别是术前扫描需要严格执行无菌包裹。

（3）在手术及检查过程中应该认真仔细检查各种管道及设备线路的正常工作，诸如动脉通路、中心静脉通路、氧气吸入的螺纹管及血氧、心电图、血压等线路。确保核磁扫描过程中,各种设备线路不能接触患者皮肤,不存在绕圈及打折情况,避免导线与患者接触而产生热损伤。

(4)梯度磁场是 MRI 扫描时噪声的最主要来源。梯度线圈中快速变化的电流产生的洛伦兹力使梯度线圈发生移动或颤动撞击托架,使后者产生弯曲和振动,产生噪声。患者麻醉后提供耳塞等听力保护装置,保护听力。

(5)手术间管理:磁共振手术间应由专人负责管理,参加手术的所有人员必须经过专业 MRI 培训并通过资质审核后方可进入手术间。所有需要进入扫描间的人员进入前必须接受房间负责人的磁共振安全问询和检查。携带金属物品(金属发卡、钥匙、助听器、打火机、皮带、假牙、手表、硬币、小刀、项链、耳环、手机、寻呼机、磁卡、起搏器植入)者,禁止进入磁共振扫描间。可将手机、钥匙放入手术间的专用柜内,非手术人员严禁入内。手术间内外显要位置设置警示标志,标明注意事项。手术间合理安排仪器摆放及固定位置,方便手术操作的同时不影响术中磁共振扫描的患者转运。

(6)转运床及转运过程注意事项:操作动作尽量轻柔,熟练掌握各个仪器的对接。转运患者时,保证转运轨道通畅无障碍,所有患者的移动前都提示麻醉医生,确保患者安全转运。转运床进入磁体间顺序:麻醉脱呼吸管道,转运患者先入,监护仪紧跟;MRI 扫描完成,患者移除扫描室顺序:放射技师提示可以转运,麻醉脱呼吸管道,监护仪先出,转运床紧跟。

2. 术后关注的问题

(1)手术结束后,巡回护士检查患者的输液管道的各个衔接处是否紧密,三通盖子是否已盖好。同时给手术患者穿上手术衣及整理身上的各种管道后,手术医生、麻醉医生、手术护士、工友要将患者从手术床转移到推车上。转运后再次确认患者身上各种管道维持在正常位置,避免发生液体反流及管道脱落。

(2)术后送复苏室,严密监测生命体征,持续心电监护,观察血氧饱和度。注意查看切口敷料有无渗液。复苏期间,做好安全管理,防止患者坠床等意外事件。

(3)加强患者途中转运的管理 转运途中固定担架的护栏及做好患者肢体的约束,防坠床及管道脱落;同时做好肢体保暖工作。

(八)专家解惑

Q:术中磁共振的禁忌证?

A:禁忌证:严禁做 IMRI 的患者有心脏起搏器、ICD 铁磁性的动脉瘤夹、任何类型的体内电极、导线、人工电子耳蜗、任何类型的假体、植入物,如:脊柱固定物、假肢、关节、义眼、钢板、螺丝钉、心脏瓣膜、假牙、任何金属异物、碎片、血管支架等、药贴、刺青、永久性美容、发饰等携带的患者。体内植入物不适合是因为 MRI 系统对体内植入物可能造成以下影响:受磁场作用位置发生变化;电子植入物因射频场的干扰而发生功能紊乱甚至失灵;扫描过程中梯度的感应电流可使植入物发热。这些情况可能给患者造成严重伤害,如脑出血、组织拉伤或灼伤。

Q:术中磁共振的应用现状及优势?

A:术中磁共振的应用主要以神经外科手术为主,磁共振成像具有良好的分辨率、任意平面和基本实时的成像能力,能显示其他方式不能发现的情况,应用于神经外科手术中可清楚显示脑组织移位、手术器械位置、病灶切除情况及残留部分的实际位置,有无继发出血或水肿,以引导手术器械准确到达深部病灶,基本上可以实现实时显示颅内情况。术中

MRI 的应用明显增强神经外科手术的精确性和安全性,提高肿瘤的全切除率,减少手术并发症。

第五节　泌尿外科手术护理

一、腹腔镜下泌尿外科的外科治疗及进展

随着技术进步及器械更新,腹腔镜技术已广泛应用于泌尿外科领域,肾脏肿瘤、肾上腺肿瘤、肾囊肿、肾脏及输尿管结石、肾盂输尿管连接处狭窄、膀胱肿瘤、前列腺肿瘤、乳糜尿等泌尿外科常见疾病的手术治疗,绝大多数均可在腹腔镜下完成,具有体表切口小、术后疼痛轻、恢复快、住院天数少等显著优势。腹腔镜的单孔道微创手术(LESS)和自然腔道内镜外科手术(NOTES)的应用都是微创手术技术发展和延伸的结果。其中 NOTES 技术是一种新型的以内镜为工具的微创外科手术方式,经胃、阴道、结直肠、尿道、膀胱等自然腔道进入腹腔进行诊疗,与传统开放手术和腹腔镜手术相比,其无体表切口、美容效果好、心理创伤小、术后疼痛轻、恢复快的优势更加凸显。

近年来,da Vinci(达芬奇)机器人辅助下的腹腔镜手术在各个外科领域被广泛应用,经历了第一代的 da Vinci、第二代的 da Vinci S、第三代的 da Vinci Si 与 da Vinci Xi,截止 2017 年 3 月,中国大陆地区已有 64 台 da Vinci 机器人手术系统完成装机,覆盖了全国 25 个省市的 50 余家医院,共完成超过 3 万例 da Vinci 机器人手术,其中泌尿外科手术超过 1 万例。已经成功开展的 da Vinci 泌尿外科手术既包括了前列腺癌根治术、肾切除、肾部分切除术、全膀胱切除术、肾盂输尿管成形术等常规手术,也包括了肾癌腔静脉癌栓取出术、腔静脉后巨大嗜铬细胞瘤切除术等具有挑战性的手术。da Vinci 机器人辅助下完成的泌尿外科手术,提高了病变切除的精确性,降低了(组织)器官重建操作的难度,创造了更为优秀的组织结构重建或更高的肿瘤控制率,降低了患者术后复发风险,在确保治疗效果同时满足了患者对微创的需求,体现了以人为本的医学价值观。

二、后腹腔镜肾部分切除术的手术配合

后腹腔镜肾部分切除手术路径近似于传统经腰开放手术,在腹后壁和肾后之间操作,可直接暴露、分离肾门。腹后壁的腰大肌是腹腔镜下的重要解剖标志。后腹腔手术工作空间建立后,向前推开肾脏,可见前面的肾周筋膜和脂肪囊及后面的腹后壁结构。

(一)肾的应用解剖

左右肾脏附着的腹后壁分别由相同的 3 块肌肉和 3 组韧带构成;3 块肌肉是位于上部的膈肌腰部,位于下外侧的腰方肌和位于下内侧的腰大肌;膈肌腰部和两块腰部肌肉移行连接形成 3 组韧带,由外向内分别为外侧弓状韧带,内侧弓状韧带和膈肌角。

肾脏位于腰部脊柱两侧,左右各一,紧贴腹后壁的上部,位于腹膜后间隙内,周围有肾周筋膜和脂肪囊包裹。左肾上极平第 11 胸椎,后方有第 11、12 肋斜行跨过,下极与第二腰椎齐平。右肾上方与肝相邻,位置比左肾低半个到一个椎体,右肾上极平第 12 胸椎,下极平第 3 腰椎,第 12 肋斜形跨过其后方。膈肌的腰部对应肾脏上部,韧带区对应肾门区,腰大肌对应肾下部。见图 5-5-1。

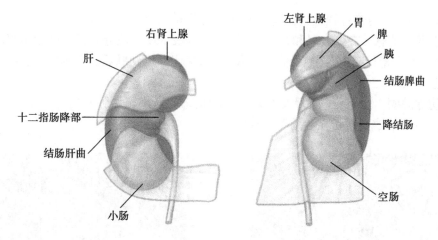

图 5-5-1　肾脏的解剖

(二)术前准备

1. **患者准备**　手术前一日,做好腹部皮肤准备,要求沐浴,根据医嘱术前禁食 6h,禁水 2h,术前 2h 可以口服碳水化合物(糖尿病除外)250ml,具体根据医嘱要求,禁戴首饰等贵重物品,女性患者不化妆;手术医生与患者及其家属现场核对手术部位并用防褪色记号笔标记。

2. **用物准备**

(1)常规物品:腔镜泌尿包、15[#] 刀片、吸皮、腔镜护套 × 3、12mmTrocar、10mm Hem-o-lok 钳及夹、超声刀头、显影纱布、电刀、腹腔引流管、3-0、2-0、1-0 免打结线及可吸收线、取物袋、导尿包。

(2)特殊仪器:腔镜显示系统、气腹装置、超声刀、高频电刀、吸引装置。

(3)特殊物品:腔镜用无损伤血管阻断钳。

(三)麻醉方式

气管内插管全身静脉复合麻醉。

(四)手术体位

健侧卧位(侧卧位时第 11、12 肋对手术床腰桥处并成折刀位)。

(五)手术入路

腋中线髂嵴上置 10mmTrocar 为观察孔,腋前线肋缘下、腋后线第十二肋缘下设为操作孔。

(六)手术步骤及配合

1. **整理无菌器械台、清点物品**　刷手护士与巡回护士共同清点物品。

2. **消毒皮肤,协助医生铺巾**　递卵圆钳夹持 5% PVP-I 棉球消毒皮肤。

3. **固定手术用物**　巡回护士、刷手护士配合完成摄像头、冷光源及超声刀无菌护套保护,固定吸引器皮管及电刀头。

4. **制备气腹并放置 Trocar**　递刀片切开腋后线第 12 肋缘下,递上自制扩张球囊,后递气腹针穿刺、11[#] 刀片划皮,根据部位分别递上 5mm、10mmTrocar、12mmTrocar。

5. **腹膜反折内侧切开肾周筋膜和脂肪囊**　递上分离钳及处于功能状态的超声刀,沿肾实质表面钝性或锐性结合分离肾实质与肾周脂肪之间的间隙,同时分离粘连,充分显露肿瘤和周围肾实质。分离过程中直径超过 3mm 的血管采用 Hem-o-lok 钳闭。

6. 阻断肾动脉　在腰大肌和肾脏背侧的脂肪囊之间，锐性分离肾门处脂肪组织，循肾动脉搏动打开血管鞘，充分游离暴露肾动脉，血管夹阻断肾动脉后，巡回护士记录肾脏缺血时间。见图 5-5-2。

7. 切除肿瘤　分离钳、剪刀或者处于功能状态的超声刀从肿瘤周边的正常肾实质切割，由浅入深将肿瘤完整切除。见图 5-5-3。

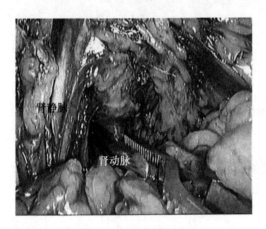

图 5-5-2　阻断肾动脉

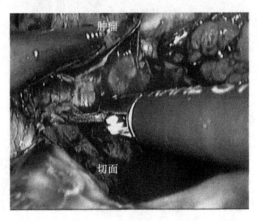

图 5-5-3　完整切除肿瘤

8. 缝合创面　腔镜针持及 1-0 可吸收线（带倒刺或者微乔）连续缝合创面基底，2-0 可吸收线缝合肾包膜及肾皮质全层。

9. 恢复肾脏血供　移除肾动脉阻断血管夹并记录阻断时间，检查肾脏创面有无出血。

10. 取出标本、关闭穿刺孔　用标本袋取出切除组织，腹膜后留置引流管，逐层关闭穿刺孔，敷贴覆盖切口。

（七）围手术期手术室护士应该关注的问题

1. 术中关注的问题

（1）严格执行核对制度：手术医生、麻醉医生、巡回护士在麻醉前、手术切皮前、手术结束时根据手术安全核查表的各项内容认真核对并签名。

（2）执行术中隔离技术：为避免肿瘤细胞的种植和播散，术中凡与肿瘤标本接触的器械、缝针均应放在无菌台污染区的弯盘中，不可再次使用；标本离体后，及时将标本置于标本袋内。

（3）减少肾脏热缺血时间：阻断肾动脉后，巡回护士及时记录时间，即将到达 30min 时及时提醒，刷手护士紧密配合，准确快速传递器械。

（4）加强患者保暖工作：体位摆放后用小棉被及自制垫肩覆盖患者下肢及肩部，或者采用充气式温毯仪保温，术中加温输入的液体及冲洗液。

2. 术后关注的问题

（1）手术结束后，巡回护士检查患者的输液管道的各个衔接处是否紧密，三通盖子是否已盖好，并将引流管标识贴在相应的引流管上。同时给手术患者穿上手术衣及整理身上的各种管道后，手术医生、麻醉医生、手术室护士、工友将患者从侧卧位缓慢恢复成平卧位，后平稳转移到推车上，并检查受压处皮肤有无压疮。转运前再次确认患者身上各种管道维持在正常位置,避免发生液体反流及管道脱落。准确填写出室时间。

（2）术后送复苏室,待复苏室护士完成生命体征、心电监护的监测记录及呼吸机连接后,按照SBAR交接单与复苏室护士交接班,注意查看皮肤完整性与切口敷料有无渗液及引流管的出血情况。

（3）加强患者途中转运的管理,转运途中固定担架的护栏及做好患者肢体的约束,防坠床及管道脱落;同时做好肢体保暖工作。

（八）专家解惑

Q:腹腔镜肾部分切除术肾血流阻断时间?

A:传统观点认为肾部分切除术中阻断肾蒂后肾热缺血时间(WIT)不超过30min是安全的,但越来越多的研究认为,WIT最好不要超过20min,因此,肾蒂阻断后,参与手术人员要配合默契,争分夺秒,以最短的阻断时间完成手术。

Q:现代泌尿外科技术中,控制肾蒂血管的方法有哪几种?

A:控制肾蒂血管有以下三种方法:①"Bulldog"血管夹阻断肾动脉;②阻断肾动静脉;③采用腹腔镜Satinsky钳整个夹闭肾蒂血管。

三、后腹腔镜根治性肾切除术的手术配合

对于肾脏恶性肿瘤治疗方法的选择,多中心大样本显示:腹腔镜下根治性肾切除治疗效果同开放手术相当,并具有开放手术无法比拟的微创优势。

（一）肾的应用解剖

同前。

（二）术前准备

1. 患者准备 手术前一日,腹部皮肤准备;要求沐浴,术前禁食6h,禁水2h,术前2h可以口服碳水化合物(糖尿病除外)250ml,禁戴首饰等贵重物品,女性患者不化妆;手术医生与患者及其家属现场核对手术部位并用防褪色记号笔标记。

2. 用物准备

（1）常规物品:腔镜泌尿包、11#刀片、吸皮、腔镜护套×3、12mmTrocar、10mm Hem-o-lok钳及夹、超声刀头、显影纱布、电刀、腹腔引流管、4-0、3-0、2-0、0#可吸收线、导尿包。

（2）特殊仪器:腔镜显示系统、气腹装置、超声刀、高频电刀、吸引装置。

（3）特殊物品:血管直线切割缝合器。

（三）麻醉方式

气管内插管全身静脉复合麻醉。

（四）手术体位

健侧卧位(侧卧位时第11、12肋对手术床腰桥,摇成折刀位)。

（五）手术入路

腋中线髂嵴上置10mmTrocar为观察孔,腋前线肋缘下,腋后线第十二肋缘下设置操作孔。

（六）手术步骤及配合(右侧肾癌为例)

1. 整理无菌器械台、清点物品 刷手护士与巡回护士共同清点物品。

2. 消毒皮肤,协助医生铺巾 递卵圆钳夹持5%PVP-I棉球消毒皮肤。

3. 固定手术用物 巡回护士、洗手护士配合完成摄像头、冷光源及超声刀无菌护套保

护,组织钳固定,同时固定吸引器皮管及电刀头。

4. 制备气腹并放置 Trocar　递刀片切开腋后线第十二肋缘下,递上自制扩张球囊,后递气腹针穿刺、11# 刀片划皮,根据部位分别递上 5mm Trocar、10mm Trocar、12mm Trocar。

5. 暴露肾旁前间隙　清理腹膜后脂肪,在腹膜后反折的背侧纵形切开侧锥筋膜,显露肾前筋膜。在肾前筋膜外与腹膜之间向腹侧深面分离,暴露出肾脏中部的肾旁前间隙。

6. 夹闭右肾动、静脉　在肾后筋膜与腰肌筋膜之间钝性分离,沿腰大肌向深面分离,显露下腔静脉。充分游离肾脏背面,上至膈下,下至髂窝,将肾脏推向腹侧,约平肾脏中部即肾门水平见肾动脉,切开肾动脉鞘,游离出肾动脉,以 Hem-o-lok 夹闭(近心端 2 个、远心端 1 个)后离断。分离肾动脉和肾静脉之间的血管鞘,显露右肾静脉及其与下腔静脉夹角,以 Hem-o-lok 夹夹闭(近心端 2 个、远心端 1 个)后离断。继续游离扩大先前游离出腹侧的肾旁前间隙,往腹侧和下极游离,并于背侧会合。离断右肾静脉见图 5-5-4 和图 5-5-5。

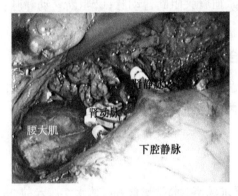

图 5-5-4　用 Hem-o-lok 夹闭右侧肾动、静脉

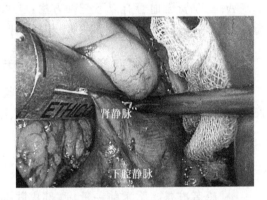

图 5-5-5　血管切割吻合器分别离断右肾静脉

7. 离断输尿管　近髂血管水平将肾下极连接组织和输尿管切断,后提起离断的输尿管近端,将肾下极到肾门之间的组织完全游离。见图 5-5-6。

8. 肾脏离体　肾上腺外缘离断肾上极,完全保留肾上腺,游离肾上极和肾门之间的组织,完整切除肾脏。

9. 移除标本、关闭穿刺孔　延长腹侧切口,取出标本。检查创面无活动性出血,放置引流管,逐层关闭各切口,覆盖切口。

(七)围手术期巡回护士应该关注的问题

1. 严格执行核对制度。手术医生、麻醉医生、巡回护士在麻醉前、手术切皮前、手术结束时根据手术安全核查表的各项内容认真核对并签名。

2. 肾脏手术大多选择腰侧卧位,通过手术床的调节来拉伸腰部的肌肉,显露手术野,注意保护患者的安全。

3. 肾脏手术患者术中输液或用药,选择对

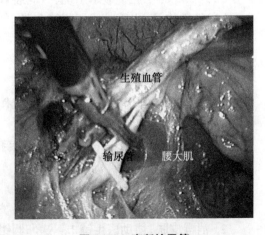

图 5-5-6　离断输尿管

肾功能损伤小的药物。

4. 肾癌术中癌栓脱落可能造成肺梗死的严重并发症,也有损伤肾动静脉或下腔静脉发生大出血的危险,应提高警惕,注意病情变化,做好抢救准备。

5. 结核和脓肿手术,术中应注意无菌操作原则与感染控制。

(八)专家解惑

Q:处理肾蒂血管器械如何选择?

A:处理肾蒂血管时可用钛夹、Hem-o-lok 以及血管直线切割缝合器。国外一般在结扎肾动脉时使用 Hem-o-lok,结扎肾静脉时使用直线切割缝合器。本院在处理动、静脉时,习惯使用 Hem-o-lok;只有在动、静脉粘连较重,难以截然分开时,才考虑使用直线切割缝合器一并结扎离断。尽管有报道称动、静脉一起结扎离断有引起动、静脉瘘的可能,但临床罕见发生。

Q:体积较大的标本取出如何减少肿瘤细胞脱落?

A:标本取出方法不当,易造成肿瘤细胞脱落种植,造成严重后果,应使用大号一次性取物袋将标本完整装袋后取出,以减少肿瘤种植机会。

四、腹腔镜根治性膀胱切除术（男性为例）的手术配合

根治性膀胱切除加盆腔淋巴结清扫术是目前治疗浸润性膀胱癌的标准术式。腹腔镜根治性膀胱切除术的难点在于尿道改道,其术式主要有乙状结肠或直肠代膀胱、回肠代膀胱或原位回肠新膀胱等;尿流改道多为腹壁小切口于体外完成回肠通道术或原位新膀胱重建,也有部分为全腹腔镜下尿流改道术。腹腔镜膀胱根治性切除术相对开放性膀胱根治性切除相比的优势是:①手术创伤小、切口小、术中出血少、术后疼痛轻、恢复快。②精细操作:腹腔镜具有放大 5 倍效果,能更清楚显示盆底深部重要结构,使精细结构组织的损伤几率降低,有利于保留神经血管束。③避免肠管长时间暴露在空气中,有利于术后肠道功能恢复,减少术后肠粘连。其缺点是初学者手术时间较长。

(一)膀胱的应用解剖

膀胱的前外侧面为膀胱前间隙,也称耻骨后间隙。该间隙是膀胱和前列腺手术腹膜外入路的分离平面;间隙下界,男性为耻骨前列腺韧带,女性为耻骨膀胱韧带,其相对面为盆内侧壁。该间隙内有丰富的静脉丛及蜂窝组织;膀胱的内侧与肛提肌、闭孔内肌、盆壁筋膜相邻;男性尚有输精管,女性与子宫圆韧带相邻。膀胱后下壁与直肠相邻,在男性两者之间有精囊腺、输精管、输精管壶腹和腹膜会阴筋膜。在女性膀胱后面为膀胱子宫隐窝及子宫体。其后下壁即在隐窝的下方借疏松结缔组织与阴道和子宫颈紧密结合。膀胱的上面被以腹膜,常附以小肠袢和乙状结肠,有时为横结肠、盲肠和阑尾。见图 5-5-7。

(二)术前准备

1. 患者准备　术前 2~3 天行肠道准备,从半流质饮食、流质饮食过渡到全清流饮食,口服肠道抗生素,术前提前 1 天禁食,术前晚喝复方聚乙二醇电解质散 3 盒全肠道灌洗。禁戴首饰等贵重物品,女性患者不化妆。手术医生与患者及其家属现场核对手术部位并用防褪色记号笔标记。

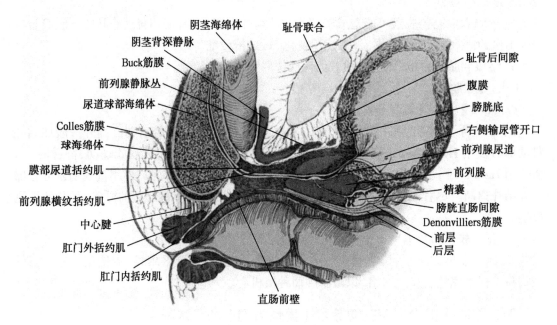

图 5-5-7 膀胱周围解剖

2. 用物准备

（1）常规物品：皮胆包、腔镜泌尿包、11[#] 刀片、吸皮、腔镜护套 3 个、10mm Hem-o-lok 钳及夹、12mm Trocar、超声刀头、显影纱布、电刀、腹腔引流管、4-0、3-0、2-0、0[#] 可吸收线、导尿包、直线切割缝合器及匹配钉仓、引流袋、三腔气囊导尿管和双腔气囊导尿管。

（2）特殊仪器：腔镜显示系统、气腹装置、超声刀、高频电刀、吸引装置。

（3）特殊物品：ERBE 双极电凝及手柄。

（三）麻醉方式

气管内插管全身静脉复合麻醉。

（四）手术体位

平卧头低脚高位。

（五）手术入路

脐下缘置 10mmTrocar 为观察孔，左、右腹直肌旁脐下两指及左、右侧髂前上棘水平靠中线两指处置入 5mm Trocar、12mm Trocar、5mm Trocar 建立工作操作孔。

（六）手术步骤及配合

1. 整理无菌器械台、清点物品 刷手护士与巡回护士共同清点物品。

2. 消毒皮肤，协助医生铺巾 递卵圆钳夹持 5%PVP-I 棉球消毒皮肤。

3. 固定手术用物 巡回护士、刷手护士配合完成摄像头、冷光源及超声刀无菌护套保护，组织钳固定，同时固定吸引器皮管及电刀头。

4. 制备气腹并放置 Trocar 递刀片切开脐下缘 1cm 皮肤，递上气腹针穿刺、11[#] 刀片划皮，根据部位分别递上 5mm Trocar、10mm Trocar、12mm Trocar。

5. 游离双侧输尿管并行盆腔扩大淋巴结清扫 输尿管跨越髂血管处打开侧腹膜，找到输尿管后，沿输尿管尽可能向下游离到近膀胱处；行右侧髂总淋巴结、髂外淋巴结、髂内淋巴结和闭孔淋巴结清扫,如果行标准或扩大淋巴结清扫需继续行骶前淋巴结和左髂总淋巴结清扫,分离左侧乙状结肠,打开侧腹膜,游离左侧输尿管后,同法行左侧淋巴结清扫。

6. 游离精囊、输精管及前列腺背侧　一助用抓钳将膀胱向上牵开,将乙状结肠向头端牵拉,显示膀胱直肠凹,超声刀切开腹膜反折线,游离输精管及精囊,直至与前列腺的交汇处。助手向上牵拉已游离的输精管和精囊,并下压乙状结肠和直肠,使 Denonvilliers 筋膜保持一定张力,主刀用超声刀于前列腺与精囊汇合处上方横行切 Denonvilliers 筋膜,沿此间隙一直分离到前列腺尖部,使前列腺与直肠前壁分离。见图 5-5-8。

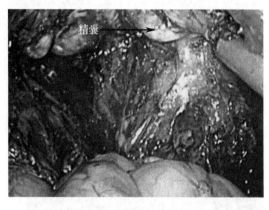

图 5-5-8　暴露精囊

7. 游离膀胱侧壁、离断输尿管　在脐部正中韧带外侧靠近盆壁打开腹膜,游离膀胱侧壁,提起一侧输尿管下段,在近膀胱壁处上两个 Hem-o-lok 夹后切断。近髂内动脉分叉处用 Hem-o-lok 夹闭膀胱上动脉和脐动脉,超声刀离断,提起膀胱,超声刀逐步离断直至近前列腺基底部,紧贴前列腺包膜切断前列腺侧血管蒂直至前列腺尖部,同法处理另一侧。

8. 游离膀胱前壁,显露并分离耻骨后间隙　剔除前列腺表面脂肪组织,显露耻骨前列腺韧带和阴茎背深静脉浅支,离断部分耻骨前列腺韧带后分离前列腺两侧,充分显露前列腺尖部后缝扎背深静脉复合体后离断,紧贴尖部离断尿道前壁,提拉尿管并退出后离断尿道后壁,紧贴前列腺切断尿道直肠肌,完整切除膀胱、前列腺、双侧精囊腺、部分输精管。前列腺尖部远端离断尿道,切断前列腺柱,将耻骨前列腺韧带分离、切断,结扎其间的阴茎背深静脉,至此切下整个膀胱连同精囊、前列腺。如需行原位膀胱,可不缝扎背深静脉复合体。

9. 尿流改道

(1)如尿道改道采用输尿管皮肤造口,则于乙状结肠后骶前间隙之间的无血管平面分出一个通道,将左输尿管下段从腹膜后移到右侧,于右侧输尿管同时拉出体外造口。造口后放置输尿管支架管引流,并遵循右侧红色、左侧蓝色原则。同时造口袋底盘加温至 37℃ 左右,以增加其黏性。

(2)如尿道改道采用 Briker 流出道,腹腔镜下制备新膀胱:距回盲部 15cm 处直线切割闭合器(3.5mm、蓝钉)离断回肠,分别离断其远端、近端,并离断肠系膜。远端及近端肠管重叠交错备肠吻合,截取回肠置于备吻合肠管后方。重叠回肠段对系膜分别作侧吻合,后分别使用 2 个蓝钉闭合开放的肠管断端,恢复回肠肠管连续性。间断缝合关闭系膜切缘。将双侧输尿管植入到新膀胱上,新膀胱输出口拉出体外。将肠道浆膜层与肌肉前鞘缝合固定,防止造口回缩。造口肠道黏膜外翻,与皮肤做吻合。

(3)原位 Studer 回肠新膀胱术:取肠道方法同上。近端 10cm 完整回肠作为 Studer 新膀胱输出道,其余肠管排成 U 形,2-0 微桥缝合新膀胱后壁,固定肠管与尿道残端,在 18F 尿管引导下于肠管最低位与尿道残端 3-0 单乔鱼钩针或者倒刺鱼钩连续吻合。两侧输尿管分别用 5-0 单乔可吸收线缝合于末端 Studer 输入道两侧,后壁连续并间断锁边缝合,前壁间断缝合,缝合前壁之前,导丝引导下经过 Studer 输入道双侧输尿管分别插入 7F 单 J 管,并将其用 4-0 微桥固定于新膀胱内壁,缝合完毕,双侧单 J 管自尿道拉出。重新置入 18F 三腔尿管,2-0 可吸收线连续对位缝合回肠新膀胱前壁。生理盐水充盈新膀胱,如有明显渗漏则行缝合修补。尿管球囊注水 20ml,盆腔最低位置引流管,自穿刺孔延切口至 4~5cm 取出标本。见图 5-5-9 和图 5-5-10。

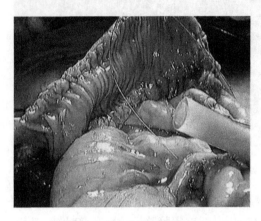

图 5-5-9　新膀胱缝制

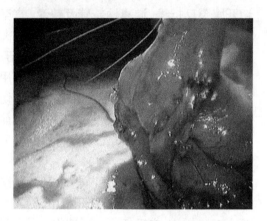

图 5-5-10　输尿管植入新膀胱

(七)围手术期巡回护士应该关注的问题

1. 严格执行核对制度。手术医生、麻醉医生、巡回护士在麻醉前、手术切皮前、手术结束时根据手术安全核查表的各项内容认真核对并签名。

2. 手术前协助导尿,膀胱灌注化疗药物,15~30min 抽出化疗药物。

3. 全膀胱切除回肠膀胱术,手术切除范围大,时间长,要注意保护患者皮肤,预防被动性压疮发生。防止低体温发生。

4. 预防患者深静脉血栓形成,时间较长的手术,患者使用下肢防护袜或是防静脉血栓仪。

(八)专家解惑

Q:术中预防低体温的具体措施?

A:术前进行心理干预,消除患者紧张心理,以积极心态接受并配合手术;提前 30min 预热手术间温度,保持室温在 21~25℃,相对湿度 50%~60%,患者进入手术间时再根据其感受进行温度调节,直到患者感觉舒适;根据手术要求暴露手术部位,尽可能减少暴露时间,采用预加热至 37℃ 的 5%PVP-I 溶液消毒皮肤;术中使用充气式身下加温仪,温度设置 38℃ 为宜,使用输液加温仪,设置温度略高于 37℃,以弥补溶液经过延长管时的热量丧失;术中气腹采用可自动将 CO_2 加温到体温温度的 STORZ CO_2 气腹机,并进行鼻咽腔温度的测定,根据患者具体体温进行调节加温工具,维持体温在正常范围。

Q:术中预防深静脉血栓的措施?

A:对合并高血压、糖尿病等患者,术前应予控制血压、血糖,以改善静脉血管内皮细胞的功能,认真做好手术物品的准备及保持手术器械的功能完好,避免手术时间延迟的发生;及时补充水、电解质,防止血液浓缩;术中双下肢使用人工肌泵,设定压力为 45mmHg,通过被动按摩,增加血液流速,促进血液回流。

五、腹腔镜根治性前列腺切除术（经腹膜外途径）的手术配合

腹腔镜前列腺癌根治术（Laparoscopic radical prostatectomy，LRP）从手术途径上可分为经腹腔和经腹膜外途径，从切除的顺序上可分为顺行切除和逆行切除，目前本院主要行经顺行切除。

（一）前列腺的应用解剖

前列腺周围有三层筋膜，第一层筋膜是紧贴耻骨背侧面及前列腺尖部两侧的盆内筋膜，两者深面为阴茎背伸静脉的两个主要分支，即左右侧静脉丛。前列腺癌根治手术需要此处切开盆内筋膜，以进一步处理耻骨前列腺韧带并游离前列腺尖部；第二层筋膜是前列腺包膜，是盆内筋膜延续过来覆盖于前列腺前、侧表面的盆筋膜脏层；第三层筋膜是前列腺后方和直肠前方的 Denonvilliers 筋膜。第一层和第二层筋膜相延续并反折形成两条耻骨前列腺韧带。在两韧带之间，前列腺包膜下可见阴茎背深静脉的最大分支即浅表支，两韧带的前列腺侧是侧静脉丛，在处理耻骨前列腺韧带时易造成大出血。前列腺静脉在前列腺底部的前面和侧面汇集形成前列腺静脉丛，后注入髂内静脉；阴茎背深静脉穿过尿生殖膈后发出三个分支：浅表支和左右侧静脉丛，膀胱静脉丛有广泛的交通支，因而盆腔内任何静脉丛的破裂均可造成严重的出血。剥离前列腺后侧时在 Denonvilliers 筋膜的前后层之间分离，对于避免直肠损伤有重要的意义。见图 5-5-11。

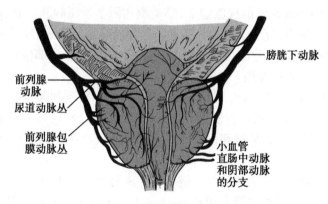

图 5-5-11 前列腺的动脉血供

（二）术前准备

1. **患者准备** 术前晚喝复方聚乙二醇电解质散 2 盒全肠道灌洗。禁戴首饰等贵重物品，做好腹部皮肤准备；要求沐浴，术前禁食 6h，禁水 2h，术前 2h 可以口服碳水化合物（糖尿病除外）250ml；手术医生与患者及其家属现场核对手术部位并用防褪色记号笔标记。

2. **用物准备**

（1）常规物品：皮胆包，腔镜泌尿包，11# 刀片，吸皮，腔镜护套 3 个，10mm Hem-o-lok 钳及夹，超声刀头，显影纱布，电刀，腹腔引流管，4-0、3-0、2-0、1-0 可吸收线及免打结线，导尿包，三腔气囊导尿管。

（2）特殊仪器：腔镜显示系统、气腹装置、超声刀、高频电刀、吸引装置。

（3）特殊物品：ERBE 双极电凝及手柄。

（三）麻醉方式

气管内插管全身静脉复合麻醉。

（四）手术体位

平卧位：髋关节稍外展，膝关节稍屈曲，双上肢内收于躯体旁，肩托固定肩部，患者头部和手术床平齐。取头低足高位，经腹腔途径手术时取 30°，腹膜外途径时取 15°。

（五）手术入路

脐下置 10mm Trocar 为观察孔，左、右腹直肌旁脐下两指及左右侧髂前上棘水平靠中线两指处置入 5mm Trocar、12mm Trocar 建立工作操作孔，右髂前上棘内侧置 5mm Trocar。

（六）手术步骤及配合

1. 整理无菌器械台、清点物品　刷手护士与巡回护士共同清点物品。

2. 消毒皮肤，协助医生铺巾　递卵圆钳夹持 5%PVP-I 棉球消毒皮肤。

3. 固定手术用物　巡回护士、刷手护士配合完成摄像头、冷光源及超声刀无菌护套保护，组织钳固定，同时固定吸引器皮管及电刀头。

4. 制备气腹并放置 Trocar　递刀片切开脐下 1cm 皮肤，递上气腹针穿刺、11# 刀片划皮，根据部位分别递上 5mm Trocar、10mm Trocar、12mm Trocar。

5. 分离 Retzius 间隙，清除前列腺表面脂肪　充分分离耻骨后间隙，清除覆盖在前列腺前表面、膀胱颈前壁及盆内筋膜表面的脂肪结缔组织，超声刀离断两侧耻骨前列腺韧带之间的阴茎背深静脉浅支，显露盆内筋膜、耻骨前列腺韧带和耻骨弓等解剖标志。

6. 切开盆内筋膜和耻骨前列腺韧带　切开盆筋膜，并向耻骨前列腺韧带方向扩大，推开肛提肌。紧贴耻骨切断耻骨前列腺韧带，避免损伤阴茎背深静脉。充分游离前列腺尖部和肛提肌之间的纤维组织，充分显露括约肌和阴茎背深静脉，同法处理另一侧。

7. 缝扎背深静脉丛　充分游离前列腺两侧壁，确认前列腺尖部位置，可吸收线 8 字缝扎背深静脉丛。早期患者保神经，可考虑不缝扎背深静脉丛。

8. 离断膀胱颈　牵拉导尿管，观察气囊位置，判断膀胱颈和前列腺分界，在前列腺膀胱交界处 12 点处横形切开，沿着膀胱颈和前列腺之间平面分离，暴露膀胱颈部，切开膀胱颈前壁，见导尿管后将导尿管后退到颈口位置，暴露膀胱颈后壁，超声刀离断膀胱颈部尿道后壁。

9. 分离输精管、精囊和前列腺背侧　进一步游离膀胱颈后壁，靠近精囊尖部离断，进一步游离精囊，超声刀离断精囊血管。切开 Denonvilliers 筋膜，分离前列腺背侧：近精囊基底部水平分开 Denonvilliers 筋膜进入直肠前间隙，向深部分离至前列腺尖部。

10. 处理前列腺侧血管蒂，分离并保留神经血管束　向上牵拉输精管和精囊，显露前列腺侧血管蒂，用 Hem-o-lok 钳夹闭，超声刀紧贴前列腺包膜离断并推开侧血管蒂，直至前列腺尖部。

11. 离断前列腺尖部及尿道　超声刀充分游离尿道，锐性切断前列腺尖部尿道，钳夹前列腺尖部向头端和上方，显露尿道直肠肌并离断，置标本于标本袋内。

12. 膀胱尿道吻合　检查术野无出血，观察三角区，用 3-0 单乔鱼钩针或者倒刺双针吻合尿道与膀胱颈，吻合完成后，行膀胱注水试验明确没有吻合口漏水。根据患者术前 PSA 及病理分期决定是否实行双侧淋巴结清扫术。

13. 取出标本，关闭各穿刺孔　检查术野无活动性出血，将前列腺和精囊放入标本袋中延长下腹正中切口取出，留置耻骨后引流管，逐层缝合各穿刺孔。

（七）围手术期巡回护士应该关注的问题

1. 手术前协助导尿。

2. 前列腺癌根治手术时，手术时间较长，注意保护皮肤，预防压疮发生。注意术中保暖，预防低体温发生。

3. 预防患者深静脉血栓形成，时间较长的手术，根据医嘱采用下肢防护袜或使用防静脉血栓仪。

4. 手术结束后，观察引流物颜色，注意有无前列腺术后出血。

六、机器人手术系统辅助腹腔镜根治性肾切除（右侧根治性肾切除为例）的手术配合

机器人手术是一项新兴的外科微创技术，是微创外科发展史上的一个里程碑，相比传统腹腔镜技术，达芬奇机器人手术系统辅助腹腔镜下手术具备高清晰手术视野、10~15 倍放大效果、符合人视觉习惯的三维成像装置、7 个活动自由度的机械臂活动、符合人体工学等特点，是一种安全、有效、可靠的治疗手段，为肾癌微创治疗提供了一种新的治疗手段。

（一）肾的应用解剖

同后腹腔镜根治性肾切除术。

（二）术前准备

1. 患者准备　手术前一日，做好腹部皮肤准备；要求沐浴，根据医嘱术前禁食 6h，禁水 2h，术前 2h 可以口服碳水化合物（糖尿病除外）250ml，禁戴首饰等贵重物品，女性患者不化妆；手术医生与患者及其家属现场核对手术部位并用防褪色记号笔标记。

2. 用物准备

（1）常规物品：腔镜泌尿、达芬奇机器人器械、强生 12mmTrocar×2、电勾导线、双极导线、显影纱布 ×1 包（5 块）、纱条 ×1 包（5 块）、洁净袋 ×1、10ml 注射器（连带 7# 针头）×1、罗派卡因 ×1 支、5mm、10mm Hem-o-lok 钳 ×1、Hem-o-lok 夹 10mm×1、Hem-o-lok 夹 5mm×1、2-0 微桥（w9136）×1、0# 可吸收线（vcp358×1）、3-0 倒刺线、2-0 倒刺缝线、0# 鱼钩针可吸收线（UL877）×1，4-0 可吸收线（SL691 或者 J422）×1、必要时备速即纱。机器人特有一次性耗材：Trocar 封帽（8mm cannula seal，400077）×2、电剪刀防漏电保护套（tip cover accessory，400180）×1、机器人专用器械臂罩（instrument arm drape，420015）×2、S1 镜头臂无菌保护套（camera arm drape，420279）×1、S1 镜头无菌保护套（camera head drape，420273）×1、双极抓钳（fenestrated bipolar forceos，420205）×1、机器人专用单极电热大弯剪（monopolar curved scissors，420179）×1、机器人专用大持针钳（large needle driver 420006）×1、30° 机器人镜子 ×1。

（2）特殊仪器：达芬奇机器人手术系统、气腹装置、高频电刀、吸引装置。

（3）特殊物品：必要时血管直线切割缝合器。

（三）麻醉方式

气管插管全身静脉复合麻醉。

（四）手术体位

改良健侧卧位。

（五）手术入路

脐上两横指处腹直肌旁线处穿刺 12mm 一次性 Trocar 为镜头臂 Trocar，右锁骨中线肋缘下两横指，距离镜头套管 8~10cm 穿刺 1# 臂机器人 Trocar，于腋前线脐下一横指距镜头套管 8~10cm 穿刺 2# 臂机器人 Trocar，于脐正中稍下方穿刺 12mm 一次性 Trocar 为助手通道。

（六）手术步骤及配合

1. 整理无菌器械台、清点物品　刷手护士与巡回护士共同清点物品。

2. 建立无菌屏障　连接机器人手术系统电源及三个子系统之间传输视频、音频、数据信号的电缆线，开启 3 个系统中的任何一个系统开关按钮开机，床旁移动平台自检完毕，调整关节，伸展各器械臂、摄像臂至水平位，协助刷手护士安置无菌护套，正确完成摄像头护套的安置，完成无菌屏障的建立。

3. 固定手术用物并制备气腹、放置 Trocar　巡回护士、刷手护士配合完成气腹管、双极导线、单极导线及吸引器的固定。递刀片切开脐上 1cm 皮肤，递上气腹针穿刺、11# 刀片划皮，根据部位分别递上 8mm Trocar、12mm Trocar。

4. 完成机器人系统对接　刷手护士协助助手首先完成机器人镜头臂与镜头 Trocar 对接，然后对接 1、2# 臂到相应的 Trocar。后安装镜头，1# 臂安置机器人专用单极电热大弯剪，2# 臂安置双极抓钳，在镜头直视下将各器械插入目标操作区域。

5. 游离升结肠和肝脏　升结肠外侧打开侧腹膜，下到髂窝水平，将结肠推开远离肾下极，上至结肠肝曲，离断肝结肠韧带，辅助孔置入器械拉开肝脏，在肾周筋膜前层和结肠筋膜之间的少血管间隙游离；锐性分离下腔静脉和十二指肠降部之间的解剖间隙，显示肾脏和下腔静脉；在下腔静脉外缘向内侧分离，在腰大肌平面的疏松无血管层面分离扩展。

6. 游离处理肾血管　辅助孔置入无损伤抓钳上提肾脏，使肾门处保持一定张力。打开下腔静脉血管鞘，沿下腔静脉向肾门处游离至右肾静脉，双极钳电凝肾门处淋巴管，单极电热大弯剪切断。游离右肾动脉，助手用 Hem-o-lok 夹闭（近心端 3 个，远心端 1 个）后切断右肾动脉，同法处理右肾静脉。

7. 处理肾上极，保留肾上腺　沿下腔静脉向上继续游离肾上极及肾上腺内侧，在肾上腺外侧缘游离肾上极，保留肾上腺。如果肿瘤位于肾上极或术前影像学检查明确肿瘤已侵犯肾上腺，应同时切除肾上腺。

8. 离断输尿管，游离肾下极和肾脏背侧　在肾下极找到输尿管，Hem-o-lok 夹闭输尿管后切断。抬起肾下极，在肾周筋膜外钝性与锐性相结合游离肾脏背侧至肝下，完整切除肾脏。

9. 取出肾脏　检查创面无出血，置入腔镜下取物袋，置标本于取物袋内，关闭气腹压力，根据肾脏大小取下腹正中合适切口，取出标本，肾窝处置引流管，缝合各切口。

（七）围手术期巡回护士应该关注的问题

1. 达芬奇机器人配合护士必须经过达芬奇机器人手术系统专业培训，掌握机器人手术仪器设备性能、使用程序、操作方法、器械的名称、用途、拆洗、安装方法、日常维护、保养等方法，并经过考核，取得专业上岗证书，并要求有较强的外语能力，理解显示屏的外语提示，掌握出现的各种故障代码，并能正确处理各种故障。

2. 术前连接机器人手术系统电源并妥善连接机器人手术系统三个子系统之间传输视频、音频、数据信号的电缆线，开启 3 个系统中的任何一个系统开关按钮开机，床旁移动平台自检完毕，调整关节，伸展各器械臂、摄像臂至水平位，协助刷手护士安置无菌护套，正确完成摄像头护套的安置，完成无菌屏障的建立。

3. 遵循摄像头臂与观察孔处于同一直线的原则，从患侧肩部置入床旁移动平台，完成附加设备如单极、双极连接及功率调节，并调节内部通话系统音量及光源亮度。

4. 减少房间人员走动,避免碰撞机器,严禁踩踏各线路,定期请工程师保养整个系统。

5. 术毕移除机器人设备,取下机械臂、摄像臂无菌保护罩并将内窥镜臂、各器械臂所有关节折叠到储存位置定点放置,做好器械使用登记,整理光缆线,将仪器归位并登记使用状况。

七、机器人手术系统辅助腹腔镜根治性前列腺切除术的手术配合

由于前列腺位于盆腔深处,应用机器人手术系统,使一些高难度的手术操作变得比较简单,因此机器人辅助腹腔镜下前列腺切除术(robotic-assisted laparoscopic prostatectomy, RALP)成为目前全球范围应用最多的机器人手术,在前列腺癌高发的美国及欧洲大部分国家成为治疗局限性前列腺癌的金标准,相比腔镜下前列腺癌根治术其术中出血更少,术后控尿功能和勃起功能的恢复方面更有优势。

(一)前列腺的应用解剖

在前列腺的前部,盆内筋膜脏层沿前列腺侧前表面向前内走行,逐渐与前列腺筋膜前部相融合,前列腺筋膜、耻骨联合和两侧盆内筋膜壁层围成耻骨后间隙,间隙内填充脂肪组织。在前列腺的两侧,其筋膜由内向外依次为前列腺包膜、前列腺筋膜和盆内筋膜壁层,前列腺包膜和前列腺筋膜间存在丰富的前列腺静脉丛;前列腺包膜、静脉丛和前列腺筋膜三者在前列腺两侧相互融合形成前列腺纤维鞘;前列腺包膜、直肠固有筋膜与盆内筋膜壁层三者构成神经血管束三角。

(二)术前准备

1. 患者准备 同腹腔镜下前列腺癌根治术。

2. 用物准备

(1)常规物品:皮胆包、腔镜泌尿、达芬奇机器人器械、强生 12mm Trocar × 2,电勾导线,双极导线,显影纱布 × 1 包(5 块),纱条 × 1 包(5 块),10ml 注射器(连带 7# 针头)× 1,罗派卡因 × 1 支,10mm Hem-o-lok 钳及夹,2-0 微桥或者 2-0 强生倒刺线、3-0 鱼钩单桥 × 2 或者 3-0 强生倒刺、0# 可吸收线 × 1,0# 鱼钩针可吸收线 × 1,4-0 可吸收线 × 1,必要时备速即纱。

机器人特有一次性耗材:Trocar 封帽(8mm cannula seal,400077)× 3、电剪刀防漏电保护套(tip cover accessory,400180)× 1、机器人专用器械臂罩(instrument arm drape,420015)× 3、S1 镜头臂无菌保护套(camera arm drape,420279)× 1、S1 镜头无菌保护套(camera head drape,420273)× 1、机器人专用 Maryland 齿状双极电凝钳(maryland bipolar forceps,420172)× 1、机器人专用单极电热大弯剪(monopolar curved scissors,420179)× 1、机器人专用无创心耳抓钳(cadiere forceps,420049)× 1、机器人专用大持针钳(large needle driver,420006)× 1 或者 2、30° 机器人镜子、0° 机器人镜子各 × 1。

(2)特殊仪器:达芬奇机器人手术系统、气腹装置、高频电刀、吸引装置。

(3)特殊物品:必要时备 ERBE 双极电凝。

(三)麻醉方式

气管插管全身静脉复合麻醉。

(四)手术体位

头低脚高剪刀卧位。

(五)手术入路

脐部下方 1cm 处穿刺 12mm 一次性 Trocar 为镜头臂通道,于平脐水平线两侧距脐 8~

10cm 分别穿刺机器人 1、2# 臂 Trocar，根据主刀医生习惯于 1# 臂 Trocar 外侧 8~10cm 穿刺机器人 3# 臂 Trocar，于 2# 臂 Trocar 外侧 8~10cm 平镜头臂 Trocar 穿刺 12mm 一次性 Trocar 为助手操作孔。

（六）手术步骤及配合

1. 整理无菌器械台、清点物品　刷手护士与巡回护士共同清点物品。

2. 建立无菌屏障　连接机器人手术系统电源及三个子系统之间传输视频、音频、数据信号的电缆线，开启 3 个系统中的任何一个系统开关按钮开机，床旁移动平台自检完毕，调整关节，伸展各器械臂、摄像臂至水平位，协助刷手护士安置无菌护套，正确完成摄像头护套的安置，完成无菌屏障的建立。

3. 固定手术用物并制备气腹、放置 Trocar　巡回护士、刷手护士配合完成气腹管、双极导线、单极导线及吸引器的固定。递刀片切开脐下两横指皮肤，递上气腹针穿刺、11# 刀片划皮，根据部位分别递上 8mm Trocar、12mm Trocar。

4. 完成机器人系统对接　刷手护士协助助手首先完成机器人镜头臂与镜头 Trocar 对接，然后对接 1#、2#、3# 臂到相应的 Trocar。后安装镜头，1# 臂安置机器人专用单极电热大弯剪，2# 臂安置双极抓钳，3# 臂安置无创抓钳，在镜头直视下将各器械插入目标操作区域。

5. 显露前列腺　用 0° 腹腔镜观察，远离膀胱颈部，高位切开脐正中韧带处腹膜，离断脐正中韧带，离断两侧旁正中韧带，沿腹壁和腹膜之间进入耻骨后间隙。两侧扩大腹膜切口至腹股沟内环口处输精管水平，3# 臂抓钳将膀胱向头侧牵拉，剔除前列腺表面的脂肪结缔组织，显露耻骨前列腺韧带、盆内筋膜和前列腺。

6. 控制背深静脉复合体　切开一侧盆内筋膜，推开外侧肛提肌，离断耻骨前列腺韧带，同法处理另一侧，根据主刀医师习惯采用双持针器或者单持针器，快速并正确更换器械，及时传递助手 2-0 可吸收线缝扎背深静脉复合体。保留神经患者可不缝扎背深静脉复合体。

7. 分离膀胱颈　助手牵拉尿管通过气囊活动判断膀胱颈，1# 臂快速并正确更换持针器为电热大弯剪，由浅入深分离前列腺膀胱连接部，切开尿道前壁，3# 臂抓钳上提导尿管后剪开后壁，在 3# 臂抓钳上提导尿管后及时传递中弯血管钳体外牵拉固定尿管。超声刀打开盆内筋膜图 5-5-12。

8. 分离输精管和精囊　切开膀胱颈后壁，显露其下方的输精管和精囊腺，游离、离断输精管伴行的小动脉及输精管，离断精囊动脉并分离精囊。

9. 分离前列腺背面　锐性切开 Denonvilliers 筋膜，钝性、锐性相结合分离直肠周围脂肪，一直分离到前列腺尖部。（该技术为筋膜间技术，是最常用的保留勃起神经的技术）。切开狄氏筋膜见图 5-5-13。

10. 处理前列腺蒂并保留神经血管束（NVB）　Hem-o-lok 夹闭后切断前列腺蒂并分离 NVB，用剪刀锐性切开 NVB 和前列腺之间残存的侧后方组织。

11. 分离尿道　在背深静脉复合体缝扎线近端切断背深静脉复合体后，用剪刀锐性切断尿道，将标本移至盆腔，根据预计行淋巴结清扫，并用 Hem-o-lok 夹标记左、右侧淋巴结。

12. 膀胱颈尿道吻合　检查术野无出血，观察三角区，用 3-0 自制的单桥双针或者倒刺双针吻合尿道与膀胱颈，吻合完成后，行膀胱注水试验明确没有吻合口漏水。

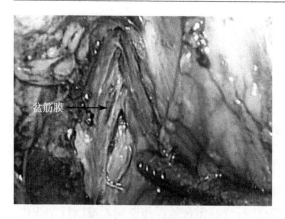

盆筋膜 →

图 5-5-12　打开盆筋膜返折

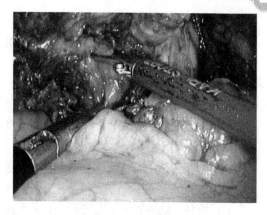

图 5-5-13　切开狄氏筋膜

13. 机器人移除、取出标本,切口缝合　通过辅助通道置入引流管后,移除机器人,递电刀延长脐部切口,取出标本。清点手术用物与术前无误,逐层缝合各穿刺孔。

（七）围手术期巡回护士应该关注的问题

同机器人手术系统辅助腹腔镜根治性肾切除。

八、经尿道内镜治疗

以良性前列腺增生症的治疗为例。

（一）概述

良性前列腺增生症（BPH）是引起中老年男性排尿障碍原因中最为常见的一种良性疾病。其主要表现为组织学上的前列腺间质和腺体的增生,解剖学上的前列腺增大,临床症状主要为下尿路症状,而尿动力学表现为膀胱出口梗阻。经尿道前列腺电切术（TURP）是外科治疗 BPH 的最常用方法,目前仍认为 TURP 是 BPH 治疗的"金标准"。

（二）手术适应证

重度 BPH 患者或下尿路症状已明显影响生活质量者,尤其是药物治疗效果不佳或拒绝接受药物治疗的患者,可以考虑手术治疗。

根据《中国泌尿外科疾病诊断治疗指南》,当 BPH 导致以下并发症时,建议采用外科治疗。

1. 反复尿潴留（至少在一次拔管后不能排尿或两次尿潴留）。

2. 反复血尿,5α- 还原酶抑制剂治疗无效。

3. 反复泌尿系统感染。

4. 膀胱结石。

5. 继发性上尿路积水（伴或不伴肾功能损害）,BPH 患者合并膀胱大憩室、腹股沟疝、严重痔疮或脱肛,临床判断不解除下尿路梗阻难以达到治疗效果者,应当考虑进行外科治疗。

6. 残余尿明显增多,以致充溢性尿失禁的 BPH 患者,应当考虑外科治疗。

泌尿外科医生在选择具体治疗方式时应当尊重患者的意愿。

（三）手术禁忌证

TURP 禁忌证多属相对禁忌证,经过充分准备大部分仍可手术治疗。

1. 全身情况

（1）新发生或未得到有效控制的严重疾患，如高血压、心肌梗死、肺部感染、糖尿病、肝功能明显异常。

（2）肾功能不全合并水、电解质紊乱。

（3）全身出血性疾病。

（4）以上病情得到控制时也可考虑行 TURP 治疗。

2. 局部情况

（1）严重泌尿系统感染：TURP 前应通过引流尿液、抗菌治疗适当控制感染。

（2）尿道狭窄：部分患者可通过尿道内切开术解除尿道狭窄，同期行 TURP。

（3）脊柱、髋关节及下肢畸形：由于无法采取截石位或无有效操作空间而难以行 TURP。

（4）前列腺腺体体积过大：过大的前列腺可通过开放手术完成。

（四）手术概况

1. 手术物品

手术辅料：一次性泌尿腹包。

一次性物品：器械护套 2 个、20~22F 三腔导尿管 1 根、引流袋 2 个、10ml 和 50ml 针筒各 1、无菌石蜡油、Y 型冲洗管 1 根。

2. 体位　截石位。

3. 麻醉方法　全麻或硬膜外麻醉。

4. 手术器械　膀胱镜包、尿道扩张器、艾力克冲洗球、storz 电切器械（包括 30° 电切镜、镜鞘、闭孔器、操作手柄、电切环）。

5. 仪器　成像系统、等离子电切系统。

6. 药物 / 液体　0.9% 生理盐水、5%PVP-I、3L 袋装生理盐水。

7. 手术步骤

（1）置入电切镜：置入电切镜时应沿尿道走行方向缓慢放入，如遇阻力，切勿使用暴力，以免造成尿道损伤，可直视下置入尿道、送入膀胱。如尿道外口狭窄，可用尖刀片行尿道外口切开。插入镜体后注意尿道形态、前列腺尿道长度、前列腺侧叶远侧缘与精阜关系以及外括约肌的位置；检查膀胱，注意有无憩室、肿瘤和结石；观察双侧输尿管口位置与增生腺体的关系。

（2）前列腺的切除：前列腺切除的手术方法有多种，总体上分为三个区进行切除。

A. 膀胱颈区：锥形切除，暴露内括约肌。

B. 前列腺中区：切除前列腺包膜内组织。

C. 前列腺尖部：切除尖部组织，这一步应小心操作，组织切除不足会影响手术效果，组织切除过多则有损伤外括约肌引起尿失禁的危险。

前列腺切除手术应在不造成包膜穿孔的前提下，尽量切除增生的前列腺组织，但手术时应高度注意的问题是切勿损伤尿道括约肌，否则将可能造成尿失禁。

手术结束前注意切除区是否平滑，如有突出或悬垂的组织块，应予以修平。然后用冲洗器吸出切除的组织块。

手术结束时应仔细检查各个创面，确保无动脉出血。静脉窦出血常难以通过电凝止血，但多可以通过术后留置导尿管压迫止血，不必在术中浪费过多时间。如手术早期发生前列腺包膜穿孔或静脉窦开放，应尽快结束手术。

术后留置 22F 三腔球囊导尿管,球囊注水 30~40ml,适度牵引,可减少前列腺窝血液流入膀胱内形成血块的概率,牵引时间一般不超过 6h。

（五）并发症

1. 尿道损伤。

2. 出血。

3. 包膜穿孔。

4. 尿道外括约肌损伤。

5. 经尿道切除综合征（TURS）。

TURS 是指由于大量无钠灌洗液进入血液循环,造成血容量过多、低钠血症、血浆渗透压降低,导致左心衰竭、肺水肿、脑水肿、肾水肿甚至溶血等病理生理改变。TURS 的预防关键是减少术中冲洗液吸收量,可采用低压冲洗,包括使用带持续回流装置的电切镜、膀胱造瘘术、不断排空膀胱等措施。前列腺包膜穿孔特别是静脉窦开放出现时尽快结束手术。另外,结合手术熟练程度,合理选择手术对象,使手术时间控制在 90min 内。

九、输尿管镜治疗

以输尿管结石的治疗为例。

（一）概述

输尿管结石（ureteral stone）可分为原发性输尿管结石和继发性输尿管结石。继发性输尿管结石来源于肾结石,约占输尿管结石的 90% 以上。肾结石进入输尿管,易嵌顿于输尿管生理狭窄处,引起结石上方不同程度的梗阻积水或输尿管扩张,严重时可导致肾功能逐渐丧失。

输尿管镜技术是膀胱镜技术的延伸,无论是硬镜还是软镜,纤维光束的引入显著缩小了镜鞘的口径,减少了输尿管镜对输尿管的损伤。

输尿管镜碎石取石法作为一项腔内治疗尿路结石的微创技术,手术时间短,创伤小,恢复快,操作简单,具有开放手术无可比拟的优越性。

（二）手术方法

输尿管（软）镜取石术、输尿管（软）镜钬激光碎石取石术。

（三）手术适应证

1. 经保守治疗无效、结石停留时间过长或被骨骼遮挡不适宜体外冲击波碎石者。

2. 经体外冲击波碎石后形成了长石街者。

3. 对于结石小于 0.8cm,形状规则,表面光滑,结石周围无息肉包裹,结石与输尿管管壁尚存空隙者,可行输尿管镜直视下套石术。

4. 对于结石大于 0.8cm,形状不规则,结石周围有息肉包裹,结石与输尿管管壁间相嵌较紧密者,可行输尿管镜直视下碎石术。

（四）手术禁忌证

1. 严重全身出血性疾病或不能耐受手术、麻醉者。

2. 泌尿系统急性感染者。

3. 有盆腔外伤史,放射治疗史,输尿管固定、扭曲、纤维化狭窄者。

4. 膀胱挛缩病变者。

5. 重度前列腺增生、尿道狭窄、严重骨盆变形、再植输尿管以及输尿管狭窄者。

（五）手术概况

1. 手术物品

手术辅料：一次性泌尿腹包。

一次性物品：器械护套 2 个、20F 三腔导尿管 1 根、引流袋 2 个、10ml 和 20ml 针筒各 1、无菌石蜡油。

特殊物品：Y 型高压冲洗管 1 副、3L 袋装生理盐水、双"J"管、导丝、500μm 钬激光光纤、取石篮。

2. 体位 截石位或改良截石位。

3. 麻醉方法 全麻或硬膜外麻醉。

4. 手术器械 膀胱镜包、输尿管镜（硬镜或软镜，软镜需备软镜鞘）。

5. 仪器 成像系统、钬激光碎石器。

6. 药物 / 液体 0.9% 生理盐水、5%PVP-I、3L 袋装生理盐水。

7. 手术步骤

（1）常规用 5%PVP-I 消毒会阴部，铺巾。置入输尿管镜，在灌注泵的水压作用下冲开尿道，顺腔道将镜体推入膀胱，先寻找输尿管口。当输尿管镜进入膀胱后，将输尿管镜慢慢地向后拉出到膀胱颈处，先找到输尿管嵴。沿输尿管嵴向两侧寻找输尿管开口。

（2）在输尿管镜直视下插入 3F 输尿管导管，大致判断输尿管壁内段的走行，导管不可插入过深，以免将结石顶回肾盂。输尿管镜进入输尿管开口前，部分患者需先扩张输尿管，可用管状扩张器或金属橄榄头扩张器，亦可用气囊导管扩张输尿管，液压扩张用液压泵灌注无菌生理盐水直接进镜，对输尿管壁损伤较小，是目前最常用的方法。

（3）将输尿管镜顺导管贴近输尿管开口，镜体内旋，镜尖利用导管挑起输尿管口游离缘，液压灌注扩张输尿管口，可见到靠近内存壁间隙，轻推镜体沿此间隙进入输尿管壁间段，再将镜体转为原位。

（4）利用灌注液使输尿管膨胀，在导丝引导下慢慢推进镜体，主要保持整个输尿管管腔位于输尿管镜视野中央。入镜至输尿管转折处，视野可能出现一片白色，这是因为镜尖贴近黏膜所致，可稍向后退镜，并轻摆镜体，沿导管方向重新找回管腔。输尿管镜由下段转向中段时，输尿管走形变化较大，看见管腔弯向上方，此时需将镜尾下压，前端抬高，才可发现管腔。到达跨越髂血管处时，可见到传导至输尿管管壁的搏动。

输尿管狭窄或扭曲时可导致输尿管镜进镜困难。输尿管狭窄致硬镜难以通过，可用钬激光纵行切开输尿管狭窄段，以利于进镜，成功率约为 82%，但需注意预防输尿管穿孔等危险；结石远端输尿管严重扭曲成角时，通过旋转和适当移动镜体，另将患者改头低臀高位并在患侧肋下加压使患肾向上移位有可能通过扭曲处。输尿管镜操作中，按不到管腔时不能盲目进镜，应将镜体后退，看清管腔后再进镜，避免造成输尿管穿孔等并发症。

（5）轻推镜体使其接近结石。根据结石大小、硬度、光滑度确定是套篮取石还是碎石。对于结石小于 0.8cm，形状规则，表面光滑，结石周围无息肉包裹，结石与输尿管管壁尚存空隙者可行输尿管镜直视下套篮取石术。如果不能取出，不可用暴力，可加用激光碎石，使结石变小、光滑后利于套出。

（6）用腔内碎石器击碎结石。如用弹道碎石器碎石应时，碎石杆尽量击打结石的近端，钬激光碎石时宜将频率设置为 10~20 次 / 分，可避免结石向上移位。为防止结石上移，肾盂或输尿管上段结石患者在进镜后可保持头高臀低 15~20° 角倾斜体位，进镜后减少灌注水流量,保持视野清楚。结石较小时,应尽量使碎石杆前端压住结石进行碎石,若发生结石上移,应及时用异物钳将结石往下拉至一固定位置后再进行碎石。对已上移至肾盏内结石应留置双J管,术后再进行 ESWL。

(7)可用取石钳将较大结石钳夹到膀胱内,3mm 以下的碎石可自行排出。术后应留置双J管于输尿管内。确保内支架放入肾盂内,保持引流通畅。术后常规保留导尿。

(六)并发症

1. 输尿管损伤　术中急性输尿管穿孔、黏膜撕脱或断裂、术后输尿管狭窄和坏死。

2. 术后结石残留。

3. 肾绞痛。

4. 术后尿路感染。

5. TUR 综合征。

十、经皮肾镜治疗

以肾及输尿管上段结石的治疗为例。

(一)概述

首例采用经皮肾穿刺建立通道后用内腔镜取石的手术由 Fernstrom 与 Johansson 在 1976 年完成。1981 年,Wickbam 和 Kollett 将该技术命名为经皮肾取石术(PCNL)。

PCNL 最早在欧美一些国家开展,我国从 1984 年开始引进。通过在各个技术细节上对传统的 PCNL 进行改进与创新,目前超微经皮肾取石术(mPCNL)的适应范围不断扩大,技术也更为简单实用,并可应用于大部分 ESWL 和开放手术难以处理的上尿路结石。

(二)手术指征

1. 所有过去需开放手术干预的肾结石,包括单发和多发性结石、鹿角状结石;开放手术后残留和复发性结石;有症状的肾小盏结石或憩室内结石;体外冲击波无法粉碎及治疗失败的结石。

2. 输尿管上段第 4 腰椎以上、梗阻较重或长径大于 1.5cm 的大结石。

3. 输尿管上段结石息肉包裹及输尿管迂曲,体外冲击波碎石(ESWL)无效或输尿管镜手术失败者。

4. 特殊患者的肾结石,包括小儿及肥胖患者的肾结石,肾结石合并 UPJ 狭窄,孤立肾合并结石梗阻,马蹄肾合并结石梗阻,移植肾合并结石梗阻。

(三)手术概况

1. 手术物品

(1)手术辅料:膀胱镜布类包及经皮肾镜包。

(2)一次性物品:器械护套 7 个、11# 刀片 1 个、7# 线 1 束、3L 薄膜 2 个、16F 及 22F 导尿管各 1 根、引流袋 2 个、50ml 针筒 2 个、5ml 针筒 1 个、三通及延长管各 1 个、无菌石蜡油。

(3)特殊物品:Y 型高压冲洗管 1 副、3L 袋装生理盐水、肾造瘘扩张鞘 1 套、经皮肾镜球囊扩张导管及压力泵各 1、6F 输尿管导管 1 根、斑马导丝 1 根、双"J"管、备 1 000 微米钬激光光纤。

2. 体位　先取截石位,插入输尿管导管后改俯卧位。

3. 麻醉方法　全麻。

4. 手术器械　经皮肾镜包、肾镜、硬性输尿管镜、肾镜取石钳、EMS 操作手柄、超声碎石杆、弹道手柄。

5 仪器　成像系统、微电脑液压泵、B超机、EMS碎石器、备钬激光碎石器。

6. 药物/液体　5%PVP-I、3L袋装生理盐水。

7. 手术步骤

（1）穿刺与入路选择：选择穿刺点和穿刺方向是建立合适的经皮肾通道的关键。穿刺点选择在第12肋下至第10肋间腋后线到肩胛线之间区域，常选第11~12肋下腋后线作穿刺点，通常穿刺方向经肾后盏长轴指向肾盂，与水平面成30~60°。对于输尿管上段结石、肾多发结石以及合并UPJ狭窄需同时作内切开者，可首选经肾中盏入路，穿刺点常选第11肋间腋后线和肩胛下角线之间的区域。

穿中肾包膜时可见针尾随呼吸摆动，较大积水肾穿入收集系统时有明显突破感，无积水肾或有开放手术后瘢痕此感觉不明显。当穿入肾收集系统后拔出针芯，有尿液滴出则可确定穿刺成功。经穿刺针鞘注入稀释的造影剂，X线透视下明确穿刺部位及肾收集系统情况。如穿中非目标肾盏，可以作重新定点穿刺，向所需要的肾盏入针。

通过穿刺针鞘置入0.035英寸斑马导丝，最好能插至输尿管管腔内，若在肾内盘曲，应至少5~10cm。用尖刀沿针鞘刺开皮肤及筋膜，如有手术后瘢痕应向深部瘢痕处切割。

（2）扩张：用手固定住导丝后退出针鞘，将筋膜扩张器套在导丝上，向肾作通道扩张，由同一术者操作，一手将导丝稍向后拉直，另一手旋转扩张器并向前推进。由8F开始，以每次2F逐渐增大，每次推进深度保持相等，避免折曲导丝或推进过深穿破肾盂，其过程中可行间歇X线透视观察。超微经皮肾镜取石术只需将通道扩张至16~20F，置入球囊扩张导管并用压力泵行球囊扩张，最后将所需管径的通道鞘（Peel-away鞘）连同扩张器一起旋转推至肾收集系统内。

（3）腔内碎石与取石技术：建立通道后，经通道鞘置入肾镜，进入肾集合系统观察、检查，并对结石进行碎石取石。微创经皮肾取石术使用微创肾镜或硬性输尿管镜，较小的通道以及镜体有一定的弹性，使入镜后在肾集合系统内可兼顾更大的范围。

整个手术过程，必须保持术野的清晰。血凝块遮蔽术野时应采用取石钳取出或用注射器吸出；对于因感染肾内有脓液和脓栓，视野混浊者，可连接负压吸引器反复冲吸，并用取石钳取出脓栓，使视野保持清晰。

对肾集合系统进行观察、检查时，应转动和摆动入镜的角度，向各个方向的肾盏进行观察，接近UPJ时可见术前留置的输尿管导管。使用纤细的微创肾镜或硬性输尿管镜可以到达肾盂和大部分肾盏，还可到达输尿管上段近L4平面。

根据术前的X线片结果，确定结石的位置、大小，转动和摆动镜体寻找结石。调整通道鞘的深浅和角度稍固定结石，以利于气压弹道碎石或钬激光腔内碎石。

通常用通道鞘前端稍固定结石，气压弹道碎石时，采用短促间断连击的方法从结石的一角或边缘开始碎石，以加快对结石的破碎；钬激光碎石时可采用钻隧道的方法破碎较大的结石。利用逆行导管和灌注泵的脉冲水流往返灌注，将细小的碎石从通道鞘中冲出，较大的用取石钳取出。此法可加快取石速度，提高结石的取净率。

结石清除后，入镜至输尿管上段，直视下将斑马导丝顺行送达膀胱，同时拔除逆行导管，再沿斑马导丝顺行放置双J管。再次入镜检视肾盂和各肾盏，冲洗并钳取残留的小结石及血凝块。

对因角度太大、镜体摆动无法到达的肾盏内结石，可用注射器加压冲出。如的确不能冲出,不必强行取出,可待以后配合 ESWL 处理。对损伤出血明显、全身情况不允许继续手术的,应及时终止手术,待二期手术取石。

手术结束时沿导丝放置相应口径的肾造瘘管,必要时采用 X 线透视确认结石清除情况及置管位置,带刻度的造瘘管能帮助了解插入的深度。肾造瘘管常夹闭 30~60min,使肾盂有一定压力,可减少术后出血。取 2# 丝线缝合皮肤切口并固定造瘘管,引出端连接集尿袋。

(四)并发症

1. 术中出血。

2. 肾集合系统穿孔和撕裂伤。

3. 术中寒战、发抖。

4. 邻近脏器的损伤。

5. 丢失皮肾通道。

6. 尿外渗。

7. 术后出血。

8. 输尿管肾盂连接部狭窄、闭锁。

9. 肾实质损伤。

第六节　妇科手术护理

一、妇科外科治疗及进展

(一)妇科良性肿瘤的外科治疗及进展

妇科良性肿瘤主要包括子宫肌瘤、卵巢囊肿、子宫内膜异位症、子宫腺肌症、乳腺良性肿瘤等,妇科良性肿瘤生长较慢,一般不破坏周围组织和器官,也不发生转移,且不危及患者生命。妇科良性肿瘤常常影响着女性的内分泌系统,不及时处理具有恶变风险,近些年其发病率有所增高,给广大女性身体健康造成越来越大的危害。目前,手术治疗是治疗妇科良性肿瘤的最常用的方法,其主要方式包括腹腔镜手术、经腹手术和阴式手术。

1. 腹腔镜手术

腹腔镜是一种用于检查和治疗的内窥镜,其实质上是一种纤维光源内窥镜,包括腹腔镜、能源系统、光源系统、灌流系统和成像系统。腹腔镜手术是新发展起来的微创治疗方法,妇产科手术领域几乎所有的手术都可被腔镜取代,是手术方法发展的一个必然趋势。随着工业制造技术及材料科学的突飞猛进,加上医生越来越娴熟的操作技术,从 20 世纪 90 年代开始,几乎所有的妇科良性肿瘤都能采用这种手术,如不孕症的矫正、异位妊娠的手术、卵巢肿瘤的剥除、子宫肌瘤的剥除等。腹腔镜手术的优点是非常明显的:首先是创伤小,仅需 2~3 个小切口,瘢痕小;患者术后伤口疼痛明显减轻;住院天数较少。其缺点是:存在皮下气肿;高碳酸血症;盆腔大血管的损伤;盆腔脏器损伤;因严重粘连需中转经腹手术等。

2. 经腹手术

经腹手术作为传统的手术方式,具有术野清晰、手术空间大的优势,为临床妇科医师所熟悉,在多数国家仍占主导手术地位。但对腹腔脏器干扰较大,创伤较大,出血较多,易造成术野污染,引起围手术期感染,且具有术后影响腹部美观等缺点。

3. 阴式手术

妇科阴式手术因体表不留瘢痕,手术成本低,患者易于接受。随着临床医师手术经验的积累,不断改进的手术技能,妇科阴式手术已由原来的子宫脱垂手术逐渐向非脱垂子宫手术发展,从而经阴道手术操作的适应证进一步拓宽,如阴式全子宫切除术、经阴道子宫肌瘤剔除术、子宫次全切除术、附件及卵巢肿瘤手术、节育器异位手术等。其缺点是并发症发生率较高,如膀胱、输尿管、直肠的损伤;生殖道感染;下肢深静脉血栓等。

(二)妇科恶性肿瘤的外科治疗及进展

妇科恶性肿瘤与良性肿瘤有着质的区别。即便都是恶性肿瘤,或者是同一种恶性肿瘤其恶性程度也有很大的差别。妇科恶性肿瘤包括子宫颈癌、子宫内膜癌、卵巢癌、输卵管癌、外阴癌及阴道癌等。目前各疾病治疗手段的选择及预后有所不同,妇科恶性肿瘤的手术治疗是建立在早期检查、早期发现和早期诊断的基础之上的。肿瘤早期均有手术治疗机会,而晚期则为相对手术禁忌,即使不禁忌手术,术后疗效也差,预后不佳。下面就以宫颈癌的外科治疗新进展为例做介绍。

宫颈癌系指发生在宫颈阴道部或移行带的鳞状上皮细胞及宫颈管内膜的柱状上皮细胞交界处的恶性肿瘤。据世界卫生组织统计,近些年全世界每年新增的宫颈癌患者中约有75 000例来自中国。我国宫颈癌发病率已高居世界第二位,且发病有年轻化趋势。宫颈癌的主要治疗手段是手术、放疗和化疗。随着手术方式的改善、放疗设备和技术的改进、化疗药物的更新以及基因技术的成熟,宫颈癌的综合治疗模式已越来越被人们重视。而手术仍是早期宫颈癌的患者最主要的治疗手段之一,手术范围应根据临床分期、患者年龄、生育要求、全身情况、设备条件等综合考虑,制定适当的个体化治疗方案。

1. Ⅰ A 期宫颈癌的手术治疗　对于Ⅰ A1 期的宫颈癌(浸润深度＜ 3mm、宽度≤ 7mm),首选治疗方案是行宫颈锥切术。锥切既可用于诊断,也便于后续治疗。若锥切后未见明显中、高危因素(如切缘阳性或脉管内癌栓),可选择随访观察,或行全子宫切除术。Ⅰ A1 期宫颈癌锥切后若见脉管内癌栓或切缘癌累及,应按 IA2 期宫颈癌(浸润深度 3~5mm、宽度≤ 7mm)处理;若切缘有高级别上皮内病变累及,可再行锥切,或行全子宫切除术(但不需清扫盆腔淋巴结)。

对Ⅰ A2 期的宫颈癌,若有保留生育功能的要求,可行锥切或根治性宫颈切除术;若不保留生育功能,则可行改良的根治性子宫切除术。以上两类手术方式都必须进行盆腔淋巴结清扫。

2. Ⅰ B~Ⅱ A 期宫颈癌的手术治疗　对Ⅰ B~Ⅱ A 期宫颈癌,NCCN 发表的相关指南推荐的手术治疗方案为根治性子宫切除术联合盆腔淋巴结清扫术。

3. 姑息性手术治疗　根据 NCCN 宫颈癌临床实践指南建议,对复发的宫颈癌患者,有条件接受手术治疗的患者先行手术切除复发病灶,然后再给予挽救生命治疗。对复发前未行放疗治疗的患者,首先考虑行手术治疗,然后可再行放、化疗治疗。对复发前已行全量放疗治疗的患者,若为中央型复发,则考虑行盆腔除脏术以控制局部复发病灶,同时酌情给予术中放疗治疗以提高局控率。对复发病灶范围＜ 2cm 的患者,可考虑行根治性子宫切除术或后续放射治疗。

(三)妇科盆底疾病的外科治疗及进展

随着卫生健康、伦理风尚的变化以及医疗体制、管理系统等种种因素,妇科疾病治疗的外科手术观念也随之微创化、个性化和多元化。微创手术其实不仅要包括腹腔镜、宫腔镜手术，还包括了经阴道手术，经阴道手术因为在腹壁上没有瘢痕，术后也会恢复得比较快，也属于微创手术的一种。

盆底手术分类：盆腔脏器脱垂类手术；抗尿失禁类手术；抗粪失禁类手术；生殖器官畸形矫治术；会阴及阴道修补术；性功能障碍类手术。下面主要针对前面两大类手术进行介绍。

1. 盆腔脏器脱垂手术　盆腔脏器脱垂（pelvicc organ prolapse，POP）是一类常见的妇科疾病，包括阴道前壁膨出、子宫脱垂、阴道后壁膨出和阴道穹窿脱垂。随着手术理念的更新，人工合成材料的发展，以及腹腔镜技术的普及，治疗POP的式样呈现多样化、微创化趋势，手术在POP的治疗中是十分重要的，也是最后的一种治疗手段。治疗POP的手术有多种，而"4R"方法是盆底重建的一个重要原则，即修复（repair）、重建（reconstruction）、替代（replacement）和再生（regeneration）。强调以微创的方式达到预期效果，尽量缩小切口、降低手术风险及术中和术后并发症的发生率。手术方式包括：阴式子宫切除、曼式手术、子宫直肠窝疝修补、阴道前后壁修补术、阴道外翻手术（阴道骶骨固定术、骶棘韧带悬吊术、阴道封闭术、后穹窿成形及高位骶韧带悬吊等）。

2. 抗尿失禁类手术　压力性尿失禁（stress urinary incontinence，USI）定义为：腹压的突然增加导致尿液不自主流出，不是由逼尿肌收缩压和膀胱壁对尿液的张力压引起的，其特点是在正常状态下无漏尿，而在腹压突然增高时则尿液自动流出。USI分为两型，90%以上为解剖型，由盆底组织松弛引起；约不到10%为尿道内括约肌障碍型。近年来，随着对女性压力性尿失禁发病因素及发病机制新的认识，其治疗方法也发生了巨大改变。已由传统的阴道前壁修补术、MMK术、Burch术等发展为经阴道无张力尿道中段悬吊带术（TVT/TVT-O/TOT）、经闭孔阴道无张力悬吊术、第3代单切口无张力阴道悬吊系统（TVT—S术）等，既提高了疗效，减小了手术创伤，也降低了并发症的发生率。下面就以压力性尿失禁的手术治疗为例做介绍。

二、腹腔镜下宫颈癌根治术的手术配合

（一）妇科盆腔淋巴结的应用解剖

腹腔镜下宫颈癌手术需要进行盆腔淋巴结清扫术（以下简称盆清）。女性内外生殖器官和盆腔组织具有丰富的淋巴系统（图5-6-1）。盆腔淋巴引流伴随盆腔动、静脉走行，围绕宫颈的淋巴管随子宫动脉走行，既由宫颈及下方的阴道上段及上方宫体之引流，经主韧带-闭孔-髂内-髂外-髂总-腹主动脉旁淋巴结，甚至向上达锁骨上淋巴结，或逆行至腹股沟深淋巴结（Cloquet淋巴结）。淋巴结转移发生率随宫颈癌临床分期的增高而上升，因此盆清根据临床分期进行。一般而言，盆清需按顺序剔除左右各5组淋巴结（髂总、髂外、股深、髂内、闭孔）+腹主动脉旁淋巴结。

（二）术前准备

1. 术前访视　术前一天，巡回护士根据手术通知单到病区对患者进行访视，了解患者的病情及诊断、手术方式、各种化验单、知情同意书签署等术前相关病历资料准备情况，向患者介绍手术室环境、本次手术的麻醉方法及手术相关的注意事项，评估其术中潜在护理风险，拟定相应的护理干预措施，做好术前心理护理，取得患者及其家属的信任和理解。

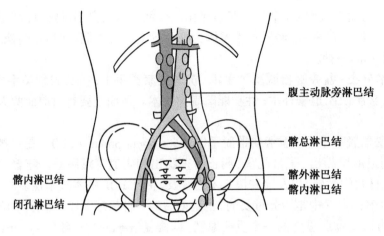

图 5-6-1　女性盆腔淋巴系统

2. 患者准备　手术前一日做好腹部皮肤的准备,肠道准备,要求患者沐浴,禁食、禁饮、禁戴首饰等贵重物品,不得穿戴病号服和弹力袜以外的其他衣物。

3. 用物准备

(1)常用仪器:腹腔镜系统、高频电刀系统、超声刀系统、吸引装置、冲洗加压设备。

(2)常用物品:布类、衣服包、取物袋、1-0 可吸收线、4-0 皮肤缝合线。

(3)常用器械:腹腔镜普通器械包、刮宫包、腔镜器械、举宫器。

(三)麻醉方式

全身麻醉。

(四)手术体位

手术开始前安置患者于改良截石位:固定两侧手臂于躯体旁,移去两侧搁手架,使用肩托、截石位腿架,保持患者仰卧,臀部移出床缘约 8~10cm,托腿架支托小腿肌肉丰厚处,并托在小腿处与小腿平行,且使膝关节以上与腹部接近于水平位,大腿间夹角约呈 90~110°。关注患者的舒适度、肢体皮肤有无接触金属床缘、腿部腘窝处大血管有无受压等。

(五)手术切口

腹部四孔(脐上 10mm 大孔,主刀侧两个 5mm 小孔,一助侧一个 5mm 小孔)。

(六)手术步骤及配合

1. 仪器设备准备　巡回护士提前确保手术相关仪器设备齐全,并处于备用状态。

2. 执行 time out 核对制度。

3. 整理无菌器械台、清点物品　刷手护士与巡回护士共同清点物品,检查器械完整性及处于可使用状态。

4. 消毒皮肤、协助医生铺巾　递卵圆钳夹持 PVP 棉球消毒铺巾,先消毒腹部区域,再消毒会阴部区域。

5. 协助镜子连接摄像头、光源线,并进行微调与对白(white balance),用一次性无菌塑料护套外套至摄像头和光源线对其进行无菌隔离。

6. 协助举宫　医生消毒阴道及宫颈,放置举宫器。

7. 建立气腹　取脐轮上 1~2cm 切一 1.0cm 小口,插入气腹针(Veress 针)进行 CO_2 气腹,递 11# 刀片、气腹针、连接进气管,气腹速度不易过高,常规为 2~3L/min。拔出气腹针检查其完整性。放置 10mm 曲罗卡,连接 CO_2 充气管,放入腹腔镜并确认进腹腔后连接进气管进行充气,设置腹腔内压力为 12~15mmHg, CO_2 流速为 10~15L/min,将患者逐渐转成头低臀高位与水平成 20~30°。

8. 选择麦氏点,反麦氏点及脐左旁开 5.0cm 为第二、第三、第四穿刺点分别切 5mm 皮肤切口,分别递 11# 刀片及相应曲罗卡。

9. 探查盆腹腔,离断子宫圆韧带、卵巢悬韧带　递血管钳,双极电凝钳、超声刀。

10. 打开子宫两侧腹膜,分离出输尿管及盆腔大血管,盆清　递血管钳、超声刀、双极电凝钳、输尿管钳,按顺序剔除两侧共 5 组(髂外、髂内、股深、髂内、闭孔)淋巴结。

11. 打开输尿管隧道,切断子宫血管　递超声刀、血管钳。

12. 切开膀胱反折腹膜,上推膀胱,处理宫旁组织、主骶韧带,部分阴道壁至宫颈下方 3cm 左右　递超声刀、血管钳、双极分离钳。

13. 自阴道前壁切开,环形切下子宫　递单极电钩或超声刀。

14. 从阴道取出子宫标本、双附件及盆腔淋巴结　递组织钳、卵圆钳。

15. 冲洗盆腔及阴道　用 PVP 稀释液进行盆腔及阴道的冲洗,此时患者应采用头高臀低位与水平成 15~30°。

16. 缝合阴道残端　递 PVP 棉球消毒,消毒阴道及宫颈,用专用阴道纱布栓堵住阴道口,防止漏气,将手术床调整至原来的头低臀高位:递持针器、血管钳、1-0 可吸收缝线。

17. 温盐水冲洗腹腔,查看盆腔有无出血,并止血　递吸引器、双极电凝钳。

18. 放置引流管,退出曲罗卡,固定引流管,缝皮　递引流管、血管钳、持针器、皮肤缝合线。

(七)围手术期巡回护士应该关注的问题

1. 术中关注的问题

(1)严格执行核对制度:手术医生、麻醉医生、巡回护士在麻醉前、手术切皮前、手术结束时根据手术安全核查表的各项内容认真核对并签名。

(2)预防高二氧化碳血症和呼吸性酸中毒:术中除生命体征外,还需实时观测患者呼吸末 CO_2(et CO_2)指标,如有肺部疾病患者则建议进行动脉血气分析,如 et CO_2 异常增高或血气分析提示酸中毒明显,必要时暂停手术,停止充气并将腹腔内 CO_2 排出,同时实施过度通气,并延长术后机械通气时间。

(3)预防术中低体温:由于手术时间长、麻醉药及大量液体的输入等因素,容易导致患者体温下降,因此需加强各项保暖措施。设定手术间温度在 21~25℃,有条件的可使用保温毯,也可用小棉被及科室自制垫肩覆盖患者下肢及肩部,输入的液体及冲洗液要预先加温。

(4)预防压疮:受压部位的皮肤使用水垫和棉垫,如患者臀部垫水垫,肩托处放海绵,在不影响医生操作的情况下,每隔 2h 帮患者按摩小腿和肩膀等受压部皮肤,以防术中压疮。

(5)中转开腹准备:腹腔镜手术可能存在盆腔粘连、穿刺及盆清时损伤盆腔大血管等情况,需要准备好可能随时中转开腹。

2. 术后关注的问题

(1)手术结束后,巡回护士应及时调高室温,为患者盖上棉被,并为其整理衣物,妥善固定好各种管道。检查患者的输液管道衔接处是否紧密,三通盖子是否已盖好,并将引流管标识贴在相应的引流管上。如心肺功能较差的患者在放平双腿时可先放平其中一侧,过 2~3min 后再放平另一侧,以免回心血量骤升给患者带来的危害。患者移至转运床后,巡回护士需再次确认患者身上各种管道维持在正常位置,避免发生液体反流及管道脱落。

(2)术中 CO_2 较高的患者手术结束后不要急于苏醒,应适当延长术后机械通气时间,尽可能排除留在体内的 CO_2,过快苏醒的此类患者易发生烦躁、恶心、呕吐等症状。

(3)严密观察患者生命体征,持续心电监护,观察患者的尿量,尤其重视心肺功能的变化。转运途中固定推车的护栏及做好患者肢体的约束,防坠床及管道脱落,同时做好肢体保暖工作。

(八)专家解惑

Q:镜下手术会发生气体栓塞吗?

A:对大多数患者来说,妇科镜下手术是安全的,而且还具有术后恢复快和住院时间短这些优势。然而此类手术也有并发症发生,其中气体栓塞是最严重的并发症之一,发生气栓的可能因素主要有:

(1)气腹针误入腹腔内大血管,大量气体短时间内直接冲入血液;

(2)组织分离时创面上断裂或破损的静脉成为高压气体进入循环的门户;

(3)溶解在血液中的气体可否像减压病一样再形成气泡,目前尚不能肯定。

(4)发生严重的气栓最主要原因就是气腹针误入腹腔内大血管,直接将气体打入血液循环,因此医生需注意气腹针穿刺技巧,提起腹部组织后垂直插入,插入气腹针后使用 20ml 针筒回抽查看有无血液抽出。

(5)气腹建立过程中应采用低流量充气,CO_2 流速不超过 3L/min;术中持续气腹压力不易过高,一般不超过 15mmHg,尤其关注年龄较大、手术范围较广、持续时间较长的手术患者,应该适当下调气腹压力至 9~13mmHg,CO_2 持续流速一般设为 6~8L/min,术中如需用到单极电钩、超声刀等产热产烟类器械时,可设置流速为 10~15L/min。

Q:镜下手术是否会引起肿瘤种植?

A:恶性肿瘤细胞转移和扩散能力很强,在手术操作过程中稍有不慎将会直接造成肿瘤细胞的转移,所以不论选择开腹还是镜下都具有肿瘤种植的风险。因此需要强化无瘤技术在镜下手术中的操作观念。相对于进腹手术而言,镜下无瘤技术的要点有其特殊性,具体包括:

(1)曲罗卡与腹壁紧密接触,如多次进出可能引起肿瘤种植,因此易选用带螺纹的穿刺器或带有保护伞防脱出的一次性微创曲罗卡,防止曲罗卡的来回移动或 CO_2 的泄漏而增加肿瘤细胞的种植转移机会。

(2)举宫器避免选用带螺纹的,以防止对肿瘤造成挤压破坏而增加肿瘤细胞的脱落和血行转移。

(3)气腹压力及 CO_2 流速越高肿瘤转移的风险越高,因此在保障手术顺利进行的同时尽可能降低持续 CO_2 气腹压力及流速。

(4)术毕先放气,再拔出曲罗卡,避免烟囱效应造成腹壁切口的癌种植。

(5)严格管理区分接触肿瘤前后的器械,接触肿瘤后的器械不得接触正常组织。特殊器械或数量较少的器械无备用可更换时,在接触肿瘤后需要在台上备 43~45℃ 的无菌蒸馏水对器械进行清洗擦拭,使其失去活性,降低恶性肿瘤的转移和复发的风险,方可再用于正常组织。

三、阴道无张力尿道中段悬吊带术（TVT）的手术配合

（一）概述

阴道无张力尿道中段悬吊带术，是一种治疗张力性尿失禁的金标准式式，于 1996 年首次由 UImsten 提出。TVT 手术通过阴道小切口将一段吊带穿过并环绕于尿道中段下方。因阴道无张力尿道中段悬吊带术更为微创，在许多发达国家已成为一线手术治疗方法，此手术治疗一般在患者完成生育后进行。

（二）术前准备

1. 术前访视　术前一天，巡回护士根据手术通知单到病区对患者进行访视，了解患者的病情及诊断，手术方式，各种化验单、知情同意书签署等术前相关病历资料准备情况，向患者介绍手术室环境、本次手术的麻醉方法及手术相关的注意事项，评估其术中潜在护理风险，拟定相应的护理干预措施，做好术前心理护理，取得患者及其家属的信任和理解。

2. 患者准备　手术前一日做好会阴皮肤的准备、肠道准备，要求患者沐浴，禁食、禁饮、禁戴首饰等贵重物品，不得穿戴病号服和弹力袜以外的其他衣物。

3. 用物准备

（1）常用仪器：可视膀胱镜检查设备、高清晰 5mm25° 镜、高频电刀系统、吸引装置。

（2）常用物品：盐水盆包，布类包，衣服包，输液器，0.9% 氯化钠，无张力性悬吊网带一付，2/0 可吸收缝线，1# 丝线，4# 丝线，龙胆紫，棉签，12F、16F 双腔乳胶尿管各一，尿袋，10ml、20ml 针筒各一付，6cm×7cm 粘敷贴。

（3）常用器械：阴道器械包，推进器一套。

（三）麻醉方式

硬膜外麻醉、腰麻、骶麻。

（四）手术体位

膀胱截石位：固定两侧手臂于床旁，保持患者仰卧，臀部移出床缘约 8~10cm，托腿架支托小腿肌肉丰厚处，小腿与大腿间夹角约呈 <90°。关注患者的舒适度、肢体皮肤有无接触金属床缘、腿部腘窝处大血管有无受压等。

（五）手术配合

1. 仪器设备准备　巡回护士提前确保手术相关仪器设备齐全，并处于备用状态。

2. 执行 time out 核对制度。

3. 安置体位，取膀胱截石位。

4. 整理无菌器械台、清点物品　刷手护士与巡回护士共同清点物品，检查器械完整性及处于可使用状态。

5. 消毒外阴、协助医生铺巾　递卵圆钳夹持 PVP 棉球消毒铺巾。

6. 蘸取龙胆紫，于耻骨联合上方正中旁开 3cm 处作记号（两点间距离 6cm）递消毒干棉签蘸龙胆紫。

7. 消毒阴道　递皮肤消毒盘，用卵圆钳夹持 PVP 棉球消毒。

8. 避开肛门，防污染　递纱布、1# 丝线穿小三角针，将纱布缝于肛门口。

9. 切口阴道壁　距尿道外口下方 1cm 处为顶点，向下纵形切开阴道前壁黏膜约 4cm，经尿道旁间隙注射含肾上腺素生理盐水：递金属导尿管排空膀胱，避免损伤膀胱，递刀片，递 20ml 针筒，内有肾上腺素生理盐水。

10. 分离阴道壁,钝性向两侧分离阴道壁黏膜至耻骨联合降支　以18F导尿管套推进器,石蜡油润滑后递与主刀医生。

11. 导引杆推开膀胱向左侧,TVT针经阴道前壁切口进入,推进器助力将TVT针从腹壁右侧推出。同法处理对侧。递导引杆、TVT针、推进助力器,协助依次于膀胱颈两侧穿刺,通过耻骨联合上方正中旁开3cm记号处穿出。同法处理对侧。

12. 充盈膀胱　协助插尿管,将氯化钠液连接输液器并与尿管相连,加压输入300ml。

13. 膀胱镜检查有无膀胱损伤　打开膀胱镜可视系统,准备膀胱镜,调整光源,连接摄像系统,将膀胱镜器械连接好后递给主刀医生。

14. 诱导试验,调整吊带松紧度,固定吊带　取出导杆上提悬吊带,检查有无尿液外溢。根据需要是否再次膀胱镜检查,若需要再次充盈膀胱。

15. 缝合阴道前壁　递4#丝线缝合尿道周边组织1~2针,递12F导尿管及生理盐水针筒,留置尿管,连接尿袋。

16. 压迫止血　以两块纱布浸于5%PVP溶液中制作阴道塞条,填塞阴道。

17. 耻骨联合上伤口处理　递5%PVP小棉球,消毒切口,耻骨联合上方用6cm×7cm敷贴粘贴。

18. 手术结束　整理手术用物。

手术结束后,巡回护士及时调高室温,为患者盖上棉被,并为其整理衣物,妥善固定好各种管道。检查患者的输液管道衔接处是否紧密。如心肺功能较差的患者在放平双腿时可先放平其中一侧,过2~3min后再放平另一侧,以免回心血量骤升给患者带来的危害。患者移至转运床后,巡回护士需再次确认患者身上各种管道维持在正常位置,避免发生液体反流及管道脱落。

第七节　产科手术护理

一、产科手术概述

剖宫产术命名起源于公元前100年罗马帝王Julius Cesar经由剖宫产出生的传说,是所有外科手术中历史最为悠久的手术之一。凡妊娠28周及以上,经剖腹、切开子宫取出胎儿及其附属物的手术称为剖宫产术。不包括经阴道切开子宫颈或子宫下段分娩者。妊娠不足28周,经剖腹、切开子宫取出胎儿及其附属物的手术称为剖宫取胎术。用于不能进行阴道引产但又必须立刻结束妊娠的孕妇。对于腹腔妊娠、子宫破裂胎儿排入腹腔,仅需切开腹壁而不需要切开子宫而取出胎儿及附属物的手术称为剖腹取胎术。

(一)子宫的应用解剖

子宫位于盆腔中央,直肠和膀胱之间,可分为子宫底、子宫体、子宫峡部及子宫颈。子宫体内有呈倒三角形的子宫腔,子宫腔、颈内的梭形腔隙称为宫颈管,两者之间相连处为子宫峡部。子宫峡部在妊娠中期以后逐渐扩展形成子宫下段。妊娠末期,特别是临产后,由于子宫的缩复作用,子宫下段进一步拉长变薄,一般为7~10cm,子宫下段剖宫产切口取于此处。

子宫的血供主要来源于子宫动脉,其经过子宫阔韧带基底部,在距子宫颈外侧2cm处从输尿管的上方越过(俗称小桥流水),在达到子宫的侧缘后分为升降两支,子宫动脉升支的分支叫做宫状动脉,分布于子宫前后壁,子宫动脉降支主要供应子宫颈及阴道。

(二)剖宫产的适应证

剖宫产是解决阴道难产、某些孕期并发症和合并症的一种有效快速、相对安全的常用手术。但如果轻率实施此手术,随着"二孩"政策的实施,瘢痕子宫再次妊娠引发并发症的发生率增多,而且剖宫产儿的呼吸系统并发症要比阴道产儿多。世界卫生组织对亚洲的母婴健康调查显示,我国的剖宫产率高达 46.2%,其中无指征的剖宫产 11.7%,成为世界之最。剖宫产指征是衡量产科质量的重要标准之一,因此,产科工作者都要严格、正确掌握剖宫产术的临床指征。

1. 按程度分类

(1)绝对指征:产道梗阻、脐带脱垂、胎盘早剥、完全性前置胎盘、子宫破裂等无阴道分娩可能,必须进行剖宫产结束分娩。

(2)相对指征:相对于阴道产,行剖宫产对母子更为安全的情况。如妊娠合并心脏病、糖尿病、肾病、重度妊娠高血压综合征、引产失败、胎位异常、瘢痕子宫等母体因素,也包括胎儿窘迫、臀位、多胎妊娠等胎儿因素。

2. 按来源分类

(1)母体指征

1)骨盆狭窄严重或轻度狭窄试产失败等:骨盆严重狭窄或畸形骨盆无须试产而直接选择剖宫产。对于骨盆轻度狭窄或者因枕后位、枕横位、胎儿过大、产力不佳所致的相对头盆不称需要试产,根据宫缩、宫颈扩张及胎头下降等情况再决定是否需要剖宫产。

2)滞产:宫缩乏力处理无效。

3)高危妊娠:重度妊娠高血压综合征、重度 ICP 经治疗无效、妊娠合并心脏病、肾病或肝病等,既往死胎死产史、习惯性流产史等。

4)先兆子宫破裂。

5)产道畸形:阴道横隔或纵隔、人工阴道成形术后、宫颈纤维化或瘢痕宫颈。

6)妊娠合并严重尖锐湿疣或淋病。

7)高龄产妇。

8)外阴阴道严重静脉曲张或严重水肿治疗无效。

(2)胎儿指征

1)胎儿窘迫:胎心持续减速可为剖宫产绝对指征。

2)胎位异常:臀位、横位、面先露、持续性枕横位等。

3)多胎妊娠:双胎第一个胎位异常、三胎及以上。

4)巨大儿、珍贵儿。

5)脐带先露与脐带脱垂、胎儿肢体进入阴道不能回纳。

(3)母儿指征

胎盘病变需剖宫产结束分娩,如前置胎盘、前置血管、胎盘早剥等。

(三)剖宫产手术方式分类

1. 子宫下段剖宫产　子宫下段剖宫产是指妊娠末期或临产后,经腹腹膜内切开子宫膀胱反折腹膜,推开膀胱,切开子宫下段娩出胎儿及其附属物的手术。

2. 新式剖宫产　新式剖宫产是经以色列医生 M.Stark 改进的子宫下段剖宫产,以 Stark

医生所工作的医院命名为"The Misgav Ladach Method"剖宫产术。手术特点：手术瘢痕在耻骨联合稍上方处，整个瘢痕易被阴毛遮盖，达到美容效果；手术简单、时间短，切口小，关腹过程简化，只需连续缝合子宫肌层一次，不缝合腹膜、膀胱反折腹膜、然后缝合筋膜一次，全层缝合皮肤皮下脂肪一次。

3. 子宫体部剖宫产　子宫体部剖宫产术即子宫上段剖宫产术，又称古典式剖宫产术，是取子宫体部前壁正中纵切口取出胎儿及其附属物的手术。手术特点：此手术皮肤切口较长，12~15cm，出血较多，切口不宜缝合、易与大网膜肠管粘连，因此临床较少选择。主要针对剖宫产同时做子宫切除，子宫下段形成不佳又急需娩出胎儿者，或者前置胎盘附着于子宫前壁等某些特殊情况才会选择子宫体部剖宫产术。

4. 腹膜外剖宫产　腹膜外剖宫产术的基本术式有很多种。1907 年弗兰克（Frank）首先应用经腹腹膜外剖宫产，横切口切开壁层腹膜，再切开膀胱腹膜反折，将壁层腹膜之上缘与脏层腹膜切口之上缘缝合关闭腹腔，然后切开子宫下段，减少了感染性病例并发腹膜炎的机会。至 1908 年拉兹科（Latzko）设计了从膀胱侧窝进入子宫下段的途径，后经诺顿（Norton）等人改进及描述，就是目前侧入式腹膜外剖腹产术。包括沃特斯（Waters）的顶入式以及改良式等，改良式中又以顶 - 侧联合方式简单易行、损伤小、子宫下段先露较好而目前普遍采用。

5. 剖宫产术中子宫切除术　剖宫产术中子宫切除术一般为剖宫产术中发生了大出血，需要切除子宫才能止血。由于妊娠，子宫增大及其邻近的盆腔器官的解剖位置发生变化，子宫血供丰富，血管粗大，组织充血水肿，较一般子宫切除术更为复杂，加上医生在没有办法的情况下不得不选择子宫切除术，绝大多数产妇已处于急救状态，同时也对麻醉、护理、检验、血库等多科室团队提出更高的要求。行剖宫产术中子宫切除术的指征有：难以控制的产后出血、前置胎盘合并胎盘植入、合并妇科恶性肿瘤等。

二、子宫下段剖宫产术的手术配合

子宫下段剖宫产是指妊娠末期或临产后，经腹腹膜内切开子宫膀胱反折腹膜，推开膀胱，切开子宫下段娩出胎儿及其附属物的手术。随着妊娠月份的增加，子宫、胎儿也随着发育增长，至妊娠末期，尤临产后，子宫下段形成较好，其长度可达 7~10cm，厚度 0.5~0.8cm。腹膜内子宫下段剖宫产手术特点：全层缝合子宫切口，缝合子宫膀胱腹膜，并全层缝合腹壁及皮肤，与其他术式比较具有应用最广、方法最简单、速度最快、效果最佳和术后并发症最少的特点，是一种理想的手术方式。

（一）术前准备

1. 患者准备　手术前一日做好腹部、会阴皮肤的准备；要求沐浴，禁食、禁饮。入手术室前摘下首饰、眼镜等物品，不得穿戴病号服和弹力袜以外的其他衣物。术日产妇入手术室后听胎心，建立有效静脉通路，留置导尿管。

2. 用物准备
（1）常用仪器：新生儿辐射床、新生儿转运车、高频电刀系统、吸引装置。
（2）常规物品：布类包、衣服、可吸收缝线（1-0, 2-0, 3-0, 4-0）若干、医用手术巾、敷贴。切口固定器、3M 手术巾（备用）。
（3）常用器械：剖宫产器械，低位产钳、新生儿呼吸皮囊（备用）。
（4）备用药品：产科抢救相关药品（各类促进宫缩药物等）、新生儿急救药品。

（二）麻醉方式

硬膜外麻醉、腰麻或全麻。

（三）手术体位

仰卧位，如麻醉后血压下降，则立即取左侧倾斜 30° 卧位或将手术床头部摇高 45°，有利于纠正和预防仰卧位低血压综合征。

（四）手术切口

下腹正中纵切口、中线旁纵切口或下腹横切口。

（五）手术步骤及配合

1. 铺无菌台，整理无菌器械台、清点物品　刷手护士提前准备好手术相关器械及无菌物品，刷手护士与巡回护士共同清点物品。

2. 消毒皮肤　递卵圆钳夹持碘伏棉球常规腹部皮肤消毒。

3. 术野贴手术薄膜　递 45cm×45cm 手术薄膜，刷手护士协助铺医用手术巾。递电刀，吸引器皮管，组织钳固定。

4. 距耻骨联合 1cm 切开皮肤及皮下组织　递 21# 刀片切开皮肤，递组织剪依次剪开筋膜层，游离肌肉层，切开腹膜层，递皮肤拉钩牵开显露术野。

5. 保护腹壁，探查子宫及下段形成情况　递温盐水巾及卵圆钳，放置切口固定器暴露手术野。

6. 切开膀胱反折腹膜、分离推开膀胱　递两把血管钳于子宫膀胱反折腹膜下 1~1.5cm 处，递拉钩，剪刀切开反折腹膜。

7. 切开子宫下段切口并扩大子宫切口，人工破膜　递 21# 刀片切开子宫切口，递剪刀及血管钳破膜。

8. 胎儿娩出并处理脐带　递组织钳、弯钳，协助吸净羊水。胎儿娩出后，两把直钳夹住脐带剪刀离断，交于巡回护士或助产士处理，必要时呼叫新生儿医生。

9. 胎盘娩出并清理宫腔　分别钳夹子宫切口上下缘及左右角，注射宫缩剂，待胎盘娩出后清理宫腔：递 4 把组织钳，递 2 块大盐水巾保护切口（使用切口固定器者省略此步），递抽有 20U 缩宫素药液的针筒，再递无齿卵圆钳及大盐水巾清除宫腔内残余胎膜。

10. 缝合子宫切口　递 1-0 可吸收缝线、腹部拉钩、无齿镊、血管钳、线剪，进行间断或连续的切口缝合。

11. 缝合子宫膀胱腹膜　递 2-0 可吸收缝线、无齿镊、血管钳、线剪，连续缝合。

12. 检查切口，探查、清理腹腔　递盐水纱条、卵圆钳。

13. 清点物品及关闭腹腔，逐层缝合腹壁　刷手护士与巡回护士清点物品数量，递 2-0 可吸收缝线关腹，4-0 可吸收缝线缝合皮肤。

（六）围手术期巡回护士应该关注的问题

麻醉后仰卧位低血压综合征的防治

（1）手术前访视评估，做好术前预测：除了关注孕妇的一般情况外，应特别询问孕妇体位喜好及平卧时有何不适。对胎儿较大、双胎、肥胖无力型孕妇、子宫肌瘤合并妊娠、前置胎盘、头盆不称及卧位后出现心悸、气促、恶心、呕吐、头晕等极易诱发仰卧位低血压综合征的孕妇，硬膜外麻醉前备好麻黄碱、阿托品等药品以预防仰卧位综合征。

（2）麻醉前评估：在麻醉前分别测量产妇左侧卧位和仰卧位的血压、心率，若连续两次测量孕妇的心率与侧卧位基础值相比增加 >10/min；连续 2 次测量产妇的收缩压与侧卧位

基础值相比降低 > 15mmHg。就说明孕妇有发生下腔静脉压迫的倾向，麻醉后易发生仰卧位低血压综合征，需注意防范。

（3）麻醉后孕妇手术体位调整：麻醉成功后将孕妇常规置于 30° 左倾体位，可以减轻子宫对下腔静脉、主动脉的压迫，增加回心血量，降低仰卧位低血压综合征的发生。这种方法可以将脊柱麻醉后低血压的发生率从 40% 降至 4.4%，对稳定产妇的血流动力学非常有效，但这种体位并不能完全消除压迫。

（4）常规面罩吸氧，快速娩出胎儿：一旦发生仰卧位低血压综合征可致胎儿宫内缺氧，发生窒息，因此，麻醉后应常规吸氧，提高母体和胎儿的氧分压，手术中要尽量缩短胎儿娩出时间，并做好新生儿抢救准备。

第八节　儿科手术护理

一、儿科手术概述

儿科护理学是研究儿童生长发育规律及其影响因素、儿童保健、疾病防治和护理，以促进儿童身心健康的一门专门学科。19 世纪下半叶，西方医学传入并在我国发展，各传教士在我国开办了教会医院并附设护士学校，医院中设立了儿科门诊及病房，护理工作重点放在对住院患儿的生活照顾和护理上，逐渐形成了我国的护理事业和儿科护理学。儿科手术的收治对象是胎儿娩出后（不论出生周数和出生体重）至青春期的儿童，他们具有不同于成人的特征及手术配合要求。

（一）体重

体重是反映儿童体格生长，尤其是营养状况最敏感的指标，也是临床计算药量、输液量的重要依据。在儿科手术护理中，确保体重的准确性尤为重要。术前根据患儿年龄和需求，选择合适的称重方式，双人核对体重并做好记录。新生儿宜选择天平体重秤，减去包被、尿不湿重量。学龄期儿童可站立称重，不配合或不能站立的患儿可由家长怀抱称重，减去衣物重量，记录公斤体重数值。体重秤由设备部门定期校准。

（二）皮肤及体温管理

儿童特别是新生儿皮肤娇嫩，术前充分评估患儿全身皮肤情况，做好全身皮肤尤其是骨突隆处皮肤保护，防止压疮和医源性皮肤损伤。保持床单平整无皱褶，准备各型体位垫，安置手术体位时使用。

术前调节手术间温度维持在 21~25℃，做好患儿保暖，减少围手术期皮肤暴露。新生儿、早产儿手术间温度维持在 24~26℃，手术床铺设变温毯，预先加热手术床单及毛毯，输液液体加温再输注。

（三）约束

约束的目的是保护患儿，防止患儿过度活动，避免躁动发生意外伤害或坠床。儿科手术期间常选用手或足约束法、胸腹部约束法、膝部约束法。手或足约束法以约束带布的一端平整缠绕于手腕部或踝部，布带打结后系于床沿或手术床搁手架。胸腹部约束法以腹带放置患儿胸腹部位，将患儿固定于手术床或转运床，两端系于床沿。膝部约束法以腹带放置患儿膝部以上 5cm，将患儿固定于手术床或转运床，两端系于床沿。约束注意事项：包扎松紧适宜，过紧损伤皮肤影响血液循环，过松则失去约束意义；维持各肢体、关节的生理功能位，避免过伸损伤神经；约束期间，随时观察约束远端局部循环情况，防止损伤。尤其需注意，即使约束，仍需医务人员在旁监管，避免患儿坠床是儿科手术期间的关键。

（四）转运

术前充分评估患儿，决定转运的方式（平车、轮椅、转运箱）。用合适的工具转运患儿，并检查转运工具的性能安全。在转运前安置好患儿肢体，如使用平车转运，安置患儿于平车正中位置，用胸腹部约束带固定患儿躯体，必要时约束四肢，拉起两侧床栏。婴幼儿术前转运，病情允许时可怀抱转运，提高患儿安全感。术后转运，使用平车转运，病情需要的新生儿、早产儿使用转运箱转运，在转运期间检查并保持各种管道的正常功能，转运途中做好保暖。

（五）儿科骶管阻滞的麻醉护理

儿童手术常见且特殊的麻醉方式是骶管阻滞，可用于婴幼儿及学龄前儿童腹部手术和会阴部手术。骶管阻滞是将局部麻醉药注入骶管内，阻滞脊神经的传导，使其所支配区域的感觉、运动、反射功能暂时性障碍，是椎管内阻滞的一种。

患儿基础麻醉后，麻醉者站于患儿右侧，配合者站于对侧，协助麻醉者安置患儿俯卧位（病情不允许者安置左侧卧位）暴露尾骶部，髋下垫枕抬高约30°，妥善安置患儿头颈、胸腹部，保持呼吸通畅，必要时给氧。实施麻醉过程中，观察患儿面色、生命体征。穿刺毕，安置患儿平卧位，待骶管阻滞麻醉起效后安置手术体位。

二、先天性室间隔缺损体外循环下修补术手术配合

中国的心外科直到20世纪40年代仍处于萌芽状态。1944年10月，我国心外科奠基人吴英凯首先施行动脉导管未闭结扎手术成功，并于1948年首先开展缩窄性心包炎的外科治疗，为我国心血管外科的先驱。

1958年6月，苏鸿熙在国内首先应用体外循环，成功为一名6岁男孩施行先天性心脏病室间隔缺损直视修补术，使我国心脏外科进入一个新的阶段。1958年7月12日，我国著名心外科专家顾凯时将自己研制的第一台人工心肺机运用到临床，用人工心肺机代替其心肺功能12分30秒，治愈了女孩的心脏疾病。由此，开创了我国心内直视手术的新纪元。

（一）术前准备

1. 患儿准备　手术前一日，患儿沐浴更衣，注意保暖，谨防感冒，做好胸腹部皮肤的准备；禁食、禁饮、禁戴首饰等贵重物品；术前尽量让患儿排空大、小便，换上干净的尿不湿；手术医生与患儿家属现场核对手术部位并用防褪色记号笔标记。

2. 用物准备

（1）常规物品：心脏敷料包、心脏器械、电刀、吸引皮管、薄膜、洁净袋、引流管、套针、注射器、刀片、穿刺针、骨蜡等。

（2）特殊仪器：高频电刀、胸骨锯、头灯。

（3）特殊物品：体外循环管道、心包补片、胸腔闭式引流瓶、聚丙线、胸骨线、心包悬吊线等。

（4）备用物品：除颤板、心脏精细器械、心脏探子。

（二）麻醉方式

气管插管全身麻醉。

（三）手术体位

仰卧位,胸背部垫高 10°。

（四）手术切口

胸骨正中切口。

（五）手术步骤及配合

1. 整理无菌器械台、清点物品　刷手护士与巡回护士共同清点物品。

2. 消毒皮肤,协助医生铺巾　碘伏棉球消毒皮肤。

3. 术野贴手术薄膜　递 20cm×30cm 手术薄膜,递电刀、吸引器皮管、体外循环管道、自体血回输管道,组织钳固定。

4. 沿胸骨正中切开皮肤及皮下组织　递 10# 刀切开皮肤,纱布垫拭血,电凝止血,递皮肤拉钩牵开显露胸骨。

5. 锯开胸骨、悬吊心包　递胸骨锯锯开胸骨,骨蜡止血,胸撑固定,切开心包悬吊,暴露心脏。

6. 缝主动脉荷包、上腔荷包　递 5ml 针筒右心耳抽血,1# 丝线结扎,蚊式牵引,电刀钝性分离主动脉周边,4-0 或 5-0 聚丙线缝主动脉荷包、上腔静脉荷包,阻滞管固定。

7. 建立体外循环　递 11# 刀片切开主动脉荷包,行主动脉插管,7# 丝线固定,连接体外循环管道,组织钳固定;递 11# 刀片切开上腔静脉荷包行上腔静脉插管,7# 丝线固定,体外循环开始。4-0 或 5-0 聚丙线缝下腔静脉荷包,阻滞管固定,递 11# 刀片切开下腔静脉荷包行下腔静脉插管,7# 丝线固定。

8. 主动脉根部插管,阻断上下腔及主动脉　递组织剪分离上下腔静脉周围,阻滞管阻滞。4-0 或 5-0 聚丙线缝主动脉根部荷包,16G 穿刺针插入主动脉根部,7# 丝线固定;阻断上下腔静脉,递阻断钳阻断主动脉,注心肌保护液;递 11# 刀片切开右心房,扁桃体钳持左心吸引管插入左心。

9. 探查室间隔缺损,缝合缺口　小圆针穿 1# 丝线牵引心房,探查室间隔缺损部位及大小,递组织剪裁剪心包补片,5-0 聚丙线双针修补缺损。5-0 聚丙线单针关闭卵圆孔,针筒打水检查缝合部位有无漏血,5-0 聚丙线关闭右心房。

10. 撤体外循环管道,停体外循环　主动脉根部插针连接左心吸引管排气,拔下腔静脉管道,5-0 聚丙线修补插管部位。拔主动脉管道、上腔静脉管道,干纱布止血,放置引流管,三角针穿 1# 丝线固定。

11. 止血关胸　彻底止血,用温热盐水冲洗,清点用物,缝合胸骨,逐层关闭胸腔,连接胸腔闭式引流瓶。

（六）围手术期护士应该关注的问题

1. 术中关注的问题

（1）严格执行核对制度:手术医生、麻醉医生、巡回护士在麻醉前、手术切皮前、手术结束时根据手术安全核查表的各项内容认真核对并签名。

（2）做好术中压疮预防措施:由于手术时间较长,术前做好预见性保护措施。

（3）术中密切关注手术进展,根据手术进展调整手术间温度,及时准确提供手术台上所需物品。

（4）选择合适的导尿管行留置导尿，心肺转流开机和停机时观察尿量，告知体外循环医生。

（5）阻断上下腔静脉和主动脉时，提供冰无菌生理盐水；复跳后提供无菌温盐水。

（6）正确配置浓肝素，静脉推注量为每千克体重3mg。

2. 术后关注的问题

（1）手术结束后，巡回护士应及时调高室温，为患儿盖上棉被，并为其整理衣物，妥善固定好各种管道。检查患儿输液管道衔接处是否紧密，三通盖子是否已盖好，并将引流管标识贴在相应的引流管上。患儿移至转运床后，巡回护士需再次确认患儿身上各种管道维持在正常位置，避免发生液体反流及管道脱落。

（2）转运途中固定推车的护栏及做好患儿肢体的约束，防坠床及管道脱落，同时做好肢体保暖工作。

（3）严密观察患者生命体征，持续心电监护，观察患者的尿量，尤其重视心肺功能的变化。

第九节　眼科手术护理

一、眼科外科治疗及进展

（一）青光眼的外科治疗及进展

青光眼作为导致现代人失明的三大致盲眼病之一，严重影响到人们正常的工作、生活。虽然很多证据证实采用药物治疗青光眼，早期效果明显，但考虑到绝大多数患者就诊时已经处于疾病的中晚期，如果此时用药物治疗则不能有效满足"靶眼压"需求，故目前手术疗法依旧是主要疗法。下面就常见的抗青光眼手术作简单的介绍：

1. 经典小梁切除术的改良　小梁切除手术的目的是建立一个永久性的，经过巩膜引流房水至前部结膜下的手术方式，是具有代表性的防护性滤过术，其理想的成功手术应是建立一个永久性的中等度隆起、较弥散、无瘢痕形成的滤过泡。

2. 非穿透小梁切除术　非穿透小梁切除术手术目的是切除部分巩膜、阻碍房水外流的Schelemm管外壁及部分角膜基质、近管小梁及深层的巩膜瓣，由此建立一个巩膜内的空间，使房水在巩膜腔中经不同的流出通道进行引流的过程。

3. 传统的引流物植入手术　Ahmed青光眼引流阀（ahmed glaucoma valve, AGV）是目前引流物中的代表性植入物，其以独特的单向压力敏感控制阀门限制引流装置在眼压8~10mmHg的情况下开放，防止了房水的过度引流以及随之而来的低眼压、浅前房等术后早期、晚期并发症，提高了手术的成功率。

4. 显微小梁手术　小梁切开与房角切开（trabeculotomy/goniotomy）的治疗目的就是解除房角解剖结构的异常，使前房与Schelemm管形成直接的连通而引流房水、降低眼压。近年来随着激光技术在眼科的广泛应用，小梁手术也呈现出精细化、微创化的操作趋势，其中内路激光小梁切开术（trabectome）是近年来兴起的术式代表之一。

5. 微创青光眼手术　微创青光眼手术是经过一个清晰的角膜切口而实施的内部青光眼手术，没有做结膜切口，也没有明显的瘢痕形成。目前有AqueSys植入物、Cypass脉络膜上腔微支架、准分子激光小梁切除术、Hydrus 微支架、iStent 注入设备、iStent Supra、小梁微通道支架（iStent 微支架）植入术、内路小梁消融术。

（二）白内障的外科治疗及进展

白内障是最常见的致盲眼病。逐渐性视力下降是白内障的典型临床表现之一。白内障有先天性、外伤性、并发性、年龄相关性等多种类型，其中主要是年龄相关性白内障。白内障的发病因素有多种，如遗传、代谢异常、强辐射、外伤、营养障碍等，手术仍是目前唯一的较为有效的治疗方式。随着现代眼科显微手术的发展，白内障手术在眼科手术也得到迅速发展，技术愈成熟稳定。白内障外科治疗如下：

1. 精细微创手术　双手微切口白内障超声乳化白内障吸除术已成为白内障超声乳化的常见术式，并随着手术器械的更新和发展，切口更小，效果更佳，安全性提高，最大的切口约 3mm 宽，最小的切口只有 1.8mm。使用超声乳化仪，将晶体核粉碎使其呈超乳糜状，然后连同皮质吸出，术毕留晶体后囊膜，植入后房型人工晶体，是目前国内最先进的治疗白内障的手术方式。

2. 飞秒激光辅助的白内障手术　在激光辅助的 LASIK 中制作角膜瓣应用了十几年之后，飞秒激光开始在白内障手术中崭露头角。目前 FAD 批准了 4 种飞秒激光来制作角膜切口、角膜隧道、前囊切口和晶状体碎核。尽管这项技术可能增加手术的时间和费用，支持者仍然认为它代表了白内障手术的未来，因为它可能显著降低手术的并发症（比如眼内炎、掉核、玻璃体脱出、后囊浑浊（PCO）等）。另外，结合高端人工晶体，未来还可能进一步提高术后视觉效果。

白内障超声乳化术见图 5-9-1。

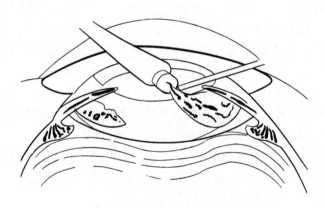

图 5-9-1　白内障超声乳化术

二、青光眼小梁切除术的手术配合

小梁切除术的原理是在角膜缘建立一条新的眼外引流途径，将房水自前房直接或间接引流至球结膜下间隙，然后经球结膜渗漏至周围组织吸收，是青光眼外科治疗的经典术式。该术式的优点是：适应证较为宽泛，操作较为简单，降眼压效果稳定可靠。缺点是：术后可加重白内障的发展，部分患者术后需联合治疗青光眼药物控制眼压，且不适用于新生血管性青光眼等难治性青光眼。

（一）青光眼滤过术的局部解剖

角膜缘的切口位置与青光眼手术的成败有直接关系，选择正确的切口位置，是施行青光眼手术的基本要求。

1. **球结膜和眼球筋膜**　球结膜和眼球筋膜组织从穹窿部向前延伸至角膜缘，覆盖前部巩膜及角膜缘，向后和视神经硬膜移行，其与巩膜间的间隙叫巩膜上腔。所有的青光眼滤过手术均需利用球结膜和眼球筋膜覆盖滤过部分并构成滤过泡。

2. **角膜缘**　角膜缘指角膜和巩膜相结合的部位，构成了前房角的外侧壁，也是青光眼手术的重要标志之一。如图5-9-2角膜缘结构示意图。

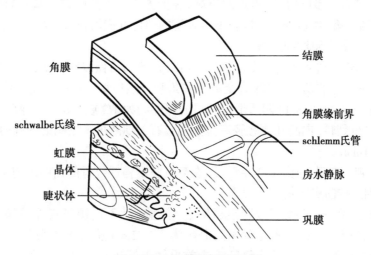

图 5-9-2　角膜缘结构示意图

3. **虹膜**　虹膜是构成前房角后内侧壁的组织，其根部附着在睫状体的起始部位。

4. **睫状体**　睫状体可分为睫状体冠部和平坦部。

5. **晶状体**　晶状体位于虹膜的后方，任何切开前房的操作，房水外流、前房消失，晶状体虹膜隔随之前移。

（二）术前准备

1. **患者准备**　手术前一日，禁戴首饰等贵重物品，女患者不化妆；手术医生与患者及其家属现场核对眼别并用防褪色记号笔标记；剪除睫毛，冲洗泪道，冲洗术眼结膜囊。

2. **用物准备**

（1）常规物品：青光眼手术器械包、聚维酮碘、2ml针筒、5ml针筒、10ml针筒各1，眼科医用膜1个等。

（2）特殊仪器：眼科手术显微镜。

（3）特殊物品：4-0涤纶编织线、8-0薇乔线、10-0缝线、酒精灯等。

（4）备用物品：无。

（三）麻醉方式

1. **局部麻醉**　以2%利多卡因与0.75%布比卡因1∶1混合做球后或球周麻醉。

2. **全身麻醉**　小儿或不合作者可行全身麻醉。

（四）手术体位

取仰卧位，前额和下颌保持水平。

（五）手术切口

正上方球结膜及巩膜。

（六）手术步骤及配合

1. 整理无菌器械台、清点物品。

2. 消毒皮肤，协助医生铺巾　碘伏棉球消毒眼周皮肤。

3. 术野贴手术薄膜　递眼科手术薄膜粘贴。

4. 开睑，缝上直肌牵引线　递开睑器牵开上下眼睑，眼科有齿镊、持针器、4-0涤纶编织线做直肌牵引。

5. 制作结膜瓣　递烧灼器，点燃酒精灯，在上方制作以角膜缘为基底的结膜瓣或以穹窿部为基底的结膜瓣，用烧灼器在准备做巩膜瓣的切口处烧灼止血：递显微镊、角膜剪剪开球结膜，暴露准备做巩膜瓣的区域。

6. 制作巩膜瓣　递45°宝石刀、显微有齿镊，用宝石刀做以角膜缘为基底的巩膜瓣，先做两条垂直于角膜缘的切口，前端直至清亮的角膜。然后做一平行于角膜缘的切口，并将三边连起，做成3mm×3mm的四边形。切口的深度约为1/2或1/3巩膜厚度。用镊子夹住巩膜瓣边缘，尽量翻转，向瞳孔侧轻轻牵拉。用宝石刀划断巩膜层间的纤维向前分离，直至清亮角膜区内1mm。

7. 前房穿刺　递显微镊、15°穿刺刀，在离巩膜瓣稍远位置的角膜缘前1~2mm的透明角膜内，用穿刺刀作前房穿刺。

8. 切除小梁组织　递宝石刀、显微镊、小梁剪，助手用镊子夹住巩膜瓣边缘，向瞳孔侧牵拉。术者用宝石刀尖先做两条间隔约为1.5~2mm从角巩膜缘前界至其后界的平行巩膜切口，在两条切口之间的角巩膜缘前界做平行于角巩膜缘的切口。用镊子夹住角巩膜组织的游离边缘，并向后翻转，然后用剪刀剪除角巩膜深层组织1.5mm×1mm或2mm×1.5mm。

9. 周边虹膜切除　递显微镊、虹膜剪、虹膜恢复器。用镊子夹住角巩膜切口中暴露的虹膜组织，将虹膜剪刀平行于角巩膜缘做周边部虹膜切除。冲洗角巩膜切除部位，用虹膜恢复器恢复虹膜。

10. 缝合巩膜瓣　递显微针持、显微镊、角膜剪、10-0线缝合。将巩膜瓣复位，于其两游离角各用10-0尼龙线间断缝合。

11. 结膜瓣缝合　递显微针持、显微镊、角膜剪、8-0薇乔线缝合。如果是以角膜缘为基底的球结膜瓣，用10-0尼龙线间断或连续褥式缝合伤口。如果是以穹窿部为基底的球结膜瓣，于球结膜切口的两端角巩膜处各缝一针。

12. 恢复前房　递冲洗平针头、平衡盐水冲洗前房，观察有无渗漏。缝合球结膜伤口后，经角膜穿刺处向前房内注入平衡盐水，以便恢复前房和了解结膜伤口渗漏情况。如果发现渗漏，应加缝线。

13. 术眼遮盖、包扎　结膜囊内涂妥布霉素地塞米松眼膏，纱布覆盖，并用绷带加压包扎术眼。

（七）围手术期巡回护士应该关注的问题

1. 严格执行核对制度　手术医生、麻醉医生、巡回护士在麻醉前、手术切皮前、手术结束时根据手术安全核查表的各项内容认真核对并签名。

2. 加强患者沟通，解除紧张情绪。

(八)专家解惑

Q：小梁切除术的适应证有哪些？

A：适应证有：

（1）确诊的原发开角型青光眼，或用药下达不到目标眼压，视野仍呈进行性损害。

（2）原发性闭角型青光眼，房角粘连闭合≥180°。

（3）先天性青光眼。

（4）继发性青光眼。

（5）高眼压症患者用药状态下持续眼压高于35mmHg。

Q：什么是复合小梁切除术？

A：复合小梁切除术由以下2~3种技术联合组成，即标准小梁切除术＋巩膜瓣调整缝线＋抗代谢药物应用。其手术原理在于通过相对牢固的巩膜瓣缝合，迅速恢复和维持正常的前房深度，防止术后早期由于房水流出过畅导致的低眼压，浅前房和脉络膜脱离等并发症，术后2周内，如需要改善或增强滤过量，可通过控制巩膜瓣缝线的松解或拆除时间和拆线数目，使得房水流出量合适。联合使用抗代谢药物，可有效地抑制滤过区域的瘢痕形成。

三、白内障手术的手术配合

(一)术前准备

1. 患者准备　手术前一日，禁戴首饰等贵重物品，女患者不化妆；手术医生与患者及其家属现场核对眼别并用防褪色记号笔标记；剪除睫毛，冲洗泪道，冲洗术眼结膜囊。手术当日早晨开始滴用散瞳眼水散大瞳孔。

2. 物品准备

（1）手术敷料：眼科敷料包。

（2）手术器械：白内障超声乳化器械包。

（3）一次性物品：1ml、2ml、5ml、10ml针筒各1、输血器1个、眼科医用膜1个。

（4）特殊物品：人工晶体、盐酸奥布卡因滴眼液及复方托吡卡胺滴眼液、局麻药、医用透明质酸钠、缩瞳剂、复方氯化钠溶液及肾上腺素针、10-0线等。

（5）仪器设备：①超乳机器、显微镜、超乳器械（超声乳化手柄、注吸手柄及注吸管道、超乳针头、硅胶套管、测试管、针头扳手、晶体推注器、劈核器及3把宝石刀，1mm侧切刀，2.8mm隧道刀，3.0mm角膜刀）。②超乳机连接电源气源，开启电源开关，选择前节手术程序，选择术者工作模式，推入集液盒。调试机器进入每个医生预设模式，妥善放置脚控踏板。

(二)麻醉方式

1. 局部麻醉　以2%利多卡因与0.75%布比卡因1：1混合做球后或球周麻醉。

2. 表面麻醉　盐酸奥布卡因滴眼液术前滴于结膜囊内，嘱闭眼，2~3min重复1次。

3. 全身麻醉　不合作者及儿童全身麻醉。

(三)手术体位

取仰卧位，前额和下颌保持水平。

(四)手术切口

角巩缘切口。

（五）手术步骤及配合

1. 开睑，冲洗术眼，连接超乳机并测试　递开睑器开睑。将 0.33ml 盐酸肾上腺素注射液加入 500ml 复方氯化钠溶液中，安装针头、连接手柄与平衡液管道并根据预设模式测试。如无眼内专用灌注液可用林格氏液 500ml 加 0.33ml 肾上腺素代替。

2. 在 11 点钟方位做透明角膜切口，直径 2.8~3.2mm，前房穿刺并注入粘弹剂，在 3 点钟方位做侧切口。递 2.8mm 隧道刀、3.0mm 穿刺刀、透明质酸钠、1mm 侧切宝石刀。

3. 用撕囊镊或 1ml 针头制作的截囊针在近正中部前囊膜做 1 个小三角瓣，用撕囊镊环形撕囊。递 1ml 针筒、撕囊镊。

4. 水分离和水分层　用 5ml 针筒接平针头，向囊内注入平衡液进行水分离和水分层，使晶状体与囊袋、晶状体皮质与核分离。递 5ml 针筒接平针头，准备平衡液。

5. 晶状体核超声乳化吸除并注吸皮质　用超声乳化头对晶体进行粉碎并吸出，用注吸手柄吸出残余的皮质。

6. 植入人工晶体　再次向前房内注入透明质酸钠，选择合适的人工晶体，用人工晶体推助器植入囊袋，用晶体调位钩调整晶体位置，递透明质酸钠、合适的人工晶体、晶体植入镊、晶体调位钩，植入人工晶体前与术者仔细核对人工晶体的型号和度数。

7. 缩瞳　注入缩瞳剂，待瞳孔收缩后用注吸头吸出残余的透明质酸钠与缩瞳剂。吸净前房内的粘弹剂，检查切口，闭合好者无需缝合，如有漏水者，水平缝合一针。递缩瞳剂，准备注吸头检查切口，如有漏水者，显微针持、显微镊、10-0 线缝合。

8. 检查切口　无渗漏出血及晶体位置良好，结膜下注射地塞米松，涂眼膏纱布覆盖术眼。递地塞米松、纱布。

（六）围手术期巡回护士应该关注的问题

1. 严格执行核对制度　手术医生、麻醉医生、巡回护士在麻醉前、手术切皮前、手术结束时根据手术安全核查表的各项内容认真核对并签名。

2. 做好患者的护理，在核对好患者姓名的同时，尤其要分清左右侧手术眼，并检查瞳孔是否已扩大，必要时再滴散瞳剂，协助患者平躺于手术床上，上肢固定于身体两侧，防止患者无意识抬臂，下肢自然舒展，摆好头位，使上下眶缘在同一水平，持续低流量吸氧，告知患者手术中有不适情况时及时告诉手术医生和护士，减少用力动作，尽量避免咳嗽，以免术时眼压突然升高而影响手术。

3. 仪器调节，检查并准备好超声乳化所用的器械，正确连接各线路，配合调整显微镜及超声乳化仪各参数，检查显微性能是否良好，调试显微镜光亮度、清晰度，调节合适的瞳距，固定好各轴节，调试脚踏开关是否正常，使其处于正常的工作状态。并调节好坐凳的高度。

4. 注意手术进展，根据手术情况及时供应台上用物，需要人工晶体时，巡回护士要读出晶体的度数，待手术医生确认无误后，方可打到台上，杜绝差错事故的发生。

（七）专家解惑

Q：白内障摘除术后必须要安装人工晶体吗？

A：白内障摘除术后一定要安装人工晶体，因为摘除白内障后，眼球内就丧失了晶体这一必不可少的结构，视物仍不清楚，而佩戴无晶体眼镜及角膜接触镜又有很多缺点或不足，所以最理想的方法就是安装人工晶体，使视力及视野恢复到正常。正常情况下，植入人工晶体后可受用一辈子。

四、复杂性视网膜脱离复位术的手术配合

（一）概述

视网膜分为神经上皮层和色素上皮细胞层。位于锯齿缘处的视网膜最薄，向后逐渐增厚，由于周边部视网膜薄，且血液供应较差，易发生终末小血管闭塞，因而容易发生变性和萎缩，加上玻璃体的牵拉，故多数裂孔可形成于周边部视网膜。复杂性视网膜脱离表现为多发性、散在分布的大裂孔或形成巨大裂孔，裂孔边缘明显卷缩；视网膜多个象限的固定皱褶形成；甚至视网膜全脱离，并呈漏斗状；玻璃体明显增生、牵拉视网膜等。此类患者往往属于 PVR 分级的 C2 级以上，用常规的视网膜脱离手术已经不能治疗，必须联合玻璃体手术及眼内填充，必要时作眼内长期填充，如硅油的应用等。玻璃体切割联合硅油或惰性气体填充术是目前治疗复杂性视网膜脱离的主要途径和方法。首先切除玻璃体及牵引条索，剥除视网膜前增殖膜，用硅油或惰性气体作为玻璃体腔的填充物，将脱离的视网膜复位，以提高了网脱手术的成功率。视网膜脱离见图 5-9-3。

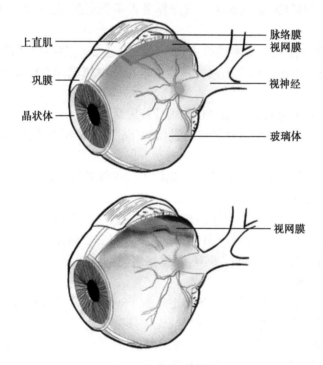

图 5-9-3　视网膜脱离

（二）术前准备

1. **患者准备**　手术前一日，禁戴首饰等贵重物品，女患者不化妆；手术医生与患者及其家属现场核对眼别并用防褪色记号笔标记；剪除睫毛，冲洗泪道，冲洗术眼结膜囊。手术当日早晨开始滴用散瞳滴眼液散大瞳孔。

2. **用物准备**

（1）手术敷料：眼科敷料包。

（2）手术器械：玻璃体切除器械包、玻璃体切除显微器械、玻璃体切割头。

（3）一次性材料：2ml 针筒、5ml 针筒、10ml 针筒各 1、输血器 1 个、三通 1 个、眼科医用

膜1个、4-0涤纶编织线、8-0和6-0薇乔线。

（4）特殊物品：23G 玻切套包、23G 导光光纤、气液交换管、23G 激光光纤、角膜接触镜或显微镜倒像系统、甲基纤维素、硅油、重水、惰性气体。

（5）仪器设备：玻璃体切割机、视网膜冷凝机、冷凝头、眼内激光仪、CO_2、氮气。

（三）麻醉方式

1. 局部麻醉 以2%利多卡因与0.75%布比卡因1∶1混合，做球后或球周麻醉。

2. 全身麻醉 小儿或手术时间长、不合作者可行全身麻醉。

（四）手术体位

平卧位，前额和下颌保持水平。

（五）手术切口

局部或全周球结膜。

（六）手术步骤和护理配合

1. 开睑，牵引直肌 巡回护士递开睑器牵开上下眼睑，弯头眼科小剪刀于巩膜切口处置以穹窿为基底结膜瓣，根据医生习惯选择是否牵引直肌，给予4-0涤纶编织线做直肌牵引。

2. 安放灌注管 在颞下距角膜缘4mm巩膜处，递23G穿刺套管做穿刺口，并连接眼内灌注液以维持正常眼压。如无眼内专用灌注液可用林格氏液500ml加0.33ml肾上腺素代替。

3. 巩膜切口 在鼻上及颞上递23G穿刺套管做穿刺口。

4. 固定金属环 用6-0薇乔缝线将角膜接触环固定于浅层巩膜上。如有显微镜倒像系统则不用缝固定环。

5. 安放导光纤维头和玻璃体切割头 先插入导光纤维头，在瞳孔区见到后再插玻璃体切割头，切割头的开口应朝向术者。

6. 选择适宜的角膜接触镜，切除玻璃体，平复视网膜，封闭裂孔 连接导光纤维与玻璃体切割头的管道，调节参数，做好测试，术中切除病变玻璃体，进行增殖膜的处理，眼内电凝，气液交换，眼内激光或视网膜冷凝，根据患者视网膜情况注入重水、硅油或惰性气体。如有倒像系统在显微镜上安装。

7. 结束手术 取出眼内器械，取下固定环，缝合关闭切口。始终保持眼内灌注液体或气体，维持稳定的眼内压。关闭切口，无气或无油外溢。

8. 缝合球结膜 用8-0薇乔缝线缝合球结膜。

9. 结膜下注射地塞米松 协助抽吸地塞米松。

10. 包扎伤口 涂眼膏，纱布覆盖术眼。同时根据手术方式安置好患者体位。

（七）围手术期巡回护士应该关注的问题

1. 术后送病房，注意查看眼部敷料有无渗液及出血情况。全麻患者复苏期间，做好安全管理，防止患者坠床等意外事件。

2. 加强患者途中转运的管理 转运途中固定担架的护栏及做好患者肢体的约束，防坠床及管道脱落；同时做好肢体保暖工作。

（八）专家解惑

Q：眼内填充物应具备怎样的性质？

A：具备的性质：①无毒性、副作用；②无色透明，屈光介质尽可能接近玻璃体；③有一定的表面张力,能封闭视网膜裂孔或展平视网膜的固定皱褶;④比重低者,可顶压上方视网膜裂孔,比重大于水者,可压平下方视网膜裂孔;⑤可代谢吸收或永久存留无毒性;⑥在眼内尽可能不发生乳化及分散;⑦粘度适中,便于注入和吸出。目前尚无完全符合上述要求的填充物,临床常用空气、惰性气体、硅油等。

Q:玻璃体切割及复杂性视网膜脱离复位的适应证?

A:适应证有:①特发性黄斑裂孔;②巨大裂孔性视网膜脱离;③严重的 PVR,尤其是 D 级;④增殖性糖尿病性视网膜病变;⑤外伤性视网膜脱离;⑥硅油依赖眼等。

五、角膜病手术的手术配合

(一)概述

角膜病引起视力障碍目前在我国诸多致盲原因中居第二位,二百年以来无数先驱者采用各种手术方法,直到 1914 年 Oriti 发现:①使用自家角膜移植效果最好;②同种异体角膜移植术亦能得到良好效果;③异种角膜移植术不能成功。近年来,国内外众多学者提出了板层角膜移植术,前深板层角膜移植及角膜内皮移植术等多种新型手术方式,现就穿透角膜移植术及板层角膜移植术做简单介绍。

1. 穿透角膜移植术　穿透角膜移植术指的是包括所有 5 层角膜结构在内的全层角膜移植,治疗的主要目的是提高视力,恢复角膜完整性或控制角膜病变。其适应证包括:①不可控制的圆锥角膜;②各种原因所致的角膜瘢痕;③各种角膜营养不良和变性;④各种原因所致的营养不良和变性等。

2. 板层角膜移植术　板层角膜移植术是一种部分厚度的角膜移植术,其理念是仅仅替换病变组织的角膜,完整保留健康的角膜组织,将相应厚度的植片移植到植床上,使得最小的损伤获得最大的收益。

3. 角膜的应用解剖　角膜位于眼球前部中央,呈略向前凸的透明近圆形组织结构,成年男性角膜横径平均值为 11.04mm,女性为 10.05mm,竖径平均值男性为 10.13mm,女性为 10.08mm,3 岁以上儿童的角膜直径已接近成人。中央瞳孔区约 4mm 直径的圆形区内近似球形,其各点的曲率半径基本相等,而中央区以外的中间区和边缘部角膜较为扁平,各点曲率半径也不相等。角膜完全透明,约占纤维膜的前 1/6,无血管,透过泪液及房水获取养分及氧气。角膜分为五层,由前向后依次为:上皮细胞层(epithelium)、前弹力层(lamina elastica anterior 又称 bowman 膜)、基质层(stroma)、后弹力层(lamina elastica porterior 又称 descemet 膜)、内皮细胞层(endothelium)。详见图 5-9-4、图 5-9-5。

(二)术前准备

1. 患者准备　手术前一日,做好术眼准备;要求清洁局部皮肤,术前用左氧氟沙星(可乐必妥)或其他广谱抗生素滴眼液滴眼,预防感染,禁戴首饰等贵重物品,女患者不化妆;手术医生与患者及其家属现场核对手术部位并用防褪色记号笔标记。

2. 用物准备

(1)手术敷料:眼科敷料包。

(2)手术器械:眼科显微手术器械包、角膜环钻一套、无损伤镊。

(3)一次性物品:2ml 针筒、5ml 针筒、10ml 针筒各 1 副、眼科医用膜 1 张、10-0 角膜缝线、4-0 涤纶缝线。

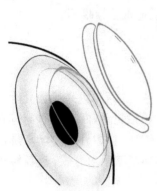

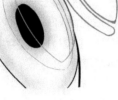

图 5-9-4 角膜   图 5-9-5 角膜移植术

（4）特殊物品：无菌干燥平皿、眼科用医用透明质酸钠（粘弹剂）、酒精灯。

（5）仪器设备：显微镜。

（6）冷藏的供体眼球或保存的角膜。

（三）麻醉方式

（1）一般采用 0.4% 盐酸奥布卡因眼液（倍诺喜）表面麻醉联合 2% 利多卡因 5ml+0.75% 布比卡因 5ml 等量混合后，行球后或球周阻滞麻醉。

（2）儿童及不能配合手术者采用全身麻醉。

（四）手术体位

取平卧位，前额和下颌保持水平。

（五）手术步骤及配合

1. 板层角膜移植术的护理配合

（1）开睑：递开睑器分开眼睑。

（2）直肌缝一针作牵引线：4×10 圆针 4-0 涤纶缝线缝合牵开。

（3）止血：用烧灼器烧灼角膜缘新生血管。

（4）消毒供体眼球：用左氧氟沙星滴眼液多次冲洗供体眼球尤其是角膜，用纱布包裹固定。

（5）供体植片制作：调解显微镜，给予大于植床 0.25~0.5mm 的环钻取合适的植片，将植片切面朝上置于干燥平皿中，内皮面滴一滴平衡盐溶液或粘弹剂，放于手术器械台上备用。

（6）钻切病变角膜：据病变范围，选择合适的环钻，压切角膜一定深度，用显微有齿镊提起切口边缘，用宝石刀分离并切除病变角膜组织。

（7）缝合角膜植片：将角膜移植片覆盖于患眼角膜创面缘，用 10-0 无损伤线对边固定缝合。递虹膜恢复器整复切口，调整缝线的松紧度。

（8）重建前房并检查：按需给予粘弹剂或者生理盐水 5ml 以形成前房,检查切口的闭合状态。

（9）注射药物,覆盖伤口：结膜下注射地塞米松,点散瞳剂,术眼涂抗生素眼膏,轻度加压包扎。

2. 透性角膜移植术的护理配合

（1）开睑：常规消毒铺巾后递开睑器分开眼睑。

（2）直肌缝一针作牵引线：4×10 圆针 4-0 涤纶缝线缝合牵开。

（3）止血：用烧灼器烧灼角膜缘新生血管。

（4）选择移植片的大小、制移植片：冲洗供眼球,用生理盐水加庆大霉素冲洗多次,用纱布包裹固定,在显微镜下检查,用合适的角膜环钻钻取植片,用角膜剪剪下角膜植片,将植片内皮面朝上置于干燥平皿中,内皮面滴一滴平衡盐溶液或粘弹剂,放于手术器械台上备用。

（5）制移植床：定位,卡米可林缩瞳,用角膜环钻压切钻通病变角膜,用角膜剪剪下病变角膜,立即将角膜植片内皮面朝下置植床,用 10-0 无损伤线缝合固定。

（6）重建前房并检查：按需给予粘弹剂,从植片缘注入平衡盐溶液,递虹膜恢复器整复切口,重建前房,调整缝线的松紧度,并检查切口的闭合度。

（7）注射药物,覆盖伤口：结膜下注射地塞米松,术眼涂抗生素眼膏,轻度加压包扎。

（六）围手术期巡回护士应该关注的问题

术中关注的问题

（1）严格执行核对制度　手术医生、麻醉医生、巡回护士在麻醉前、手术切皮前、手术结束时根据手术安全核查表的各项内容认真核对并签名。

（2）供体材料应按要求妥善存放保管,避免污染、损伤或丢失。

（3）角膜环钻术前应检查手术器械性能,确保角膜环钻锋利,以确保手术顺利完成。

（4）剪下病变角膜时提前缩瞳,防止眼内容物突出。

（5）加强患者保暖工作　由于手术时间长、麻醉剂等因素,容易导致患者体温下降,因此需加强各项保暖措施。体位摆放好用小棉被及科室自制垫肩覆盖患者下肢及肩部,输入的液体及冲洗液要预先加温。

（七）专家解惑

Q：角膜的保存方法有哪些?

A：角膜的保存方法有湿房保存法、人工房水保存法、M-K 液保存法、37℃组织培养保存法、-4℃培养保存法、低温冰冻保存法等。

六、泪道疾病的手术配合

（一）概述

泪道狭窄及阻塞是眼科的常见病和多发病,多见于婴幼儿和老年人,如不及时治疗,会使患者终生流泪,影响生活质量。长期潴留的泪液可导致潜在的眼部感染,发生急、慢性泪囊炎。泪道阻塞性疾病目前治疗主要为疏通泪道,恢复或重建泪道导泪的功能。泪道阻塞按病因分为先天性泪道阻塞和后天性泪道阻塞,按部位分为上泪道阻塞（泪小点、泪小管和泪总管）和下泪道阻塞（鼻泪管和鼻泪管）。近年来,随着激光、内窥镜、各种生物材料的不断发展和完善,治疗也趋于多样,发展出泪道探通术、泪小管 Monoka 小管植入、鼻泪道吻合术（DCR）、经结膜囊鼻泪道吻合术（CDCR）、泪小管鼻泪道吻合术（C-DCR）、泪小管切开术、泪囊切除术、鼻泪道置管术以及使用激光和内窥镜辅助的 DCR 及置管手术等。

1. 外路 DCR 手术　与所有其他泪道引流手术相比，外路 DCR 手术被认为是金标准，报道的成功率在 70%~98% 之间。术后的解剖后功能评估可以通过主管的流泪症状缓解的程度和泪道冲洗反流情况进行定量记录。

2. 鼻内窥镜的应用　鼻内窥镜是一种微创诊疗检查的光学设备，拥有良好的照明。通过鼻内窥镜，可以清晰地看到狭窄的鼻腔和鼻道内的构造，能够对鼻泪管进行直观精细的检查。通过鼻内窥镜进行手术，能够切实地保障手术的精准度，可用于泪道置管的辅助，及各种良恶性组织的切取。

3. 泪道系统的解剖　正常泪液的排出自泪小点引流至鼻腔，在下鼻道中可见。泪道系统解剖图如图 5-9-6 所示。

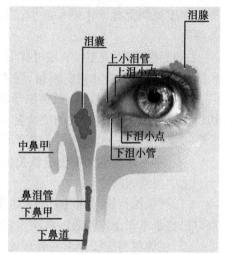

图 5-9-6　泪道系统

（二）术前准备

1. 术前访视　术前一天，巡回护士根据手术通知单到病区对患者进行访视，了解患者的一般情况，各种化验单、知情同意书的齐备情况，向患者介绍手术相关的注意事项，评估其术中潜在护理风险，拟定相应的护理干预措施，做好术前心理护理，取得患者及其家属的信任和理解。

2. 物品准备

（1）手术敷料：眼科敷料包。

（2）手术器械：鼻泪道吻合包。

（3）一次性物品：5ml 针筒，15# 刀片，棉片，肾上腺素 1 支，利多卡因 2 支。

（4）特殊物品：各种型号的泪道扩张引流管，抗生素眼膏。

（5）仪器设备：鼻内窥镜及机组，泪道镜及机组。

（三）麻醉方式

鼻腔内表面麻醉鼻外神经阻滞麻醉。

（四）手术体位

平卧位。

（五）手术步骤和护理配合

1. 常规消毒铺巾后，于术眼鼻根部与内眦部中间垂直于睑缘切开皮肤，长约 1.5cm　递 15# 刀片，蚊式钳分离组织。

2. 钝性分离皮下组织与轮匝肌，放入泪囊牵开器　递蚊式钳，泪囊牵开器。

3. 暴露内眦韧带，剪断之　递眼科剪。

4. 泪道探针从上泪小点进入，见到探针头部至泪小管开口至泪囊　递泪道探针，准备泪道镜辅助。

5. 切开泪囊，找到泪囊泪小管开口。

6. 插入鼻泪道扩张引流管，自泪囊泪小管开口逆行至泪小管断端引出线来，再将此线逆行穿至出泪小点,选择合适的引流管,涂上抗生素眼膏润滑。

7. 从上泪点传入泪道引流管至鼻前庭,再用导引针经鼻泪道至鼻前庭,将牵引线引至泪囊内　递鼻内镜辅助,上泪点的牵引线固定于皮肤。

8. 将下泪小管的牵引线与泪囊内的牵引线打结后,将下泪道引流管引至鼻前庭,两根引流管缝扎搁置于鼻前庭。如有出血用肾上腺素棉片压迫止血。

9. 泪小管断端对缝,睑缘上端缝合,冲洗泪道　递泪道探针探查,泪道冲洗针头及无菌生理盐水冲洗鼻泪道。

10. 缝合皮下组织与皮肤,5% PVP 碘棉签消毒创口及周围　递 5% PVP 碘棉签。

11. 术毕,覆盖伤口　术眼涂抗生素眼膏,纱布绷带加压包扎。

(六)围手术期巡回护士应该关注的问题

1. 术中关注的问题

(1)严格执行核对制度:手术医生、麻醉医生、巡回护士在麻醉前、手术切皮前、手术结束时根据手术安全核查表的各项内容认真核对并签名。

(2)严格检查硅胶管包装密封性,避免污染。

(3)加强患者保暖工作:由于手术时间长、麻醉剂等因素,容易导致患者体温下降,因此需加强各项保暖措施。体位摆放好用小棉被及科室自制垫肩覆盖患者下肢及肩部,输入的液体及冲洗液要预先加温。

2. 术后关注的问题

(1)手术结束后,巡回护士检查患者的输液管道的各个衔接处是否紧密,三通盖子是否已盖好,并将引流管标识贴在相应的引流管上。同时给手术患者穿上手术衣及整理身上的各种管道后,手术医生、麻醉医生、手术室护士、工友要将患者从手术床转移到推车上。转运后再次确认患者身上各种管道维持在正常位置,避免发生液体反流及管道脱落。

(2)术后送复苏室,严密监测生命体征,持续心电监护,观察血氧饱和度。注意查看切口敷料有无渗液及引流管的出血情况。复苏期间,做好安全管理,防止患者坠床等意外事件。

(3)加强患者途中转运的管理　转运途中固定担架的护栏及做好患者肢体的约束,防坠床及管道脱落,同时做好肢体保暖工作。

(七)专家解惑

Q:泪道置管后,有哪些注意事项?

A:患者置管术后第一天、一周复查后,每月来院随访,检查硅胶管有无脱落,置管是否通畅,并告知患者忌辛辣刺激性食物及物品,并避免擤鼻涕,以免置管脱出。

Q:置管后,何时拔管?

A:如无特殊,一般 3 个月后拔管。

第十节 耳鼻喉科手术护理

一、耳鼻喉科的外科治疗及进展

(一)耳外科的外科治疗及进展

耳科学发展至今,大致可分成耳外科、耳内科、听力学、聋病防治等四个亚专科。耳显微外科方面,真正意义上的耳神经外科也逐渐形成自己的体系并取得了突破性的进展。在国际耳外科技术迅猛发展的同时,我国的耳外科及耳神经外科技术在国内多项重大科研项目资助的支持下已取得了多项阶段性研究成果,并有望在未来实现更多零的突破,其中已初见成效的耳外科治疗新技术主要体现在以下几个方面。

1. 耳内镜技术的发展 在耳神经外科手术中,耳内镜能直视病变区域及桥小脑角的神经、血管,为手术切除肿瘤提供依据。我国的耳内镜技术始于 20 世纪 90 年代。这其中,最有代表性的是镫骨成形术。镫骨成形术是指通过耳内腔镜的引导,运用激光技术气化镫骨前脚,离断镫骨底板硬化灶后方底板,松动镫骨后部,是镫骨底板前 1/3 小范围病灶切除的常用手术方式。较之传统手术,该术式摒弃了活塞式人工镫骨,避免了由此导致的眩晕、感音神经性聋、砧骨坏死等术后并发症的发生,充分体现了耳内镜技术的先进性及优越性。

2. 内耳技术的发展 内耳位于颞骨深部,解剖结构精细,体积微小,是耳外科技术发展过程中的一大难点。就目前而言,应用显微技术及药物干预进入耳蜗、耳蜗内部及迷路,人工耳蜗数字技术、生物复原等技术均已初显成效。下一阶段,感音神经性聋、内耳技术的发展将有望成为耳外科发展的前沿。

3. 耳外科技术的多向性发展 从现状和未来发展的情况来看,数字化信息技术及生物科技途径将成为耳外科技术发展的两条途径。此外,耳外科的发展也已转而向功能重建发展,像鼓室成形术、听小骨再造术和镫骨撼动术等。在此阶段,william F. House 首先尝试了经中颅窝进路切除听神经瘤。现在,这一进路已在肿瘤切除、面神经迷路段减压和修复、前庭神经切除等手术中广泛应用。70 年代中期,研究者发现可通过处理球体瘤的手术方式切除源于颞骨或周围的肿瘤,并在此基础上发展了后颅窝底手术。在不久的将来,加强正常感知功能将成为耳外科工作发展的又一重要方向。

(二)鼻外科的外科治疗及进展

鼻科学的研究历史非常悠久。早在约 3000 年前—公元前 5 世纪,古希腊名医希波克拉底就介绍了鼻息肉切除术式。20 世纪以来,随着外科技术及临床研究的不断深入,鼻科学尤其是鼻内镜微创外科的应用范围已从最初局限于慢性鼻 - 鼻窦炎和鼻息肉等炎性病变的诊治发展到鼻眼相关疾病、鼻颅底相关疾病、鼻腔鼻窦良性肿瘤和部分局限的恶性肿瘤。20 世纪 70 年代,世界各国的鼻科学者在鼻内镜微创外科的基础理论、影像学诊断、手术技术和综合治疗等方面取得了突破性的进展。下面就近年来鼻科学的新进展做简要的介绍。

1. 鼻内镜微创技术的发展 鼻内镜微创技术是利用可视高清内镜开展鼻腔、鼻窦、尤其是深部手术,有利于一些凹陷和裂隙内的病灶清除,现已成为鼻外科技术中不可或缺的部分。目前,鼻内镜微创技术已经广泛应用在前颅底、中颅底、侧颅底区域手术。

2. 鼻科学的综合发展 20世纪,现代免疫学、DNA双螺旋结构的发现和分子生物学迅速发展为鼻科学,从微观和分子水平研究疾病发生、发展规律,开辟了新的方向;临床医学方面,CT和磁共振成像等影像及光导纤维技术为鼻微创外科的诞生建立了物质基础;新型抗生素的发明有效地控制了鼻腔和鼻窦的急性感染性炎症,鼻用皮质类固醇和抗组胺药等有效地控制了变应性疾病。所有这些医学成就,均为鼻外科学的综合发展提供了良好的物质及技术支持。

3. 机器人手术在鼻外科的应用 近年来,机器人手术在耳鼻咽喉科的发展也已渐渐崭露头角。目前,机器人手术在鼻外科主要应用于经鼻腔和鼻窦的鼻咽、颅底手术。

(三)咽喉外科的外科治疗及进展

咽喉科学最初由传统的咽科学和喉科学组成。随着基础研究水平和临床诊疗技术的提升,已逐步细分为睡眠呼吸障碍疾病、嗓音疾病、咽喉部炎性疾病等多个亚专业。目前,治疗喉癌的术式根据肿瘤的大小、生物学行为、患者的基本情况及有无局部转移等综合因素可分为分喉微创手术、喉部分切除术和喉全切术。其中,保留喉功能的开放手术和放射治疗是治疗早期、中晚期喉癌的标准方式。随着医学模式的转变,喉癌的治疗理念也随之改变,从过去一味强调以根治为主的喉癌的外科手术治疗,发展到目前主张在彻底切除肿瘤的前提下,充分评估和权衡各种治疗方法对患者生活质量的影响,尽可能保留或重建喉的功能,提高患者的生活质量。

经口激光显微技术是治疗喉癌的微创手段,具有切割准确、创伤小、不需要行气管切开和经颈部切口裂开喉体;患者痛苦小,术后生活质量较高,应用于喉癌手术已近40年。20世纪80年代,德国的耳鼻咽喉科医师通过改进技术和手术器械将激光技术运用于中晚期声门型和声门上型喉癌,使激光束直接切透瘤体,将较大的瘤体分割成易于处理的小块。此后,多年的实验证明这一术式因激光可封闭术区周围的微小血管和淋巴管并不增加肿瘤种植和复发的风险而被应用于临床。

近年来,欧美一些发达国家采取经口激光显微技术治疗喉癌的比例呈逐年增高的趋势。国内因受经济的影响,喉癌激光手术虽然起步较晚,但近年来随着经济的发展,越来越多的学者开始尝试此项技术。到目前为止,已有很多喉癌患者接受这一治疗方式,并获得了较好的临床效果。随着手术设备的改进,手术技术的不断完善,喉癌经口激光显微手术治疗的适应证范围已从最初只限于治疗早期声门型和声门上型喉癌,发展到用于切除中晚期声门型和声门上型喉癌、前联合喉癌以及挽救放疗或治疗后早期复发性喉癌。此外,喉癌的显微外科治疗中二氧化碳激光的应用,更加凸显了激光及显微内镜技术的优越性,它的出现意味着激光微创手术又向前迈出了划时代的一步。

二、乳突根治术的手术配合

乳突根治术适合胆脂瘤型中耳炎或胆脂瘤型中耳炎伴有颅内外并发症无法听力重建者,慢性化脓性中耳炎乳突炎,听小骨破坏严重如合并感音神经性聋、咽鼓管功能无法恢复者,以及结核性中耳炎乳突炎伴骨质破坏或列骨形成者。其具有病灶清除彻底,保存或提高听力等特点。

(一)耳的应用解剖

耳分外耳、中耳、内耳三部分。内耳又称迷路,位于颞骨岩部内,外有骨壳名骨迷路,内有膜迷路,膜迷路内含内淋巴液。膜迷路与骨迷路间含外淋巴液。乳突部位于颞骨鳞部后下方,呈一锥形突起。外面有一不恒定的孔,名乳突孔,有乳突导血管穿过,乳突尖内侧有深沟名为乳突切迹,二腹肌后腹起于此处。切迹内侧有一线沟,枕动脉由此经过。乳突内侧面形成颅后窝的一部分,面向小脑,内侧面有一弯曲的深沟名乙状沟,乙状窦位于其内。耳的解剖见图5-10-1。

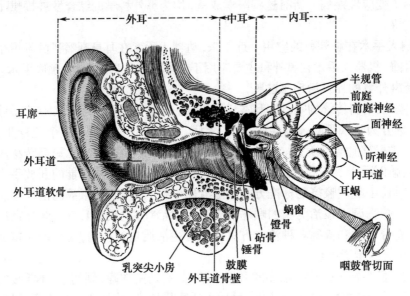

图 5-10-1　耳的解剖

(二)术前准备

1. 术前访视　术前一天负责本台手术的巡回护士根据手术通知单到病区对患者进行访视,了解患者的基本病情,听力情况及知情同意书的齐备情况,评估患者术中跌倒、压疮风险系数,拟定相应的护理干预措施。向患者自我介绍,介绍手术室环境、本次手术的麻醉方法及手术相关的注意事项,增强患者的手术信心。

2. 患者准备　手术前一日做好耳部皮肤的准备并剔除手术区域头发。若为长发女患者,必要时可为患者编发,方便手术野的暴露。

3. 用物准备

(1)常规物品:布包、乳突包、吸引皮管、敷贴、收集袋、慕丝线、绷带、显微镜套或内镜护套等。

(2)特殊仪器:双极电刀、动力系统、显微镜或者高清内镜机组、神经监护仪(必要时)。

(3)特殊物品:进口缝线、耳用电钻乳突显微器械等。

(4)备用物品:明胶海绵、耳用纳吸棉。

(三)麻醉方式

气管插管全身麻醉。

(四)手术体位

仰卧位头偏向健侧。

(五)手术切口

耳内切口。

（六）手术步骤及配合

1. 整理无菌器械台、清点物品 刷手护士与巡回护士共同清点物品。

2. 消毒皮肤，协助医生铺巾 递卵圆钳夹持碘伏棉球消毒皮肤。

3. 皮肤切开 采用内耳切口，递 11# 刀切开皮肤，纱布垫拭血，电凝止血，递皮肤拉钩牵开显露术野。

4. 开放鼓窦及乳突腔 递电钻磨开骨质进入鼓窦；递探针探查并扩大鼓窦入口，进入上鼓室。

5. 乳突气房及胆脂瘤等病灶清除 递圆凿或电钻清除乳突骨皮质，磨除乳突气房，递刮匙清除乳突全部气房，电钻轮廓化乳突腔。若局部病灶为胆脂瘤，边界显露清楚后，递剥离子将病灶完全剥离。

6. 断骨桥 递剥离子将鼓膜后上部与鼓环分离；递电钻磨断骨桥。

7. 鼓室处理 递刮匙清除上鼓室前隐窝内匿藏的病变及包括面神经隐藏窝在内的鼓室窦内匿藏的病变。

8. 削低外耳道后壁及面神经嵴 递磨钻磨低外耳道后壁及面神经嵴。

9. 作外耳道皮瓣，术腔植皮 递 11# 尖刀自外耳道前壁与上壁交界处时断皮瓣并将其向后翻转覆盖于面神经嵴及乳突腔内。若皮瓣不能完全覆盖，则可在同侧耳后或大腿内侧取皮并植皮。

10. 填塞术腔，关闭切口 将碘仿纱条塞入术腔，缝合切口，耳部敷料包扎，护士清点用物。

（七）围手术期巡回护士应该关注的问题

1. 术中关注的问题

（1）术前根据"手术室三方核查制度"认真核对手术部位。

（2）视手术时间长短遵医嘱予以导尿。

（3）体位摆放时，患者头应偏向健侧时用沙袋保护，避免颈部过度扭转。

（4）手术托盘放置时应注意摆放高度，与患者面部保持适当距离，以免造成压迫。

（5）术前根据手术部位的不同正确摆放显微镜位置，调整好助手镜位置，根据手术需要做好录像工作。

（6）手术结束后，术中使用的耳用吸引器术后必须单独清洗，用 10ml 空针首先冲洗管腔，再用棉签擦拭吸引器头端。

2. 术后关注的问题

（1）手术结束后，巡回护士应协助手术医生为患者包扎伤口，注意松紧度适宜，避免包扎过紧使局部血供障碍。

（2）术后注意有无面神经麻痹及迷路症状的发生。若为手术误伤应立即探查；若为局部麻醉引起，则可在术后数小时恢复。

（八）专家解惑

Q：什么是慢性中耳炎？治疗该疾病的术式有哪些？

A：慢性化脓性中耳炎是中耳黏膜、骨膜甚至骨质的慢性化脓性炎症。临床上主要表现为耳内长期间断或持续流脓、伴或不伴听力下降等症状。中耳炎手术可分为：鼓室探查＋鼓室成形术（包括鼓膜修补术、听骨链探查听骨链重建），乳突根治术（包括乳突改良根治术、完壁式乳突根治术、开放式乳突根治术）。

Q：什么是创伤面神经重建术？

A：创伤面神经重建术按神经是否保存连续分为两类。神经外观保持连续的采取神经减压术，不连续的则多采用神经移植术。由于面神经创伤形式多以牵拉为主，牵拉神经可导致双向神经瓦勒氏变性。所以，在确定减压神经的范围时，应首先确定损伤范围，并向上或下拓展适当区域以避免术后局部炎性水肿的发生。

三、鼻内镜下鼻窦手术的手术配合

鼻窦解剖位置深，肉眼难以观察。鼻内镜技术的出现，为手术医生深入观察了解鼻窦部解剖层次，进而采取有效的外科治疗措施开辟了一条新路。

（一）鼻部的应用解剖

鼻分外鼻、鼻腔和鼻窦。鼻旁窦共有四对，即上颌窦、额窦、筛窦和蝶窦。上颌窦、额窦、筛窦前群和中群都开口于中鼻道，筛窦后群开口于上鼻道，蝶窦开口于上鼻甲后上方的蝶筛隐窝。鼻腔由鼻中部隔分为两个不规则形的腔，居颅前窝底与口腔上腭间，约呈梯形，向后经后鼻孔与鼻咽相通，有内、外、顶、底4壁。鼻腔和鼻窦是嗅觉和呼吸器官，能调节吸入空气的湿度、温度并过滤浮尘与细菌，保护下呼吸道，其中鼻腔和鼻窦在发声过程中起共鸣作用。鼻的解剖见图 5-10-2。

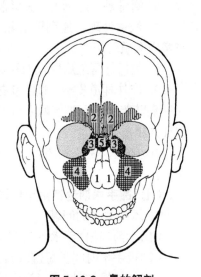

图 5-10-2 鼻的解剖

（二）术前准备

1. 术前访视 术前一天，巡回护士根据手术通知单到病区对患者进行访视，了解患者的基本病情，知情同意书的齐备情况，评估患者跌倒及压疮风险系数，拟定护理干预措施；介绍手术室环境、本次手术的麻醉方法及手术相关的注意事项、手术效果，争取患者及其家属的理解和支持。

2. 患者准备 手术前一日做好鼻部皮肤的准备，剪除鼻毛。术前一晚，要求患者禁食、禁饮，女患者不化妆。

3. 用物准备

（1）常规物品：布包、鼻内镜器械包、吸引皮管 2 根、20ml 注射器、棉条、无菌镜头保护套等。

（2）特殊仪器：双极电凝（备用）。

（3）特殊物品：0°、30°、70° 的 4mm 目镜、导光束、刨削手柄及各种型号刨削头、鼻用纳吸棉、膨胀海绵等。

（三）麻醉方式

气管插管全身麻醉。

（四）手术体位

患者取头高斜坡 25° 卧位，垫头圈或摇高床头，头略偏向主刀侧 10~30°。

（五）手术切口

鼻内切口。

（六）手术步骤及配合

1. 整理无菌器械台、清点物品　刷手护士与巡回护士共同清点物品。

2. 消毒皮肤，协助医生铺巾　递卵圆钳夹持碘伏棉球消毒皮肤。

3. 摘除鼻息肉　若有息肉，递切削刀摘除鼻息肉，显露中鼻道及中鼻甲。

4. 开放前组筛窦　递剥离子或者探针，切除钩突，暴露筛泡；递刮匙或直头咬钳咬破筛泡壁，进入前组筛窦，并沿此路径，去除前组筛窦气房。操作过程中，应注意避免损伤筛前动脉，以免造成眶内血肿。

5. 开放后组筛窦　递咬钳向外、下、后方逐步扩大范围，将后组筛窦气房清除。

6. 清除腔内病变组织　保留中鼻甲作为内界，递切削头逐步开放筛窦气房并清除窦内病变，病变波及中鼻甲，则应根据具体情况，部分或全部去除病变部位。

7. 若为慢性额窦炎且引流不畅者，可扩大鼻额管　若为蝶窦炎者，应视酌情扩大蝶窦开口。

8. 整理创面、止血　递刮匙清除残留的黏膜及骨间隔。

9. 清点物品，填塞术腔　递膨胀海绵或者纳吸棉填塞术腔。

（七）围手术期巡回护士应该关注的问题

1. 术中关注的问题

（1）摆放手术体位时，巡回护士应注意保护患者眼睛，可用专用眼贴或自制眼贴膜予以保护，以免误伤。

（2）手术托盘放置时应注意摆放高度，与患者面部保持适当距离，以免造成压迫。

（3）手术开始前，巡回护士可提前准备70℃左右温盐水，用于术中镜头浸泡防止起雾。

（4）手术开始前，巡回护士连接并妥善固定好各导线，调试机组各项参数，保证各种仪器的正常运转。

（5）术毕，巡回护士应与刷手护士共同清点手术物品，并同手术医生确认棉条数目，并妥善处置术中所用目镜、切削手柄等精密器械。

2. 术后关注的问题

（1）手术结束，巡回护士应及时撤除体位垫，协助麻醉医师拔除气管插管。

（2）待患者气管插管拔除，神志清醒后，巡回护士应指导患者用口呼吸。

（3）术后送复苏室，严密观察生命体征，持续心电监护，观察血氧饱和度。注意查看鼻腔填塞处有无出血情况。复苏期间，做好安全管理，防止患者坠床等意外事件。

（八）专家解惑

Q：筛窦手术是鼻内镜鼻窦手术过程中必须解决的焦点问题吗？

A：由于筛窦炎尤其是前组筛窦的炎症发病率很高，并且是其他鼻窦的病源点，因此，清除筛窦病灶，就有可能使以往认为难以逆转的上颌窦炎、额窦炎得以缓解或消除。所以，从另一方面来看，筛窦手术也可被认为是鼻内镜鼻窦手术过程中必须解决的焦点问题。

Q：鼻内镜下实施鼻中隔矫正术具有哪些优点？

A：鼻内镜下实施鼻中隔矫正术者，符合鼻生理功能，具有视野清晰、直观、偏曲纠正效果好、术中失血失液量少等特点，是鼻内窥镜时代较为常见的耳鼻咽喉科手术。

四、喉部全切除术的手术配合

喉癌多数为鳞状上皮癌,是常见的头颈部恶性肿瘤。在我国,喉癌的发病率占全身肿瘤的 1%~2%,占耳鼻咽喉恶性肿瘤的 11%~22%。喉部全切除术是喉癌的主要治疗方法之一。

(一)喉的应用解剖

喉是呼吸通道、吞咽功能和发声的主要器官,位于颈正中前部、舌骨之下。喉的最高点是会厌上缘;下端为环状软骨下缘。在成年男性约相当于第三至第六颈椎平面,高约 8cm。在女性及小儿位置稍高。喉以软骨为支架,上通喉咽、下接气管,其内面被履黏膜,与咽部分气管黏膜相连接。喉部两侧有劲总动脉、颈内动静脉等。喉部神经有喉上神经和喉返神经,均为迷走神经的分支。喉上神经的外支属运动纤维,支配环甲肌,但亦有感觉神经纤维分布的声门下区。喉返神经主要是运动神经,支配除环甲肌以外的喉内各肌,但亦有感觉支分布于声上区黏膜。喉的解剖见图 5-10-3。

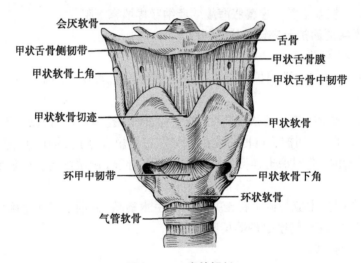

图 5-10-3   喉的解剖

(二)术前准备

1. 术前访视   术前一天,巡回护士对患者进行访视,了解患者的进食、吞咽等基本情况,术中输血等各种知情同意书的齐备情况;向患者介绍手术室环境、麻醉方法及手术相关的注意事项,评估患者术中压疮及跌倒风险,拟定相应的护理干预措施,做好术前心理护理。

2. 患者准备   手术前一日做好颈部皮肤的准备,要求患者沐浴,禁食、禁饮、禁戴首饰等贵重物品。女患者不化妆。

3. 用物准备

(1)常规物品:电刀、电刀清洁片、吸引皮管、敷贴、慕丝线等。

(2)特殊仪器:高频电刀等。

(3)特殊物品:血管缝线、全喉套管、鼻饲管、止血纱布等。

(三)麻醉方式

气管插管全身麻醉或全身麻醉加硬膜外腔麻醉。

（四）体位

颈仰卧位，用斜枕将肩部稍垫高，沙袋固定头部。

（五）手术切口

颈部直切口或横切口。

（六）手术步骤及配合

1. 整理无菌器械台、清点物品 刷手护士与巡回护士共同清点物品。

2. 消毒皮肤，铺巾 递卵圆钳夹持碘伏棉球消毒皮肤。

3. 切皮 若为直切口递刀，上自舌骨平面，下止于胸骨上切迹上，切开皮肤、皮下组织至颈阔肌深面；若为横切口：递刀，切口平环状软骨。

4. 暴露喉及气管 递刀在舌肌下方1cm处切断胸骨舌骨肌、肩胛舌骨肌和甲状舌骨肌，于甲状软骨附着处切断胸骨甲状肌。递小弯血管钳沿气管前壁分离甲状腺峡部，切断并递针线缝合结扎。分离、切断舌骨上诸肌，切除舌骨体或整个舌骨。

5. 分离喉上动静脉及神经 递组织剪，剪断甲状软骨上角，递刀沿甲状软骨翼板后缘切断咽下缩肌，并逐步剥离梨状窝外侧壁黏膜；递2-0慕丝线结扎环甲动脉；递组织剪切断甲状软骨下角。

6. 切除喉体 于环状软骨下缘切断气管，颈前皮肤造口。自下向上分离喉体，从环状软骨后进入咽腔，游离会厌并予以剪断。

7. 放置鼻饲管，缝合喉咽黏膜 递针线加固缝合黏膜下层、带状肌，加固前壁；协助医生放置鼻饲管及全喉套管。

8. 术毕清点物品 巡回护士与刷手护士共同清点缝针、纱布及手术器械，检查器械的完整性，并做好记录。

（七）围手术期巡回护士应该关注的问题

1. 术中关注的问题

（1）巡回护士应提前准备好暖风机用于术中保暖，防止低体温的发生。摆放体位时，巡回护士应注意眼睛及头颈部的保护。

（2）该手术复杂，需要较多的手术器械及手术物品，巡回护士应及时与刷手护士清点用物，并做好记录。

（3）手术过程中，巡回护士应及时观察术中出血量、生命体征及尿量的变化，协助麻醉医师积极做好血容量的补充。

（4）正确留取手术标本；若有术中快速冰冻标本，应在规定时间内及时送检，并做好标本送检登记。

（5）根据手术进展，提前准备热蒸馏水，用于手术创面的冲洗。

（6）巡回护士应指导洗手树立正确的无瘤观念，分区放置夹持过肿瘤组织的器械，尽可能地降低肿瘤细胞种植及播散。

2. 术后关注的问题

（1）手术结束后，巡回护士应及时调高室温，为患者盖上棉被，并为其整理衣物及各种管道，并贴好管道标识。患者移至转运床后，护士需再次确认患者身上各种管道维持在正常位置，避免发生液体反流及管道脱落。

（2）运送途中，巡回护士应严密观察喉部套管处有无被衣物或棉被覆盖，防止窒息的发生。

（3）患者进入复苏室后，护士应严密观察患者生命体征，持续心电监护，观察尿量，注意查看切口敷料有无渗液及引流管的出血情况。

（八）专家解惑

Q：喉癌根据其形态观察学可分为哪几类？

A：喉癌的形态学观察可分成以下4型：

（1）溃疡浸润型：肿瘤组织稍向黏膜表面突出，可见向深层浸润的溃疡，边缘多不整齐，界线不清。其肿瘤实际的侵犯范围常比术前所见的喉腔病变要广。

（2）菜花型：肿瘤主要呈外突状生长，呈菜花状，边界清楚，一般不形成溃疡。

（3）结节型或包块型：肿瘤表面为不规则隆起或球形隆起，多有较完整的被膜，边界较清楚，很少形成溃疡，少数由于肿瘤体积大，基底小而下坠。

（4）混合型：兼有溃疡和菜花型的外观，表面凸凹不平，常有较深的溃疡。

Q：喉部全切术的手术适应证及其手术范围是什么？

A：喉癌T3及T4病变，喉咽癌侵犯喉部，舌根癌、甲状腺癌侵犯喉及气管者均可行喉全部切除术。喉部全切术的切除范围包括：全喉切除、舌骨及会厌前间隙组织切除，必要时还可切除一叶或两叶甲状腺及下颌下腺、部分带状肌等，故喉全切除术的手术切除范围较大，常常超过喉部范围。

第十一节　头颈颌面外科手术护理

一、头颈颌面外科的外科治疗及进展

（一）甲状腺外科的外科治疗及进展

甲状腺手术发展至今已有二百余年的历史。目前，对于甲状腺癌的外科治疗，较为统一的观点是：对于仅限于一侧腺叶内的早期甲状腺癌，只需切除腺叶即可达到根治性治疗的目的；对于肿瘤侵及气管、喉或食管，耳鼻咽喉头颈外科医师可运用外科治疗结合术后碘131治疗和放疗等综合疗法，从而延长患者生命；对于胸骨后甲状腺肿，头颈外科医师从颈部低位领式入路进入，部分患者可以避免开胸手术的传统胸式入路的做法。此外，随着喉返神经监护技术、纳米碳显影技术和腔镜技术及机器人技术的应用，甲状腺外科技术取得了突破性进展。

腔镜技术在甲状腺手术中的应用起步较晚，距今仅有20多年的历史。现在，大部分学者认为依据颈部切口情况，腔镜甲状腺手术可以分为两种：颈部入路和非颈部入路。非颈部入路的方式较多，较为常见的有锁骨入路、腋窝入路、腋乳入路、胸乳入路、全乳晕入路、口腔入路等。目前国内开展例数较多的是胸乳入路和全乳晕入路，以下是几种常用的非颈部入路的腔镜下的甲状腺癌手术特点。

1. 胸乳入路　手术切口位于双乳乳晕及一侧靠近乳晕位置的胸壁皮肤。该术式简单容易掌握。由胸乳入路发展而来的全乳晕入路，术后伤口美容效果更佳。

2. 经口入路　经口入路的方式使得手术切口属于二类切口，术后感染发生率要高于一类切口，因此仍存在一定的争议。但是经口入路的美容效果最佳，目前在我国已有一定的开展。

3. 腋乳联合入路　采用双侧乳晕和双侧腋下四切口方式的手术视野最为广阔,方便手术操作。

机器人辅助的甲状腺手术是近年来刚刚兴起的一种新术式,较之腔镜技术,该术式具有视野更为立体清晰、操作灵活、创伤更小等优点。2014 年,我国国内有医疗机构开始尝试机器人辅助的腋胸入路甲状腺腺叶切除术,取得了良好的手术效果。但与国外相比,国内关于这一方面的经验仍有待进一步积累。

(二)口腔颌面的外科治疗及进展

在我国,口腔颌面外科涵盖了口腔颌面外科、口腔颌面整形外科、口腔颌面肿瘤内外科、口腔颌面显微外科及部分头颈外科等五大类。口腔颌面肿瘤的外科治疗是口腔颌面外科系统中非常重要的部分。而在口腔颌面恶性肿瘤中,舌癌是最常见的口腔癌。以往,舌癌的外科治疗强调彻底、根治性切除,而忽略患者术后生活质量。随着人们生活水平的提高,越来越多的专家学者开始重新认识并探讨能否在保证治疗效果的同时尽可能多地保留原发灶周围的正常组织,以提高患者术后生存质量。近年来,头颈外科医师已开始重视肿瘤切除后的修复工作,这又是一个进步。其中利用各种游离组织瓣修复方法占所有修复手段的比例日益上升。国内头颈部常用的游离组织瓣种类有:游离髂骨或腓骨皮瓣或骨肌皮瓣重建下颌骨及修复相应的口腔软组织缺损;游离前臂皮瓣或股前外侧皮瓣,修复口腔、软腭、口咽、喉咽后壁等缺损;游离空肠,重建喉咽食管缺损;游离腹直肌肌皮瓣,适应于舌、舌根、口咽侧壁、上颌骨及颅底缺损等。其他常用的知名血管带蒂皮瓣有:胸大肌肌皮瓣、背阔肌肌皮瓣、下斜方肌岛状肌皮瓣、帽状腱膜瓣、颏下岛状皮瓣等。以下是近年来发展起来的新型皮瓣修复术。

1. 薄型股前外侧皮瓣修复舌癌术后缺损　股前外侧皮瓣是舌癌术后组织修复较为常用的皮瓣之一。薄型股前外侧皮瓣较之传统皮瓣,具有更为灵活、柔软、舌体活动性良好、发音清晰、咀嚼运动功能、血供丰富等特点。

2. 部分去皮化前臂皮瓣修复舌癌术后缺损　部分去皮化双叶状前臂皮瓣,皮下组织量充足,切取范围可根据需求灵活掌握,患者术后发音清晰,吞咽功能具有远期优势。

3. 旋髂浅动脉穿支皮瓣修复舌癌术后缺损　由旋髂浅动脉穿支皮瓣再造的舌体丰满,能达到术后患者舌体运动时与上腭较好接触的效果,远期效果稳定,适合于修复口腔颌面部缺损,尤其是修复口腔内缺损。此外,该皮瓣还可兼有肋间神经外侧,多数患者术后 2 个月后舌体即有感觉。

二、甲状腺癌根治术的手术配合

甲状腺癌根治术适用于:甲状腺乳头状癌、滤泡状癌和髓样癌的手术治疗。但全身情况极差或患有其他重要系统或器官的严重疾患,难以承受较大手术者,已有远处转移,未分化癌者则不宜采用该类术式。

(一)甲状腺的应用解剖

甲状腺由左右两个侧叶及连接两叶间的峡部组成,内侧面与后方有气管、食管、喉返神经、喉上神经外支、甲状旁腺相邻。甲状腺的血液供应很丰富,每侧有两条动脉和 3 条静脉近邻。甲状腺解剖见图 5-11-1。

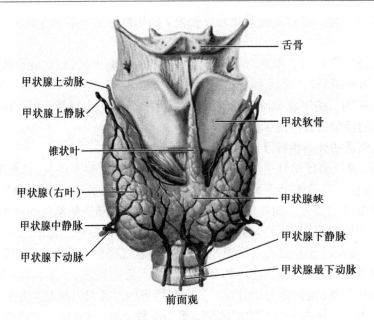

图 5-11-1 甲状腺的解剖

（二）术前准备

1. 术前访视

术前一天，巡回护士到病区对患者进行访视，了解患者的心理需求，向其介绍手术室环境、工作流程。详细了解患者的基本病情，评估其术中潜在护理风险，并做好护理预案。

2. 患者准备

要求患者沐浴，禁食、禁饮、禁戴首饰等贵重物品。女患者不化妆。

3. 用物准备

（1）常规物品：纱布、电刀、电刀清洁片、吸引皮管、慕丝线等。

（2）特殊仪器：高频电刀、超声刀、喉返神经监护仪。

（3）特殊物品：进口缝线和纳米碳等。

（三）麻醉方式

全身麻醉（经口气管内插管）。

（四）体位

头（颈）后仰卧位，使头后仰，保持头颈中立位，充分显露手术部位，使头后仰，保持头颈中立位，充分显露手术部位。

（五）手术切口

颈部切口。

（六）手术步骤及配合

1. 整理无菌器械台、清点物品 刷手护士与巡回护士共同清点物品。

2. 消毒皮肤，协助医生铺巾，留置尿管 递卵圆钳夹持酒精棉球脱脂，碘伏棉球消毒皮肤。

3. 切开皮肤 传递10#刀片及干纱布于锁骨切迹上方1~2cm沿皮纹方向做衣领状与皮纹平行的弧形切口。

4. **游离皮瓣** 艾丽斯提夹皮下组织,电刀游离上下皮瓣,向上解剖至甲状软骨切迹,向下解剖至胸骨上凹,递直角拉钩暴露手术切口。

5. **切开颈白线** 小弯血管钳提夹颈白线两侧,电刀切开颈白线,沿颈白线切开颈深筋膜浅层及两侧舌骨下肌群之间较为疏松的筋膜和甲状腺峡部的外科被膜直达甲状腺峡部。

6. **沿胸锁乳突肌前缘切开筋膜浅层** 递血管钳、无创镊提夹,电刀沿此间隙向外游离胸锁乳突肌下疏松结缔组织,向内游离甲状腺被膜与舌骨下肌群间疏松组织,切除甲状腺及清扫淋巴结。

7. **确定手术方案** 递超声刀或血管钳、直角小弯、扁桃体剪刀分离甲状腺上下极及峡部,1#线、4#线带线结扎,组织剪剪线,切除甲状腺,甲状腺癌根治时清扫中央区淋巴结,扩大根治术在甲状腺癌根治基础上清扫患侧颈部 II-V 区淋巴结,术中使用的均为无创镊、防止神经损伤。

8. **冲洗,止血,放置引流及清点** 递水节用生理盐水和温蒸馏水冲洗切口,麻醉医生鼓肺,检查有无出血,递干净纱布擦干切口,递引流管及线剪,引流管取合适长度后进行放置,三角针 4#线固定引流管,关闭手术切口前清点缝针与纱布,防止遗漏体腔。

9. **缝合切口** 无创镊、小圆针 1#线或 4-0 可吸收线依次缝合颈白线及皮下层,避免死腔形成。

10. **清点,缝皮,正确处理伤口** 再次清点纱布及缝针,消毒切口皮肤,根据医生要求选择皮肤缝线做皮内缝合,皮肤缝合后,清洁切口,皮肤贴敷贴,根据医嘱使用颈部加压小棉垫及加压用胶布,打开负压引流管,检查引流是否通畅,准确做好引流管标识。

(七)围手术期巡回护士应该关注的问题

1. 术中关注的问题

(1)巡回护士应协助医生摆好颈仰卧位,颈部后仰处垫沙袋或软枕,切忌悬空以免颈椎受伤。术毕切口缝合前,护士应配合手术医生及时将肩部三角形斜枕移除,保证手术切口缝合的美观度。

(2)术中因手术暴露需要患者取骨盆高位时,头部不可过低,避免长时间脑部循环过度灌注而造成并发症。

(3)注意观察患者的生命体征,尤其是患者呼吸及血压的变化,如出现紧急情况应及时提醒主刀医生。

(4)对于术中留取的快速冰冻标本,巡回护士需与刷手护士及手术医生进行三方核对后方可送检;留取的快速冰冻标本必须在规定时间内快速送至病理科,并做好标本登记。

2. 术后关注的问题

(1)手术结束后,巡回护士应及时为患者穿好衣裤,盖好棉被,注意保暖及保护患者隐私。

(2)术后送复苏室,严密观察生命体征,持续心电监护,观察血氧饱和度。注意查看切口敷料有无渗液及负压引流管的引流情况。若有异常,护士应在第一时间告知主刀医生,以免意外发生。

(八)专家解惑

Q:当前甲状腺癌公认的腺体切除范围是什么?

A:患侧甲状腺腺叶 + 峡部切除是公认的腺体切除范围,其优点主要有:①术后对侧腺叶癌复发率低;②并发症少;③远期疗效较好。国内学者多数主张对 T1、T2 期或者限于包膜内的 T3 期低危组,如术中探查对侧甲状腺腺叶无异常时可采用患侧甲状腺腺叶 + 峡部切除。

Q：甲状腺癌的 TNM 临床分期应如何划分？

A：国际上对于甲状腺癌的临床特点根据 TNM 进行分期，TX 原发肿瘤无法评估；T0 无原发肿瘤证据；T1 肿瘤最大径 ≤ 2cm，局限于甲状腺内；T2 肿瘤最大径 > 2cm，但 ≤ 4cm，局限于甲状腺内；T3 肿瘤最大径 > 4cm，局限于甲状腺内或任何肿瘤伴有最小程度的甲状腺外侵犯（如：胸骨甲状肌或甲状腺周围软组织）；T4a 肿瘤无论大小，超出甲状腺包膜，侵及皮下软组织、喉、气管、食管或喉返神经；T4b 肿瘤侵犯椎前筋膜或包绕颈动脉或纵隔血管所有的未分化癌属 T4 肿瘤。

三、舌癌根治术的手术配合

舌癌是口腔颌面部常见的恶性肿瘤，男性多于女性，多数为鳞状细胞癌，特别是在舌前 2/3 部位，腺癌比较少见，多位于舌根部；舌根部有时亦可发生淋巴上皮癌及未分化癌。常为溃疡型或浸润型，生长快，疼痛明显，浸润性强。可有舌运动受限、进食及吞咽困难，早期常发生颈淋巴结转移。

（一）舌的应用解剖

舌主要以骨骼肌作基础，表面覆以黏膜而成。舌根的黏膜内，有由淋巴组织构成、大小不等的小结节，称舌扁桃体。舌的淋巴管极丰富，主要起于黏膜下层及肌层内。舌前 2/3 的感觉由舌神经传递，味觉由参与舌神经的鼓索味觉纤维支配；舌后 1/3 两侧的感觉及味觉是舌咽神经支配；舌根中部由迷走神经支配。舌的运动神经是舌下神经，但舌腭肌则是由副神经的延脑根，通过迷走神经的咽支支配。舌的解剖见图 5-11-2。

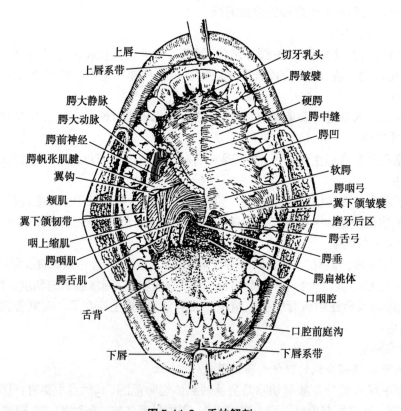

图 5-11-2　舌的解剖

（二）术前准备

1. 术前访视　术前一天负责本台手术的巡回护士根据手术信息到病区对患者进行访视。向患者介绍手术室环境、手术麻醉相关的注意事项，了解患者的心理状况及基本病情及家庭社会的支持情况；介绍个别典型的手术成功案例，增强患者的自信心，减轻患者和家属的恐惧及不安心理。

2. 患者准备　手术前一日做好颈部皮肤的准备，要求患者沐浴，刷牙或漱口，禁食、禁饮，禁戴首饰等贵重物品。女患者不化妆。

3. 用物准备

（1）常规物品：甲状腺包、皮瓣包、下颌骨加包、布包、电刀、清洁片、吸引器皮管、20ml注射器、一字形留置针、刀片、慕丝线、负压球、胃管、10#红色导尿管、凡士林纱布等。

（2）特殊仪器：摆动锯、口腔科电钻、双极电凝、口腔科显微器械。必要时备显微镜。

（3）特殊物品：进口缝线、骨蜡、亚甲蓝、金霉素眼膏、7#或者8#气切套管、牙垫等。

（4）备用物品：气切包。

（三）麻醉方式

气管内插管全身麻醉（鼻插管，术前固定）。

（四）手术体位

仰卧位，头下垫头圈，头偏向健侧，伸颈后仰，肩背部垫肩垫，头两侧沙袋固定，双上肢用中单包裹，自然固定于身体两侧，尾骶部垫硅胶垫。

（五）手术切口

左/右颈部常规颈清处T形或矩形切口。

（六）手术步骤及配合

1. 整理无菌器械台、清点物品　刷手护士与巡回护士共同清点物品。

2. 消毒皮肤，协助医生铺巾　递卵圆钳夹持酒精棉球脱脂，碘伏棉球消毒皮肤。

3. 设计切口线　用蚊式钳夹取一根细线，蘸取甲紫，于左/右颈部常规颈清设计T形/矩形切口线，每间隔2~3cm与切口垂直做一标记，便于在缝合时皮肤对合，逐层切开皮肤、皮下、颈阔肌，于颈阔肌深面颈深筋膜浅层浅面翻起皮肤-颈阔肌瓣，上至下颌骨下缘，下至锁骨水平，前至颈前正中，后至斜方肌前缘，用小三角针+1#线固定皮肤-颈阔肌瓣，游离颈外静脉后加以保护。

4. 显露颈鞘，淋巴清扫　于锁骨上缘游离胸锁乳突肌、胸骨头及锁骨头，切断后缝扎残端，显露其深面的颈鞘。切开颈鞘，游离出颈内静脉近心端，在锁骨上缘约2cm处结扎并切断颈内静脉，妥善保护其深面的颈总动脉及迷走神经等重要结构，自上而下清扫Ⅴ、Ⅳ、Ⅲ、Ⅱ、Ⅰ区，于二腹膜后腹深面上缘结扎并切断颈内静脉近颅端，并切断胸锁乳突肌突头，完整切除颈清扫组织。

5. 颈清区冲洗　温蒸馏水（41~45℃）冲洗切口，盐水纱布垫保护切口。

6. 暴露原发灶　头转正中，备碘伏水消毒口腔，2#针线在正中线两侧吊两针，用小弯钳钳夹拉开，递刀片延长颈部切口至下唇，切开皮肤、皮下肌层及口腔黏膜，向外翻开下唇组织瓣，显露患侧下颌骨颊侧骨皮质。

7. 钛板重塑　选择合适的钢板，根据原来下颌骨的形状重塑钛板，置于骨面，递电钻钻孔，注射器打水，钢板、螺钉内固定（钻2~3个孔作标记），卸下钢板和螺钉，泡在蒸馏水中。

8. 肿瘤切除　用2#针线把舌头悬吊作牵拉，距舌溃疡外2cm扩大切除肿瘤。

9. 下颌骨切除 用摆动锯或者线锯断下下颌骨或者做下颌骨方块切除,必要时拔几颗牙齿。

10. 留取手术切缘 用血管钳或有齿镊钳夹,组织剪剪断,电凝止血。

11. 创面冲洗 蒸馏水冲洗,重新消毒铺巾,更换手套。

12. 胸大肌皮瓣的制备 根据组织缺损部位和大小计算皮瓣面积,用钢尺测量其所需胸大肌的长度和面积,蚊式钳取甲紫划线标记,23#刀片切皮,电刀逐层切开皮下组织及肌层。

13. 翻起肌皮瓣 递电刀锐性分离,沿肌皮瓣设计切口切开肌层至肋骨骨膜表面3-0丝线结扎离断的小血管。递小三角针0#线将皮瓣、皮下组织与肌肉断端近缘间断缝合数针,以防肌肉与皮瓣分离。并以此线牵引提起皮瓣进行操作。

14. 沿胸肩峰动脉、静脉血管蒂切开胸大肌 血管钳钳夹胸大肌,电刀切断,3#针线缝扎,游离翻起肌血管蒂至锁骨。递腭裂剥离子在锁骨下分离,将皮瓣牵引穿过锁骨下调整位置。递电凝止血胸部创面,进行彻底止血。

15. 引流管放置 术野低位放置负压引流管,用小三角针3-0丝线固定。

16. 递大圆针+2#线间断缝合肌层,大三角针3-0丝线连皮下组织与皮肤一起间断缝合。

17. 下颌骨重建 将之前塑性好的钛板置于骨面,递电钻钻孔,注射器打水,钢板、螺钉内固定。

18. 皮瓣转移缝合 递1#针线缝合皮瓣近端叶瓣创缘与口内黏膜创缘之肌层,然后缝合皮瓣皮肤与口腔黏膜;递1#针线缝合皮肤肌层和口腔肌层,递小三角针4-0丝线缝合皮肤。

19. 颈部放置负压引流管 递三角针及3-0丝线固定引流管。

20. 清点物品,缝合颈部创口、唇部、颏部创口。

(七)巡回护士应该关注哪些问题?

1. 术中关注的问题

(1)巡回护士备好电钻、摆锯的仪器,检查性能完好,备2台电刀、提前准备热生理盐水、蒸馏水和肝素水。

(2)巡回护士在患者尾骶部及足跟部垫乳胶垫预防褥疮的发生。

(3)巡回护士与刷手护士共同清点所有器械及敷料;添加物品时应及时做好记录,避免遗漏。

(4)若为前臂皮瓣转移修复,巡回护士则应保护好患者双上肢,勿静脉输液或抽血。

(5)准备两路静脉通路,做好输血准备。

(6)及时观察尿量,保证患者血容量充足。

2. 术后关注的问题

(1)由于该手术时间较长,术中失血失液较多,术后较易出现低体温。因此,手术结束后,护士应注意加强监测患者体温变化,加强保暖工作,避免低体温的出现。

(2)术后应加强观察转移皮瓣的情况,若局部出现肿胀、剧痛等情况,护士应及时告知医生,必要时应行二次皮瓣修复术。

(3)由于该手术有多处手术切口,且手术切口较长,部分患者术后主诉创面疼痛剧烈。此时,护士应及时正确地评估患者疼痛程度,遵医嘱予以相应的镇痛措施,并积极做好心理护理,安抚患者情绪。

（八）专家解惑

1. Q：舌癌手术过程中，公认的癌肿距切缘的距离是多少？

A：目前，国际上比较公认的观点是：切缘距癌肿的安全距离是 1.5~2cm。然而，由于舌体自身解剖形态上的特点，原发灶周围的各个方向癌细胞浸润程度也未必一致。因此，临床医生对于肿瘤切缘的把握更多时候会借助术中快速病理检测这一手段，而不是仅仅局限于国际公认的观点。

2. Q：全舌切除术的手术适应证是什么？

A：侵犯舌前 2/3 的 T3 和 T4 肿瘤，或已侵犯口底及下颌骨、肌层的肿瘤，均可采取全舌切除术。对于全舌切除或近全舌切除术后造成的局部组织皮瓣缺损，常用的修复方式有带蒂胸大肌皮瓣移植术及游离皮瓣移植术。在游离皮瓣的移植术中，前臂皮瓣因其质地柔软，血供丰富，较常被用于舌体修复。

第十二节　微创外科手术护理

一、微创外科的外科治疗及进展

微创的概念：尽可能地减少对机体的损伤，而绝非"微"乎其微的损伤。微创概念诞生于外科学发展初期，伴随外科学发展而成长，成熟于外科学的现代。腹腔镜手术是微创外科的代表，微创外科不仅仅指腹腔镜下手术，微创观念应贯穿任何外科手术操作。微创外科的共同特点是创伤小，失血少，恢复快，痛苦轻，瘢痕小，住院时间短。

腹腔镜自 1987 年美国外科医生应用于胆囊切除术以来，人们称为微创外科（minimally invasive surgery）的腹腔镜手术进入飞速发展时期。随着新器械、新材料、新技术的进步及临床经验的积累，腹腔镜手术将逐步发展到新的高度。现就微创外科手术的进展简介如下。

1. 经人体自然腔道内镜手术　经自然腔道内镜手术（natural orifice translumenal endoscopic surgery, NOTES）是以软式内镜为治疗工具，不经皮肤切口，而经口、阴道、结直肠等自然腔道对腹腔疾病进行治疗的微创外科治疗方法。它正发展成一种全新的微创治疗方式。

NOTES 技术在完成腹腔内外科操作并取得令人满意的美容及心理微创效果的同时，可以降低传统外科和腹腔镜手术造成的不必要创伤，减轻术后疼痛，并避免切口感染、切口疝及慢性腹壁疼痛。与开腹或腹腔镜手术相比，NOTES 手术对腹膜和腹腔脏器接触较少，手术引起的腹膜反应较轻，术后肠梗阻、肠粘连发生的机会显著减少。目前治疗性内镜可以在仅使用镇静剂下进行，因此，临床 NOTES 手术完全有可能不用气管插管和全身麻醉来完成，减轻了麻醉深度、相应的麻醉风险也大大降低。NOTES 可能在门诊开展，降低个人和社会的医疗消费。NOTES 这种提供无瘢痕的外科手术方式正在成为标准外科手术的补充，也为常规手术无法治疗的高度肥胖患者和高危险、不健全的特殊病患提供了手术治疗的可能。

NOTES 的实施代表着即将到来的微创治疗的新时代，是继腹腔镜手术开展以来又一次外科领域的革命，这已为越来越多的消化病医师、外科医师、内镜医师所接受。

2. 单孔腹腔镜手术　微创是外科学的一贯宗旨，也是外科界所追求的较高境界。秉承于此,外科手术经历了从传统的开腹手术到被誉为"第二次革命"的腹腔镜手术的过渡,目前正在经历从多孔时代到单孔时代的演变。单孔腹腔镜手术和 NOTES 一样,具有几乎无瘢痕、痛苦少、恢复快、身体和心理创伤小等优点。目前,临床上的单孔手术主要指经脐单孔腹腔镜手术。脐是胚胎时期的自然孔道,也是人体固有的瘢痕,也有人将经脐手术归于 NOTES 范畴,也有人称之为 E-note。单孔腹腔镜手术操作难度较 NOTES 大大降低,并且手术环境相对无菌,更容易被熟悉传统腹腔镜手术的医生接受和采用外科发展外科治疗的终极目标。凭借以上优势,单孔腹腔镜手术已在胆囊切除术、胃底折叠术、阑尾切除术、减肥手术等领域占据一席之地,同时在前列腺切除术、膀胱切除术、供体肾切除术等泌尿外科手术以及子宫切除术等妇科手术得以应用,从而受到越来越多外科医生的认可和患者的欢迎。

3. 多镜联合的腹腔镜手术　多镜联合与内镜联合体现出了很大的优越性,以腹腔镜手术为核心内容,多种内镜综合应用的微创检查及治疗手段已经成为目前世界范围内外科学发展的趋势,目前胆道、胃肠外科和妇科应用较多。

在胆道方面,胆囊结石合并胆总管结石的内镜、腹腔镜联合治疗有极大的优越性,包括二镜联合(十二指肠镜 + 腹腔镜或胆道镜 + 腹腔镜)和三镜(十二指肠镜 + 术中胆道镜 + 腹腔镜)联合。十二指肠镜 + 腹腔镜适合于胆囊结石合并胆总管结石,特别是伴有乳头狭窄、奥地括约肌功能较差者。胆道镜 + 腹腔镜的优点在于:术中即可将易取的结石取净,术后经 T 管瘘道行胆道镜可以将残留结石取净,具有疗效确切、创伤小、恢复快等特点,明显优于开腹胆总管切开取石 +T 管引流术,也是弥补内镜下括约肌切开术(EST)治疗胆总管结石失败的理想方法。腹腔镜 - 十二指肠镜 - 胆道镜联合方案(三镜方案)适用于胆管结石数量多、体积大,取石、碎石困难;十二指肠憩室内、憩室旁乳头行大切开困难者;老年患者、无法耐受多次内镜手术治疗,十二指肠镜取石失败但能完成内镜下鼻胆管引流(ENBD)治疗且无腹腔镜手术禁忌证的患者。

胃肠外科方面,结肠息肉病变及有些胃肠间质瘤向肠腔内生长而肠壁外层无明显改变等原因,往往使病灶在腹腔镜手术中难以准确定位,病变范围难以确定,这就需要消化内镜来辅助定位及探查。在腹腔镜联合胃镜行胃楔形切除治疗邻近贲门或幽门的胃间质瘤中,胃镜也被用来在胃腔内实时观察和调整切割缘位置,避免损伤贲门或者幽门,确保肿瘤完整切除且胃腔无狭窄。

妇科方面,采用腹腔镜联合宫腔镜诊治子宫、生殖道畸形效率高,安全系数大。国内学者在腹腔镜的监视和引导下做了一些难度较大的宫腔镜手术,如子宫纵切除术,较大肌壁间突向黏膜下肌瘤切除术等。国内已有多家医院开展了宫腹腔镜联合不孕症诊治、子宫全切等手术,治疗早期生殖器恶性肿瘤也已全面开展。

另外,未来的微创外科手术还可以与超声影像、磁共振、放射技术或计算机控制的图像操作方法联合实施手术。目前,相关的研究尚在初始阶段,也需要很大的投资,但是,这种现代诊断技术与手术操作的完美结合将给外科诊治领域带来新的突破。例如,在腹腔镜体的前端附加超声扫描装置,在进行手术操作过程中能够同时发现盆腔器官潜在的病理改变,如卵巢子宫内膜异位囊肿,子宫肌壁间肌瘤或子宫腺肌病等,使同期对这些隐匿病变进行治疗成为可能。

4. 机器人辅助微创外科手术　机器人进入医疗领域,特别是可以用来代替医生实施外科手术,目前在一些发达国家,已经成为一种新的产业。自 1994 年以来,美国 Computer

Motion 公司生产的一种声音控制的机器人辅助内窥镜手术系统 AESOP（俗称"伊索"）已在世界许多国家成功地做了 10 多万例次的微创手术，包括心脏科、胸外科、普外科、妇科、骨科、泌尿科等，初步真实地显示了机器人在医疗领域的优势和魅力。

第一代手术机器人不是真正的自动化机器人，不能自己进行手术，需要外科医生来操作它们并对其输入指令，严格意义应称之为"Robot Assisted"，控制方法是远程控制和语音启动。

机器人辅助微创外科手术具有如下优点：①机器人灵巧的结构和装置的精度，可实现精确定位，保持稳定的手术图像，从而能进行精确的外科手术；②先进的机器人控制技术和友好的人机接口（交互）技术，可以提高外科医生的精确性和灵巧性；③机器人可以连续工作，不会疲劳，不仅工作可靠，而且可减少劳动力成本；④机器人装置的紧凑性和兼容性（通用性），占用较少的手术台空间，可适用于多种外科手术；⑤可提供一个适合人类工程学的操作环境，使外科医生的疲劳程度降低到最小，从而提高了手术的安全性。虽然说手术机器人比人手有一些优点，但是要用自动化的机器人在没有人参与的情况下对人体进行手术，还有很长的一段路要走。

根据机器人技术介入的程度，机器人辅助微创外科手术大致可分为三个发展级别：第一级别为辅助内窥镜操作机器人系统；第二级别为辅助微创外科手术机器人系统；第三级别为远程操作外科手术机器人系统。

目前在国际上，先进机器人技术在医疗领域的应用正在形成一个新的产业。随着计算机能力和人工智能的发展，在不久的将来会设计出一种机器人，可以检查并发现人体中的异常，进行分析并校正这些异常而不需要任何人指导，实现真正的"机器人手术"。

二、内窥镜手术的手术配合

现在，内窥镜外科技术已迅速普及，技术水平日益提高，不仅在腹部外科领域日益开展，而且已在妇产科、泌尿外科、心胸外科、骨科、血管外科和整形外科等广泛应用。提高内窥镜手术护理配合水平是内窥镜手术发展的需要，也是提高手术治疗质量的需要。内窥镜手术同常规开放手术相比，其护理配合有所不同，现将其特点总结如下。

（一）术前准备

1. 仪器及部件准备　术前应准备好二氧化碳气腹机、内镜电视监视系统、冷光源、冷光源光纤、摄像头、内窥镜、负压冲洗吸引装置、超声刀主机和各类导线等，要求保证功能完好。如有异常，应及时通知器械班和临工科，对故障仪器设备进行维修或更换，确保手术顺利进行。

2. 手术器械和基础用品准备　术前应准备好内窥镜手术的常规器械，如气腹针、穿刺器（trocar）、抓持器械、微型剪、超声刀、施夹器、电凝钩、取石钳、造影钳和持针器等。对各种钳类器械，要注意关节的活动性；所有器械术前必须检查螺丝、套管内小垫片是否存在；检查密封圈及橡皮帽的个数和密封性，有裂隙须及时更换，以防漏气。除准备内窥镜手术常规器械、内窥镜手术专用取物袋及 50℃左右生理盐水，还应根据各科及手术的特殊性进行手术器械的准备。如肝切除，还需另外准备一套无菌剖腹包器械，以备中转开腹肝切除急用；对胸腔镜、宫腔镜手术、关节镜手术，要做好特有设备及器械的准备及手术操作基本知识的准备。

（二）手术配合

1. 刷手护士配合

（1）器械准备：术前做好器械准备，包括各科常规器械和特殊器械。如腹腔镜镜下胆囊切除术所需器械：腹腔镜机组、高流量气腹机、2mm 套管针、10mm 曲路卡、5mm 曲路卡、5mm 吸引冲洗器、直角分离钳、分离钳、抓钳、5mm 剪刀、各类施夹钳、造影钳、取石钳、取标本抓钳、电凝钩等。

（2）术前护理：手术前刷手护士提前上台，对手术中所需的物品、器械进行检查和准备；重点检查镜子镜面有无裂缝、黑影，与巡回护士共同清点敷料、缝针、器械的数量和完整性，连接内镜系统各零部件处于备用状态；准备专用擦镜布，用于擦拭术中起雾或粘上血迹的镜面。全麻气管插管成功，麻醉生效后，皮肤常规消毒铺单，将镜头浸入热盐水预热。

（3）术中护理：手术开始和结束要严格查对纱布和器械；术中要注意保护镜头，合理放置，不要与器械盒等硬物发生碰撞，禁止重物压镜头，术中不用镜子时妥善固定，防止术中意外掉落或镜头烧焦敷料；冷光源光纤和钬激光光纤均需环形盘绕，直径最好在 15~20cm，否则易折断导光纤维；使用软镜时要注意不可将软镜末端和头端同时单手抓握，以免折断导光纤维；热光源暂时闲置时要将光源调至最小挡，延缓灯泡使用寿命；使用电凝钩、双极电凝（妇科手术）以及超声刀头时，要及时清理焦痂，以免影响手术效果和增加对器械的损害。

此外，刷手护士应熟悉器械如何使用，熟悉手术常规操作步骤和特殊操作步骤配合，能进行各类器械的拆装及简易故障的排除，以配合术者完成手术操作。

（4）术后护理：腔镜手术结束后，巡回护士和刷手护士常规清点敷料、缝针、器械的数量和完整性。还要按照灭菌规范的要求，以蒸馏水洗净器械，用超声清洗机进行加酶清洗，干燥后选择高温高压液蒸汽灭菌或低温等离子灭菌等消毒。同时，擦干各种导线、导管、自然晾干后无角度盘旋后收起。对各类软镜如胆道镜、输尿管软镜等消毒前必须做好漏气试验。

2. 巡回护士配合

（1）麻醉的配合：腔镜手术技术水平要求高，手术难度大，麻醉方法多为全麻。密切观察患者的血压（BP）、呼吸（R）、心率（HR）、心电（ECG）、脉搏血氧饱和度（SpO_2）等生命指征。同时观察患者监测仪的气道压力（Paw）、呼吸末二氧化碳分压（$PetCO_2$）和氧分压（PaO_2）等数值变化。如有异常变化应主动配合麻醉医师及时采取急救措施。

（2）患者体位安置的配合：腔镜手术患者的体位主要根据所做手术种类及术者的习惯而定。常用的手术体位有：①仰卧位；②侧卧位；③截石位。腔镜手术一般要比开放手术难度大、时间长，因此巡回护士摆放体位时特别注意骨突出处等受压部位的保护，避免压疮发生；术中应做好患者约束，使患者处于功能位，防止神经损伤及意外坠床事故的发生。内窥镜手术时，常需通过摇动手术床来改变患者的体位，巡回护士要熟练掌握用手术床调整体位改变，及时配合满足手术需要的体位。此外，对于手术时间长、年龄大、基础条件不好的患者以及手术需截石位的患者术前要加强预防下肢静脉血栓的发生。

（3）特殊环节的配合：除常规巡回工作外，特别注意准确记录患者的病情变化，巡回护士绝对不能离开手术台周围，要随时观察手术的进展，提供手术所需物品；根据手术操作位置和手术医生站位的变化，及时调整手术电视屏幕的位置，以满足手术操作需要；腹腔冲洗前及时、准确估算出血量，包括盐水垫上的吸血量，计算出入量，为医生正确用药提供可靠依据；宫腔镜手术不论以何种方法膨宫，术中都要严密监测灌入和回收的液体量，每 5min

监测 1 次,对不含电解质的灌注液,如果注入和回收液体量相差 1 500ml 以上时,应终止手术,并静注呋塞米 10mg 脱水利尿,及时检查血钠含量。此外,宫腔镜手术时,因扩张宫颈困难,局部血管撕裂或子宫内膜电切时暴露了肌层内的小血管,空气可经破裂的血管进入血循环。故膨宫液不可走空,应及时更换膨宫液,可使用防空气栓塞膨宫输液器以防空气进入宫腔,引起空气栓塞。

三、达芬奇机器人手术的手术配合

达芬奇机器人手术系统是目前应用于临床最先进的微创机器人手术系统,术者可以在机器人的辅助下完成腹、胸腔镜不能完成的手术,具有更微创、更精准、更高效、更智能等优点。其应用打破了传统手术室护理配合模式,也给手术室护理工作带来新视野,现将其特点总结如下。

(一)术前准备

手术室护士只有接受过专业的系统培训,取得认证资格后,方可操作达芬奇手术系统。根据次日的手术需要和医生习惯,依次准备达芬奇手术系统的专用手术器械,普通腹腔镜器械以及其他相关用物,并按照器械各自的特性与灭菌要求进行消毒灭菌。巡回护士按当日所进行的手术特点,将达芬奇手术系统的三个组成部分,在手术室内合理地定位放置并正确连接。接通电源,开机后进行系统自检,确认系统各组成部分的图像信号、音频信号、数据传递及机械手臂均处于待机工作状态并调节仪器各参数。

(二)术中配合

1. 刷手护士配合

(1)刷手护士提前 30min 洗手上台,除整理器械台,清点手术器械、纱布和缝针外,还要从患者平车的左边或者右边远端开始,按顺序逐个将四个机械手臂覆盖上无菌保护罩,而后再次确定各机械臂的位置处于备用状态。

(2)刷手护士在巡回护士的配合下,调节光源亮度,分别校准 30° 和 0° 两个内窥镜镜头的白平衡、焦距及该系统特有的内窥镜校准目标,保证摄像系统能够为手术提供清晰、稳定和高质量的图像。

(3)手术医生洗手上台,消毒铺单,刷手护士将灭菌好的腔镜器械进行递取使用。

(4)刷手护士密切配合手术,提醒主刀医生注意臂与臂间的位置,取换器械时注意器械不能夹持组织,关节伸直。

2. 巡回护士配合

(1)巡回护士连接各种管道和导线,医生建立气腹,打观察孔探查腹腔,确定可行机器人手术,按要求摆放手术体位。

(2)手术医生继续打穿刺孔,巡回护士推患者手术车至床旁合适位置,刷手护士配合医生连接机器人镜头臂和器械臂(只能由经过培训有准入资质的本院医生完成)。

(3)手术过程中密切关注各系统的工作状态,关注手术进程,及时处理各种突发事件。

(4)添加所需物品,完善各项记录及做好高值耗材植入物标识的粘贴。

(三)术后护理

1. 机器人操作结束后,洗手护士配合医生取出机械臂器械,检查器械是否完好并妥善保管,保护好机器人双目内窥镜、分离臂与 Troca,将机械臂举高。

2. 巡回护士将手术车推离床旁,拆除臂套,收好器械臂。

3. 配合小切口取肿瘤,吻合,冲洗,放置引流。

4. 清点手术用物　完善各项登记和收费,护送患者至麻醉恢复室。

5. 手术结束后,用专用软布在中性抗菌皂和水溶液中浸湿,根据需要擦拭电缆外部和系统部件的表面。注意防止液体与裸露的电子设备接触。

6. 内窥镜的镜面用擦镜纸擦拭后晾干。连同其他不耐高温的手术系统附件,使用等离子或者环氧乙烷灭菌保存。

7. 刷手护士与供应室工作人员当面交接器械,若今日还需使用该器械,需告知供应室及时清洗、包装、灭菌。

(四)注意事项

1. 术中刷手护士需及时清理钳端的血块、组织和焦痂。

2. 在手术进行过程中,要时刻提醒医生注意机械臂动作的幅度,避免机械臂发生碰撞而造成机械臂和器械的损坏。

3. 在将镜头插入和取出时,要注意避免连接摄像头的光缆发生折断、成角,手术结束收起摄像头时,切忌手拿光缆将摄像头拎起,因为上述不规范动作会造成光缆折断。

4. 在整个手术过程中,应加强术中监护,密切观察生命体征。

5. 机器人的自动识别能力很强,如果器械清洗不彻底,有污物残留,机械臂在使用前的自检中会自动识别,不予安装不洁的机器人专用器械。

6. 手术结束后确保手术车在充电。

7. 达芬奇手术机器人系统设备精密贵重,术后应登记使用情况。

8. 维修及保养费用高,平时使用时应格外当心。

9. 器械使用过程中严禁堆放,防止碰撞损坏,注意保护机器的各种导线,特别是光纤应环形盘放,防止打折损坏。

10. 配有专用插座,不可和其他仪器共用。

11. 机器人手术应用领域比较广泛,每类手术使用的器械都有区别,器械的清洗人员应该受过专业的培训,了解机器人在术中的应用情况,安装及拆卸方法,才能做出正确有效的清洗。熟知器械及镜头的灭菌方法:机器人专用器械采用高压蒸汽灭菌,镜头及穿刺器封帽等采用低温等离子灭菌,从而保证机器人手术的正常开展。

护士通过机器人手术系统培训并取得专业上岗证书,有针对性地对患者进行术前访视,合理布置手术间,术中进行细致的观察及熟练配合机器人的各项操作,术后妥善放置机器人及对机器人的保养和配套器械的消毒是保证手术顺利进行的重要条件。

第十三节　器官移植手术护理

一、器官移植的外科治疗及进展

移植(transplantation),是指将某一个体的某一部分(如细胞、组织或器官),用手术或其他措施移到同一个体体内或另一个体的某一部位,而使其继续存活并发挥其功能的一种方法。献出移植物的个体,称为供者或供体,接受移植器官的个体,称为受者。供体与受者为同一个体,称为自体移植;供体与受者为另一个体,称为异体移植。

　　移植的种类根据移植部位分为原位移植、异位移植。原位移植是将移植物移植到原来相同的部位或被同样类型的组织包围，需将原来的器官切除，如原位心脏移植、原位肝移植。异位移植是将移植物移植到与该器官原来解剖位置不同的另一位置，此法可以切除或不切除受者原来的器官，如肾移植将供体肾移植到受体髂窝内。

　　临床常用的移植有器官移植、组织移植和细胞移植。器官移植是指用手术的方法将整个保持活力的器官移植到自体或另一个体体内的某一部位的移植术。常见的器官移植包括肾移植、肝移植、心脏移植、肺脏移植、脾移植及胰腺移植等。

　　器官移植的供体来源主要有：脑死亡器官捐献（DBD）、心脏死亡捐献（DCD）、活体器官捐献（LOD）。

（一）肝移植的外科治疗及进展

1. 肝移植的手术新进展

　　近5年来，我国肝移植事业更呈专业化和规模化发展，每年肝移植数量已超过2 000例。在肝移植乃至活体肝移植蓬勃发展的过程中，我们积累了富有中国特色的自身经验并逐渐融入国际移植界这一大家庭。浙江大学医学院附属第一医院肝移植中心在世界上首创具有重大影响力的肝癌移植的"杭州标准"——即患者在没有门静脉主动脉或分支癌栓形成，肿瘤直径小于8cm，AFP水平＜400ng/ml的组织学分级为高、中分化时优先考虑行肝移植治疗。若肿瘤直径大于8cm时，必须满足AFP水平＜400ng/ml和组织学分级为高、中分化才可考虑行肝移植治疗。目前肝癌肝移植的杭州选择标准已获得充分的认可和推广应用。国内肝移植主要为病毒性肝炎肝硬化和肝细胞肝癌，因此积极预防肝炎病毒再感染或肿瘤复发将有助于提高肝移植患者的长期生存率。HBIG是第一个被临床证实有效的预防肝移植术后HBV再感染的药物，在临床应用后可以有效的降低HBV再感染，延长移植肝的存活期。新型免疫抑制剂的发现，也是促使肝移植进一步发展必不可少的因素。

　　肝移植供肝来源严重短缺是国际问题，严重地制约了移植技术的推广应用，在尚未制定"脑死亡法"的国家，供受体间的矛盾更加突出，所以每年数以万计的患者在等待供器官的过程中死亡。1989年，巴西的Raia报告了人类首例活体肝移植；同年，澳大利亚Strong对一例胆道闭锁的幼儿成功实施了活体部分肝移植。1996年，香港玛丽医院成功开展了首例成人活体扩大右半肝移植。从此活体肝移植在全球范围内得到了迅速发展。国内活体肝移植的开展已有十余年历史。供肝从左肝外叶、左半肝、右半肝发展到扩大右半肝。活体肝移植、劈裂式肝移植术也为缓解尸肝供应不足的问题作出了巨大贡献。

　　活体肝移植的开展有赖于供者的严格筛选、仔细的术前评估、精细的外科技术及术后完善的护理和对并发症的妥善处理。充分利用了先进的影像学技术，了解供者肝脏的体积、肝动脉、门静脉、肝静脉、胆管的解剖和变异。在成人活体肝移植中，国内多数移植中心采用右半肝供肝。对于不包含肝中静脉的右半肝移植受者，右肝前叶肝静脉回流的通畅性是影响术后肝功能恢复和肝组织再生的重要因素，重建流出道以保证右肝前叶静脉回流通畅。目前可以通过供者肝中静脉V和Ⅷ段断端与下腔静脉之间架桥的方法来改善右肝前叶肝静脉回流，架桥的血管采用自体大隐静脉、自体脐静脉或冰冻保存的异体髂血管等。

2. 肝移植的手术类型

　　手术学的发展，让供肝的切取、灌洗、保存和植入等技术逐渐熟练和改进，手术队伍经验的积累和显微外科技术及先进手术设备的广泛使用，新的肝移植术式也逐渐增加。

（1）经典肝移植

1）经典原位肝移植：是应用最早的肝移植手术方式，即病肝连同肝后下腔静脉一并切除后，植入与受体相匹配的供肝。供受体间分别需缝合肝上下腔静脉、肝下下腔静脉、门静脉、肝动脉、胆管的吻合。该技术规模大，难度高，术中供肝植入时需阻断肝上肝下下腔静脉，移植前需先建立腋静脉与大隐静脉间的静脉—静脉的转流术。（见图 5-13-1）

2）背驮式原位肝移植：1989 年 Tzakis 首次报道背驮式肝移植，其特点是切除受者病肝时保留了肝后下腔静脉，将供体受体的肝右静脉端结扎，将供肝与受者的肝中、肝左静脉共干作端端吻合，也可稍作血管整形，形成肝左中右三支静脉共干后再吻合。但此法在供肝体积与受者肝床不符时容易引起吻合口扭曲，导致巴德 - 吉亚利综合征的发生。改良背驮式肝移植指保留受者肝后下腔静脉，将供肝的肝上与肝下下腔静脉关闭，供肝与受者的下腔静脉作侧侧吻合。改良背驮式肝移植在受者无肝期无需阻断下腔静脉，不需作体外静脉转流，减少了手术中血流动力学的紊乱，减少了肝移植后下腔静脉吻合口的狭窄与扭曲，明显减少了各种术后并发症。

3）减体积肝移植：为了开拓小儿肝移植供体来源，Bismuth 和 Broelsch 率先分别为儿童患者施行了减体积肝移植，将供肝按 Couinaud 分区，将成人的肝左外叶（Ⅱ～Ⅲ段）、左半肝（Ⅱ～Ⅳ段）或右半肝（Ⅴ～Ⅷ段）移植给患者。减体积肝移植技术推动了劈离式肝移植的产生与发展。

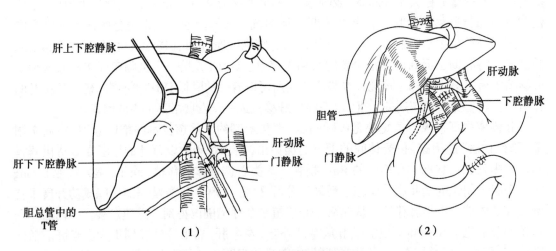

图 5-13-1　经典原位肝移植

4）劈离式肝移植：劈离式肝移植是将完整的供肝分割成 2 个或 2 个以上的功能单位，分别移植给不同的受体，达到"一肝两受"或"一肝多受"的效果，以拓展供肝池和缓解供肝短缺。

减体积肝移植与劈离式肝移植时，需保留受者的肝后下腔静脉，肝左、肝中静脉共干，以便与供肝左半或左外叶相应的肝左、肝中静脉干作吻合。

（2）活体肝移植：活体肝移植实际上既是供肝来自活体的减体积肝移植，由澳大利亚的 Strong 在 1989 年率先报告了成功案例，1992 年 Mori 等提出使用手术显微镜，大大提高了活体肝移植的成功率，使活体肝移植得以广泛开展。为保证供肝体积大小合适且保证供者安全，活体肝移植对术前评估要求较高，尤其对供体肝的体积、血管分支情况、胆管走行及变异等，都有赖于先进的影像检查与评估。（见图 5-13-2）

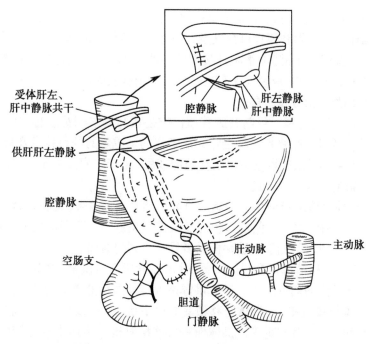

受体肝左、
肝中静脉共干

供肝肝左静脉

腔静脉

空肠支

胆道

门静脉

肝动脉

主动脉

腔静脉

肝左静脉
肝中静脉

图 5-13-2　活体部分肝移植供肝植入示意图

（3）多器官联合移植

1）肝肾联合移植：在多器官联合移植中，肝肾联合移植是除胰肾、心肺联合移植外实施最多的。很多终末期肝病患者同时伴有肾功能不全，尿毒症患者长期透析患者同时伴有慢性肝病，或者遗传性疾病累犯肝肾的患者，通过肝肾联合移植一次解决，同时有条件选择同一供体的移植物。

2）肝肠联合移植：短肠综合征行全胃肠道外营养（TPN）后导致肝功能衰竭患者是肝肠联合移植的适应证。Grant 于 1998 年首次报道成功案例，目前在肝肠联合移植中有功能存活的患者大多可以停用 TPN。

（4）自体肝移植：自体肝移植分为全离体和半离体，主要适用于复杂良性或者恶性的肝胆肿瘤，其优点是不存在排斥反应，但手术难度较大，最早在 1988 年由德国 Pichlmayer 教授报道。

（5）原位辅助肝移植：原位辅助肝移植是指切除部分病肝，并在病肝切除部位植入减体积的健康肝，由 Gubernatis 率先报道了成功案例。此种术式适用于某些特定的肝功能缺陷，保留了受者部分自身肝，有足够的其他肝功能，移植肝只需承担某些特定功能或补偿某些代谢障碍。

3. 器官保存技术

UW 液的应用不但提高了供肝的保存质量，还大大延长了其保存时间。1988 年，美国 Wisconsin 大学的 Belzer 研制出了一种新型的 UW（University of Wisconsin Solution）新保存液，满足了有效保存液的 5 个条件：①使体温引起的细胞水肿减至最轻；②能防止细胞内酸中毒；③能阻止细胞间隙的扩大；④防止氧自由基造成的损伤；⑤提供再灌注期产生高能磷酸化合物的底物。UW 可使人肝的安全保存时限提高到 30h。但是 UW 液价格昂贵，也存在高钾和高黏滞度等不足，所以在移植手术门静脉吻合前要用冰盐水冲洗出肝内的 UW 液。

HTK 液的特点是黏滞度低,组成简单有效,与 UW 液复杂的成分和高黏滞度形成鲜明的对比,在欧洲作为尸体供肝器官保存液及在日本、香港作为活体肝移植保存液使用多年。Celsior 液是高钠、低钾、低黏滞度细胞外液型保存液。UW 液还是器官保存液的金标准,但是 HTK 和 Celsior 液作为 UW 液替代保存也是相对安全有效的。

(二)肾移植的外科治疗及进展

1. 肾移植的手术新进展　目前肾脏移植已被公认为终末期肾脏替代的较佳选择。肾脏移植后生活质量的显著改善是透析治疗无法替代的。成熟的外科技术及免疫抑制剂的发展使移植的适应证在放宽,年龄已不再是移植的禁忌,小于 1 岁及大于 70 岁患者做肾脏移植手术都已有取得良好效果的报道。

免疫耐受、异种移植及新型免疫抑制剂研究仍然是当前及今后器官移植领域重点研究内容。肾脏移植外科手术之后,免疫抑制剂及调控至关重要。不同的免疫抑制剂应用方案或不同的免疫调控手段将可能使肾脏移植受者导致不同的结局。

和肝移植一样,肾移植也存在尸体供肾的短缺,利用活体供肾,尤其是活体非亲属供肾是目前肾移植临床关注的热点之一。活体供肾是近年来国际上提倡的解决供体缺乏的有效办法之一。与尸体肾移植相比,活体肾移植具有以下优点:可以按受者的需要及身体情况合理安排手术时间,不必因长期等待供体而丧失移植时机。活体供肾有较好的生理状况,冷、热缺血时间较短,质量高于尸体供肾。术前有足够的时间做详细的移植前免疫检查,包括混合淋巴细胞培养和详细的交叉配型试验。具有血缘关系的亲属供肾组织适配率提高,组织相容性好,移植肾排斥反应明显减少。如果配型良好,术后免疫抑制药物用量可减少,不但减轻了患者的经济负担,而且降低了药物对机体的不良反应。活体肾移植成功率较高,排斥反应少,术后并发症少,其人(肾)存活率高于尸体肾移植,并可缓解尸体供肾严重不足的问题,应该大力提倡。

2. 肾灌注保存液　常用的肾保存液有:高渗枸橼酸盐嘌呤液(HCA 液);仿细胞外液型溶液;高渗性溶液;UW 液;细胞内液型溶液;HTK 液。

二、改良背驮式原位肝移植的手术配合

(一)肝脏的应用解剖

肝脏约占成人体重的 2%,有两面(上面、下面),四缘(前后缘、左右缘),三个切迹(脐切迹、胆囊切迹、右切迹)。肝的上面与膈相连,称为膈面。肝的下面朝向后下方,邻近一些腹腔脏器,又称为脏面,与右肾、右肾上腺、十二指肠上部、结肠右曲及胃小弯相邻。脏面有"H"形的三条沟(左纵沟、右纵沟、横沟),将肝脏分成左叶、右叶、方叶和尾叶四叶。

肝的横沟即为第一肝门,有肝管、门静脉、肝固有动脉及神经淋巴管(统称肝蒂)出入。肝的血液供应约有 1/4 来自肝动脉,动脉血带来的是氧气、激素、营养物质供肝营养和代谢;肝动脉起源于腹腔干动脉,依次分为肝总动脉、肝固有动脉,肝左动脉、肝右动脉。胆管起自肝内毛细胆管,止于肝胰壶腹,分为肝内胆管、肝外胆管,肝内部分的肝内毛细胆管末端通向小叶周围,连至小叶间胆管,再集成肝段胆管、肝叶胆管及肝左、右三级胆管;肝外部分包括肝左管、肝右管、肝总管、胆囊管和胆总管。肝 3/4 的血来自门静脉,主要带来胃肠道吸收的营养物质。肝的膈顶面顶部腔静脉沟的上端,由肝左、中、右静脉注入下腔静脉处为第二肝门。在腔静脉沟的下段,接受右半肝面的静脉及尾叶的一些小静脉,统称肝小静脉,此处亦称为第三肝门。

肝的浆膜，移行至膈肌及邻近器官时形成许多韧带，主要的韧带有六条：镰状韧带、冠状韧带、左三角韧带、右三角韧带、肝胃韧带、肝十二指肠韧带。

肝的分叶分段。肝有四个管道，即门静脉、肝动脉、肝管和肝静脉，前三者一起出入第一肝门，组成门管系统，而肝静脉单独称为肝静脉系统，两个系统作为肝分区的结构依据，采用了 Couinaud 提出的肝功能性解剖分叶分段，将肝脏分为五叶八段。（见图5-13-3）

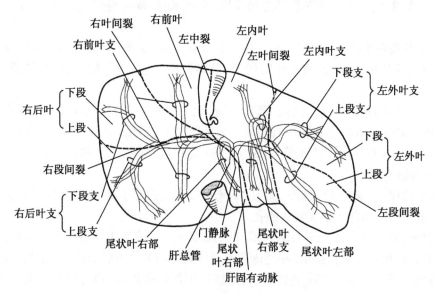

图5-13-3 肝叶，肝段和血管，胆管的肝内分布（下面观）

（二）术前准备

1. 术前访视 术前详细了解病史病情、手术方案、术前的准备情况、有无静脉血栓等。做好患者皮肤的压疮、下肢静脉栓塞、坠床风险评估，拟定相应的处理预案。

2. 患者准备 术前一天进流质，口服肠道抗生素，术前晚清洁灌肠，禁食禁饮，术前2h备皮。（备皮：剃除手术区毛发，温水洗澡，并用5%碘伏以1:1的比例兑温水擦拭。再根据医嘱给予莫匹罗星软膏（百多邦）涂搽身体。）

3. 用物准备

（1）仪器设备：氩气电刀、两路吸引装置、下肢防血栓仪、B超机、显微镜、C臂X线造影机、制冰机、保温毯、电子秤。

（2）手术器械：移植手术会涉及动静脉的吻合，胆道的重建，对手术器械的要求比较高，除了精细度，还要保证对组织的低损伤，应准备较多的无损伤器械。如：无损伤镊、剪、针持，各类大小形状的血管阻断钳、显微器械等，配置成肝移植器械包、肝移植显微器械包、供肝修整包、肝脏悬吊拉钩包。

（3）特殊用物：0/2~0/7血管缝线、关腹用线、洁净袋、肝移植袋、无菌袖套、无菌器械保护套、制冰脸盆、搅拌勺、冰毯膜、血管牵引皮条、小号、中号钛夹、氩气电刀头、滴水双极电刀。

（三）麻醉方式

气管插管全身麻醉。

（四）手术体位

仰卧位，必要时右侧肝区背部垫一软枕，双下肢使用充气腿绑并连接脉冲防血栓仪。

（五）手术步骤及护理配合

1. 切口选择　常规上腹部消毒铺巾，双侧肋缘下切口并沿腹正中线向上延伸至剑突（或称奔驰状切口），递刀片划皮，进腹后用9X28缝针穿0#丝线将肋缘腹壁翻开固定在切口边缘的手术布单上，进腹后安装腹部悬吊拉钩，暴露术野，探查腹腔，注意切口保护，记录腹水量。

2. 肝周韧带的游离　递电刀、心内镊切割分离，电凝止血，必要时递直角小弯，丝线结扎，血管缝线缝扎止血，依次离断肝圆韧带、肝镰韧带、左右三角韧带、肝胃韧带及肝冠状韧带。

3. 第一肝门的解剖　递心内镊，直角小弯，电刀，剪刀，3-0号或4-0号线结扎，解剖肝动脉，自固有动脉一直游离到肝左右动脉的分叉部，结扎离断；离断胆囊管，在左右肝管水平离断肝总管，注意保留受体胆管周围的血供；游离门静脉，向上达门静脉左右支分叉水平，向下达胰腺上缘。

4. 递心内镊，直角小弯，电刀，剪刀，游离第二、第三肝门，游离出肝后腔静脉，必要时3-0号或4-0号丝线结扎或血管缝线缝扎。

5. 病肝切除　准备好上下腔阻断钳、门静脉阻断钳，依次用合适的静脉阻断钳阻断门静脉、肝下下腔和肝上下腔静脉，并尽量靠近病肝离断各静脉血管，保留完整的肝后下腔静脉，切除病肝，移除标本。切除病肝后，对后腹膜创面彻底止血，血管阻断后用纱带固定阻断钳双耳，递血管剪离断血管。

6. 准备4℃冰水，术中水节冲洗、冰屑降温保护肝脏。将修整好的供肝移入腹腔放置妥当。在肝窝内、供肝表面垫上冰细纱布及冰屑，缝合用三点法，4-0血管缝线3根、连续缝合，橡皮蚊式钳用来牵引，行腔静脉重建。

（1）改良背驮式：将供肝肝上下腔静脉与受者肝上下腔静脉肝静脉入口处端侧吻合；吻合完成，将预先从置入门静脉的导管中灌注冷藏4℃乳酸林格液，冲净供肝内的保存液。灌注冷藏林格液以清除血管内的空气及移植肝中的高钾浓度的UW液和有毒代谢物。使用配套针持镊子及剪刀，血管缝闭前用2 500U/500ml稀肝素水冲洗血管管腔，以排除管腔内栓子。

（2）经典原位术式：将供、受者肝上下腔静脉端端吻合；将供、受者肝下下腔静脉端端吻合；当吻合完成前，需预先从置入门静脉的导管中灌注冷藏4℃乳酸林格液。

（3）门静脉重建：供、受者门静脉端端吻合，用5-0血管缝线2根、连续缝合，橡皮蚊式钳用来牵引。使用配套针持镊子及剪刀。血管缝闭前用2 500U/500ml稀肝素水冲洗血管管腔，以排除管腔内栓子。

7. 动脉重建　血管剪刀，角剪修剪断端，供肝动脉与受者肝固有动脉或肝总动脉端端吻合，用7-0血管缝线2根连续缝合，橡皮蚊式钳用来牵引。使用配套针持镊子及剪刀。血管缝闭前用2 500U/500ml稀肝素水冲洗血管管腔，以排除管腔内栓子。

8. 血管重建完毕，循环开放　门静脉吻合完成后，即可以恢复肝脏血流，开放顺序依次为门静脉、肝上下腔静脉、肝下下腔静脉，如能顺利完成动脉吻合，可同时开放肝动脉和门静脉，复温并按摩移植肝。37℃温盐水浸润冲洗肝区，使移植肝复温。弯盘接纱布。用3#丝线结扎或4-0血管缝线缝扎肝下下腔静脉。

9. 胆道重建 多采用胆管 - 胆管端端吻合,后壁连续,前壁间断,6-0 prolene 3~4 根,后壁连续,前壁间断,橡皮蚊式钳用来牵引。

10. 术中超声检查,多普勒超声检查门静脉、肝动脉、肝静脉的血流情况,记录其流速和血流频谱。

11. 关腹止血,关腹前仔细清点器械、纱布、缝针,统计出血量,三方核查,常规放置腹腔引流 1~2 根,清点器械,关闭腹腔。

(六)肝移植手术的配合要点

1. 术前护理要点

1)做好患者的心理护理:由于受到疾病的折磨,过度担心手术成败,肝移植患者多数患有焦虑和抑郁,术前访视患者,与患者交谈,解答患者提出的问题,使患者能够积极配合护理。

2)肝移植手术风险高,患者出血量大,术前建立 2 条外周静脉通路和 1 条中心静脉通路,1 条动脉监测通路,对各个通路进行标示,在使用过程中,药品、血制品等应固定通路输入,保证用药安全。肝移植术中用药较多,术前抗生素、激素、乙肝免疫球蛋白、凝血制剂、血制品等,要严格按医嘱掌握用药时间与剂量,合理安排给药路径。

3)精确计算术中的出入液量,在无肝前期、无肝期、新肝期分别记录,并及时汇报给麻醉医生以作相应的处理。

4)监测体温:手术时间长、切口大,无肝期及移植肝的冷保存以及植肝期对新肝的保护等因素容易造成患者术中低体温。可采取的措施:①术前打开保温毯;②术中使用的液体需加温;③新肝开放后使用 37℃的生理盐水冲洗新肝和腹腔,使患者体温迅速恢复到正常。

5)肝移植手术时间长,气管插管时间长,工作人员多,流动性相对大等因素,使患者感染的几率增加。术前、术中、术后都应该严格执行无菌原则,严格管理手术间,拒绝非手术参与人员进入,参观人员可远程观看。

6)预防压疮:由于长期患病、营养缺乏和手术时间长、术中失血、低体温等,患者易患压疮,因此术前应在受压部位使用防压疮贴,术中应保持患者皮肤和手术野的干燥,合理摆放体位,选择适当的体位垫,注意保暖,加强巡视。

7)阻断血管期间,刷手护士加快器械准备和传递速度,争取时间。巡回护士记录阻断时间,15~20min 后及时反馈。

8)供肝在术中保存在 4℃的低温环境。刷手护士随时监测供体保存液的温度,温度过高时及时添加冰屑降温。

2. 术后护理要点

1)手术结束后,检查患者的输液管道,引流管道是否通畅,衔接是否紧密。整理患者衣物,检查患者全身皮肤情况,做好各个管路的标识,并妥善固定,避免液体反流与管道滑脱。术后送患者至监护病房,转运途中严密观察生命体征、引流液量,适当约束肢体,以保证管道安全及防止坠床,认真与病房护士做好交接班。

2)术后回访:术后 3 天由巡回护士对患者进行回访,了解患者手术后切口疼痛、愈合效果,收集患者对手术室护理质量的效果评价。

三、同种异体异位肾移植的手术配合

(一)肾脏的应用解剖

肾脏为具有泌尿功能的一对实质性脏器,肾的血管主要包括肾动脉、副肾动脉、肾静脉。一般肾脏有一支动脉,少数有 2~4 支。副肾动脉是指不经肾门入肾的肾动脉,由于副肾动脉与肾动脉分支间在肾内无吻合,供肾切取时要注意对副肾动脉的保护,防止损伤,并在移植时需与受体的血管独立吻合。供肾切取后应作一定的修整,特别检查肾动脉内膜是否完整,内膜缺损段动脉不应保留。输尿管的行程较长,其动脉来源多,在切肾时要注意保护好肾门周围及输尿管周围的组织。

根据受区部位的不同将肾移植分为原位肾移植和异位肾移植。原位肾移植首先切除病肾,保留的肾动脉、肾静脉、输尿管分别与供肾的相吻合。原位肾移植的优点是移植肾的解剖位置正常,符合生理要求。缺点是:手术复杂;患者创伤大;术后不易观察移植肾的变化和体检。异位肾移植时左右髂窝是手术首选的部位,将供肾动脉与受者的髂外动脉吻合,肾静脉与髂外静脉吻合,输尿管直接吻合于受者的膀胱。大多情况左供肾移植在受者的右侧髂窝,右供肾移植在受者的左髂窝内。髂窝移植的优点:局部解剖关系比较清楚;手术切口暴露比较容易,手术操作相对比较简单;患者的身体损伤小;位置表浅,易于观察供肾与术后检查,出现出血、尿漏、尿路梗阻等并发症时易于处理。因此髂窝的异位肾移植已成为最常见的肾移植术式。见图 5-13-4,图 5-13-5。

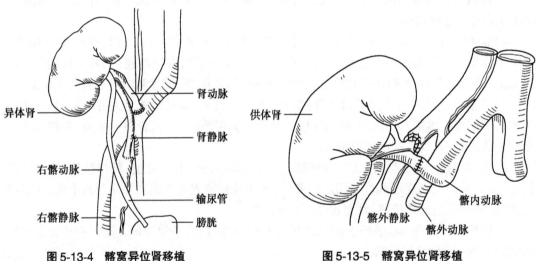

图 5-13-4　髂窝异位肾移植　　　　图 5-13-5　髂窝异位肾移植

(二)术前准备

1. 术前访视　术前访视患者,详细了解病史病情,了解近期透析、有无动静脉内瘘及其部位、术前的准备等情况,评估患者皮肤压疮、下肢静脉栓塞风险。患者一般有较长的生病史,往往会对手术的预后感到不安,出现紧张焦虑的心理反应,护士应向他介绍手术室的情况,手术的大致流程,通过交流增强患者的信心,解除心理压力,以最佳的状态配合手术及治疗。

2. 患者准备　术前一天禁食禁饮,为避免容量不足导致术后少尿,手术前一天常规透析一次。术前 2h 清洁皮肤,剃除会阴部手术区毛发,主治医师做好手术标记。术前半小时使用抗生素预防感染。

3. 用物准备

(1)仪器设备:高频电刀、下肢防血栓仪、制冰机(或灭菌冰)、保温毯、电子秤。

(2)手术器械:肾移植器械包(除普通器械还配置有无损伤镊、剪、针持,各类大小形状的血管阻断钳,显微器械等),供肾修整包。

(3)特殊用物:0/3~0/7血管缝线、4-0可吸收缝线、关腹用线、肾移植袋、制冰脸盆、搅拌勺、血管牵引皮条、组织活检穿刺器、输尿管支架管(F5双"J"管)、2 500U/500ml的稀释肝素、膀胱灌洗装置、美兰针、无菌冰屑、4℃冰灌注液。

(三)麻醉方式

采用连续硬膜外阻滞麻醉或气管内插管全身麻醉,麻醉后行颈静脉穿刺,以备术中监测中心静脉压。

(四)手术体位

采用仰卧位,双下肢使用充气腿绑并连接脉冲防血栓仪。

(五)手术步骤及护理配合

1. 递电刀、吸引器、细纱布、23#刀片,经右下腹弧形右切口进腹,切开皮肤皮下组织,腹外斜肌腱膜。

2. 分离腹膜,将腹膜推向内侧。然后显露并游离髂血管,递盐水巾保护,腹部牵开器牵开。3#丝线结扎子宫韧带。对于男性精索,一般不主张常规切断结扎,因为结扎后易引起同侧阴囊水肿及鞘膜积液;如果精索严重妨碍手术及可能压迫输尿管引起梗阻,可切断并结扎之。

3. 游离髂外静脉、髂内动脉血管,递直角小弯,整形镊分离,血管钳带1#线结扎血管,递动脉血管夹、血管钳、血管剪,髂内动脉用橡皮片牵引,髂内动脉旁边小分支用丝线结扎,阻断髂内动脉根部,远心端3#丝线双重结扎,肝素液冲洗动脉管腔,头皮针皮管剪5cm左右,套针筒头端,以便于管腔冲洗。

4. 阻断髂外静脉,在表面剪一口径与供肾静脉口径相同的侧孔,肝素盐水冲洗血管腔,选择在髂外静脉的前外侧,剪侧孔时应尽量避开静脉瓣,以免影响静脉回流或形成血栓。

5. 递5-0血管缝线双头针二根、整形镊,针筒抽稀肝素水冲洗,将供肾静脉与受者髂外静脉进行吻合。在收紧最后一针时,在静脉腔内注入肝素生理盐水,使之充盈,然后缝线打结。一般采用三定点方法吻合(既在髂外静脉侧孔的上下端与供肾静脉进行定点缝合,再在一侧的中间定点缝合一针,并牵拉)。

6. 递5-0血管缝线双头针二根、整形镊,供肾动脉——受者髂内或髂外动脉端端吻合。(因动脉管壁较厚,不易塌陷,两定点即可),通血前,调整动脉收缩压在150mmHg左右。经静脉滴入甘露醇250ml+速尿60~100mg。

7. 于肾血管根部阻断血管,分别缓慢开放肾动脉及静脉进行试通血。递细纱布,5-0血管缝线单头针,在漏血处进行修补止血。

8. 递弯盘,粗线剪,去除肾周冰屑,开放肾血流,与巡回护士清点肾袋内有无粗纱布等物品。

9. 恢复移植肾血流,先开放肾静脉夹,再开放肾动脉夹,37℃温水冲洗髂窝并按摩移植肾,测量肾脏大小,检查出血。

10. 15#刀片切开膀胱,4-0可吸收缝线作吻合,F5双"J"管石蜡油润滑,向膀胱注入生理盐水300ml,修整供肾输尿管,将末端纵形剪开0.8cm电凝止血。于膀胱前外侧壁纵形切开浆肌层2cm,切口下端剪直径0.5cm孔放出膀胱内液体。供肾输尿管与受者膀胱吻合放置输尿管支架管,连续或间断缝合输尿管全层及膀胱黏膜。

11. 做好三个吻合口后,取出伤口内细纱布,温盐水冲洗检查出血,置引流管,平稳放置移植肾。

12. 清点手术用物，1-0DEXON，8针8线逐层关腹，三角针2#丝线固定引流管，三角针1#丝线缝皮，皮肤消毒后敷贴贴伤口。

（六）肾移植术的配合要点

1. 因患者的手部常有动静脉瘘，应在健侧建立静脉通路。术前建立2条静脉通路，用于维持循环稳定和特殊用药。移植肾恢复血流时，血压需要维持较高水平，使移植肾有足够的滤过压。

2. 肾移植术中用药较多，应根据医嘱及时准确用药，如在动脉吻合完成之前，静脉输注甲泼尼龙，开放血管阻断钳后，静脉快速滴注20%甘露醇。

3. 巡回护士应尽快准备好供肾修整及灌注的一切物品。移植器官缺血时间越短越好，维持移植器官2~4℃保存环境。刷手护士随时监测供体保存液的温度，温度过高时及时添加冰屑降温。修整后的供肾放入肾袋内，袋内应灌入足够多的冰屑保护肾脏。

4. 供体肾取时，严格执行无菌操作，预防供体患者术后感染，拒绝参观人员。术中严密观察生命体征，确保安全度过手术期。

5. 认真记录出入量，尤其是移植肾开始工作后的尿量，并及时反馈给医生。

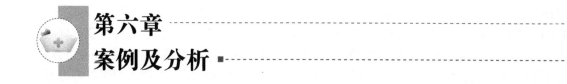

第六章
案例及分析

第一节　胃大部切除手术护理

【临床案例】

患者黄某,男性,52 岁。反复中上腹部隐痛不适、食欲减退 2 个月余,伴黑便 2 天,拟"胃窦部溃疡"于 2016 年 5 月 6 日收治入院。患者 2 年前无明显诱因下出现进食后中上腹部隐痛不适,疼痛与进食无相关性,伴腹胀、嗳气、反酸,自行服用"胃药"后无明显好转。1 个月前出现明显消瘦,体重下降 2.5kg,伴上腹部疼痛,解柏油样黑便 2 天,每日 3~5 次,每次量约 100~150g,来院就诊。门诊胃镜提示"胃窦部溃疡",胃镜下取组织活检,病理报告示:(胃窦)胃黏膜基底部见少量腺癌组织。患者长期喜食腌制食品,有吸烟史 20 余年。既往有高血压病史,服用硝苯地平 10mg,每天 2 次。患者文化程度初中,农村医疗保险,担心疾病预后,情绪焦虑。

体格检查　体温 37.3℃,脉搏 96 次 / 分,呼吸 22 次 / 分,血压 105/60mmHg,血氧饱和度 97%。神志清楚,轻度贫血貌,全身浅表淋巴结未触及肿大,腹平软,上腹部轻压痛,无反跳痛,未触及明显肿块。肝脾肋下未及,移动性浊音阴性,双下肢无浮肿。

辅助检查　血常规:WBC 6.7×10^9/L, NEU 66.7%, RBC 3.62×10^{12}/L, HGB 96g/L, PLT 234×10^9/L; HBsAg(+), HBeAg(+);血肿瘤标志物:CEA:8.2ng/ml;大便隐血试验(++++)。上腹部增强 CT 示:胃窦部胃壁增厚,请结合胃镜检查。

诊断　胃癌。

【知识链接】

1. 胃的解剖与生理

(1)胃的应用解剖

胃位于腹腔左上方,大部分位于左季肋区,小部分位于腹上区。连接食管和十二指肠,上端与食管相连的入口部位称贲门,距离门齿约 40cm,下段与十二指肠连接的出口部位为幽门。胃的前壁在剑突下与腹前壁相贴,右前壁与肝左叶相邻,胃后壁与胰腺、横结肠、左肾相邻,胃底与膈和脾相邻。胃与周围脏器有韧带相连,包括胃膈韧带、肝胃韧带、脾胃韧带、胃结肠韧带和胃胰韧带,凭借韧带固定于上腹部。

胃分为上、下两缘,上缘凹向右上,称为胃小弯,下缘向左下弧形突出,为胃大弯。胃大弯和胃小弯各分 3 等份,再连接对应点将胃分为三个区域,上 1/3 为贲门胃底部 U(upper)区;中 1/3 为胃体部 M(middle)区;下 1/3 为幽门部 L(lower)区(图 6-1-1)。胃壁从内向外分为黏膜层、黏膜下层、肌层和浆膜层,胃的黏膜层含有大量的胃腺,分布在胃底和胃体,黏膜下层有丰富的血管、淋巴管和神经丛分布。胃的解剖见图 6-1-1。

(2)胃的生理

胃的生理功能主要是运动和分泌,胃通过紧张性收缩和蠕动的方式将胃液与食物研磨、搅拌、混匀,形成食糜并有规律排入到十二指肠道,混合性食物从进食到胃完全排空需要4~6h。胃腺分泌胃液,正常成人每日胃液分泌量为1 500~2 500ml,胃液的成分主要是胃酸、胃酶、电解质、黏液和水分。胃的神经支配属于自主神经系统,副交感(迷走)神经促进胃的分泌及运动,交感神经抑制胃的分泌及运动,两种神经纤维在肌层和黏膜下层组成神经网,协调胃的分泌和运动功能。

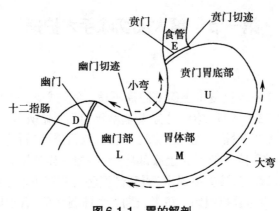

图 6-1-1　胃的解剖

2. 胃癌的病理及分型

根据胃癌发展所处的阶段分为早期和进展期胃癌。早期胃癌指胃癌仅限于黏膜或黏膜下层,不论病灶大小和是否有淋巴结转移。进展期胃癌包括中晚期胃癌,癌组织侵入胃壁肌层为中期胃癌,癌组织侵入浆膜下层向外浸润至临近脏器或有转移的为晚期胃癌。世界卫生组织按组织学分型将胃癌分为上皮型肿瘤和类癌二种,上皮肿瘤有:腺癌(包括乳头状腺癌、管状腺癌、低分化腺癌、黏液腺癌和印戒细胞癌)、腺鳞癌、鳞状细胞癌、未分化癌和不能分类的癌。胃癌的转移扩散途径有:直接浸润、血型转移、腹膜种植转移和淋巴转移。

3. 胃大部切除手术进展

传统的胃大部切除范围是胃的远侧的 2/3~3/4,包括胃体大部、整个胃窦部、幽门及十二指肠球部。胃大部切除的手术方式主要有:毕(Billroth)Ⅰ式是在胃大部切除后将胃的残端与十二指肠吻合,此术式适用于胃溃疡,此法的优点是操作简便,吻合后胃肠道接近于正常解剖生理状态,所以术后由于胃肠道功能紊乱而引起的并发症少。毕(Billroth)Ⅱ式是在胃大部切除后,将十二指肠残端闭合,而将胃的残端与空肠上段吻合,适用于胃十二指肠溃疡,此法优点是:胃切除多少不因吻合的张力而受限制,溃疡复发率低。因此临床上应用较广,特别用于十二指肠溃疡。缺点是手术操作比较复杂,胃空肠吻合后解剖生理的改变较多,引起胃肠道紊乱的并发症较多。胃大部切除术后胃空肠 Roux-en-Y 吻合术:远端胃大部切除后,缝合关闭十二指肠残端,在距十二指肠悬韧带 10~15cm 处切断空肠,残胃和远端空肠吻合,距此吻合口以下 45~60cm 处,空肠与空肠近侧断端吻合。只要患者条件允许又无明显远处转移,胃癌根治 D2 淋巴结清扫术是目前公认的首选治疗方法。对于进展期胃癌,目前的治疗主要是手术治疗,辅以化疗、放疗及免疫治疗等综合治疗以提高治疗效果。胃癌外科手术治疗分为根治性手术和姑息性手术两类。

(1)根治性手术

将胃癌的原发病灶和可能受浸润的胃组织,以及大、小网膜和相应的区域淋巴结,并重建消化道。一般根治性胃大部分切除的范围,应包括原发灶在内的胃的近侧或远侧的2/3~3/4,胃壁的切线必须是距肿瘤边缘 5cm 以上;食管侧或十二指肠侧的切线应距贲门或幽门 3~4cm。淋巴结清除的范围以 D(dissection)表示,以 N 表示胃周淋巴结站别。根据区域淋巴结清除的范围,分为不同的四种根治术:第一站淋巴结未全部清除的为 D0 术,第一站淋巴结全部清除的为 D1 术,第二站淋巴结全部清除的为 D2 术,清除第三站淋巴结的为 D3 术。胃癌手术适应证的选择应根据肿瘤的分期而定,D2 手术是大部分进展期胃癌的理想术式。近年来早期胃癌在临床所占的比例增高,由于病变局限,多数没有淋巴转移,可行内镜下胃黏膜切除术、腹腔镜或开腹胃部分切除术。扩大胃癌根治术适用于胃癌侵犯邻居组织或脏器,包括胰体、胰尾及脾的根治性胃大部分切除术或全胃切除术,有肝、结肠等邻近脏器浸润的可行联合脏器切除术。

(2)姑息性手术

适用于肿瘤广泛浸润、不能完全切除,为了减轻由于梗阻、穿孔、出血等并发症引起的症状而做的手术,包括胃空肠吻合术、空肠造口术、穿孔修补术等。

【专科护理】

定于 2016 年 5 月 12 日在全麻下行"胃癌根治术(远端胃大部分切除,毕 II 式吻合术)"。作为手术室护士,应做好手术室专科护理。

情境一 术 前 准 备

1. 患者准备

(1)术前转运:按择期手术安排表上信息,核对患者信息和术前准备情况,提前 1h 将患者接入术前准备室。

(2)交接核对:病房护士护送手术患者到手术室,与巡回护士做好交接。巡回护士核对患者住院号、床号、姓名、年龄、诊断、手术名称、手术部位,确认患者手腕带信息、手术安排表和病历资料一致,并逐项核查术前准备项目完善情况,签名记录。

(3)术前评估:通过交谈和查阅病历,了解患者病情、麻醉和手术方式,评估神志、呼吸、循环、社会心理、皮肤等各个系统情况,查看影像学、胃肠镜实验室检查的结果和血压控制的情况。

(4)皮肤准备:胃大部切除手术备皮范围包括:上起乳头连线、下至耻骨联合,两侧至腋后线,术前一天清洁皮肤,沐浴更衣,注意脐部的皮肤清洁,必要时用松节油清洁脐部污垢。

(5)术前用药:常规用 20# 留置针建立外周静脉通路,遵医嘱使用麻醉前用药和术前抗生素,并观察用药后患者的反应。

(6)心理支持:手术前应正确评估患者的心理状态,向患者介绍自己、手术室环境、麻醉方式及手术相关的注意事项,帮助患者了解手术、麻醉相关知识。患者担心疾病预后,情绪焦虑,护士应对患者和家属加强心理支持,增强对手术及疾病预后的信心,以缓解焦虑情绪。保持术前环境安静整洁,播放轻柔背景音乐,并做好保暖,注意保护患者隐私。保持患者情绪稳定、舒适安全。

2. 物品准备

(1)手术室设备准备:检查手术间层流系统的运行情况,确保层流系统处于工作状态。检查手术间设施,如手术床、器械台、器械托盘、X 线观片灯、脚踏凳、挂钟等,处于备用状态。检查手术室无影灯、高频电刀、中心吸引等仪器设备,必要时备超声刀、能量平台,接通电源,检查设备功能处于完好备用状态。

（2）手术器械及用物准备：剖腹器械包、胃手术包、荷包钳、一次性管腔吻合器、直线切割闭合器及钉仓、深部拉钩等。电刀、吸引皮管、薄膜、敷贴、收集袋、慕丝线、碘伏小棉球、切口保护器、进口缝线等。

（3）铺无菌台：手术前刷手护士将无菌手术包置于器械台中间,打开无菌手术包,将手术中用到的无菌物品打开,用无菌持物钳钳入无菌台上。刷手护士在手术开始前 15~30min 进行外科洗手、穿无菌手术衣、戴无菌手套、整理无菌器械台。刷手护士与巡回护士共同清点器械、敷料、缝针等手术用物,并记录在手术护理记录单上。

3. 手术间准备

胃大部切除手术选择标准洁净手术间。手术开始前 1h 开启净化空调系统,将手术室内温度控制在 21~25℃,湿度控制在 30%~60%。

情境二　手　术　护　理

1. 麻醉护理

（1）手术安全核查：麻醉实施前,由手术医生、麻醉医生及手术室护士根据"手术安全核查表"共同进行手术安全核查并签名。核查的主要内容包括：患者身份、手术名称、手术部位、手术麻醉知情同意书、术前备血量、麻醉、手术准备完成情况。

（2）麻醉护理：该患者的麻醉方式为全身麻醉。巡回护士应密切配合麻醉医生,做好全麻患者的护理工作：保持手术室安静,避免大声喧哗及器械碰撞声。建立中心静脉通道以确保补液和麻醉给药。密切监测患者意识状况、生命体征和血氧饱和度等情况。连接负压吸引装置,如有麻醉意外情况及并发症发生时应积极协助抢救,提供抢救设备,并寻求其他医护人员的帮助。陪伴在患者身边,给患者心理支持,帮助减轻恐惧感。保证患者体位安全、固定,防止患者麻醉后坠落损伤。麻醉诱导结束后,为患者留置导尿以监测尿量,并协助留置胃管。

2. 手术体位安置

（1）仰卧体位安置方法：患者平卧,头枕头圈,两手平放身体两侧,整理好各输液管路,用开口单包裹双手并将开口单两端塞在床垫下固定,膝关节用约束带固定。如上肢需外展,外展不得超过 90°。为防发生压疮,应在患者的脊椎、尾骶部两侧适当垫 1~2 块棉垫,将小软垫垫于小腿中部,使足跟悬空,防止受压。

（2）体位安置好后,将电刀负极板放于肌肉平坦、血管丰富的部位,防止术中电灼伤。

3. 皮肤消毒及铺巾

（1）手术区皮肤消毒：手术体位安置好后,需对手术区域皮肤进行消毒,以杀灭手术切口及其周围皮肤上的病原微生物,防止手术切口感染。巡回护士备好安尔碘溶液,无菌持物钳和弯盘,暴露手术区域,倒安尔碘溶液蘸湿无菌纱布,手术医生持无菌持物钳夹取纱布消毒手术区域皮肤 2 遍,从手术切口中心由内向外扩展,皮肤消毒范围是切口周围 15~20cm 的区域。注意操作者与患者保持适当的距离,同时做好非手术区域的保暖。

（2）手术区铺无菌巾：手术区域皮肤消毒后,刷手护士和手术医生共同完成铺无菌巾,以建立无菌手术区,操作过程中严格遵循无菌技术操作原则。

4. 手术步骤及手术配合

（1）手术切口：一般取上腹部正中切口。

（2）手术步骤及配合：胃大部切除术（毕Ⅱ式吻合）手术的护理配合见表6-1-1。

表6-1-1　胃大部切除术（毕Ⅱ式吻合）手术的护理配合

手术步骤	手术配合
1. 上腹部正中切口，依次切开皮肤及皮下组织，切开腹白线及腹膜	递23#刀切开皮肤，递干纱布拭血，电凝止血，递皮肤拉钩牵开显露术野，逐层进腹
2. 探查腹腔	递生理盐水湿润双手，探查腹腔
3. 在横结肠上缘切开胃结肠韧带，分离横结肠系膜前叶，向上至胰腺下缘，继续分离胰腺包膜至胰腺上缘	腹壁拉钩或圆盘拉钩充分暴露手术野，递湿盐水巾或湿纱条保护切口，递扁桃体钳夹住血管，组织剪剪开，2-0慕丝线带线结扎
4. 解剖胃网膜右动脉，将胃网膜右动脉由胰十二指肠动脉分支根部离断结扎，清扫第6组淋巴结	递扁桃体钳，组织剪剪开，2-0慕丝线结扎，备6×14小圆针3-0慕丝线缝扎小血管
5. 游离小网膜，在肝下缘切开小网膜，清扫肝十二指肠韧带及肝总动脉旁淋巴结，离断胃右动脉，清除周围淋巴结	递扁桃体钳，组织剪剪开，2-0慕丝线结扎，备6×14小圆针3-0慕丝线缝扎小血管，用内置湿纱布的弯盘，接淋巴结，与医生确认标本名称，交于巡回护士，装入标本袋
6. 在幽门下方约3cm处用直线切割闭合器（一般选择55mm）离断并闭合十二指肠残端，外周以3-0的慕丝线间断加强	备55mm切割闭合器，装好钉仓，处于功能状态，击发后，十二指肠残端闭合，外周用6×14小圆针3-0的慕丝线间断加强
7. 结扎胃左动静脉，清扫周围淋巴组织	递扁桃体钳，组织剪剪开，2-0慕丝线结扎静脉，大弯钳夹胃左动脉，0#慕丝线结扎加2-0慕丝线缝扎胃左动脉，淋巴管结扎一般用2-0或3-0慕丝线
8. 沿胃大弯结扎血管，游离胃大弯，切除胃远端70%，移除标本，于距离屈氏韧带20cm处行残胃空肠端侧吻合	递扁桃体钳，组织剪剪开，2-0慕丝线结扎，备胃肠消毒包，艾丽斯夹取5%PVP-I棉球用于胃肠吻合口消毒，凡接触胃黏膜的器械视为污染
9. 以2-0、3-0可吸收线连续缝合胃肠吻合口，2-0慕丝线间断加强并止血，吻合口可通过2指，3-0慕丝线间断缝合浆膜层包埋吻合口，关闭系膜孔	递无齿长镊，吻合口荷包用2-0、3-0可吸收线连续缝合，2-0慕丝线间断加强，备6×14小圆针3-0慕丝线间断缝合浆膜层，并缝合关闭系膜孔
10. 腹腔彻底止血，蒸馏水反复冲洗腹腔，放置引流管于网膜孔处，清点器械无误后逐层关腹	仔细清点器械、敷料等数目，9×24圆针0#慕丝线关腹，9×24三角针3-0慕丝线缝皮肤，递有齿镊，9×24三角针2-0慕丝线固定引流管

5. 手术配合要点

（1）刷手护士配合要点

1）术中严格遵守无菌技术操作原则，并监督手术操作人员执行。随时保持手术野、手术器械台、器械托盘的无菌、整洁和干燥。

2）刷手护士必须熟悉手术配合步骤，手术过程中集中精力，密切观察手术进程及需求，主动、敏捷、准确地传递所需要的器械物品，及时收回用过的器械，擦拭血迹，整理有序，使之时刻处于功能状态，以保证及时传递。

3）手术器械及物品的清点：刷手护士和巡回护士在手术开始前、关闭体腔前、关闭体腔后、皮肤缝合时共同清点手术物品。清点的内容包括:缝针、敷料、器械、钉仓、棉球等术中用物数量。必须严格核对器械是否齐全完整。双方均应目光注视清点物,唱点所清点的物品,如一方有疑问都应重复清点。必须确保物品清点正确,严防异物遗留在体腔或组织内。

4)手术中如使用切割闭合器,必须和医生核实型号,按操作说明规范操作。

5)手术中应遵循无瘤技术原则,重视手术切口的保护,开腹后使用切开保护器保护手术切口。术中探查应从远端开始,最后探查肿瘤部位,探查完毕立即更换手套。刷手护士要区分器械台的"有瘤区"和"无瘤区",切下的肿瘤标本及淋巴结用碗盘传递,避免用手直接接触,更换接触过肿瘤的手套和器械,切除肿瘤的相关器械应放置在器械台上设置的"有瘤区",必须在灭菌蒸馏水常温下浸泡5min破坏肿瘤细胞后方可再次使用。术中冲洗液应选择43℃灭菌蒸馏水以破坏肿瘤细胞。

6)随时注意术中的进展情况,若有大出血等意外情况时,应沉着果断、备齐止血、抢救器械及物品,密切配合医生抢救。

(2)巡回护士配合要点

1)严格执行核对制度。手术医生、麻醉医生及手术室护士在麻醉实施前、手术开始前、患者离室前根据手术安全核查表内容认真核对并签名。

2)术中严格控制手术室人员的出入,监督手术中无菌技术操作的执行,保持手术间安静、整洁、清洁。密切观察手术进展情况,主动与手术人员沟通,保证及时供应术中所需的物品,术中增减的器械和用物要及时清点、核对并记录。

3)术中要注意保持患者输液通畅、体位正确、肢体处于功能位、皮肤不受压,注意室内温、湿度的调节。同时要保证吸引通畅,并注意观察吸引瓶内的引流液量及性状。

4)术中如有大出血、病情变化需抢救时,巡回护士应及时汇报,准备好抢救物品,遵从麻醉医生、手术医生的指挥,密切配合抢救。术中如需执行输血、用药等口头医嘱,应执行"Repeat"程序并严格遵守各项操作规范,如输血操作规范,向医生复述确认后方可执行,并做好记录。

5)手术中切下的胃标本及淋巴结,刷手护士用弯盘接取后暂时放在器械台的左上角。由巡回护士将不同手术标本分袋装入标本袋内,并贴上标签,注明患者姓名、床号、住院号、标本名称。手术结束后,由手术医生按病检单要求逐项填写完整,巡回护士将"病检单"连同标本一起送往标本室。

6)手术护理记录单的书写 客观、准确、真实、完整并及时对患者手术全程进行记录。内容包括:参加手术人员的姓名、手术名称和手术相关的时间,包括患者进出手术室的时间、麻醉和手术开始时间、手术结束时间,手术标本、术中用药等。手术无菌物品的灭菌指示卡、一次性植入器材以及贵重耗材的条形码都要粘贴在手术记录单上。

情境三 手术后护理

1. 手术后护理

(1)巡回护士协助医生妥善包扎伤口,检查输液管道各衔接处连接是否紧密,正确粘贴引流管标识,整理好手术衣,并妥善固定各引流管,防止引流管脱落。

(2)再次核查患者身份、手术方式、物品清点正确及皮肤完整等,由麻醉医生评估患者自主呼吸恢复、生命体征稳定,与手术一助医生转运患者至麻醉复苏室。

（3）标本的保管：手术中切下的胃标本及淋巴结，刷手护士用弯盘接取后暂时放在器械台的左上角。术中标本有二件以上的，刷手护士应立即将标本递给巡回护士，由巡回护士将不同手术标本分袋装入标本袋内，并贴上标签，注明患者姓名、床号、住院号、标本名称。巡回护士在"手术护理记录单""标本登记本"上记录标本名称、数量。手术结束后，手术医生填写病检单完整，巡回护士半小时内用 10% 福尔马林固定，"病检单"连同标本由工友送标本室。

（4）手术护理记录单的书写：巡回护士对患者手术进行全程记录，记录内容包括：所有参加手术人员的姓名，所进行的手术名称，以及所有相关的时间，包括患者进出手术室的时间、麻醉和手术开始时间、手术结束时间，手术标本、术中用药、假体移植物的植入等。对手术无菌物品的灭菌指示卡、一次性植入器材以及贵重耗材的条形码都要粘贴在手术记录单上。

2. 麻醉恢复期护理

（1）术后患者的交接和入室评估。与麻醉医生进行床边交班，了解病情、手术经过及术中情况，评估现状有无异常情况及复苏过程中注意事项。

（2）确保呼吸道通畅，根据患者的气道情况，给予经气管导管 -T 管吸氧或面罩吸氧。

（3）严密监测患者神志、肌力、呼吸、循环、血氧饱和度情况。观察呼吸的频率、幅度、气道情况、指脉搏血氧饱和度、观察唇色。持续心电监护，监测脉率、心电图和血压。观察对刺激、唤醒的反应，瞳孔大小和对光反射，是否有烦躁或嗜睡等意识障碍表现，患者的合作的程度，以及肌力恢复情况。测量体温，观察全身皮肤颜色，接触皮肤感知干湿、冷热，评估有无低体温存在。检查手术部位，观察切口敷料有无渗血渗液，观察引流管的引流液量及性状，观察尿量及颜色、球结膜有无水肿和皮肤完整性，评估疼痛情况。

（4）带气管插管，评估若达到拔管指征，向麻醉医生汇报，遵医嘱予以拔除。注意无菌操作原则，观察拔管后的反应，注意拔气管导管时对胃管的保护，防止意外拔除胃管。

（5）做好术后基础护理，鼓励患者做深呼吸、咳嗽，协助翻身运动，促进肺的扩张，防止肺部感染和肺不张。并做好心理支持、安全管理和隐私保护。

（6）客观记录以上评估资料，评估分析复苏过程中有无存在的或潜在的护理问题，制订计划并加以实施。麻醉医生、恢复室护士共同评估患者。评估患者神志清醒，呼吸正常并能自主咳嗽，循环稳定，血压与术前相比波动 < 20mmHg，SaO_2 > 92%，生命体征正常，手术部位无出血，肌力能活动四肢与抬头，麻醉医生签字同意出科。由麻醉医生和恢复室护士一起运送患者至病房，做好转运路途中的安全与监测，并与病区护士作好床边和书面交接。

第二节　腹腔镜胆囊切除手术护理

【临床案例】

患者杨某，女性，38 岁。反复右上腹疼痛 5 个月，加重 1 个月，拟"胆囊结石伴胆囊炎"于 2017 年 02 月 06 日收治入院。患者 5 个余月前饱餐后出现右上腹疼痛，呈持续性，不剧能忍，疼痛向后背部及右肩部放射，伴恶心无呕吐，无畏寒、发热，无胸闷、气急等不适。遂至当地医院就诊，查 B 超提示"胆囊多发结石"，予抗感染、利胆治疗后好转，未进一步治疗。

1 个月前患者无明显诱因下出现上述症状，疼痛较前加剧。遂来院就诊，查 B 超提示"胆囊多发结石，胆囊炎"建议手术治疗。患者既往健康状况良好，否认吸烟饮酒，否认既往有传染病史，否认有手术及外伤史，否认有家族遗传史，无药物过敏史。患者文化程度大专，市级医疗保险，情绪平稳。

体格检查　体温 36.9℃，脉搏 86 次 / 分，呼吸 20 次 / 分，血压 105/60mmHg，血氧饱和度 100%。神志清楚，皮肤巩膜无黄染，两侧呼吸运动对称，心率 76 次 / 分，律齐，全身浅表淋巴结未触及肿大，腹平软，右上腹部及中上腹轻压痛，无明显反跳痛，墨菲征阳性。肝脾肋下未及，肝区叩痛阴性，肠鸣音 5 次 / 分，双下肢无浮肿。神经系统查体阴性。

辅助检查　血常规：白细胞 7.5×10^9/L，嗜中性粒细胞 76.2%，红细胞 5.02×10^{12}/L，血红蛋白 13.9g/L，血小板 212×10^9/L。CX^{3+} 肝功能：超敏 C 反应蛋白 8.2mg/L，谷丙转氨酶 411U/L，碱性磷酸酶 278U/L，谷氨酰转肽酶 328U/L，总胆红素 141.1μmol/L，直接胆红素 126.1μmol/L，间接胆红素 19.5μmol/L，总胆汁酸 150.23μmol/L。PCT：前降钙素 0.1ng/ml。尿液分析：尿胆红素（+++），尿酮体（++）。上腹部 + 盆腔 CT 示：胆囊饱胀，胆管稍扩张。左肾细小结石。肝胆胰脾彩超：胆囊肿大，胆囊多发结石，胆囊炎。

诊断　胆囊结石伴胆囊炎。

【知识链接】

1. 胆囊的解剖与生理

（1）胆囊的应用解剖

胆囊是位于右方肋骨下肝脏后方的梨形囊袋构造（肝的胆囊窝内）。胆囊分底、体、颈、管四部，胆囊底是胆囊的盲端，指向前下方，多露出于肝前缘，并与腹壁相接触。胆囊底的体表投影位置在右锁骨中线与右肋弓交点附近。胆囊体与底无明显分界。胆囊体向后逐渐变细为胆囊颈，胆囊颈细而弯曲，向后下移行为胆囊管，胆囊管长 3~4cm，直径约 2~3cm，近胆囊颈的一段，其黏膜成螺旋状皱襞，胆囊结石常嵌于此处。解剖学上将胆囊管、肝总管及肝脏脏面三者构成的三角形区域称为胆囊三角（又叫"Calot 三角"），是临床解剖的重要标志。胆囊解剖见图 6-2-1。

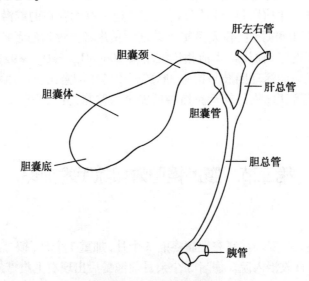

图 6-2-1　胆囊的解剖

（2）胆囊的生理

胆囊的生理功能主要是浓缩和储存胆汁。肝脏产生的胆汁经肝管排出，一般先在胆囊内贮存，胆囊腔的容积约 40~70ml。胆囊的收缩排空受激素的调节，进食后尤其在高脂肪食物后，小肠内分泌细胞分泌胆囊收缩素，经血流至胆囊，刺激胆囊肌层收缩，排出胆汁。

2. 胆囊切除手术进展

传统胆囊切除选取开腹切除术。随着 1966 年 Karl Storz 生产出第一套内镜，开创了硬性内镜发展的新纪元。1987 年法国外科医生 Philipe Mouret 首次完成腹腔镜胆囊切除手术（laparoscopic cholecystectomy，简称 LC），至今已有 30 年历史。LC 具有创伤小、恢复快、伤口愈合瘢痕小等优点，是经典的微创外科技术。我国于 1992 年开展腹腔镜胆囊切除手术，外科医生不断积累经验，不断提高技术，逐渐完善更新相关设备器械，其适应证逐步扩大，并发症越来越少。

【专科护理】

定于 2017 年 02 月 08 日在全麻下行"腹腔镜胆囊切除术"。作为手术室护士，应做好手术室专科护理工作。

情境一　术 前 准 备

1. 患者准备

（1）术前转运：按择期手术安排表上信息，病房护士核对患者信息和术前准备情况，手术室护工提前 0.5~1h 将患者接入术前准备室。

（2）交接核对：病房护士护送手术患者到手术室，与巡回护士做好交接。巡回护士核对患者住院号、床号、姓名、年龄、诊断、手术名称、手术部位，确认患者手腕带信息、手术安排表和病历资料一致，并逐项核查术前准备项目完善情况，签名记录。

（3）术前评估：通过交谈和查阅病历，了解患者病情、麻醉和手术方式，评估患者神志、呼吸、循环、社会心理、皮肤等各个系统情况，查看超声影像学、实验室检查的结果和血压控制的情况。

（4）皮肤准备：手术前皮肤准备包括清洁皮肤、剃除毛发，是减少细菌的数量和种类，预防切口感染的重要环节。腹腔镜胆囊切除手术备皮范围是：上起乳头连线、下至耻骨联合，两侧至腋后线，术前 1 天清洁皮肤，沐浴更衣，注意脐部的皮肤清洁，必要时用松节油清洁脐部污垢。进手术室不化妆，禁戴首饰等贵重物品。

（5）术前用药：常规用 20# 留置针建立静脉通路，遵医嘱使用麻醉前用药和术前抗生素，并观察用药后患者的反应。

（6）心理支持：手术前应正确评估患者的心理状态，了解患者对手术、麻醉方式的理解和知晓程度，向患者介绍自己、手术室环境、麻醉方式及手术相关的注意事项，帮助患者了解手术、麻醉相关知识，态度和蔼亲切，加强心理护理，减轻患者的紧张和恐惧心理。保持术前环境安静整洁，播放轻柔背景音乐，并做好保暖，保持患者情绪稳定、舒适安全，注意保护隐私。

2. 物品准备

（1）手术室设备准备：检查手术间设施，如手术床、器械台、器械托盘、X 线观片灯、脚踏凳、挂钟等，处于备用状态。检查手术室无影灯、高频电刀、中心吸引、腹腔镜机组、二氧化碳气腹机等仪器设备，接通电源，检查设备功能处于完好备用状态。

（2）手术器械及用物准备

1）常规物品：剖腹布包、三衣布包、腹腔镜专用手术器械、腹腔镜基本手术器械、吸引皮管、刀片、敷贴、手套、输血器、50ml 针筒等。

2）特殊仪器：高频电刀、超声刀（备用）。

3）备用物品：一次性取物袋、止血材料、进口缝线等。

3. 手术间准备

腹腔镜胆囊切除手术选择标准洁净手术间。手术开始前 1h 开启净化空调系统，将手术室内温度控制在 21~25℃，湿度控制在 30%~60%。

情境二 手术护理

1. 麻醉护理

（1）手术安全核查

麻醉实施前，由手术医生、麻醉医生及手术室护士根据"手术安全核查表"共同进行手术安全核查并签名。核查的主要内容包括：患者身份、手术名称、手术部位、手术麻醉知情同意、术前备血，麻醉、手术准备完成情况。

（2）麻醉护理

该患者的麻醉方式为全身麻醉。巡回护士应密切配合麻醉医生，做好全麻患者的护理工作：保持手术室安静，避免大声喧哗及器械碰撞声。建立多路静脉输液通道以确保补液和麻醉给药。密切监测患者意识状况、生命体征和血氧饱和度等情况。连接负压吸引装置，如有麻醉意外情况及并发症发生应积极协助抢救，提供抢救设备，并寻求其他医护人员的帮助。陪伴在患者身边，给患者心理支持，帮助减轻恐惧感。保证患者体位安全、固定，防止患者入睡后坠落损伤。麻醉诱导结束后，为患者留置导尿以监测尿量，并协助留置胃管。

2. 手术体位安置

体位安置的原则

1）在不影响患者的呼吸循环及身体各部分的功能下，避免神经和肌肉受压，使患者舒适，同时要尽可能最佳暴露手术野，便于适应手术操作。手术体位由巡回护士、手术医生及麻醉师共同完成。

2）该患者手术体位为仰卧位。仰卧位安置的方法：患者平卧，头枕头圈，两手平放身体两侧，整理好各输液管路，用开口单包裹双手并将开口单两端塞在床垫下固定，膝关节用约束带固定。如上肢需外展，外展不得超过 90°。为防发生压疮，应在患者的脊椎、尾骶部两侧适当垫 1~2 块棉垫，将小软垫垫于小腿中部，使足跟悬空，防止受压。

3）体位安置好后，将电刀回路极板放于肌肉平坦、血管丰富的部位，防止术中电灼伤。

3. 皮肤消毒及铺巾

（1）手术区皮肤消毒

手术体位安置好后，需对手术区域皮肤进行消毒，以杀灭手术切口及其周围皮肤上的病原微生物，防止手术切口感染。巡回护士备好碘伏溶液，无菌持物钳和弯盘，暴露手术区域，倒碘伏溶液蘸湿无菌纱布，手术医生持无菌持物钳夹取纱布消毒手术区域皮肤 2 遍，从手术切口中心由内向外扩展，皮肤消毒范围是切口周围 15~20cm 的区域。注意操作者与患者保持适当的距离，同时做好非手术区域的保暖。

（2）手术区铺无菌巾

手术区域皮肤消毒后，铺无菌巾，目的是建立无菌手术区，显露手术切口所必需的皮肤区域，用无菌巾遮盖切口周围，避免和尽量减少手术中的污染。铺无菌巾应由刷手护士和手术医生共同完成，铺巾前，刷手护士应穿戴无菌手术衣和手套，铺无菌巾时，距离手术切口 2~3cm，悬垂至床缘 30cm 以下，切口周围不得少于 4 层，外围不少于 2 层。严格遵循铺巾顺序，先铺无菌巾再铺中单，最后铺剖腹单。如果操作者穿戴好手术衣、手套后铺巾，则应先铺近操作者一侧→下方→上方→对侧。如果操作者外科洗手后铺巾，未穿手术衣、戴手套，顺序为：先铺对侧→下方→上方→最后铺操作者的一侧，铺巾后需重新消毒手、手臂，穿戴好手术衣手套后方可第 2 层及其他层铺巾。铺好治疗巾后，用布巾钳固定治疗巾交角处，在下、上方各加盖 1 条中单，取剖腹单，其开口对准切口部位，先展开上端遮住麻醉架，再展开下端，遮住患者足端。

4. 手术步骤及手术配合

腹腔镜胆囊切除手术的护理配合，见表6-2-1。

表 6-2-1　腹腔镜胆囊切除手术的护理配合

手术步骤	手术配合
1. 脐部上缘或下缘切口，依次切开皮肤及皮下组织	递 15# 或 11# 刀切开皮肤 10mm，递干纱布拭血，递小弯血管钳分离皮下组织，递 2 把布巾钳，上提腹壁，递气腹针穿刺，充二氧化碳
2. 套管锥（Trocar）的穿刺	递 10mm 穿刺器通过脐部切口刺入腹腔，拔出穿刺器针芯
3. 腹腔镜镜头探查腹腔	经由套管置入 0° 或 30° 镜。碘伏纱布或棉球擦拭镜头，探查腹腔。如遇起雾，可用热盐水浸泡镜头
4. 在腹腔镜直视下，依次做其余三个切口：上腹正中线剑突下 2~3cm、锁骨中线肋缘下 2~3cm、腋前线肋下 2~3cm	递刀片，分别做 10mm、5mm、5mm 的切口，置入穿刺器。拔出穿刺器针芯后，分别于各点经由外套管置入分离钳和齿状抓钳
5. 显露胆囊三角	齿状抓钳分别钳夹胆囊底部及壶腹部向右外上方牵引，显露胆囊三角
6. 显露游离胆囊管	分离钳解剖胆囊管，递电凝钩，沿胆囊壶腹部及胆囊管后下方剥离、切开浆膜层及纤维结缔组织，充分显露胆囊管
7. 切断胆囊管	传递血管夹钳，在距胆总管 0.5cm 处夹持上夹，传递腹腔镜剪刀剪断
8. 显露切断胆囊动脉	分离钳及电凝钩解剖胆囊管周围的淋巴组织，传递血管夹钳夹闭胆囊动脉，传递电凝钩或腹腔镜剪刀切断
9. 切除胆囊	齿状抓钳提夹胆囊远端颈并向上翻，电凝钩靠近胆囊床切除胆囊并对胆囊床创面进行彻底止血
10. 取出胆囊	使用一次性取物袋，齿状抓钳夹持胆囊颈部并将其置入一次性取物袋，拖入外套管一并拉出腹腔

续表

手术步骤	手术配合
11. 腹腔冲洗,检查胆囊床创面	0.9% 温生理盐水冲洗腹腔,创面若有渗血继续电凝钩止血
12. 关腹	仔细清点器械、敷料等数目,排余气,在腹腔镜直视下逐步拔出各个穿刺器,确认无明显出血点。递 0# 鱼钩针,小弯血管钳及拉钩关腹膜,缝皮,5mm 的切口用 strip 对皮后粘合,贴敷贴

5. 手术配合要点

（1）刷手护士配合要点

1）术中严格遵守无菌技术操作原则,并监督他人执行。随时保持手术野、手术器械台、器械托盘的无菌和整洁。

2）刷手护士必须熟悉手术配合步骤,手术过程中集中精力,密切观察手术进程及需求,主动、敏捷、准确地传递所需要的器械物品,及时收回用过的器械,擦拭血迹,整理有序,使之时刻处于功能状态,以保证及时传递。

3）手术器械及物品的清点。刷手护士和巡回护士在手术开始前、关闭体腔前、关闭体腔后、缝合皮肤时共同清点手术物品。清点的内容包括:缝针、敷料、器械等术中用物数量。必须严格核对器械是否齐全完整。双方均应目光注视清点物,唱点所清点的物品,如一方有疑问都应重复清点。必须确保物品清点正确,严防异物遗留在体腔或组织内。

4）手术中如使用一次性耗材,必须和医生核实产品名称、型号,按操作说明规范操作。

5）随时注意术中的进展情况,若有大出血等意外情况时,应沉着果断,备齐止血、抢救器械及物品,密切配合医生抢救。

（2）巡回护士配合要点

1）严格执行核对制度:手术医生、麻醉医生及手术室护士在麻醉实施前、手术开始前、手术结束时根据手术安全核查表内容认真核对并签名。

2）术中严格控制手术室人员的出入,监督手术中无菌技术操作的执行,保持手术间安静、整洁、清洁。密切观察手术进展情况,主动与手术人员联系,保证及时供应术中所需的物品,术中增减的器械和用物要及时清点、核对并记录。

3）术中要注意保持患者输液通畅、体位正确、肢体不受压,注意室内温度的调节。同时要保证吸引通畅,并注意观察吸引瓶内的引流液量及性状。

4）冲洗吸引系统故障排除:目前常用的都是 5mm 吸引器,其内径较细,容易堵塞,从而影响吸力。术中出血、渗血、血凝块或者胆囊烧破后的胆汁、结石都必须及时吸引干净。若发生堵塞,刷手护士应及时用针筒抽取生理盐水反复冲洗,直至吸引器通畅。巡回护士也应及时排查吸引皮管头端有无堵塞,并关注吸引瓶是否已满。

5）术中如有大出血、病情变化需抢救时,巡回护士应及时汇报,准备好抢救物品,遵从麻醉医生、手术医生的指挥,密切配合抢救。术中如需执行输血、用药等口头医嘱,应执行"Repeat"程序,向医生复述确认后方可执行,并做好记录。

6）手术中切下的胆囊标本,刷手护士用弯盘接取后暂时放在器械台的左上角。手术结束后,由医生解剖。巡回护士将手术标本及结石分装入标本袋内,并贴上标签,注明患者姓名、床号、住院号、标本名称。注意需及时送标本做常规病理检查。若遇胆囊息肉需做术中冰冻,则需及时填写冰冻切片病理单并及时送检。

7)手术护理记录单的书写:客观、准确、真实、完整并及时对患者手术全程进行记录。内容包括:参加手术人员的名字、手术名称和手术相关的时间,包括患者进出手术室的时间、麻醉和手术开始时间、手术结束时间,手术标本、术中用药等。手术无菌物品的灭菌指示卡、一次性植入器材以及贵重耗材的条形码都要粘贴在手术记录单上。"手术护理记录单"作为病历资料存档。

情境三　手术后护理

1. 术后患者护理

(1)患者整理:巡回护士协助医生妥善包扎伤口,检查输液管道各衔接处连接是否紧密,贴好引流管标识,整理好手术衣,并妥善固定各引流管,防止引流管脱落。

(2)安全转运:再次核查患者身份、手术方式、物品清点正确及皮肤完整等,由麻醉医生评估患者,若自主呼吸恢复、生命体征稳定,与手术一助医生转运患者至麻醉复苏室。

(3)标本管理:手术中切下的标本,刷手护士用弯盘接取后暂时放在器械台的左上角,术中标本有两只以上的,刷手护士应立即将标本递给巡回护士,由巡回护士将不同手术标本分袋装入标本袋内,并贴上标签,注明患者姓名、床号、住院号、标本名称,巡回护士在"手术护理记录单""标本登记本"上记录标本名称、数量。手术结束后,手术医生填写病检单完整,巡回护士用3~5倍的福尔马林固定,"病检单"连同标本由护工送标本室。

2. 手术间整理

刷手护士将手术器械送至中心供应室,按器械清点单核对交接。巡回护士做好手术间的整理。

3. 麻醉恢复期护理

(1)术后患者的交接和入室评估:与麻醉医生进行床边交班,了解病情、手术经过及术中情况,评估现状有无异常情况及复苏过程中注意事项。

(2)确保呼吸道通畅:根据患者的气道情况,给予经气管导管-T管吸氧或面罩吸氧。

(3)严密监测患者神志、肌力、呼吸、循环、血氧饱和度情况:观察呼吸的频率、幅度、气道情况、指脉搏血氧饱和度,观察唇色;持续心电监护,监测脉率、心电图和血压;观察对刺激、唤醒的反应,瞳孔大小和对光反射,是否有烦躁或嗜睡等意识障碍表现,患者的合作程度,以及肌力恢复情况;测量体温,观察全身皮肤颜色,接触皮肤感知干湿、冷热,评估有无低体温存在。检查手术部位,观察切口敷料有无渗血渗液,球结膜有无水肿和皮肤完整性,评估疼痛情况。

(4)掌握拔管指征:带气管插管,评估若达到拔管指征,报告给麻醉医生予以拔除。注意无菌操作原则,观察拔管后的反应。

(5)做好术后基础护理:鼓励患者做深呼吸、咳嗽,协助翻身运动,促进肺的扩张,防止肺部感染和肺不张,并做好心理支持和安全管理。

(6)客观记录:客观认真记录以上评估资料,评估分析复苏过程中有无存在的或潜在的护理问题,制订计划并加以实施。

(7)麻醉医生,恢复室护士共同评估患者:评估患者神志清醒,呼吸正常并能自主咳嗽,循环稳定,血压与术前相比波动 < 20mmHg,SaO_2 > 92%,生命体征正常,手术部位无出血,肌力能活动四肢与抬头,麻醉医生或主治签字同意出科。由麻醉医生、恢复室护士、手术室工友一起运送患者至病房,做好转运路途中的安全与监测,并与病区护士作好床边和书面交接。

第三节 剖宫产手术护理

【临床案例】

产妇朱某,女性,33 岁,1-0-2-1。因"孕 4 产 1,孕 34+ 周 ROA 待产,完全性前置胎盘伴出血,妊娠合并子宫纵隔"于 2017 年 1 月 29 日入院。该产妇停经 1^+ 月测尿妊娠试验阳性,停经 3^+ 月建围产期保健卡,定期产前检查。现停经 34^+ 周,阴道流血 2h,量似平素月经量,色鲜红,无凝血块,无腹胀腹痛、头晕乏力、畏寒发热等不适,自觉胎动如常,至本院就诊,查胎心 150 次 / 分,胎动好,本院 B 超提示"宫内孕,单活胎,妊娠合并子宫纵隔,完全性前置胎盘"。急诊拟"孕 4 产 1,孕 34^+ 周 ROA 待产,完全性前置胎盘伴出血"入院。

体格检查 体温 37.5℃,脉搏 78 次 /min,呼吸 19 次 / 分,血压 104/65mmHg,皮肤色泽:无明显异常,水肿:无,心率:齐,病理性杂音:未闻及。

产科检查 骨盆外测量经产妇未测,胎数:1,胎位 LSA,胎心:145 次 / 分,估计胎儿体重:2 500g,宫高:31cm,腹围:93cm,宫口:0cm,先露:浮。

辅助检查 2017 年 01 月 29 日 B 超声提示:胎位 LSA,胎心 149 次 /min,胎动可及,双顶径 8.3cm,股骨长 6.1cm,胎盘左侧壁 - 后壁 GrI 极,胎盘下缘完全覆盖宫颈内口,羊水 3cm,脐动脉 S/D 比值 2.4。孕母宫颈管长约 3.1~3.4cm,宫颈内口闭。检查诊断:宫内孕,单活胎,完全性前置胎盘。

医疗诊断 孕 4 产 1,孕 34 周 LSA 待产,完全性前置胎盘,妊娠合并子宫纵隔。

【知识链接】

1. 前置胎盘的定义与分类

(1)前置胎盘的定义:妊娠 28 周后,胎盘附着于子宫下段,下缘达到或覆盖宫颈内口,位置低于胎儿先露部称前置胎盘(placenta previa,PP)。按照胎盘位置不同可分为完全性、部分性和边缘性前置胎盘。前置胎盘是妊娠晚期的严重并发症之一,也是最常见的产科急症之一,与围生期母儿的发病率和死亡率密切相关,也是妊娠晚期阴道流血最常见的原因。中国的剖宫产率约为 46.2%,高于发达国家和其他亚洲国家,而瘢痕子宫出现前置胎盘甚至合并胎盘粘连、胎盘植入的风险随之增高。有资料显示,随剖宫产次数增多,前置胎盘发生概率明显增高,2 次剖宫产史患者发生前置胎盘概率为 4.1%,而 3 次剖宫产史患者为 22%,其发病率国内报道 0.5%,国外报道 0.24%~1.57%。

(2)前置胎盘的分类

根据胎盘下缘与宫颈内口的关系,将前置胎盘分为 3 类。

1)完全性前置胎盘或称中央性前置胎盘,胎盘组织完全覆盖在宫颈内口。

2)部分性前置胎盘,胎盘组织部分覆盖宫颈内口。

3)边缘性前置胎盘,胎盘下缘附着于子宫下段,下缘到达宫颈内口,但未超越宫颈内口。前置胎盘分类见图 6-3-1。

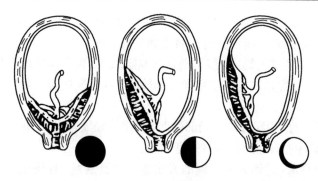

（1）完全性前置胎盘 （2）部分性前置胎盘 （3）边缘性前置胎盘

图 6-3-1 前置胎盘分类

2. 前置胎盘剖宫产的手术进展

边缘性前置胎盘出血不多，无头盆不称及胎位异常，且宫口开大、估计短时间分娩者，可在严密监护下试行阴道分娩。目前认为前置胎盘宜在短时间内结束分娩，故对大多患者而言剖宫产仍是处理前置胎盘的主要手段，对母婴来说相对安全。

目前导致孕产妇死亡的首位原因是产科出血，而前置胎盘是产前出血的第一位原因，也是围生期子宫切除的首要主要原因。因为前置胎盘剖宫产时易损伤胎盘，子宫下段肌层薄弱，结缔组织较多，加之胎盘种植局部血窦丰富，肌纤维收缩、缩复作用较弱，既不能使附着的胎盘完全剥离，也不能使剥离面血窦有效闭合而发生产后出血。前置胎盘产妇最大的威胁是出血，如何减少出血一直是学者们关注和研究的重要问题。

（1）分娩时机

有明显出血症状、活动性出血者，不论孕周大小，都应急诊手术终止妊娠。有条件者，如在三级医院住院的患者，孕周＜32周，出血＜200ml者，可在严密观察下期待治疗。没有症状且病情稳定者，分娩的时机多在36~37周。

（2）切口选择

开腹后手术的第一步就是选择一个合适的子宫切口，目的是避免在胎儿娩出前由于大出血导致手术步骤不能稳步进行和对母胎的伤害。

1）传统的横切口或竖切口：第20—23版威廉姆斯产科学都是如此描述前置胎盘的手术切口："可以取一个低位的横切口，有时也可以取一个纵切口"。也有报道称远离胎盘在低位的子宫体做切口，或者"J"型切口，有时也会在子宫体的上部或宫底"开窗"做切口，以避开胎盘。在确认没有胎盘植入时，远离脐带避免胎儿出血的情况下，在下段做一个经胎盘的手术切口也是可以考虑的。

2）"J"型切口：国内也有学者提出在子宫上做"J"型切口。即是在子宫前壁非胎盘附着处先切开一个小口，然后向宫底的右上方或左上方延伸切口，从而使得切口呈一个"J"型。

3）子宫底部做横切口：对于胎盘附着在整个前壁的特殊情况，最近有学者提出在子宫底部做横切口，其结果与传统的方法相比，不增加手术出血量，在剖宫产加子宫切除的情况下还能明显减少出血。

（3）围手术期产科出血的治疗方法

1）子宫压迫缝合术：包括 B-lynch 缝合法、Hyman 缝合法、CHO 缝合法，还有子宫动脉或髂内动脉结扎术等方法。

2)产科各类填塞术:包括空腔纱条填塞术、宫腔球囊压迫术、阴道纱条填塞术等。

3)放射血管介入治疗:目前,针对产科出血患者,临床上有多重血管介入治疗手段,包括子宫动脉栓塞术,双侧临时髂内、髂总动脉球囊阻断术,腹主动脉球囊阻断术等。

4)输血治疗:主要为异体成分输血和自体输血,自体输血包括等容稀释自体输血和回收式自体输血。

5)各类缩宫药物的使用:可以在局部注射宫缩剂,如缩宫素、卡前列素氨丁三醇注射液等,也可以经过静脉注射宫缩剂如卡贝缩宫素等。

6)产科子宫切除术:遇到无法控制的大出血或广泛膀胱、直肠植入的情况可选择产科子宫切除术以控制出血。

【专科护理】

定于 2017 年 02 月 01 日在硬麻下行"前置胎盘剖宫产术"。作为手术室护士,应做好手术室专科护理工作。

情境一　术 前 准 备

1. 患者准备

(1)术前转运:按择期手术安排表上信息,病房护士核对患者信息和术前准备情况,陪同产妇至介入室行髂总动脉球囊置管术,置管结束后转手术室。

(2)交接核对:病房护士护送手术患者到手术室,与巡回护士做好交接。巡回护士核对患者住院号、床号、姓名、年龄、诊断、手术名称、手术部位,确认患者手腕带信息、手术安排表和病历资料一致,听胎心并逐项核查术前准备项目完善情况,签名记录。

(3)术前评估:术前由手术室护士长进行疑难危重患者的手术审批,参与手术的护士参加术前的病例讨论,及时了解产妇病情。巡回护士与患者及家属进行交流与沟通,了解患者病情、麻醉和手术方式,评估神志、呼吸、循环、社会心理、皮肤等各个系统情况,查看超声影像学、实验室检查的结果和血压控制的情况,告知其手术的经过,耐心解答产妇及其家属的疑问,提高患者的手术配合度。

(4)皮肤准备:手术前皮肤准备包括清洁皮肤、剃除毛发,是减少细菌的数量和种类,预防切口感染的重要环节。剖宫产手术备皮范围是:上起乳头连线、下至耻骨联合,两侧至腋后线,术前 1 天清洁皮肤,沐浴更衣,注意脐部的皮肤清洁,必要时用松节油清洁脐部污垢。进手术室不化妆,禁戴首饰等贵重物品。

(5)术前用药:常规用 18# 留置针建立静脉通路,预先放置颈内静脉导管,遵医嘱使用麻醉前用药,并观察用药后患者的反应。

(6)心理支持:手术前应正确评估患者的心理状态,了解患者对手术、麻醉方式的理解和知晓程度,向患者介绍自己、手术室环境、麻醉方式及手术相关的注意事项,帮助患者了解手术、麻醉相关知识,态度和蔼亲切,加强心理护理,减轻患者的紧张和恐惧心理。保持术前环境安静整洁,播放轻柔背景音乐,并做好保暖,保持患者情绪稳定、舒适安全,注意保护隐私。

2. 物品准备

(1)手术室设备准备:检查手术间设施,如手术床、器械台、器械托盘、脚踏凳、新生儿转运车、挂钟等,处于备用状态。检查手术室无影灯、高频电刀、中心吸引、新生儿辐射床、血液回收机等仪器设备,接通电源,检查设备功能处于完好备用状态。

（2）手术器械及用物准备

1）常规物品：剖宫产器械包、布类包、衣服、吸引皮管、刀片、敷贴、手套、可吸收线（1-0、2-0、3-0、4-0）若干，医用手术巾，5ml针筒等。

2）特殊仪器：加温、加压输液器，回收式自体输血设备。

3）备用物品：低位产钳、碘仿纱条或子宫球囊、切口固定器等。

4）备用药品：各类促进宫缩药物；新生儿急救药品。

3. 手术间准备

前置胎盘剖宫产手术选择标准洁净手术间。手术开始前1h开启净化空调系统，将手术室内温度控制在21~25℃，湿度控制在30%~60%。

情境二　手术护理

1. 麻醉护理

该患者的麻醉方式为硬膜外麻醉，备全身麻醉。巡回护士应密切配合麻醉医生，做好麻醉患者的护理工作：保持手术室安静，避免大声喧哗及器械碰撞声。建立多路静脉输液通道以确保补液和麻醉给药。密切监测患者意识状况、生命体征和血氧饱和度等情况。如有麻醉意外情况及并发症发生应积极协助抢救，提供抢救设备，并寻求其他医护人员的帮助。陪伴在患者身边，给患者心理支持，帮助减轻恐惧感。保证患者体位安全、固定，防止患者入睡后坠落损伤。麻醉诱导结束后，为患者留置导尿以监测尿量，并协助留置胃管。

2. 手术体位安置

（1）体位安置的原则：在不影响患者的呼吸循环及身体各部分功能的前提下，避免神经和肌肉受压，使患者舒适，同时要尽可能最佳暴露手术野，便于适应手术操作。手术体位由巡回护士、手术医生及麻醉师共同完成。

（2）该患者手术体位为仰卧位。仰卧位安置的方法：患者平卧，头枕头圈，两手平放身体两侧，整理好各输液管路，用开口单包裹双手并将开口单两端塞在床垫下固定，膝关节用约束带固定。如上肢需外展，外展不得超过90°。为防发生压疮，应在患者的脊椎、尾骶部两侧适当垫1~2块棉垫，将小软垫垫于小腿中部，使足跟悬空，防止受压。如麻醉后血压下降，则立即取左侧倾斜30°卧位或将手术床头高位45°，有利于纠正和预防仰卧位低血压综合征。

（3）体位安置好后，将电刀回路极板放于肌肉平坦、血管丰富的部位，防止术中电灼伤。

3. 前置胎盘剖宫产术的手术步骤及护理配合

（1）手术切口

一般取下腹正中纵切口、中线旁纵切口或下腹横切口，如有大出血预期则选择下腹正中纵切口为宜。

（2）手术步骤及配合，见表6-3-1。

4. 手术配合要点

（1）刷手护士配合要点

1）术中严格遵守无菌技术操作原则，并监督他人执行。随时保持手术野、手术器械台、器械托盘的无菌和整洁。

表 6-3-1 前置胎盘剖宫产术手术步骤及配合

手术步骤	手术配合
1. 下腹部正中切口,距耻骨联合 1cm 依次切开皮肤及皮下组织,切开腹白线及腹膜	递 21# 刀片切开皮肤,递组织剪依次剪开筋膜层,游离肌肉层,递干纱布拭血,电凝止血,递皮肤拉钩牵开显露术野,逐层进腹
2. 保护腹壁,探查子宫及下段形成情况	递生理盐水湿润双手,递温盐水巾及卵圆钳,放置切口固定器,进行探查
3. 切开膀胱反折腹膜,分离推开膀胱	递两把血管钳于子宫膀胱反折腹膜下 1~1.5cm 处,递拉钩、剪刀切开反折腹膜
4. 切开子宫下段切口扩大子宫切口,人工破膜	递 21# 刀片切开子宫切口,并用手指或剪刀及血管钳破膜
5. 胎儿娩出并处理脐带	递组织钳、弯钳,协助吸净羊水。胎儿娩出后,两把直钳夹住脐带剪刀剪断,交于巡回护士或助产士处理,必要时呼叫新生儿医生
6. 胎盘娩出并清理宫腔	递四把组织钳分别钳夹子宫切口上下缘及左右角,注射宫缩剂。根据出血情况,决定是否立即行胎盘人工剥离术,胎盘娩出后立即夹闭子宫切口以止血,如有胎盘植入,需处理植入胎盘并缝扎止血,清理并用大纱布擦拭宫腔,助手将收集袋内的血液吸入血液收集装置。检查胎盘是否完整,如遇到难治性产后出血,需立即决定是否行子宫切除术以彻底止血
7. 缝合子宫切口	递 1-0 可吸收缝线、腹部拉钩、无齿镊、血管钳、线剪,进行间断或连续的切口缝合,同时收集出血
8. 缝合膀胱反折腹膜	递 2-0 可吸收缝线,无齿镊,连续缝合

2)刷手护士必须熟悉手术配合步骤,手术过程中集中精力,密切观察手术进程及需求,主动、敏捷、准确地传递所需要的器械物品,及时收回用过的器械,擦拭血迹,整理有序,使之时刻处于功能状态,以保证及时传递。

3)手术器械及物品的清点:刷手护士和巡回护士在手术开始前、关闭体腔前、关闭体腔后、缝合皮肤时共同清点手术物品。清点的内容包括:缝针、敷料、器械等术中用物数量。必须严格核对器械是否齐全完整。双方均应目光注视清点物,唱点所清点的物品,如一方有疑问都应重复清点。必须确保物品清点正确,严防异物遗留在体腔或组织内。

4)随时注意术中的进展情况,若有大出血等意外情况时,应沉着果断,备齐止血、抢救器械及物品,密切配合医生抢救。

(2)巡回护士配合要点

1)严密观察生命体征、病情变化,及时评估出血量:术中除生命体征外,还需实时评估产妇术中出血量及患者的病情变化,必要时进行加压自体输血或成分输血,纠正休克,防治DIC,同时备好切除子宫的器械及用品。

2)严格执行核对制度:手术医生、麻醉医生及手术室护士在麻醉实施前、手术开始前、手术结束时根据手术安全核查表内容认真核对并签名。

3）术中严格控制手术室人员的出入,监督手术中无菌技术操作的执行,保持手术间安静、整洁、清洁。密切观察手术进展情况,主动与手术人员联系,保证及时供应术中所需的物品,术中增减的器械和用物要及时清点、核对并记录。

4）术中要注意保持患者输液通畅、体位正确、肢体不受压,注意室内温度的调节。同时要保证吸引通畅,并注意观察吸引瓶内的引流液量及性状。

5）预防术中低体温:如遇到术中大出血或行子宫切除术的患者,由于手术时间长、大量液体的输入等因素,容易导致患者体温下降,因此需加强各项保暖措施。设定手术间温度在22~24℃,有条件的可使用保温毯,也可用小棉被及科室自制垫肩覆盖患者下肢及肩部,输入的液体可预先加温或使用加温仪。

6）科室紧密配合,人员安排合理:产科大出血患者的抢救具有较高风险,需要多科室合作,涉及医务科、麻醉科、护理部、介入室、检验科等多个科室。人员安排合理,尽量安排经验丰富的抢救人员,做到抢救过程快而不乱,有条不紊。

7）手术护理记录单的书写:客观、准确、真实、完整并及时对患者手术全程进行记录。内容包括:参加手术人员的名字、手术名称和手术相关的时间,包括患者进出手术室的时间、麻醉和手术开始时间、手术结束时间,手术标本、术中用药等。手术无菌物品的灭菌指示卡、一次性植入器材以及贵重耗材的条形码都要粘贴在手术记录单上。"手术护理记录单"作为病历资料存档。

情境三　手术后护理

（1）患者护理

1）病情观察:手术结束后,巡回护士应及时调高室温,为患者盖上棉被,并为其整理衣物,严密观察生命体征,观察患者的尿量,尤其重视心肺功能的变化。

2）导管护理:该类患者术后常留置腹腔引流管、膀胱造瘘引流管、导尿管、输液管等。各管道明显标识,妥善固定;检查输液管道各衔接处连接是否紧密,贴好引流管标识,整理好手术衣,并妥善固定各引流管,防止引流管脱落。

3）预防静脉血栓:如有临时髂内动脉/髂总动脉球囊阻断术的患者需关注下肢皮肤的颜色和温度,动态监测大腿同一部位的张力及周长、足背动脉的搏动情况,防止下肢出现假性动脉瘤,动脉栓塞、静脉血栓等术后并发症,如有双下肢肿胀,行动不适等情况及时报告医生处理。放置球囊导管后,理论上需严格平卧制动,转移及搬运的过程中使用转移板协助孕妇过床。摆放麻醉体位、手术体位时双腿尽量保持伸直状态,以防移动球囊位置。

（2）安全转运

再次核查患者身份、手术方式、物品清点正确及皮肤完整等,由麻醉医生评估患者,若自主呼吸恢复、生命体征稳定,与手术一助医生转运患者至麻醉复苏室。

（3）术后交接

与病区护士进行床边交班,了解病情、手术经过及术中情况,评估现状有无异常情况及复苏过程中注意事项。

【知识拓展】

1. Q：什么是回收式自体输血技术，产科手术中应用该技术安全吗？

A：回收式自体输血技术，即将患者的失血（术野出血）经回收设备滤过、洗涤、浓缩等程序处理后再回输给本人的输血方法，术中回收式自体输血（intraoperative cell salvage），简称 IOCS。此技术目前已经广泛运用于现代外科手术中。剖宫产术中的回收式自体血回输技术则是将术中的血液和羊水一起收集后先经血液回收机处理，然后采用白细胞过滤器进行滤白后回输至患者体内的过程。

部分欧美国家在产科领域中广泛使用了该项技术，而国内目前只有极少数的医院在产科开展。导致这个现状的原因可能是担心发生羊水栓塞，胎儿红细胞的混入引发溶血，或是其他并发症的发生，但目前国内外未有因应用此技术导致产科严重并发症发生的报道。

2. Q：什么是临时双侧髂内动脉 / 髂总动脉球囊阻断术？

A：临时双侧髂内动脉 / 髂总动脉球囊阻断术：即采用 Seldinger 穿刺技术沿着患者双侧股动脉作为入路口，放置动脉导管卡鞘，使用超滑导丝导入合适规格的球囊导管至髂内 / 髂总动脉。随后使用稀释好的对比剂充盈导管，实施造影，造影剂留置在髂内动脉各分支内，当确认导管置入较为理想的位置排空球囊，并将裸露在外的导管用薄膜巾固定于患者体表部位，一切准备工作完成后将产妇推入手术室实施剖宫产手术。术中胎儿娩出前立即充盈球囊阻断双侧髂内动脉血流。本项操作由放射科专业人员使用注射压力泵完成，并全程监管整个手术过程。

临时双侧髂内动脉 / 髂总动脉球囊阻断术在植入型前置胎盘剖宫产术中的应用是近年来在临床采用的预止血措施，不仅有利于术中止血，而且能够减少术中出血，缩短手术时间。但在围手术期需严密观察病情，全程确保球囊位置正确，把握好阻断时间和监测可能的并发症，以保证手术的顺利进行和患者的安全。

第四节　股骨颈骨折切复内固定手术护理
（以股骨转子间骨折闭合复位髓内钉内固定手术为例）

【临床案例】

患者孙某，1 天前从床边不慎跌倒，当即感左髋关节疼痛，持续撕裂痛，活动受限，否认它处受伤，当时无昏迷，无视物模糊、无头晕头痛、无胸闷气急等。逐至我院急诊科就诊，左髋关节 CT 平扫示：左股骨转子间骨折，周围软组织肿胀；左股骨颈正侧位示：左股骨转子间见透亮线影，外侧骨皮质稍毛糙，周围软组织肿胀。余骨盆组成骨未见明确骨折。予对症处理。现为进一步治疗以"左股骨粗隆间骨折"收住入院。

体格检查　神志清，精神可，皮肤、巩膜未见黄染，颈部锁骨上触诊未及明显肿大淋巴结；双肺听诊呼吸音清，未闻及干、湿啰音；心律齐，各瓣膜区未及病理性杂音；腹软，无胃肠型，未扪及明显包块，肝脾肋下未及，墨菲征阴性，全腹未及压痛、反跳痛，移动性浊音阴性，左髋部活动受限，肢端血运及感觉良好，余肢体无殊。

辅助检查　临床提示：左髋部外伤 3h。2017 年 2 月 20 日急诊骨盆、左股骨颈 X 线示：

左股骨转子间见透亮线影,外侧骨皮质稍毛糙,周围软组织肿胀。余骨盆组成骨未见明确骨折。

诊断　左股骨粗隆间骨折。

【知识链接】

1. 股骨的解剖

股骨是人体中最大的长管状骨,可分为一体两端。上端朝向内上方,其末端膨大呈球形,叫股骨头,与髋臼相关节。头的中央稍下方,有一小凹,叫做股骨头凹,为股骨头韧带的附着处。头的外下方较细的部分称股骨颈。颈与体的夹角称为颈干角,男性平均132°,女性平均127°。颈体交界处的外侧,有一向上的隆起,叫做大转子,其内下方较小的隆起叫做小转子。大转子的内侧面有一凹陷称为转子窝(又叫梨状窝)。大、小转子间,前有转子间线,后有转子间嵴相连。两者之间称股骨粗隆间,是骨折多发处。股骨部分解剖见图6-4-1。

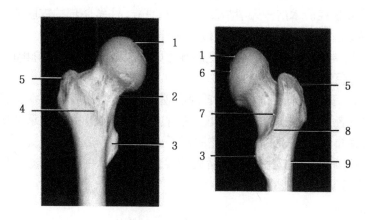

图6-4-1　股骨部分解剖

(1. 股骨头,2. 股骨颈,3. 小转子,4. 转子间线,5. 大转子,
6. 股骨头凹,7. 转子窝,8. 转子间嵴,9. 臀肌粗隆)

2. 股骨转子间骨折的分型及临床表现

股骨转子间骨折常见于70岁左右的老年人,多以间接暴力所致。临床根据骨折部位,骨折线的形状及方向,骨折块数目等情况,有多种分类。临床上参照Evans提出的分类法可分成5型。Ⅰ型为单纯无移位的骨折;Ⅱ型为单纯有移位的骨折,或伴有小转子撕脱,但股骨距尚完整;Ⅲ型合并小转子骨折及股骨距骨折,有移位;Ⅳ型合并大、小转子间骨折,并可伴有股骨颈和(或)大转子的冠状面爆裂骨折;Ⅴ型为大转子下外向小转子内上走行的反转子间骨折。手术治疗是股骨转子间骨折治疗的首先治疗方案,可以使患者早期恢复肢体功能,减少全身并发症。临床表现主要为外伤后局部疼痛、肿胀、压痛和功能障碍均较明显,有时髋外侧可见皮下淤血斑,伤后患肢活动受限,不能站立,行走。大粗隆部肿胀、压痛,伤肢有短缩,远侧骨折段处于极度外旋位,严重者可达90°外旋,还可伴有内收畸形。

【专科护理】

定于2017年2月24日在全麻下行"左股骨粗隆骨折闭合复位髓内钉内固定术"。作为手术室护士,应做好手术室专科护理。

情境一 术 前 准 备

1. 患者准备

（1）术前转运：按择期手术安排表上的信息，病房护士核对患者信息和术前准备情况，工友提前1h将患者接入术前准备室。

（2）交接核对：病房护士护送手术患者到手术室，与巡回护士做好交接。巡回护士核对患者病案号、床号、姓名、年龄、诊断、手术名称、手术部位，确认患者手腕带信息、手术安排表和病历资料一致，并逐项核查术前准备项目完善情况，签名记录。

（3）术前评估：通过患者主诉和查阅病历，了解患者病情、麻醉和手术方式，评估神志、呼吸、循环、社会心理、皮肤等各个系统情况，查看影像学、实验室检查的结果等情况。

（4）皮肤准备：手术前皮肤准备包括清洁皮肤、剃除毛发，是减少细菌的数量和种类，预防切口感染的主要途径。术前一天清洁皮肤，沐浴更衣，注意脐部的皮肤清洁，必要时用松节油清洁脐部污垢。进手术室不化妆，禁戴首饰等贵重物品。

（5）术前用药：常规用20#留置针建立静脉通路，遵医嘱规范使用麻醉前用药和术前抗生素，并观察用药后患者的反应。

（6）心理支持：手术前应正确评估患者的心理状态，了解患者对手术、麻醉方式的理解和知晓程度，向患者介绍自己、手术室环境、麻醉方式及手术相关的注意事项，帮助患者了解手术、麻醉相关知识，加强心理支持，增强对手术及疾病预后的信心，减少对手术的焦虑和恐惧心理。保持术前环境安静整洁，播放轻柔背景音乐，并做好保暖，保持患者情绪稳定、舒适安全，注意保护患者隐私。

2. 物品准备

（1）手术室设备准备：检查手术间设施，如手术牵引床、器械台、器械托盘、X线观片灯、脚踏凳、C臂机等，处于备用状态。检查手术室无影灯、高频电刀、中心吸引等仪器设备，接通电源，检查设备功能处于完好备用状态。

（2）手术器械及用物准备：布类包、中单包、四肢包、骨科内植物器械包、各种型号内植物、电刀、吸引器皮管、22#刀片、11#刀片、含碘薄膜巾、盐水巾敷料、C臂机套、洁净袋、敷贴等。

（3）铺无菌台：手术前刷手护士将无菌手术包置于器械台中间，打开无菌手术包，将术中使用的无菌物品放入无菌台上。刷手护士在手术开始前15~30min进行外科洗手、穿无菌手术衣、戴无菌手套，整理无菌器械台。刷手护士与巡回护士共同清点器械、敷料、缝针等手术用物，并记录在手术护理记录单上。

3. 手术间准备

股骨转子间骨折闭合复位髓内钉内固定选择标准洁净手术间。手术开始前1h开启净化空调系统，将手术室内温度控制在21~25℃，湿度控制在30%~60%。

情境二 手 术 护 理

1. 麻醉护理

（1）手术安全核查：麻醉实施前，由手术医生、麻醉医生及手术室护士三方根据"手术安全核查表"共同进行手术安全核查并签名。核查的主要内容包括：患者身份、手术名称、手术部位、手术麻醉知情同意书、术前备血、麻醉、手术准备、患者内植入物准备完成情况等。

（2）麻醉护理：该患者的麻醉方式为全身麻醉气管插管。巡回护士应密切配合麻醉医生，做好全麻患者的护理工作：保持手术室安静，避免大声喧哗及器械碰撞声。同时，股骨转子间骨折多见于老年人，手术前要保持室内温暖，防止术后低体温的发生。建立多路静脉输液通道以确保补液和麻醉给药，建议静脉置管在健侧上肢，以保证安置体位后静脉通道通畅。密切监测患者意识状况、生命体征和血氧饱和度等情况。连接负压吸引装置，如有麻醉意外情况及并发症发生时应积极协助抢救，提供抢救设备，并寻求其他医护人员的帮助。陪伴在患者身边，给患者心理支持，帮助减轻恐惧感。保证患者体位安全、固定，防止患者麻醉后坠落损伤。麻醉诱导结束后，为患者留置导尿以监测尿量。

2. 手术体位安置

（1）体位安置的原则：在不影响患者的呼吸循环及身体各部分的功能下，要尽可能最佳暴露手术野，便于适应手术操作。同时避免神经和肌肉受压，使患者舒适。手术体位的安置由巡回护士、手术医生及麻醉医生共同完成。

（2）该患者手术体位为仰卧位，并安置牵引床：安置方法：患者平卧，头枕头圈，安置合适的牵引体位。准备牵引脚踝垫2只、绵纸2卷、绷带2卷，用于脚部固定。患侧上肢固定于屏风架上，避免皮肤与金属接触，充分暴露手术野，便于手术操作。健侧上肢固定在平放身体边，整理好各输液管路，用约束单包裹并塞在床垫下约束。固定会阴柱，用棉垫包裹避免会阴部过分受压。

（3）体位安置后：将电刀回路极板放于肌肉平坦、血管丰富的部位，防止术中电灼伤。

3. 皮肤消毒及铺巾

（1）手术区皮肤消毒：手术体位安置好后，需对手术区域皮肤进行消毒，以杀灭手术切口及其周围皮肤上的病原微生物，防止手术切口感染。巡回护士备好安尔碘溶液，无菌持物钳和弯盘，暴露手术区域，倒安尔碘溶液蘸湿无菌棉球，手术医生持无菌持物钳夹取棉球消毒手术区域皮肤2遍，从手术切口中心由内向外扩展，皮肤消毒范围是上至切口上方至少15cm，下至膝关节以下，刷手护士递卵圆钳夹安尔碘棉球消毒皮肤，会阴部用5%PVP碘棉球消毒。注意操作者与患者保持适当的距离，同时做好非手术区域的保暖。

（2）手术区铺无菌巾：手术区域皮肤消毒后，刷手护士和手术医生共同完成铺无菌巾以建立无菌手术区，操作过程中严格遵循无菌技术操作原则。刷手护士协助医生铺巾，先用1块对折中单分别垫于臀部下，再用1块对折中单塞于会阴处，再用3块方巾围于髋关节处，用条状薄膜巾固定，用1块方巾围于膝关节处用布巾钳固定，再用3块中单平铺于术野周围。医生穿完手术衣后，递洞单。用薄膜巾贴于手术野，连接电刀和吸引器管道，C臂机套上C臂机套备用。

4. 手术步骤及手术配合

股骨转子间骨折闭合复位髓内钉内固定术手术的护理配合，见表6-4-1。

表 6-4-1　股骨转子间骨折闭合复位髓内钉内固定术手术的护理配合

手术步骤	手术配合
1. 从股骨近端外侧入路逐层切开皮肤、皮下组织，自转子顶点向近侧约 5cm，分开臀大肌和臀中肌	用弯盘传递 22# 刀片，有齿镊，电刀止血，盐水巾擦拭
2. 用开口器于大转子顶点打开皮质后，在转子顶点放组织保护套，经保护套内的导针中心套筒插入髓内钉螺纹导针，用 C 臂机进行正、侧位拍摄，确定导针的位置	递开口器打开皮质，递组织保护套、导针。用 C 臂机确定导针位置。进导针时注意无菌操作，防止碰到周围非无菌区
3. 进行股骨髓腔扩髓后，根据患者选择合适的髓内钉	递电钻、扩髓器从小号逐步增粗。递合适的髓内钉、榔头
4. 根据导向器进行髓内钉的近端锁定螺钉和远端锁钉固定，最后根据情况是否装上尾帽	用碗盘传递 11# 刀片，盐水巾擦拭，电钻，导向器、测深器、螺钉起子置近端锁定螺钉和远端锁定。根据情况决定是否装上尾帽
5. 冲洗切口，逐层缝合	递生理盐水，水节冲洗。仔细清点器械、敷料数目。递 1# 可吸收线、0/2 可吸收线、皮钉、有齿短镊、线剪逐层缝合。递敷贴包扎伤口

5. 手术配合要点

（1）刷手护士配合要点

1）术中严格遵守无菌技术操作原则，并监督手术操作人员执行。随时保持手术野、手术器械台、器械托盘的无菌、整洁和干燥。特别是在 C 臂机拍片过程中。

2）刷手护士必须熟悉手术配合步骤，手术过程中集中精力，密切观察手术进程及需求，主动、敏捷、准确地传递所需的器械物品，及时收回用过的器械，擦拭血迹，整理有序，使之时刻处于功能状态，以保证及时传递。

3）手术器械及物品的清点。刷手护士和巡回护士在手术开始前、关闭组织前、关闭组织后、皮肤缝合后共同清点手术物品。清点的内容包括：缝针、敷料、器械等术中用物数量。必须严格核对器械是否齐全完整。双方均应目光注视清点物，唱点所清点的物品，如一方有疑问都应重复清点。必须确保物品清点正确，严防异物遗留在组织内。

4）随时注意术中的进展情况，股骨扩髓时关注手术进程。同时关注内植入物型号是否正确。

（2）巡回护士配合要点

1）严格执行核对制度，手术医生、麻醉医生及手术室护士在麻醉实施前、手术开始前、手术结束时根据手术安全核查表内容认真核对并签名。

2）术中严格控制手术室人员的出入，监督手术中无菌技术操作的执行，术中要进行 C 臂机的拍片，要关注拍片过程中手术区域是否受污染。严格把控骨科内植物的灭菌合格状况。保持手术间安静、整洁、清洁。密切观察手术进展情况，主动与手术人员联系，保证及时供应术中所需的物品，术中增减的器械和用物要及时清点、核对并记录。

3）术中要注意保持患者输液通畅、体位正确，肢体处于功能位，皮肤不受压，注意室内温、湿度的调节。

4）妥善安置体位：在安置体位时避免皮肤接触金属，避免会阴部受压，预防皮肤压力性损伤；避免健侧下肢过分外展，引起血管神经损伤。

情境三　手术后护理

（1）术后患者护理

1）巡回护士协助医生妥善包扎伤口，检查输液管道各衔接处连接是否紧密，防止脱开。检查液体袋上患者信息是否齐全。整理好手术衣，保护患者隐私。

2）再次核查患者身份、手术方式、物品清点正确及皮肤完整等，由麻醉医生评估患者呼吸、生命体征，与手术一助医生转运患者至麻醉复苏室。

3）手术护理记录单的书写：巡回护士对患者手术全程进行记录，记录内容包括：所有参加手术人员的名字，所进行的手术名称，以及所有相关的时间，包括患者进出手术室的时间、麻醉和手术开始时间、手术结束时间、术中用药、内植入物等。对手术无菌物品的灭菌指示卡、条形码、内植入物的条码都要粘贴在手术记录单上并扫码。

（2）手术间整理

刷手护士将手术器械送至中心供应室，按器械清点单核对交接。巡回护士做好手术间的整理，手术工友做好手术间的清洁工作。

（3）麻醉恢复期护理

1）术后患者的交接和入室评估。与麻醉医生进行床边交班，了解病情、手术经过及术中情况，评估现状有无异常情况及复苏过程中注意事项。

2）确保呼吸道通畅，根据患者的气道情况，给予经气管导管 -T 管吸氧或面罩吸氧。

3）严密监测患者神志、肌力、呼吸、循环、血氧饱和度情况。观察呼吸的频率、幅度、气道情况、指脉搏血氧饱和度、观察唇色。持续心电监护，监测脉率、心电图和血压。观察对刺激、唤醒的反应，瞳孔大小和对光反射，是否有烦躁或嗜睡等意识障碍表现，患者的合作的程度，以及肌力恢复情况。测量体温，观察全身皮肤颜色，接触皮肤感知干湿、冷热，评估有无低体温存在。检查手术部位，观察切口敷料有无渗血渗液，观察引流管的引流液量及性状，观察尿量及颜色、球结膜有无水肿和皮肤完整性，评估疼痛情况。

4）气管插管，评估患者情况，若达到拔管指征，向麻醉医生汇报并遵医嘱予以拔除。注意无菌操作原则，观察拔管后的反应，注意拔气管导管时对胃管的保护，防止意外拔除胃管。

5）做好术后基础护理，鼓励患者做深呼吸、咳嗽，协助翻身运动，促进肺的扩张，防止肺部感染和肺不张。并做好心理支持和安全管理。

6）客观记录以上评估资料，评估分析复苏过程中有无存在的或潜在的护理问题，制订护理计划并加以实施。

7）麻醉医生、恢复室护士共同评估患者。评估患者神志清醒，呼吸正常并能自主咳嗽，循环稳定，血压与术前相比波动< 20mmHg，SaO_2 > 92%，生命体征正常，手术部位无出血，肌力能活动四肢与抬头，麻醉医生签字同意出科。由麻醉医生、恢复室护士、手术室工友一起运送患者至病房，做好转运路途中的安全与生命体征的监测，并与病区护士作好床边和书面交接。

【知识拓展】

1. Q：股骨转子间骨折为什么多发于老年人？

A：股骨颈骨折多发生于老年人。有研究发现 60 岁以上股骨颈骨折患者占股骨颈骨折患者的 82.4%。主要原因是 60 岁以上老年人常伴不同程度骨质疏松，而股骨粗隆间是骨质密度低，骨量最易丢失的部位，故外伤易引起此部位骨折。

2. Q：为什么股骨转子间骨折的患者手术中使用牵引床比不使用牵引床患下肢深静脉血栓的几率高？

A：术中使用牵引床，深静脉血栓发生的几率会增加，其相关因素有：

（1）长时间的牵拉，使血液长时间滞留于患肢，血液淤滞常导致血小板形态改变，由静止型变化为刺激型，血小板伪足生成增多，粘附性和对各种聚集诱导剂的反应增强，释放产物浓度增高，这些都易导致血小板栓子形成。

（2）使用牵引床，在骨折牵引复位的同时造成患肢肌肉群长时间处于紧张状态，增加肌肉耗氧量，引起肌肉群乳酸堆积。血管内皮细胞因缺氧会黏附在一起并释放细胞因子，继而会损伤静脉内皮层，血流淤滞导致其他的凝血因子积聚，并不断消耗抗凝物质，凝血 – 抗凝平衡被打破，从而导致静脉血栓形成。

（3）血液的高凝状态，使用牵引床患者血液长时间在下肢，造成血液的高凝状态，血浆 D–D 二聚体水平是纤维蛋白原的降解产物，来源于纤溶酶溶解的交联纤维蛋白凝块，其可以反映血液高凝状态。通过血液化验检查，可以及时发现血液是否处于高凝状态。

第五节　开胸肺叶切除手术护理

【临床案例】

孙某，男，69 岁，2 个月前无明显诱因下出现咳嗽咳痰，伴有痰中带血，量不多，6~7 次 / 天，无发热寒战，无恶心呕吐，无胸闷气急，无胸痛胸闷等不适，2 个月来上述症状反复，遂至医院就诊，胸部 CT 示"左肺上叶软组织密度影，考虑肿瘤，纵隔间隙内多发小淋巴结，提示左上肺结节"，为求手术治疗，拟（左上肺占位，肺癌？）收治入院。患者有长期吸烟病史 30 余年，1 包 / 日，否认既往有传染病史，否认有手术及外伤史，否认有"高血压、糖尿病"等家族遗传史，无药物过敏史。

体格检查　体温 36.8℃，脉搏 98 次 / 分，血压 135/78mmHg，呼吸 16 次 / 分，两肺呼吸音清，未闻及干湿性啰音，心律齐，未闻及病理性杂音。皮肤巩膜无黄染，颈静脉无怒张，无声嘶。浅表淋巴结未及，气管居中，腹平软，肝脾肋下未及，全腹无压痛，无反跳痛，未及包块，移动性浊音阴性。四肢肌力张力正常，神经系统查体阴性。体征：PS 评分 1 分，NRS 评分 0 分。

辅助检查　支气管镜检查：两侧支气管均通畅，未见新生物。

【知识链接】

1. 肺的解剖与生理

（1）肺的应用解剖

肺是呼吸系统的重要器官，肺位于胸腔内，纵隔的两侧，左右各一。肺的外形都近似圆锥体形，有一尖、一底、两面和三缘：肺尖、肺底、膈面和肋面及前、后、下三缘。肺被肺裂

（叶间裂）分为数叶，左肺被斜裂分为上下两叶，右肺有斜裂和水平裂，将其分为上、中、下三叶。气管在主动脉弓下缘的平胸骨角的部位分为左右支气管，为一级支气管，左支气管肺分为上下两支叶支气管，右支气管分为上中下三支叶支气管，叶支气管属于二级支气管，分别进入各自的肺叶，每个肺叶支气管分出数支的肺段支气管（见图6-5-1）。肺的内侧面与纵隔相依，此近中央处有一椭圆形凹陷，称为肺门（见图6-5-2），主支气管、血管、淋巴管和神经由此进出肺，肺门处还有数个淋巴结，称为肺门淋巴结（见图6-5-3）。

（2）肺的生理

肺的主要生理功能是通气和换气，吸气时呼吸肌（肋间肌与膈肌）收缩，胸腔容量增大，胸内负压增高（-6~-9mmHg），肺随之膨胀，肺内压下降，气体进入肺泡。呼气呼吸肌松弛，胸内负压与肺内压随之改变，气体排出体外。肺泡内和毛细血管中存在氧和二氧化碳的分压差，进而通过弥散完成气体交换。

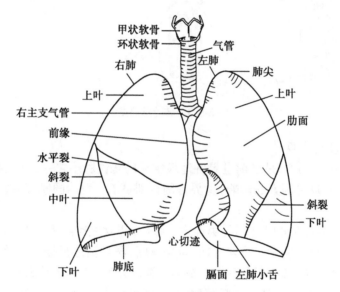

图6-5-1　肺叶的解剖

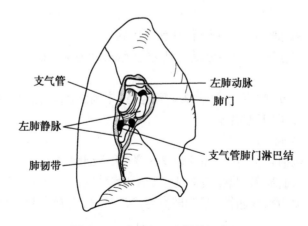

图6-5-2　左肺门三大结构示意图

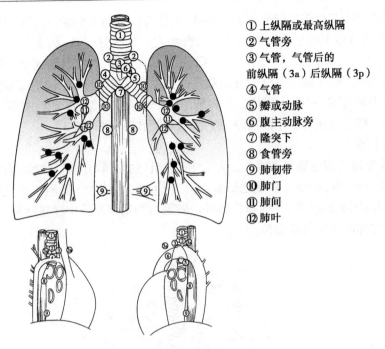

① 上纵隔或最高纵隔
② 气管旁
③ 气管，气管后的
前纵隔（3a）后纵隔（3p）
④ 气管
⑤ 瓣或动脉
⑥ 腹主动脉旁
⑦ 隆突下
⑧ 食管旁
⑨ 肺韧带
⑩ 肺门
⑪ 肺间
⑫ 肺叶

图6-5-3　肺叶淋巴结

2. 肺癌的病理及分型

肺癌（lung cancer, LC）是当前世界各地最常见的恶性肿瘤之一，居癌症之首位。近年来，随着吸烟和各种环境因素的影响，世界各国特别是工业发达国家，肺癌的发病率和病死率均迅速上升。

肺癌的发病年龄多在40岁以上，男性占大多数，男女之比约为3~5∶1。本病的死亡率较高，目前的治疗效果不满意。早期发现、早期诊断、早期治疗是提高疗效的重要因素。肺癌源于支气管黏膜上皮，其病理分型按组织学分类可分为：小细胞肺癌和非小细胞肺癌（鳞状细胞癌、腺癌、大细胞癌）；按解剖学部位分类可分为：周围型和中央型。

（1）以肿瘤发生的部位分为中央型肺癌和周围型肺癌。

（2）以肿瘤的组织学分型

1）鳞型细胞癌：简称鳞癌，包括梭形细胞（鳞）癌。

2）腺癌：包括管状腺癌、乳头状腺癌、细支气管癌、肺泡细胞癌。

3）腺鳞癌。

4）未分化癌：分为小细胞癌（包括燕麦细胞型、中间细胞型、复合燕麦细胞型）和大细胞癌（包括巨细胞癌、透明细胞癌）。

5）类癌（肺内分泌肿瘤）。

6）支气管腺癌：包括腺囊性癌、黏液表皮样癌、腺泡细胞癌。

临床上以鳞癌、小细胞癌、腺癌最常见，而小细胞肺癌的生物学行为与其他上皮性癌显著不同，即临床上表现为高度恶性，早期即发生广泛转移，对放化疗不敏感，因此治疗上不同于其他上皮癌。

3. 肺叶切除（或肺癌根治术）手术的进展

肺癌的手术治疗取决于病变的部位和大小，彻底切除原发肿瘤病灶和局部及纵隔淋巴结。

肺部疾病从手术技巧上来看,大致可以分为肺活检、肺部分切除、肺叶切除、全肺切除以及支气管成形术。传统胸部手术常用的后外侧切口也叫标准的剖胸切口,术野大。暴露后,上至肺尖,下至膈肌,适用于心脏以外的各种手术,但此切口损伤肌肉多,还需要切除或切断一根肋骨,对患者来说此切口创伤较大。目前,大多数的肺部手术选用了胸腔镜下小切口或者腋下切口。发展至今,目前最常采用的手术方式有:一为切口撑开,采用胸腔镜辅助观察及肉眼直视相结合的方式进行(HybridVATS)手术;二为切口不撑开,完全在胸腔镜下手术(VATS)。

达芬奇机器人辅助下的肺癌根治术也已经广泛开展。从开放手术到胸腔镜手术到机器人手术,从老年患者到高龄老年患者,并在减轻手术创伤、简化手术程序、缩短手术时间、提高手术疗效、降低术后并发症等方面都有了较大的飞跃。

【专科护理】

患者现相关检查已基本完善,具有手术指征,未见明显手术禁忌,定于 2016 年 09 月 09 日在全麻下拟行"左肺癌根治 + 纵隔淋巴清扫"术。

作为手术室护士,应做好围手术期的护理工作。

情境一 术前准备

1. 患者准备

(1)术前转运:手术当日病房护士做好一切术前准备工作。手术室巡回护士根据手术安排信息于术前 30min 通知病房,转送患者至手术室患者接待处。

(2)交接核对:巡回护士与病房护士进行患者交接:问候患者并作自我介绍;与病房护士一起做好患者的核查,包括患者的基本信息(病案号、床号、姓名、年龄、诊断等)、病历资料、手术用物(术前抗生素、术中用药、影像片子等)、全身皮肤情况、手术标记等,核对无误后双方签字。

(3)术前评估:通过患者主诉和查阅病历,了解患者病情、麻醉和手术方式,评估患者神志、呼吸、循环各个系统功能等,查看心电图、影像学及实验室检查的结果,核查手术知情同意书是否完善。

(4)皮肤准备:该手术患者的年龄为 69 岁,手术需侧卧位,麻醉、手术时间估计大于 2 个小时,为发生皮肤破损的高危患者,术前需在健侧髂嵴处平放压疮贴,胸垫上层附硅凝胶垫,术中应加强对患者皮肤观察,保持床单位平整、干燥。

(5)术前用药:根据手术选择合适的留置针,健侧开通静脉通路,遵医嘱使用术前抗生素,观察用药后的反应。

(6)心理支持:评估患者的心理状况,与患者及家属进行有效的沟通,减轻患者紧张和恐惧心理,以良好的心理状态迎接手术和麻醉。

2. 物品准备

(1)手术设备准备:检查手术设备,如手术床、器械台、器械托盘、X 线观片灯、脚踏凳、挂钟等,处于备用状态。检查手术所需设备:无影灯、高频电刀、超声刀、中心吸引等仪器,接通电源,检查功能处于完好备用状态。该手术需侧卧位,准备手术卧位时所需的各种体位垫。

(2)手术器械及用物准备:查看肺癌根治术的医生特殊备注,根据备注需求准备手术器械及用物。器械：切肺包。特殊缝线：各层关胸可吸收线。特殊用物：切割闭合器及钉仓。

（3）铺无菌台：①手术前刷手护士根据"医生特殊需求卡"再次确认物品准备齐全，认真核对无菌器械、敷料包及一次性手术用物的灭菌日期、灭菌效果、确认无误，用 PDA 刷无菌物品包的条形码，录入物品的追溯系统。刷手护士在手术开始前 30min 进行外科洗手、穿无菌手术衣、戴无菌手套，整理无菌器械台。②刷手护士与巡回护士共同清点器械、敷料、缝针等手术用物，并记录在手术清点单上。清点完毕，刷手护士将手术器械分类摆放，安装手术刀片，不同型号缝针穿好缝线备用。

3. 手术间准备

该患者应选择标准洁净手术间。手术开始前 30min 开启净化空调系统，将手术室内温度控制在 21~25℃，湿度控制在 30%~60%。

情境二　手　术　护　理

1. 麻醉护理

（1）麻醉前核查：麻醉实施前，由手术医生、麻醉医生及手术室护士根据"手术安全核查表"共同核查患者并签名。主要内容：患者身份、手术名称、手术部位、手术麻醉知情同意、术前备血，麻醉、手术准备完成情况。

（2）麻醉护理：该患者的麻醉方式为全身麻醉，气管插管为双腔气囊管，选择合适的型号，必要时准备纤维支气管镜辅助插管与对位。巡回护士应密切配合麻醉医生，做好全麻患者的护理工作：保持手术室安静，避免大声喧哗及器械碰撞声。密切监测患者意识状况、生命体征和血氧饱和度等情况。连接负压吸引装置，如有麻醉意外情况及并发症发生应积极协助抢救，提供抢救设备，并寻求其他医护人员的帮助。陪伴在患者身边，给患者心理支持，帮助减轻恐惧感。保证患者体位安全、固定，防止患者入睡后坠落损伤。麻醉诱导结束后，为患者留置导尿以监测尿量。

2. 手术体位安置

（1）体位安置的原则：在不影响患者的呼吸循环及身体各部分的功能下，避免神经和肌肉受压，使患者舒适，同时要尽可能最佳暴露手术野，便于手术操作。手术体位由巡回护士、手术医生及麻醉师共同完成，安置前再次核对影像片、手术标记、病历资料，确认手术患侧部位。

（2）该患者手术体位为右侧卧位

侧卧位安置的方法：患者健侧卧 90°，健侧胸部下面放置腋垫（腋垫上附硅凝胶垫），以防健侧肩部受压；下腹部及骶尾部分别用骨盆固定架牢固固定，避免前后摇动；头枕头圈，保持颈椎与胸腰一致；双下肢功能位放置，一般健侧下肢稍屈曲在下，患侧下肢屈曲在上，两腿之间垫腿垫，并使足跟悬空，用约束带固定膝部。

（3）体位安置后：将电刀回路极板放于肌肉平坦、血管丰富的部位，防止术中电灼伤。

3. 皮肤消毒及铺巾

常规手术野皮肤消毒，铺巾。连接电刀、吸引器超声刀调节灯光，安排手术人员就位。划皮前根据"手术安全核查表"由手术医生、麻醉医生、手术护士再次进行患者核查，核查后，手术开始。

4. 手术步骤及手术配合

肺叶切除术手术步骤及配合，见表 6-5-1。

表 6-5-1 肺叶切除术手术步骤及配合

手术步骤	手术配合
1. 切皮前"time out"胸后外侧切口,经第4肋间进胸,剪开胸膜	连接电刀、吸引器、递细纱布、递 23# 刀片切皮,电刀切割止血吸引器吸引,遇到血管时,分别用丝线结扎两断端,准备三角纱布,进胸时推开肺组织,剪开胸膜
2. 探查病变,游离下肺韧带	递胸撑撑开肋间,递细纱布保护切口,递生理盐水湿手探查病变,递直角小弯、心内镊、电刀分离胸膜粘连
3. 分离肺叶间裂,环绕肺根部打开纵隔胸膜,暴露肺门血管,对于血管表面的结缔组织,要分束结扎,以免术后形成淋巴囊肿	递花生米钝性分离,剪刀锐性分离,电凝止血,递 2-0# 或 0# 丝线结扎,准备无损伤血管钳以备血管损伤时使用,离断血管可用切割器及血管离断钉仓
4. 分别游离并离断肺叶的肺静脉、肺动脉	递花生米分离,小弯钳游离后壁并绕过血管,钳口分开,递 0# 丝线夹线引过,共两条丝线分别结扎远近两端,中号圆针 2-0# 丝线缝扎近端,递刀片切断,分别游离并离断肺叶的肺静脉、肺动脉
5. 暴露肺门,游离肺叶支气管,离断肺叶支气管,切除肺叶	递花生米分离,打开肺门前纵隔胸膜,推开纵隔胸膜,丝线结扎,递长组织剪剪开支气管周围组织,游离肺叶支气管,递支气管钳夹住支气管,长镊夹持纱布保护切口周围,递刀片紧贴小弯切断,丝线或血管缝线缝合残端(或使用切割闭合器夹闭支气管)缝合支气管残端,支气管钳夹闭支气管后麻醉医生常规经气管插管吸痰,鼓肺查看其他肺叶的通气情况;支气管切缘残端用消毒棉球消毒,切开气管的刀片及时更换,切割闭合器根据手术医生术前备注后准备
6. 取下肺标本	巡回护士收好标本,连同快速病理单送至病理科,以查看标本性质及支气管切缘是否侵犯
7. 缝合周围胸膜,包埋支气管残端	选择合适缝针缝线,递丝线或血管缝线间断缝合周围胸膜,以包埋支气管残端
8. 检查支气管残端闭合情况	准备 37℃温生理盐水倒入胸腔,麻醉科医生配合鼓肺进行充气检查残端闭合情况,若有漏气处,递血管缝线加强缝合
9. 根据病理清扫支气管旁、纵隔、肺门淋巴结	递直角小弯、无损伤镊,丝线或血管缝线结扎,标准的肺癌根治需清扫 N1(10、11、12、13组)、N2(4、5、6、7、8、9组)淋巴结
10. 放置胸腔引流	电刀止血,按需准备止血材料,胸壁打引流洞后递引流管,0# 丝线固定引流管,胸腔引流管连接水封瓶
11. 关胸,逐层缝合切口	结束前做好物品清点,三方安全核查
12. 切口贴敷贴	递消毒棉球消毒皮肤,递敷贴再次清点手术用物

5. 手术配合要点

(1)刷手护士配合要点

1)术中严格遵守无菌技术操作原则,并监督他人执行。随时保持手术野、手术器械台、器械托盘的无菌和整洁。

2）刷手护士必须熟悉手术配合步骤，手术过程中集中精力，密切观察手术进程及需求，主动、敏捷、准确地传递所需要的器械物品，及时收回用过的器械，擦拭血迹，整理有序，使之时刻处于功能状态，以保证及时传递。

3）手术器械及物品的清点。刷手护士和巡回护士在手术开始前、关闭体腔前、关闭体腔后、皮肤缝合时共同清点手术物品。清点的内容包括：缝针、敷料、器械、钉仓、棉球等术中用物数量。必须严格核对器械是否齐全、完整。双方应目光注视清点物，唱点所清点的物品，如一方有疑问都应重复清点。必须确保物品清点正确，严防异物遗留在体腔或组织内。

4）手术中如使用切割闭合器，必须和医生核实型号，按操作说明规范操作。

5）手术中应遵循无瘤技术原则，重视手术切口的保护。刷手护士要区分器械台的"有瘤区"和"无瘤区"，切下的肿瘤标本及淋巴结用弯盘传递，避免用手直接接触，更换接触过肿瘤的手套和器械，切除肿瘤的相关器械应放置在器械台上设置的"有瘤区"，必须在灭菌蒸馏水常温下浸泡5min破坏肿瘤细胞后方可再次使用。

6）随时注意术中的进展情况，若有大出血等意外情况时，应沉着果断，备齐止血、抢救器械及物品，密切配合医生抢救。

（2）巡回护士配合要点

1）严格执行核对制定：手术医生、麻醉医生及手术室护士在麻醉实施前、手术开始前、手术结束时根据手术安全核查表内容认真核对并签名。

2）术中严格控制手术室人员的出入，监督手术中无菌技术操作的执行，保持手术间安静、整洁、清洁。密切观察手术进展情况，主动与手术人员联系，保证及时供应术中所需的物品，术中增减的器械和用物要及时清点、核对并记录。

3）术中要注意保持患者输液通畅、体位正确、肢体不受压，体位应安放稳妥，侧卧位时防止腋窝神经、血管受压，关节突出及压迫处应垫上软枕。

4）注意室内温度的调节，备好温液体，术中严密观察病情，保持输液、输血通畅，心肺功能不全者应严密注意输液速度，如有病情变化，及时配合抢救。准备两套吸引器装置，供吸痰及手术台上使用，保持其通畅，并注意观察吸引瓶内的引流液量及性状。

5）术中如有大出血、病情变化需抢救时，巡回护士应及时汇报，准备好抢救物品，遵从麻醉医生、手术医生的指挥，密切配合抢救。术中如需执行输血、用药等口头医嘱，应执行"Repeat"程序，向医生复述确认后方可执行，并做好记录。

6）手术中切下的肺叶标本及淋巴结，刷手护士用弯盘接取后分类交给巡回护士，不同手术标本分袋装入标本袋内，并贴上标签，注明患者姓名、床号、住院号、标本名称（肺叶标本根据冰冻病理申请送至冰冻室，做病理与切缘的确认）。手术结束后，由手术医生按病检单要求逐项填写完整，将标本送往标本室固定处理。

7）关闭胸腔后及时接好胸腔引流瓶，水封瓶内倒入外用盐水使内管水柱为2~3cm，并做好水位标志，连接处必须牢固紧密并保持引流管通畅，防止引流管意外拔管及瓶内水倒流。

8）手术结束后将患者先改成平卧位，检查全身，尤其是健侧侧面受压处、双侧足跟、骨盆架固定处等部位皮肤有无红肿或压疮。

9）手术护理记录单的书写。客观、准确、真实、完整并及时对患者手术全程进行记录。内容包括：参加手术人员的名字、手术名称和手术相关的时间，包括患者进出手术室的时间、麻醉和手术开始时间、手术结束时间，手术标本、术中用药等。手术无菌物品的灭菌指示卡、一次性植入器材以及贵重耗材的条形码都要粘贴在手术记录单上。"手术护理记录单"作为病历资料存档。

10）普胸外科手术常涉及患者呼吸、循环和消化三大系统，其中对呼吸和循环功能的影响尤为明显；胸腔手术常常涉及中心大血管，手术中随时可能引发大出血；而随着科学技术的发展和人们生活水平的提高，高龄患者越来越多，高龄患者常伴有老年性疾病，并发症越来越多。综上所述，胸腔手术的危险较大，这要求手术护士必须熟悉手术过程，掌握手术特点并做到及时、准确、主动配合，以保证患者的生命安全。

情境三 手术后护理

（1）手术后处理

手术近结束前 10~15min，巡回护士通知麻醉恢复室护士作好接收患者准备。协助医生妥善包扎伤口，检查输液管道各衔接处连接是否紧密，贴好引流管标识，整理好手术衣，并妥善固定各引流管，防止引流管脱落。离开手术室前再次核查患者身份、手术方式、物品清点正确及皮肤完整等。由麻醉医生评估患者，若自主呼吸恢复、生命体征稳定，与手术一助医生转运患者至麻醉复苏室。刷手护士将手术器械送至中心供应室，按器械清点单核对交接。巡回护士做好手术间的整理，督促工友做好手术间的清洁工作。

（2）麻醉恢复室护理

1）术后患者的交接和入室评估。与麻醉医生进行床边交班，了解病情、手术经过及术中情况，评估现状有无异常情况及复苏过程中注意事项。

2）确保呼吸道通畅，听诊两侧呼吸音情况，根据患者的气道情况，给予经气管导管 -T 管吸氧或面罩吸氧。

3）严密监测患者神志、肌力、呼吸、循环、血氧饱和度情况。观察呼吸的频率、幅度、气道情况、指脉搏血氧饱和度，观察唇色；持续心电监护，监测脉率、心电图和血压；观察对刺激、唤醒的反应，瞳孔大小和对光反射，是否有烦躁或嗜睡等意识障碍表现，患者的合作的程度，以及肌力恢复情况；测量体温，观察全身皮肤颜色，接触皮肤感知干湿、冷热，评估有无低体温存在。检查手术部位，观察切口敷料有无渗血渗液，观察水封瓶的引流液量、性状及液柱的情况，观察有无大量气泡，观察尿量及颜色、球结膜有无水肿和皮肤完整性，评估疼痛情况。

4）带气管插管，评估若达到拔管指征，报告给麻醉医生予以拔除。注意无菌操作原则，观察拔管后的反应。

5）做好术后基础护理，鼓励患者深呼吸、咳嗽，协助翻身运动，促进肺的扩张，防止肺部感染和肺不张。并做好心理支持和安全管理。

6）客观记录以上评估资料，评估分析复苏过程中有无存在的或潜在的护理问题，制订计划并加以实施。

7）麻醉医生、恢复室护士共同评估患者。若患者神志清醒，呼吸正常并能自主咳嗽，循环稳定，血压与术前相比波动 < 20mmHg，SaO_2 > 92%，生命体征正常，手术部位无出血，肌力能活动四肢与抬头，则由麻醉医生或主治医师签字，同意出科。由麻醉医生、恢复室护士、手术室工友一起运送患者至病房，做好转运路途中的安全与监测，并与病区护士作好床边和书面交接。

（3）术后随访

手术后 3 天,由巡回护士到病房对患者进行随访。了解术后患者的治疗护理情况、患者精神状况及术后恢复情况,检查伤口敷料,观察引流液的颜色、性质、量、皮肤受压情况等。对患者和家属进行健康教育,如手术后进食时间、手术后体位和早期下床活动等。用提问形式向患者及家属了解手术过程中的护理质量及满意程度,在反馈信息中进一步提高手术室的工作质量。

第六节　开颅肿瘤切除手术护理
（以开颅第四脑室肿瘤切除术为例）

【临床案例】

患者,男,14 岁,因"头痛伴恶心呕吐 12 天"入院。

患者于 12 天前无明显诱因下出现头痛,头痛呈持续性胀痛,有恶心,伴呕吐,呕吐物为胃内容物,无咖啡状物质,伴行走不稳定,无昏迷,无四肢抽搐,无二便失禁,曾就诊于上饶市人民医院,行颅脑 CT 检查提示"颅内占位",具体治疗不详,症状无缓解,今为求进一步治疗,遂入我院。自发病来,患者神志清楚,食欲欠佳,睡眠可,二便无殊,近期体重无明显增减。神志清楚,GCS:15 分,双侧瞳孔等大,直径 4mm,对光反应灵敏,颈部无抵抗,四肢肌力下降,肌力 4 级,肌张力不高,双下肢病理征未引出,心律齐,心脏各瓣膜听诊区未及明显杂音,双肺呼吸音清,未及啰音,腹平软,未及压痛及反跳痛,双下肢病理征未引出。否认咳嗽气喘史、胸闷心悸史、腹痛腹泻史、多饮多尿史、浮肿少尿史、尿频尿痛史、抽搐史、出血史、过敏史、传染病史、手术外伤史、输血史、重大疾病史及治疗史。

体格检查　体温 36.9℃,脉搏 72 次 / 分,呼吸 18 次 / 分,血压 107/70mmHg,神志清楚,GCS:15 分,双侧瞳孔等大,直径 4mm,对光反应灵敏,颈部无抵抗,四肢肌力下降,肌力 4 级,肌张力不高,双下肢病理征未引出,心律齐,心脏各瓣膜听诊区未及明显杂音,双肺呼吸音清,未及啰音,腹平软,未及压痛及反跳痛,双下肢病理征未引出。

辅助检查　行磁共振(头部)检查提示:第四脑室肿块,考虑室管膜瘤。

医疗诊断　第四脑室肿瘤,拟行开颅第四脑室肿瘤切除术。

【知识链接】

1. 第四脑室的解剖与生理

第四脑室位于延髓、脑桥和小脑之间,以菱形窝(由延髓上半部和脑桥下半部组成)为底,其形状如尖端向上的帐篷样,呈四棱锥体形。第四脑室上接中脑导水管,下通脊髓中央管。于脑室底部(菱形窝)侧角及下角有孔,称第四脑室侧孔及中间孔,与蛛网膜下隙相通。第四脑室接受由第三脑室通过中脑导水管流来的脑脊液,并通过中孔或侧孔流向蛛网膜下腔,再通过蛛网膜颗粒进入静脉系统。第四脑室底呈菱形,桥脑与延髓的神经核团多与此相毗邻,如延髓的舌下神经核、迷走神经背核、耳蜗和前庭神经核;桥脑的面神经核、三叉神经运动核和三叉神经感觉核等。

延髓:延髓居于脑的最下部,与脊髓相连;其主要功能为控制呼吸、心跳、排泄、吞咽、肠胃消化等。

脑桥:脑桥位于中脑与延脑之间。脑桥的白质神经纤维,通到小脑皮质,可将神经冲动自小脑一半球传至另一半球,使之发挥协调身体两侧肌肉活动的功能,对人的睡眠有调节和控制作用。第四脑室的解剖见图6-6-1和图6-6-2。

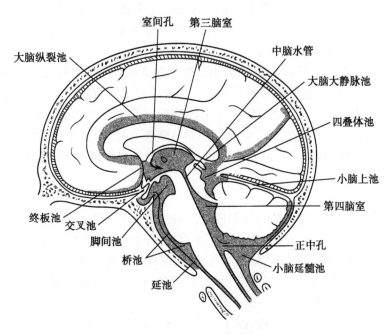

图6-6-1　第四脑室侧面观

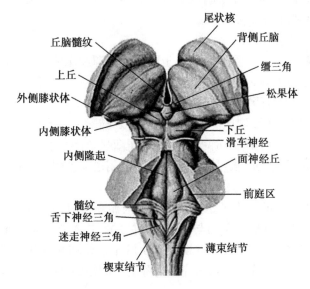

图6-6-2　第四脑室背面观

2. 第四脑室肿瘤的分类

(1)按发生的部位可以分为两类:原发于第四脑室的肿瘤和生长于其他部位而向第四脑室发展的肿瘤。①原发性第四脑室肿瘤,包括:室管膜瘤、脉络丛乳头状瘤、髓母细胞瘤、血管母细胞瘤、脑膜瘤、星形细胞瘤、表皮样囊肿等;②生长于其他部位而向第四脑室发展的肿瘤,包括生长于第四脑室顶部的髓母细胞瘤、生长于第四脑室底部脑干背侧面的脑干胶质瘤、海绵状血管瘤等向第四脑室发展。

（2）按肿瘤按肿瘤的基底位置将其分为两类：基底位于第四脑室底部和起源第四脑室顶部和侧壁。①基底位于第四脑室底部，最常见的是室管膜瘤、脉络丛乳头状瘤和星形细胞瘤；②起源第四脑室顶部和侧壁，最常见的是髓母细胞瘤和星形细胞瘤。

3. 第四脑室肿瘤手术治疗进展

第四脑室肿瘤原发于第四脑室或自小脑蚓部突入第四脑室，易致脑干受压。颅神经征出现早晚、受累过程和范围常与肿瘤起始部位及发展方向有密切关系，一般第四脑室上部肿瘤常累及第Ⅴ、Ⅵ、Ⅶ、Ⅷ颅神经核，第四脑室下部肿瘤则以Ⅸ、Ⅹ、Ⅺ、Ⅻ颅神经核突出。当肿瘤向侧方或背侧生长压迫小脑脚和小脑腹侧时，可出现小脑症状，表现为走路不稳，双侧共济失调，肌张力降低及眼震。肿瘤堵塞导水管或四脑室上部形成梗阻性脑积水。

（1）手术入路的选择

1）小脑下蚓部入路是传统的切除第四脑室肿瘤的手术入路，其优点是入路短，切除第四脑室底近中线下半部分及第四脑室顶部下半部分肿瘤时暴露良好。其缺点是该手术入路暴露第四脑室外侧壁、环绕外侧隐窝的外侧区域、深部导水管区域不理想，若过度牵拉小脑半球，则易损伤小脑脚、齿状核、球状核及小脑前庭区的纤维，导致共济失调、震颤、肌张力降低、小脑性缄默、小脑半球肿胀等严重并发症。

2）小脑延髓裂入路也称经膜髓帆入路，此入路在不切开小脑下蚓部前提下能够暴露上至中脑导水管下口区域下至延颈交界区，通过该入路能够清楚地观察肿瘤与第四脑室底的分界口。采用联合蚓部入路与经小脑延髓裂入路不仅可以最大限度切除肿瘤，而且可以减少因牵拉脑组织而引起的并发症。

（2）肿瘤全切与功能保护

1）第四脑室肿瘤能否全切除主要取决于肿瘤的来源和瘤体与第四脑室底的关系，对肿瘤与脑干粘连较紧或侵入脑干内者难以全切除。即使勉强行全切除，术中也容易损伤脑干内一些神经核团，导致术后严重的并发症。

2）第四脑室肿瘤切除后，瘤床的止血特别重要。脑干表面的止血，尽量采取压迫止血，避免用电凝止血，如必须使用电凝时可采用低电压双极电凝止血并及时用生理盐水冲洗降温，避免高温造成的脑干损伤；脑室底部延髓处不能用电凝或强力压迫止血，必要时用明胶海绵加棉片轻压，待出血停止后去除之。

第四脑室肿瘤手术目的是为了达到解除脑脊液循环梗阻，在保护脑干的解剖生理功能的前提下最大限度地切除肿瘤。肿瘤与四脑室底的关系是影响肿瘤切除的重要因素。显微手术可明显提高四脑室肿瘤全切率，并明显减少脑干损伤和术后并发症的发生，改善患者的预后。术后肿瘤病理诊断为恶性或未完全切除者，常规放疗利于延长复发时间。

【专科护理】

患者计划在全麻下行"开颅第四脑室肿瘤切除术"。作为手术室护士，应做好手术室专科护理。

情境一　术前准备

1. 患者准备

（1）术前转运：按择期手术安排表上信息，病房护士核对患者信息并术前准备，手术室护士提前30min通知病房送患者到手术室。

（2）交接核对：病房护士护送手术患者至手术室，与手术室护士做好交接。手术室护士核对患者姓名、病历号、年龄、诊断、手术名称、手术部位，确认患者手腕带信息、手术安排表和病历资料一致，并核查术前准备完善情况，做好记录。

（3）术前评估：通过交谈和查阅病历，了解患者病情、麻醉和手术方式，评估神志、呼吸、循环、社会心理、皮肤等各个系统情况，查看影像学、实验室检查结果和血压控制等情况。

（4）皮肤准备：手术前皮肤准备是减少细菌的数量和种类，预防切口感染的重要环节，包括清洁皮肤和毛发。术前1日晚理发师给患者理全发，并用消毒液擦拭患者全头皮。进手术室前患者不化妆，禁戴首饰等贵重金属物品。

（5）术前用药：常规用20#静脉留置针建立静脉通路，遵医嘱使用术前抗生素，并观察用药后患者的反应。

（6）心理支持：手术前应正确评估患者的心理状态，了解患者对手术、麻醉方式的理解和知晓程度，向患者介绍自己、手术室环境、麻醉方式及手术相关的注意事项，帮助患者了解手术、麻醉相关知识，加强心理支持，增强对手术及疾病预后的信心，减少对手术的焦虑和恐惧心理。保持术前环境安静整洁，操作轻柔，并做好保暖，保持患者情绪稳定、舒适安全，注意保护患者隐私。

2. 物品准备

（1）仪器设备准备：检查手术间仪器设备，如手术床、无影灯、高频电刀、中心吸引器、显微镜等仪器设备和器械台、器械托盘、脚踏、凳子等常用设备的功能，确保处于功能状态。

（2）手术器械及用物准备：神经外科手术包、前颅手术器械包、神经外科开颅气动系统、后颅特殊包、脑组织牵开器（床拉/脑拉）、单极电刀、双极电凝、一次性灌洗器、一次性吸液袋、吸引器皮管、含碘薄膜巾、刀片、骨蜡、明胶海绵、进口缝线、骨固定材料等。

（3）铺无菌台：手术前刷手护士将无菌手术包置于器械台中间，打开无菌手术包，将手术所需无菌物品放入无菌台上。刷手护士在手术开始前30min进行外科洗手、穿无菌手术衣、戴无菌手套，整理无菌器械台，检查器械的性能及完整性。刷手护士与巡回护士共同清点器械、敷料、缝针等手术用物，并记录在手术清点单上。

3. 手术间准备

开颅四脑室肿瘤手术选择百级层流手术间。手术前检查确保手术间层流系统处于工作状态。手术开始前1h开启净化空调系统，将手术室内温度控制在21~25℃，湿度控制在30%~60%。

情境二 手 术 护 理

1. 麻醉护理

（1）手术安全核查：麻醉实施前，由手术医生、麻醉医生及手术室护士根据"手术安全核查表"共同进行手术安全核查并签名。核查的主要内容包括：患者身份、手术名称、手术部位、手术麻醉知情同意、术前备血、麻醉手术准备完成情况。

（2）麻醉护理：该患者的麻醉方式为全身麻醉。巡回护士应密切配合麻醉医生，做好全麻患者的护理工作：保持手术室安静，避免大声喧哗及器械碰撞声。密切监测患者意识状况、生命体征和血氧饱和度等情况。连接负压吸引装置，如有麻醉意外情况及并发症发生应积极协助抢救，提供抢救设备，并寻求其他医护人员的帮助。陪伴在患者身边，给患者心理支持,帮助减轻恐惧感。保证患者体位安全、固定,防止患者入睡后坠落损伤。麻醉诱导结束后,为患者留置导尿以监测尿量,并协助留置深静脉置管及动脉置管。

2. 手术体位安置

(1)该患者手术体位为前冲俯卧位

安置方法:患者平卧于转运车上行全身静脉麻醉,手术床上在患者俯卧后双侧髂棘、膝关节上方、双侧胸前的对应位置分别安置好大棉枕、膝垫、小棉枕,注意垫子高度与手术床背板头端平齐,在体位垫上铺上床单,床单上加铺一层棉垫。然后将患者从转运床上翻身至手术床,注意保持轴线翻身。翻身后患者肩峰需与手术床背板头端平齐,翻身过程中注意防止桡动脉、深静脉、导尿管等管路滑脱。双侧小腿用大棉枕垫高,促进静脉回流并保持膝关节功能位。双手用约束单固定于体侧,注意双手固定后需保持动脉有创监测波形,防止手部位置安置引起的动脉监测波形的异常。整理好各输液管路、导尿管等,大腿根部及小腿分别用约束带固定。注意膝关节外侧骨突处的防护,防止受压引起的腓总神经损伤。

(2)手术医生固定患者的头部:手术医生抬起患者头部,向前屈拉伸颈后肌肉,助手医生卸掉手术床头板安装上三点头架的底座,将灭菌后的三点头钉装入头架固定头部,锁定头架各关节,妥善固定患者头部。

(3)注意保暖及安全防护:体位安置完成后,将电刀回路极板粘贴于患者肌肉平坦、血管丰富的部位,防止术中电灼伤。同时,安置体位过程中需注意保暖和保护患者隐私,妥善安置各管路,确保安全。另外,为防发生皮肤压力性损伤,应将垫于患者身下的棉垫拉平整,并使脚趾悬空,防止受压。

3. 皮肤消毒及铺巾

(1)皮肤消毒:手术体位安置好后,需对手术区域皮肤进行消毒,以杀灭手术切口及其周围皮肤上的病原微生物,防止手术切口感染。手术医生外科洗手后持无菌持物钳夹取安尔碘棉球消毒头皮3遍,从手术切口中心由内向外扩展,头皮消毒范围是下至颈胸交界处、上至头顶,两侧至耳郭区域。注意操作者与患者保持适当的距离,同时做好非手术区域的保暖。

(2)铺无菌巾:手术区域皮肤消毒后,刷手护士和手术医生共同完成铺无菌巾,以建立无菌手术区,操作过程中严格遵循无菌技术操作原则。

4. 手术步骤及手术配合

开颅第四脑室肿瘤切除术的护理配合见表6-6-1。

表6-6-1　开颅第四脑室肿瘤切除术手术步骤及配合

手术步骤	手术配合
1. 小脑后正中直线切口,切开头皮	递22# 刀切开头皮,递干纱布拭血
2. 单极电刀分离颈后肌肉,直达颅骨	递骨膜剥离子、神经剥离子,挡开肌肉
3. 牵开颈后肌肉,暴露枕骨及寰椎后弓	递后颅牵开器,准备神经外科气动开颅系统、骨蜡
4. 先在颅骨上磨孔然后铣开枕骨及寰椎后弓,去除颅骨瓣	递气动开颅系统,先安装磨头,待医生磨好孔后换铣刀,递神经剥离子
5. 暴露脑膜、脊膜,骨缘及脑膜的止血	递骨蜡及双极电凝,双极电凝功率调小

手术步骤	手术配合
6. 脑膜悬吊	递4-0缝线及线剪,备生理盐水湿润的棉片
7. 冲洗术野,大棉片覆盖骨缘及边缘脑膜表面	递灌洗器、三块大棉片,按顺序传递脑组织牵开器
8. 安装脑组织牵开器、套无菌显微镜套	医生套好显微镜套后协助其更换手套
9. 切开硬脑膜、Y 形剪开硬膜,1ml 针筒划破枕大池释放脑脊液	递 11# 刀片、神经镊、脑膜剪,备各型号湿润的棉片及明胶海绵、递抽空气 0.5ml 的 1ml 针筒
10. 更换显微吸引器头,上显微镜,在显微镜下牵开小脑组织	递 2.0 显微吸引器头,适宜大小的明胶海绵及棉片保护牵开的脑组织
11. 显露肿瘤,用超声吸引器切除肿瘤,行瘤内减压	递显微剪刀、双极电凝,超声吸引器
12. 肿瘤体积减小后分离肿瘤与小脑、脑干的界面	递显微剪刀、双极电凝,明胶海绵等止血材料
13. 肿瘤切除后彻底止血,冲洗术腔	递双极电凝,明胶海绵等止血材料,灌洗器
14. 撤去脑组织牵开器,取出明胶海绵	收回脑组织牵开器,整理取出的棉片
15. 再次冲洗后,撤去显微镜,连续缝合硬脑膜	与巡回护士一起清点棉片,无误后递 4-0 缝线有齿神经镊,备干明胶海绵及生物蛋白胶
16. 助手医生将骨固定材料固定于颅骨骨瓣上	将无菌台一角整理出来用于医生操作,递上相应骨固定材料及相应起子
17. 脑膜缝合最后一针时,用灌洗器向硬脑膜内打水,排出颅内气体后打结,明胶海绵封闭吻合口	递灌洗器,线剪,干明胶海绵及生物蛋白胶,再次清点棉片、缝针等用物
18. 回置骨瓣,逐层缝合肌肉,缝合头皮	递骨瓣、螺钉及起子,递上缝线缝合肌肉、头皮
19. 伤后贴上敷贴,去除三点头架,将患者翻身为仰卧位,送患者入复苏室	再次清点棉片、缝针等用物,查看患者皮肤情况,整理患者着装

5. 手术配合要点

(1)刷手护士配合要点

1)术中严格遵守无菌技术操作原则,并监督其他手术人员执行。随时保持手术野、手术器械台、器械托盘的无菌和整洁。

2)刷手护士必须熟悉手术配合步骤,手术过程中集中精力,密切观察手术进程及需求,主动、敏捷、准确地传递所需器械物品并及时回收,擦拭血迹,使之时刻处于功能状态,以保证及时传递。

3)手术器械及物品的清点。刷手护士和巡回护士在手术开始前、关闭体腔前、关闭体腔后、皮肤缝合后共同清点手术物品。清点的内容包括:缝针,脑棉片等术中用物数量。必须严格核对器械是否齐全完整。双方均应目光注视清点物,唱点所清点的物品,如一方有疑问都应重复清点。必须确保物品清点正确,严防异物遗留在体腔或组织内。

4)手术中主刀医生分离肿瘤与脑干界面时,应主动与麻醉医生沟通,注意因手术操作而引起的心率、血压的变化。一旦发现心率进行性下降应立即通知主刀医生,暂停对脑干面的操作,待心率恢复后继续手术。

（2）巡回护士配合要点

1)手术医生、麻醉医生及手术室护士在麻醉实施前、手术开始前、手术结束时根据手术安全核查表内容认真核对并签名。

2)术中严格控制手术室人员的出入,监督手术中无菌技术操作的执行,保持手术间安静、整洁、清洁。密切观察手术进展情况,主动与手术人员联系,保证及时供应术中所需的物品,术中增减的器械和用物要及时清点、核对并记录。

3)术中注意保持患者输液通畅、体位正确、肢体不受压,注意室温的调节。同时要保证吸引通畅,并注意观察吸引瓶内的引流液量及性状。

4)术中如有大出血、病情变化需抢救时,巡回护士应及时汇报,准备好抢救物品,遵从麻醉医生、手术医生的指挥,密切配合抢救。

5)客观、准确、真实、完整并及时进行患者手术全程记录。内容包括:参加手术人员的名字、手术名称和手术相关的时间(患者出入手术间的时间、麻醉和手术开始时间、手术结束时间),手术标本、术中用药等。一次性植入器材以及贵重耗材的条形码需粘贴于手术病历。

情境三　手术后护理

（1）术后患者护理

1)巡回护士协助医生妥善包扎伤口,检查输液管道各衔接处连接是否紧密,整理好手术衣,并妥善固定各导管,防止导管脱落。

2)再次核查患者身份、手术方式、物品清点正确及皮肤完整等,由麻醉医生评估患者麻醉程度、生命体征,与手术室工友转运患者至麻醉复苏室。

（2）手术间整理

刷手护士与巡回护士共同清点器械后将手术器械送至供应室,按器械清点单与供应室护士核对交接。巡回护士做好手术间的整理,手术室工友做好手术间的清洁工作。

（3）麻醉恢复期护理

1)术后患者入麻醉恢复室。手术室护士与麻醉医生、复苏室护士进行床边交班。复苏室护士需重点了解病情、手术经过及术中情况,评估现状有无异常情况及复苏过程中注意事项。

2)确保呼吸道通畅,根据患者的气道情况给予经气管导管、T管吸氧或面罩吸氧。

3)持续心电监护。严密监测患者神志、肌力、呼吸、循环、血氧饱和度、生命体征、唇色情况。观察患者对刺激、唤醒的反应,瞳孔大小和对光反射,是否有烦躁或嗜睡等意识障碍表现,合作的程度以及肌力恢复情况。观察全身皮肤颜色,评估有无低体温存在。检查手术部位,观察切口敷料有无渗血渗液,观察尿量及颜色、球结膜有无水肿和皮肤完整性,评估疼痛情况。

4)气管插管手术患者,经麻醉医生评估达到拔管指征后,可遵医嘱给予拔除。拔管过程中注意无菌操作原则,密切观察拔管后的反应。

5)做好术后基础护理,鼓励患者深呼吸、咳嗽,协助翻身运动,促进肺的扩张,防止肺部感染和肺不张,并做好心理支持和安全管理。

6）客观记录以上评估资料，评估分析复苏过程中有无存在的或潜在的护理问题，制订计划并加以实施。

7）麻醉医生、恢复室护士共同评估患者。若患者神志清醒，呼吸正常并能自主咳嗽，循环稳定，血压与术前相比波动 < 20mmHg，SaO_2 > 92%，生命体征正常，手术部位无出血，肌力能活动四肢与抬头，经麻醉医生签字后，可安排出科。由恢复室护士、手术室工友一起运送患者至病房，做好转运途中的安全监测，并与病区护士作好交接。

【知识拓展】

正中孔或扁桃体蚓垂间沟入路在神经内镜下四脑室肿瘤切除术中的应用

随着现代神经内镜技术的不断进步，神经内镜在四脑室肿瘤切除术中得到应用。正中孔或扁桃体蚓垂间沟入路是由 Kyoshima 等人于 20 世纪 90 年代进行尝试，但因无法获得第四脑室底部的良好暴露，且容易损伤延髓及小脑下后动脉，造成术后昏迷甚至死亡的严重后果，因此应用者寥寥。然而神经内镜下通过该入路可以完整地切除第四脑室肿瘤，而且可避免切开小脑蚓部引起的"后蚓部综合征"，并可避免过度牵拉小脑损伤齿状核及皮质齿状核束导致的"小脑缄默综合征"。

主要参考文献

[1] 朱丹,周力. 手术室护理学 [M]. 北京:人民卫生出版社,2008.

[2] 李乐之,路潜. 外科护理学 [M]. 6 版. 北京:人民卫生出版社,2017.

[3] 徐梅. 手术室护理工作指南 [M]. 北京:人民卫生出版社,2016.

[4] 郭莉. 手术室护理管理 [M]. 北京:人民卫生出版社,2013.

[5] 么莉,冯志仙,朱宗蓝,等. 护理敏感质量指标实用手册(2016 版)[M]. 北京:人民卫生出版社,2016.

[6] 钟朝嵩. 品管圈实践法 [M]. 宁波:宁波出版社,2011.

[7] 中华护理学会手术室专业委员会. 手术室护理实践指南 [M]. 北京:人民卫生出版社,2017.

[8] 中国临床肿瘤学会(CSCO)肿瘤与血栓专家共识委员会. 肿瘤相关静脉血栓栓塞症的预防与治疗中国专家指南(2015 版)[J]. 中国肿瘤临床 2015,42(20):979-991.

[9] 中华医学会外科学分会. 中国普通外科围手术期血栓预防与管理指南 [J]. 中华外科杂志,2016,54(5):321-327.

[10] 林岩,谭淑芳,潘淑芳,等. 多媒体技术在手术室新护士教学中的应用 [J]. 中华护理杂志,2006,41(12):1142-1144.

[11] 徐欣,陈肖敏. 实施国际医院评审标准,完善手术室护士专业化培训 [J]. 中华护理杂志,2010,45(11):1004-1006.

[12] 叶志弘,冯金娥. 临床护士在职培训指导 [M]. 北京:人民卫生出版社,2014.

[13] 周阳,李映兰,郑悦平. 手术室护士锐器伤调查及标准预防的管理探讨 [J]. 中华护理杂志,2008,43(8):737-739.

[14] 何丽,高建萍,董薪. 手术室医疗设备规范化管理及操作 [M]. 北京:人民军医出版社,2014.

[15] 曹伟新,李乐之. 外科护理学 [M]. 北京:人民卫生出版社,2006.

[16] 宋烽. 实用手术体位护理 [M]. 北京:人民军医出版社,2012.

[17] 曾益新. 肿瘤学 [M]. 北京:人民卫生出版社,2014.

[18] 赫希山. 肿瘤学 [M]. 北京:人民卫生出版社,2015.

[19] 李岩. 构建曲线型仰卧手术体位的试验研究 [J]. 中华护理杂志,2016,51(9).

[20] 钟泰迪. 麻醉苏醒期患者的管理 [M]. 北京:人民卫生出版社,2005.

[21] 盛卓人,王俊科. 实用临床麻醉学 [M]. 北京:科学出版社,2009.

[22] 杭燕南,周大春译. 循证临床麻醉学 [M]. 2 版. 北京:人民卫生出版社,2010.

[23] 赵继宗,周定标. 神经外科学 [M]. 3 版. 北京:人民卫生出版社,2014.

[24] 卜博,章文斌. 神经外科手术核心技术 [M]. 北京:人民卫生出版社,2014.

[25] 郑宏,张源明. 围术期体温调控和管理策略 [M]. 北京:人民卫生出版社,2013.

[26] 葛宝丰,卢世璧. 手术学全集:矫形外科卷 [M]. 北京:人民军医出版社,1996.

[27] 贾连顺,李健,林本丹. 脊柱外科学 [M]. 上海:第二军医大学出版社,2009.

[28] 贾连顺,袁文. 颈椎外科学 [M]. 北京:人民卫生出版社,2011.

[29] 郭莉,徐梅. 手术室专科护理 [M]. 北京:人民卫生出版社,2019.

[30] 张佐伦,孙建民,袁泽农. 实用脊柱外科学 [M]. 济南:山东科学技术出版社,2009.

[31] 周力，吴欣娟. 安全手术体位图谱 [M]. 北京：人民卫生出版社，2011.

[32] 张秀华，吴越. 脊柱外科围手术期护理技术 [M]. 北京：人民卫生出版社，2011.

[33] 叶发刚，王本岗，王开友，等. 临床骨科内固定学 [M]. 北京：中国医药科技出版社，2007.

[34] 吴岳嵩，禹宝庆. 现代髓内钉外科学 [M]. 上海：第二军医大学出版社，2003.

[35] 温建民，冷重光，董建文，等. 骨伤科手术学 [M]. 北京：北京科学技术出版社，2010.

[36] 施米德克. 施米德克·斯威特神经外科手术学 [M]. 王任直，于春江，许百男，等译. 4 版. 北京：人民卫生出版社，2003.

[37] 王忠诚. 神经外科学 [M]. 北京：人民卫生出版社，2008.

[38] 丁自海. 人体解剖学 [M]. 北京：人民卫生出版社，2010.

[39] 吴孟超，吴在德. 黄家驷外科学 [M]. 北京：人民军医出版社，2008.

[40] 顾恺时. 顾恺时胸心外科手术学 [M]. 上海：上海科学技术出版社，2003.

[41] 苏兰若，李丹. 临床专科护理培训指导 [M]. 北京：人民卫生出版社，2009.

[42] 巫向前，赵爱平. 手术室护理 [M]. 北京：人民卫生出版社，2012.

[43] 卫生部《医疗质量安全事件报告暂行规定》（卫医管发〔2011〕4 号）.

[44] 林虹，马淑清，黄敏羹. 澳门护理人员职业危害认知及自我防护行为的调查 [J]. 中华护理杂志，2007，42（8）：752-755.

[45] 朱海娟，杜泓，姚爱莉，等. 高频电刀安全使用现状的文献分析 [J]. 中国实用护理杂志，2014，30（15）：55-58.

[46] 鲁海赝，胡丽君. 手术室应用医用瓶装气体的风险评估及对策 [J]. 中华护理杂志，2012，47（11）：1041-1042.

[47] 林月娟，谢丽琴，陈幼荫，等. 4R 危机管理理论在 ICU 患者皮肤护理管理中的应用 [J]. 中华现代护理，2014，20（11）：1319-1322.

[48] 孙敏，毛雅琴，沈琼琎. 照护群集理念下术后患者交接项目单的设计与应用 [J]. 护理与康复，2016，15（2）：173-174.

[49] 中华医学会外科学分会血管外科学组. 深静脉血栓形成的诊断和治疗指南（第二版）[J]. 中华普通外科杂志，2012，27（7）：605-607.

[50] 中国临床肿瘤学会（CSCO）肿瘤与血栓专家共识委员会. 肿瘤相关静脉血栓栓塞症的预防与治疗中国专家指南（2015 版）[J]. 中国肿瘤临床，2015，42（20）：979-991.